国家卫生健康委员会"十四五"规划教材

全国高等学校教材
供卫生管理及相关专业用

医院管理学
Hospital Administration

第3版

主　编　张鹭鹭　代　涛
副主编　管仲军　钱东福　黄葭燕

编　委　（按姓氏笔画排序）

王　欣　中山大学
王　珩　安徽医科大学第一附属医院
王坤杰　四川大学华西医院
付　卫　北京大学第三医院
代　涛　国家卫生健康委统计信息中心
刘学勇　中国医科大学附属盛京医院
李士雪　山东大学
张　欣　北京协和医学院
张鹭鹭　海军军医大学
陈丹镝　四川大学华西第四医院
郑　英　中国医学科学院北京协和医学院医学信息研究所

单凌寒　哈尔滨医科大学
袁蕙芸　上海交通大学医学院附属仁济医院
贾秀萍　大连医科大学
钱　怡　南方医科大学
钱东福　南京医科大学
陶红兵　华中科技大学
黄葭燕　复旦大学
覃　凯　山西医科大学
舒　婷　国家卫生健康委医院管理研究所
管仲军　首都医科大学
戴志鑫　海军军医大学

编写秘书

戴志鑫　海军军医大学
王玙珩　中国医学科学院北京协和医学院医学信息研究所

人民卫生出版社
·北京·

图书在版编目（CIP）数据

医院管理学 / 张鹭鹭，代涛主编. —3 版. —北京：
人民卫生出版社，2023.2 （2024.6重印）
　全国高等学校卫生管理专业第三轮规划教材
　ISBN 978-7-117-34411-1

Ⅰ. ①医… Ⅱ. ①张…②代… Ⅲ. ①医院－管理学
－医学院校－教材　Ⅳ. ①R197.32

中国国家版本馆 CIP 数据核字（2023）第 015436 号

| 人卫智网 | www.ipmph.com | 医学教育、学术、考试、健康，
购书智慧智能综合服务平台 |
| 人卫官网 | www.pmph.com | 人卫官方资讯发布平台 |

医院管理学
Yiyuan Guanlixue
第 3 版

主　　编：张鹭鹭　代　涛
出版发行：人民卫生出版社（中继线 010-59780011）
地　　址：北京市朝阳区潘家园南里 19 号
邮　　编：100021
E - mail：pmph @ pmph.com
购书热线：010-59787592　010-59787584　010-65264830
印　　刷：北京华联印刷有限公司
经　　销：新华书店
开　　本：850 × 1168　1/16　印张：29
字　　数：818 千字
版　　次：2005 年 3 月第 1 版　2023 年 2 月第 3 版
印　　次：2024 年 6 月第 4 次印刷
标准书号：ISBN 978-7-117-34411-1
定　　价：96.00 元

打击盗版举报电话：010-59787491　E-mail：WQ @ pmph.com
质量问题联系电话：010-59787234　E-mail：zhiliang @ pmph.com
数字融合服务电话：4001118166　E-mail：zengzhi @ pmph.com

全国高等学校卫生管理专业
第三轮规划教材修订说明

我国卫生管理专业创办于 1985 年，第一本卫生管理专业教材出版于 1987 年，时至今日已有 36 年的时间。随着卫生管理事业的快速发展，卫生管理专业人才队伍逐步壮大，在教育部、国家卫生健康委员会的领导和支持下，教材从无到有、从少到多、从有到精。2002 年，人民卫生出版社成立了第一届卫生管理专业教材专家委员会。2005 年出版了第一轮卫生管理专业规划教材，其中单独编写教材 10 种，与其他专业共用教材 5 种。2011 年，人民卫生出版社成立了第二届卫生管理专业教材评审委员会。2015 年出版了第二轮卫生管理专业规划教材，共 30 种，其中管理基础课程教材 7 种，专业课程教材 17 种，选择性课程教材 6 种。这套教材出版以来，为我国卫生管理人才的培养，以及医疗卫生管理事业教育教学的科学化、规范化管理作出了重要贡献，受到广大师生和卫生专业人员的广泛认可。

为了推动我国卫生管理专业的发展和学科建设，更好地适应和满足我国卫生管理高素质复合型人才培养，以及贯彻 2020 年国务院办公厅发布《关于加快医学教育创新发展的指导意见》对加快高水平公共卫生人才培养体系建设，提高公共卫生教育在高等教育体系中的定位要求，认真贯彻执行《高等学校教材管理办法》，从 2016 年 7 月开始，人民卫生出版社决定组织全国高等学校卫生管理专业规划教材第三轮修订编写工作，成立了第三届卫生管理专业教材评审委员会，并进行了修订调研。2021 年 7 月，第三轮教材评审委员会和人民卫生出版社共同组织召开了全国高等学校卫生管理专业第三轮规划教材修订论证会和评审委员会，拟定了本轮规划教材品种 23 本的名称。2021 年 10 月，在武汉市召开了第三轮规划教材主编人会议，正式开启了整套教材的编写工作。

本套教材的编写，遵循"科学规范、继承发展、突出专业、培育精品"的基本要求，在修订编写过程中主要体现以下原则和特点。

1. 贯彻落实党的二十大精神，加强教材建设和管理　二十大报告明确指出，人才是第一资源，教育是国之大计、党之大计，要全面贯彻党的教育方针、建设高质量教育体系、办好人民满意的教育，落脚点就是教材建设。在健康中国战略背景下，卫生管理专业有了新要求、新使命，加强教材建设和管理，突出中国卫生事业改革的成就与特色，总结中国卫生改革的理念和实践经验，正当其时。

2. 凸显专业特色，体现创新性和实用性 本套教材紧扣本科卫生管理教育培养目标和专业认证标准；立足于为我国卫生管理实践服务，紧密结合工作实际；坚持辩证唯物主义，用评判性思维，构建凸显卫生管理专业特色的专业知识体系，渗透卫生管理专业精神。第三轮教材在对经典理论和内容进行传承的基础上进行创新，提炼中国卫生改革与实践中普遍性规律。同时，总结经典案例，通过案例进行教学，强调综合实践，通过卫生管理实验或卫生管理实训等，将卫生管理抽象的知识，通过卫生管理综合实训或实验模拟课程进行串联，提高卫生管理专业课程的实用性。以岗位胜任力为目标，培养卫生领域一线人才。

3. 课程思政融入教材思政 育人的根本在于立德，立德树人是教育的根本任务。专业课程和专业教材与思想政治理论教育相融合，践行教育为党育人、为国育才的责任担当。通过对我国卫生管理专业发展的介绍，总结展示我国近年来的卫生管理工作成功经验，引导学生坚定文化自信，激发学习动力，促进学生以德为先、知行合一、敢于实践、全面发展，培养担当民族复兴大任的时代新人。

4. 坚持教材编写原则 坚持贯彻落实人民卫生出版社在规划教材编写中通过实践传承的"三基、五性、三特定"的编写原则："三基"即基础理论、基本知识、基本技能；"五性"即思想性、科学性、先进性、启发性、适用性；"三特定"即特定的对象、特定的要求、特定的限制。在前两轮教材的基础上，为满足新形势发展和学科建设的需要，与实践紧密结合，本轮教材对教材品种、教材数量进行了整合优化，增加了《中国卫生发展史》《卫生管理实训教程》。

5. 打造立体化新形态的数字多媒体教材 为进一步推进教育数字化、适应新媒体教学改革与教材建设的新要求，本轮教材采用纸质教材与数字资源一体化设计的"融合教材"编写出版模式，增加了多元化数字资源，着力提升教材纸数内容深度结合、丰富教学互动资源，充分发挥融合教材的特色与优势，整体适于移动阅读与学习。

第三轮卫生管理专业规划教材系列将于2023年秋季陆续出版发行，配套数字内容也将同步上线，供全国院校教学选用。

希望广大院校师生在使用过程中多提宝贵意见，为不断提高教材质量，促进教材建设发展，为我国卫生管理及相关专业人才培养作出新贡献。

全国高等学校卫生管理专业
第三届教材评审委员会名单

顾　　问　李　斌

主任委员　梁万年　张　亮

副主任委员　孟庆跃　胡　志　王雪凝　陈　文

委　　员　（按姓氏笔画排序）

马安宁　王小合　王长青　王耀刚　毛　瑛
毛宗福　申俊龙　代　涛　冯占春　朱双龙
邬　洁　李士雪　李国红　吴群红　张瑞华
张毓辉　张鹭鹭　陈秋霖　周尚成　黄奕祥
程　峰　程　薇　傅　卫　潘　杰

秘　　书　姚　强　张　燕

主编简介

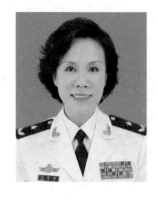

张鹭鹭

女，1964年3月出生，中共党员，医院管理专家，专业技术少将教授（待遇4级）、中国共产党十九大党代表、长江学者特聘教授、军队科技领军人才、百千万人才工程国家级人选等。现任海军军医大学卫生勤务学系卫生勤务学教研室主任、军队卫生事业管理研究所所长、"卫生勤务保障"全军重点实验室、"医院管理学"国家级教学团队、"卫勤循证决策"全军研究团队、军队"卫生勤务学"重点学科带头人。任国际卫勤科委会（ICMM）主席8年（2009—2017年），获终身成就奖。获原总后"科技新星""科技银星"和首批人才创新团队，总后和训管部优秀党员2次。立二等功2次、三等功1次，获海军转型精英人才奖。

从事管理教学工作30年。以"卫勤循证决策"为方向，形成了实验室"调研-数据库-建模实验-系统理论"核心技术；建成了我军医疗资源配置数据库；构建了应急医学救援"两期三段"理论，获国际专家广泛认可。主持国家自然科学基金重大研究计划培育项目、国家自然科学基金重点项目、军队后勤科研重大项目等科研项目近30项。以第一完成人获国家二等奖3项、省部级一、二等奖7项。发表论文200余篇，其中SCI收录60余篇，被引用2 000余次（《柳叶刀》论文2篇，IF 39.06分）。主编专著30余部（英文专著5部）；授权专利45项。

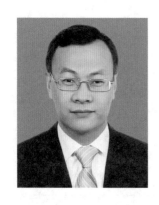

代　涛

男，1969年6月出生，研究员，管理学博士，现任国家卫生健康委统计信息中心党委副书记，《中国卫生政策研究》杂志主编。历任国家卫生健康委医药卫生科技发展研究中心副主任，中国医学科学院/北京协和医学院医学信息研究所所长/图书馆馆长、卫生政策与管理研究中心常务副主任等。兼任中华医学会医学信息学分会第五届和第七届委员会主任委员，中国科学技术情报学会第八届理事会副理事长，中国医院协会专家委员会委员等。

从事卫生政策与管理、医学信息学等领域的研究、教学与实践近30年。主持完成国家科技重大专项、国家自然科学基金、国家卫生健康委等资助课题70余项，发表学术论文200余篇，主编参编学术著作20余部，获国家科技进步奖二等奖1项。作为执笔人撰写《"健康中国2020"战略研究报告》，参与起草《"健康中国2030"规划纲要》；长期开展医药卫生体制改革、健康中国战略、卫生健康信息化与大数据、医药卫生科技创新等领域的政策研究与实践。主持创建中国医学科学院卫生政策与管理研究中心，被美国宾夕法尼亚大学评为2020年全球最佳全球健康政策研究智库第9名；创办《中国卫生政策研究》杂志，长期位居同类学术期刊学术影响力前列。

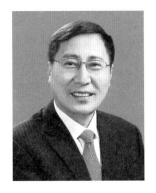

管仲军

男，1965 年 10 月出生，辽宁庄河人，现任首都医科大学附属北京天坛医院党委书记，管理学博士、研究员、教授、博士研究生导师。《中国医疗管理科学》《医学教育管理》杂志副主编，首届全国健康教育教学指导委员会副主任委员、中国医院协会大学附属医院专业委员会副主任委员。

长期在医学院校、医院从事教学、研究和管理工作。主持国家社会科学基金项目、教育部人文社会科学研究项目和北京市哲学社会科学规划基金项目重点课题等纵向、横向课题 30 余项，在《中国行政管理》《经济问题》《光明日报》《中国医院》等核心期刊、媒体发表文章 60 余篇，先后被"学习强国"、《新华文摘》转摘，副主编出版专著 3 部，荣获 2019 年、2021 年北京市社会科学优秀成果一等奖、二等奖。

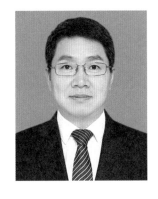

钱东福

男，1973 年 4 月生于山东临沂市，现任南京医科大学医政学院院长、教授、博士生导师，兼任中华预防医学会卫生事业管理分会常务委员、江苏省科学学与科研管理研究会医药卫生管理专业委员会主任委员等。

从事教学工作至今 15 年，曾被遴选为江苏省"青蓝工程"中青年学术带头人培养对象、江苏省"333 高层次人才培养工程"第三层次培养对象。已主持国家社科基金重点项目、国家自然科学基金面上项目以及教育部社科基金、美国中华医学基金会（CMB）等资助 30 多项课题。已出版专著、教材等 4 部。获省部级科研成果奖 4 项。

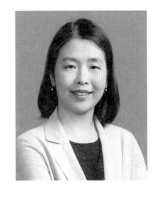

黄葭燕

女，1976 年 10 月生于上海，现任复旦大学公共卫生学院教授、博士生导师，医院管理学教研室主任；中华预防医学会全球卫生分会副主任委员；《全球健康研究与政策》杂志（英文）副主编。曾任澳大利亚悉尼科技大学、丹麦南丹麦大学的短期访问教授。

从教至今 20 余年，主讲复旦大学精品课程、中国大学网慕课课程，颇受学生好评。主持国家社科基金重大专项、国家自然基金项目、国际合作项目（世界卫生组织、世界银行等）、省部级项目等数十项纵向项目。多项研究成果已被各级政府采纳并转化实施。曾获上海市三八红旗手、上海市教育系统巾帼建功标兵等称号。

前　言

"十四五"时期是开启全面建设社会主义现代化国家新征程、向第二个百年奋斗目标进军的第一个五年。中国特色基本医疗卫生制度需要进一步成熟定型,深化医改的一些重点领域和关键环节仍有待深入推进和巩固完善。医院管理的模式、方法及机制面临深刻变化,医院管理学发展面临重大的机遇与挑战。医院管理学是卫生事业管理专业的重要学科之一,《医院管理学》(第2版)于2014年3月出版,被全国院校广泛应用于本专业教学。

作为本专业较为成熟且发展迅速的一门课程,第3版《医院管理学》将适应健康中国建设的需要,继续面向院校和医院,在促进人才培养方面作出贡献。编委的人员组成涵盖了地方和军队本专业知名高校、专业研究所、大型医院以及国家卫生健康委员会相关部门共计22名资深专家。其中,超过五分之一的专家曾参与第2版教材的编写。

按照全国高等学校卫生管理专业第三届教材评审委员会部署,2021年7月启动了第3版《医院管理学》的编写。在编写过程中,结合我国医疗改革的实践和管理理论的最新进展,对各章进行了修订,遵循"三基、五性"的编写原则,突出卫生管理专业教材"理论性、先进性、代表性"编写特点,力争做到教材系统性与精品战略相结合,知识继承性与创新性相结合。同时,关注热点问题,强调综合实践,使教材撰写服务人才培养,人才培养服务管理需求。在写作思路上,从外部环境逐渐深入到内部管理,体现了系统性。与第2版教材相比,增加了医疗资源配置管理,删除了医院循证管理,力求使教材更具实用性。在表现形式上,同步编写纸质内容与数字化内容,实现纸数融合,丰富了教材内容,力争做到图文并茂、形式多样,老师好用、学生好学,提高教材的适用性。

本教材以公共管理专业卫生管理本科生为主要对象,也可以作为研究生及各级行政管理干部岗位培训的参考书。

本教材在编写过程中,得到人民卫生出版社、国家卫生健康委员会有关单位领导的支持。各位编委多次参加编写会议,对本教材的提纲和定稿进行了反复的审阅与修改。在此,对所有关心、支持和帮助本教材编写的领导、同事致以最衷心的感谢。

医院管理学涉及医学及管理学等多个学科,还有很多知识等待我们拓展和深入。由于水平有限加之时间紧张,可能存在疏漏之处,还请广大师生批评指正!另外,在编写过程中借鉴了本专业近年来的相关研究成果,在此一并致谢。

张鹭鹭　代　涛

2022年11月

目　录

第一章 概 论

医院管理是指按照医院工作的客观规律,对医院活动进行管理,以使医院运行取得最佳综合效益和实现目标的过程。医院管理学是运用现代科学管理的理论与方法,研究医院管理现象及其规律性的科学,是管理科学的一门分支学科,也是一门应用和交叉科学,既与医学科学紧密联系,又与其他自然科学和社会科学相联系。随着经济社会的发展、群众医疗保健需求的增长和医院服务模式转变,医院管理的内容、方法及手段也在快速变化。本章作为全书的概论,主要介绍了医院的概念、功能、性质、工作特点、医院类型及医院发展史,医院管理学的概念、理论基础、学科体系及研究方法,医院管理的现况、医院宏观管理、医院管理模式及今后发展趋势等。

第一节 医 院 概 述

一、医院的概念与功能

(一)医院的概念

医院(hospital)是以满足人们医疗健康需求、保障和促进健康为目的,提供疾病诊疗、患者照护等专业服务的机构。具体来说,医院是依法设立,运用医学科学理论和技术,具有一定数量的医务人员、病床设施和必要的医疗器械设备,通过医务人员的集体协作,对患者、特定人群或健康人群提供医疗、预防、保健和康复等服务的机构,实现保障人民群众健康的目的。

据此定义,构成一所医院应具备以下基本条件:

1. 应有正式病房和一定数量的病床设施,有能力对住院患者提供安全、有效、连续、合理的诊疗、护理服务和基本生活服务。

2. 应有与医院功能任务相一致的临床科室、医技科室和行政后勤部门等。

3. 应有基本的医疗设备和设施,医院建筑符合卫生学要求。

4. 应能提供住院和门诊、急诊等多种形式的服务。

5. 应有相应的、系统的人员编配,主要包括卫生技术、行政和后勤人员等,各类人员分工协作,以实现整体医疗功能。

6. 应有相应的工作规章制度,如医院章程、组织人事等行政管理制度、医疗护理管理制度等。

(二)医院的功能

国务院1994年颁布的《医疗机构管理条例》(2022年修订)指出:"医疗机构以救死扶伤,防病治病,为公民的健康服务为宗旨。"医院的主要功能是提供以医疗服务为主,并开展预防、保健、康复等服务,承担与其相应的医学教育培训和科学研究等任务;同时承担部分公共卫生任务,如健康教育和健康促进等;应对各类突发事件的紧急医疗救治,支持基层医疗卫生机构等。

随着人口老龄化带来的疾病谱改变、医学科技的发展以及人民群众对医疗卫生服务需求的不断增长,医院的功能已经逐渐从单纯的诊疗、护理患者拓展到疾病的预防、保健和康复等全链条全生命周期的服务,从传统的生物医学模式向生物-心理-社会医学模式转变。

1. 医疗 医疗服务是医院的主要功能和中心任务。疾病的诊疗、患者护理是业务主体,并与医技和其他辅助科室协作配合形成医疗服务的整体；医院的医疗一般包括门诊医疗、住院医疗、急救医疗和康复医疗等，门诊急诊医疗处在医疗工作的第一线，住院医疗是对比较复杂或疑难危重患者进行诊疗的重要方式。

2. 科研 科研工作越来越成为医院的重要工作任务。疾病诊断治疗日益复杂，临床新问题不断出现，新问题的发现和提出很多来源于临床实践，医学科学研究的组织实施很多需要依托医院完成，最新医学科技成果的转化应用也离不开医院。转化医学研究、精准医学研究、信息化数字化智能化在医院的深入广泛应用，推动医院科研工作的迅速发展。

3. 教育 培养合格的医务人员离不开医院的实践和技能训练，由此医院还承担一定的教育培训任务。按照医学教育的对象不同，主要包括医学院校学生的临床教育和毕业实习、住院医师的规范化培训等毕业后教育、继续医学教育等。

4. 预防和卫生保健等服务 随着医学模式的转变，医防融合、公共卫生和社区卫生保健、全科医学等正成为医院的重要功能之一。医院更加融入大卫生、大健康的实践，积极开展疾病的预防和早期筛查、门诊住院体格检查、健康管理等服务，做好妇幼保健和优生优育、健康教育、基层卫生保健等工作的指导。

二、医院的性质与工作特点

（一）医院的性质

医院作为卫生健康服务体系的重要组成部分，坚持为人民健康服务的宗旨，体现了国家卫生事业的公益性和保障性，同时还具有生产性和经营性等特点。

1. 公益性 2009年《中共中央 国务院关于深化医药卫生体制改革的意见》指出："坚持以人为本，把维护人民健康权益放在第一位。坚持医药卫生事业为人民健康服务的宗旨，以保障人民健康为中心，以人人享有基本医疗卫生服务为根本出发点和落脚点，从改革方案设计、卫生制度建立到服务体系建设都要遵循公益性的原则，把基本医疗卫生制度作为公共产品向全民提供。"医院是卫生健康服务体系的主体和卫生健康事业的重要组成部分，坚持以为人民健康服务的宗旨，实行救死扶伤、治病救人。卫生健康事业的社会公益性决定了医院的公益性。同时，我国的卫生事业是具有一定福利性质的社会公益事业，国家依法落实对医院特别是公立医院的资金投入责任，对非营利性医院政府予以税收减免、财政补贴等政策，因而具有一定福利性。

2. 保障性 医院服务于人的生老病死全过程，为人类生存繁衍和工作生活提供医疗服务保障，是人类生存所必需的，它是社会民生保障体系的重要组成部分，涉及社会稳定、社会公平和国计民生，发挥着社会"基本民生安全保障网"的功能，对社会经济发展起着重要的保障作用。

3. 生产性 医院是具有生产属性的单位，其主要产品是提供医疗服务。首先，医院是运用医学科学技术提供医疗服务的生产单位。它通过卫生技术人员的分工协作，借助必要的医疗设备、并消耗一定的药品和卫生材料，以物化劳动和活劳动的服务方式来进行生产，所提供的医疗服务则是一种无形的劳动产品，生产和消费同时发生。医院提供的服务不是纯粹的消费性服务，其服务活动是保护社会劳动生产力，通过一系列医疗、预防、保健及康复活动，使患者恢复健康，延续生命，是社会劳动力的维护与再生产活动。其次，医院的科研活动促进了医学科技的发展和技术水平的提升。医院是研究、开发和利用先进科学技术用于防治疾病的主要场所，并在此过程中推动了医学科学技术的发展和进步。医学科学技术属于生产力范畴，与其他科学技术共同推动了生产力的发展。同时，医院集中了大量医疗资源和丰富病例，是培养医学人才的主要场所之一，通过教学实践活动培养造就了大批优秀医学人才。

4. 经营性 医院是具有经营性质的专业服务机构，其活动需要人力、物力、财力的投入，必须讲究投入与产出的关系，受到市场经济价值规律的制约。在社会主义市场经济条件下，医院作为一个独立的经济实体,其服务活动中存在着供求关系,既要遵循医疗工作的内在规律与要求,又要遵循社会主义市场经济规律。因此医院在市场竞争的环境中要生存、发展,就应利用市场规则加强对医院的运营管理。

(二)医院工作的特点

医院主要是以患者和一定社会人群为服务对象,运用医学科学技术等手段,其目标是提供符合质量、安全、效果等标准要求的公平、方便、可及、高效的医疗服务,实现保障和促进人民健康的目的。根据这些要求,医院工作主要具有以下特点。

1. 医院必须以患者为中心 医院的所有部门、所有工作和所有工作人员都必须树立以患者为中心的理念,以人为本,体现人文关怀,发扬救死扶伤的人道主义精神,尊重患者的知情权、隐私权和选择权等。

2. 医院必须保证医疗质量和医疗安全 医院工作面对的是人的生命和健康,人的生命和健康是最宝贵的。因此,保证医疗质量和医疗安全是医院生存的根本,是医院管理的核心和永恒主题。

3. 医院服务具有公平性和公益性 这是由医院的公益性、保障性和实行救死扶伤的人道主义所决定的,是社会公平在医院的体现。公民不分民族、种族、性别、职业、家庭出身、宗教信仰、教育程度、财产状况等,医院应为其平等地提供诊疗服务。

4. 医院工作的科学性、技术性和规范性 医院是一个专业技术强、科技含量高的专业机构,医学科学技术是诊治患者的手段,人体是极其复杂的机体,这就决定了医务人员必须具有全面的医学科学理论知识、熟练的技术操作能力和丰富的临床经验;医院工作必须严格遵守医疗相关法律法规、规章制度和诊疗规范,强调医疗工作流程和技术操作的规范性。同时,医院工作兼有知识密集型和劳动密集型的双重特点。

5. 医院工作的整体性和协同性 医院是一个部门繁多、流程交错、各类人员密集、庞大的、复杂的系统,有医疗、护理、行政、后勤、信息、医学工程等部门,提供的服务形式包括门诊、急诊、住院等,活动涉及临床、医技各科室,各科室又分为多种学科专业、亚专业等。这些构成了一个有机运行的整体,缺一不可,并通过分工协作、互相配合,共同努力,为患者提供优质、安全、有效、方便的服务。

6. 医院工作的高风险性和不确定性 医院工作关系到人的生命安全与身体健康,由于疾病种类繁多,病情千变万化,个体差异很大,疾病过程不尽相同,医学对许多疾病的认识还很有限,所以,医疗活动中具有高风险性和诸多不确定因素。

7. 医院工作的时间性和连续性 时间就是生命,医院在医疗活动特别是急危重症患者抢救过程中要分秒必争;同时能够对患者提供连续的、不间断的医疗服务和照护,包括病情观察、各项临床检查、诊断、治疗和抢救等。各方面工作安排都应适应医疗工作时间性和连续性要求。

8. 医院工作的社会性与群众性 医院提供的服务涉及患者及其家庭、单位和社会,医院工作效果重要的衡量标准之一是社会和群众是否满意;同时,医院工作受到社会各种条件与环境的制约,也离不开社会各方面的理解和支持。

三、医院的类型

通常实行医院分类管理,按照所有制形式(mode of ownership)可划分为公立医院和私立医院;再依据医院经营目的,私立医院可分为营利性医院和非营利性医院,政府举办的医院(公立医院)为非营利性医院。国际上一般把医院按照所有制形式分为政府医院(governmental hospital)、非政府非营利性医院(non-governmental nonprofit hospital)和营利性医院(for-profit hospital)三类,美国、德国是按照此方式进行医院分类的典型国家。我国医院主要依据举办主体、所有制形式、经营性质、服务范围、技术水平层级等特点进行分类。

（一）按照举办主体划分

可分为政府举办、企业等社会力量举办、私人举办的医院。其中政府办医院主要包括卫生健康、教育、民政、公安、司法等各级政府部门代表政府举办的医院，社会力量举办医院包括国有企事业单位、社会团体和其他社会组织举办的医院，私人举办医院主要指私营企业和个人举办的医院。

（二）按照所有制形式划分

可分为公立医院（public hospital）和非公立医院（non-public hospital，私立医院、民营医院）。其中公立医院主要指国有（主要包括政府部门举办、国有企事业单位等举办）和集体所有医院；非公立医院指除公立医院以外的其他医院，主要包括联营、股份合作、私营、国外境外投资的医院。

（三）按照经营性质划分

根据不同的经营目的、运行目标、服务任务，以及执行不同的财政、税收、价格政策和财务会计制度等，医院分为非营利性（not-for-profit）和营利性（for-profit）医院两类，二者最主要区别在于所获利润的分配使用权不同。非营利性医院是指为社会公众利益服务而设立和运营的医院，不以营利为目的，其收入用于弥补医疗服务成本，实际运营中的收支结余只能用于自身的发展，如改善医疗条件、引进技术、开展新的医疗服务项目等，出资者不能从中进行分配。营利性医院是指医疗服务所得收益可用于投资者经济回报的医院，其税后利润可以按法律规定给予投资者回报。政府不举办营利性医院。

2000年2月，国务院办公厅转发的《关于城镇医药卫生体制改革的指导意见》，提出建立新的医疗机构分类管理制度，将医疗机构分为非营利性和营利性两类进行管理，国家根据医疗机构的性质、社会功能及其承担的任务，制订并实施不同的财税、价格政策。2000年7月，卫生部等部委制定了《关于城镇医疗机构分类管理的实施意见》，进一步明确了非营利性和营利性医疗机构的界定标准及分类的核定程序。2009年3月，《中共中央 国务院关于深化医药卫生体制改革的意见》中进一步明确指出，营利性和非营利性分开，坚持非营利性医疗机构为主体、营利性医疗机构为补充，公立医疗机构为主导、非公立医疗机构共同发展的办医原则。2010年11月，国务院办公厅转发的《关于进一步鼓励和引导社会资本举办医疗机构的意见》指出，社会资本可按照经营目的自主申办营利性或非营利性医疗机构，并要求有关部门做好税收、价格、医保、用地、财务管理等政策的落实。2019年颁布实施的《中华人民共和国基本医疗卫生与健康促进法》规定，国家对医疗卫生机构实行分类管理，医疗卫生服务体系坚持以非营利性机构为主体，营利性机构为补充；以政府资金、捐赠资产举办或参与举办的医疗卫生机构不得设为营利性机构。

（四）按照功能任务和专业服务范围划分

根据《医疗机构管理条例实施细则》（1994年颁布，2017年修改）的规定，我国医疗机构根据功能任务定位不同分为十四个类别，医院是其中的一个类别，此外还有妇幼保健院、社区卫生服务中心、乡（镇）卫生院、门诊部、诊所和医学检验实验室等。根据提供的医疗服务专业不同，我国医院又分为不同的类别，包括综合医院、中医院、中西医结合医院、民族医院、专科医院（如口腔医院、妇产医院、儿童医院、肿瘤医院、传染病医院等）和康复医院等。

按照服务范围，医院一般分为综合医院和专科医院。综合医院一般是指设定一定数量病床，分设内科、外科、妇产科、儿科、眼科、耳鼻咽喉科等多个专科及影像、检验、药剂等医技部门，为患者提供多类别专科综合服务的医院；儿童医院、中医医院也可看作是综合医院的一种形式。专科医院是指为某类特定疾病或人群提供专科服务而设立的医院，如精神病院、传染病院、结核病医院以及肿瘤医院、心血管病医院、妇产科医院、口腔医院、眼科医院、胸科医院等。随着医学科技的发展和群众需求的增加，综合医院日益重视重点专科建设，形成专科特色；专科医院不断扩大服务内容，向大专科小综合方向发展；二者进一步互补融合。

（五）按层级划分，实行分级分等管理

我国的医院实行分级管理。1989 年卫生部印发了《关于实施"医院分级管理（试行）"的通知》，按功能和任务不同将医院划分为一、二、三级。1994 年国务院颁布的《医疗机构管理条例》（2022 年修订）规定，地方卫生行政部门根据本行政区域内的人口、医疗资源、医疗需求和现有医疗机构的分布状况，制订本行政区域的医疗机构设置规划。据此，国家卫生行政部门制定医疗机构设置规划指导原则和医疗机构基本标准，指导地方卫生行政部门制定所在地的医疗机构设置规划，作为设置审批医疗机构的重要依据。医疗机构设置规划包括各类医院的数量、级别和布局等，医疗机构基本标准明确了各类医院的分级标准等。

据此，卫生行政部门在设置审批医院时，按照医院承担的功能、任务确定医院级别，即一级、二级和三级，其具体内涵是：①一级综合医院是向一个社区（人口一般在 10 万以下）提供基本医疗、预防、保健和康复服务的基层医疗机构。目前，大部分一级综合医院已转为社区卫生服务中心。②二级综合医院是向含有多个社区的地区（人口一般在数十万左右）提供以医疗服务为主，并开展预防、保健和康复医疗服务，承担一定教学培训和科研任务的地区性机构。③三级综合医院是向含有多个地区的区域（人口一般在百万以上）提供以高水平专科医疗服务为主，并开展预防、保健和康复服务，承担相应的高等医学院校临床教学、培训和科研任务的区域性医疗机构；是省或全国的医疗、预防、教学和科研相结合的技术中心，是省或国家高层次的医疗机构。其他类别医院也有相应的级别定位。

根据卫生部 1994 年颁布的医疗机构基本标准，对各级各类医院床位均有要求。如，一级综合医院床位为 20～99 张，二级综合医院床位为 100～499 张，三级综合医院为 500 张以上。在实际工作中，如果一级、二级医院的功能任务没有改变，即使床位超过规定上限，通常不会因为床位的增加改变其级别。

根据医院功能任务完成情况，对医院实行等级评审制度。《医疗机构管理条例》规定，国家实行医疗机构评审制度，按照医疗机构评审办法和评审标准，对医疗机构的执业活动、医疗服务质量等进行综合评价。《医院评审暂行办法》规定，医院根据医院基本标准和医院评审标准开展自我评价，持续改进，并接受卫生行政部门对其规划级别的功能任务完成情况进行评价，以评定其等次，医院评审结论分为甲等、乙等和不合格三个等次。

四、医院发展历史

医院是人类与疾病斗争过程中所形成的开展医疗活动的组织机构。它集中了比较优越的医学科技和物质技术条件，体现时代的医学科技水平及社会发展水平。在不同历史时期，医院的性质、任务和特点与当时的生产力发展、科技水平、社会制度与文化传统，尤其是医学发展水平有着不可分割的紧密联系。同时，医院是整个医学发展的里程碑。

回顾医院角色和功能的变化，大体可将医院发展分为古代医院萌芽、近代医院初期形成、近代医院发展和医院现代化发展等 4 个阶段。

（一）古代医院的萌芽时期（公元前 7 世纪至 17 世纪）

中国是医院萌芽产生最早的国家之一，这时尚处于医学发展的古代——经验医学时期。医院首先起源于社会抚恤组织的建立，春秋初期（公元前 7 世纪），齐国政治家管仲在都城临淄（今山东省淄博市东北）设立养病院，收容聋哑人、跛足、盲人、疯人，供给食宿，集中疗养。秦汉以后，各个封建王朝都设有为皇室贵族服务的医疗组织如太医令、太医署、太医院等，也有救济性质的平民医院。如《后汉书》载延熹五年（公元 162 年），因为军队中发生流行病，在临时指定的庵庐中设立隔离病院；隋唐时代收容麻风患者的"疠人坊"、唐宋时期为病残而设的"病坊""养病坊""安济坊"等，已有了医院的雏形。

在国外，公元前 480 年，希波克拉底首先开始用听诊诊治患者，施行外科手术，患者的病史记录也十分丰富，很多庙宇既是医疗的场所也是患者接受观察和治疗的场所。印度于公元前 600 年就有医院的雏形，在阿育王统治时期（公元前 273 年～公元前 232 年）开始建立医院。7 世纪时，伊斯兰文明的一个突出贡献就是对医院发展的推动。中世纪时期的巴格达、大马士革和开罗等地都建立有著名的大医院，大马士革的医院和医学院有藏书丰富的图书馆。法国里昂和巴黎分别于 542 年、641 年建立医院。医院当时还兼做旅店，是患病的教徒、旅客和香客的医务所或避难所。中世纪早期，医院的组织与工作具有宗教性质，照护重于医疗，关注患者心灵慰藉；此时的医院因其目的不同而名称各异，例如，照料患者的称医院，接收患者的称为收容院，收容穷人的称为济贫院，收容妇女及女孩的称为妇婴院。整个中世纪除 9 世纪出现产科医院外，医院几乎不分专科。12 世纪后，收容患者的机构进一步独立，正式医院开始兴起；欧洲第一个正式医院是 1204 年建于罗马的圣灵医院（Hospital of the Holy Ghost）。14 世纪后，欧洲麻风患者减少，许多麻风病院逐渐改作普通医院，医生也逐渐由非神职人员担任，医院规模由中世纪初期一般是只能接受十几名患者的小医院，发展到一些城市有最多达 220 张病床的医院。

这些萌芽时期的医院基本上可分为以下几种组织类型：宫廷医疗组织、寺院医疗组织、军事医疗组织、传染病收容所、社会救济医疗组织、旅行者的安息所等。其主要特征有：①医院不是社会医疗的主要形式，不仅数量少，组织简单，而且多半是临时收容和隔离患者的机构。如传染病、麻风患者的隔离需要，军队受伤者的收治，以及社会残疾人员、贫困人员的慈善救治等。②生活和物质技术条件十分简陋。主要表现为病院多是大房间，病床为共用的大通铺，多数医院设置在简陋破旧、阴暗潮湿的建筑物或寺庙中。③没有定型的管理制度，个体独立行医是主要形式，机构临时性和随意性大。由于医院在物质技术方面得不到保证，造成许多医院寿命短暂。即使是长期设置的医院也是不定型的，组织简单多变，这从当时各种病院的名称即可得以证明。④欧洲中世纪，医院具有明显的宗教色彩。一千多年时间里，医院表现出逐渐发展的过程，但比较缓慢，尚不是科学意义上的医院。

（二）近代医院的形成阶段（18 世纪至 19 世纪中叶）

随着欧洲文艺复兴，近代科学开始形成并迅速发展。18 世纪中叶欧洲开始进入资本主义工业革命时期，近代医院应运而生。医学科学由经验医学转变为实验医学，医学从宗教与神学中分离出来，医学迎来大发展时期。如中欧和德国的医学繁荣，人体解剖作为一种科学问世，随后生理学、病理学、细菌学等相继建立，英国皇家内科医师学院、皇家科学院也相继诞生。医学的发展促进了医院的发展与进步，古代医院开始向近代医院转型，新的医院大量建立。1732 年英国的医院建立进入高潮，总计建设了 115 所医院，最著名的如 Bristal 医院。同时，医院将患者按疾病分类住院治疗，并提供质量较高的医疗服务。

1789 年法国资产阶级革命的胜利，社会生产力从封建制度的束缚下获得了解放。世界贸易迅速发展带来产业革命，由手工业生产过渡到大机器工业的生产，极大地促进了经济社会和科学技术的发展。城市人口急剧增长和传染病不断涌现，为近代医院的形成和发展提供了客观条件。在当时，法国医生 Cabanis 发表了对巴黎医院的若干意见，提出了改善医院的必要措施；1803 年拿破仑颁布了医学教育和医院卫生事业管理的法律，医院事业由此得到了统一管理和改善，标志着近代医院开始形成。

这个阶段的医院，从多个方面反映了当时社会和医学发展的过渡性质，主要有以下几个特征。一是社会医疗以城市为主要形式及医院发展的不平衡性。具体表现为大中城市医院迅速增加，欧洲资本主义国家医院迅速发展，而其他尚处于封建半封建社会的国家或殖民地国家的医院仍然很少，或处于医院的萌芽阶段。就是资本主义国家内，医院也仅是存在于大中城市或工业中心。二是医疗技术手段的多样化和不完善性。一方面，物理诊断、临床试验、药物疗法及麻醉技术等医疗技术手段多样化发展；另一方面，在消毒隔离、护理营养等方面的技术还极不完善。三是医院业务系统逐步条理化和组织的不完整性。这个时期的医院开始注重医疗质量和护理质量的提高，逐步形成一些管理办法和制度。同时，医院也有了初步的分科，如内科、外科、妇科等，但一整套完备的组织系统尚不健全。

（三）近代医院的快速发展阶段（19世纪中叶至20世纪40年代）

这一时期，经济社会文化的发展为近代医院的形成和发展提供了物质基础和前提条件，医学科学技术的发展为近代医院的发展奠定了科学技术基础。医学科学在实验医学的基础上形成了基础医学体系，基础医学全面发展。医学技术的进步为临床诊断提供了先进技术，临床医学已发展为诊断、治疗等多学科专业化协作，如1889年临床实验室设立，1896年第一次使用X线片诊断疾病，1901年血型的发现为患者输血提供了安全保障，1903年心电图第一次用于诊断心血管疾病，1929年脑电图用于神经疾病的诊断，以及外科麻醉剂的不断改进等；在基本完善了消毒法之后，青霉素的发现与其临床应用，磺胺药的发现与应用，以及随后发展的抗菌药物等，为临床治疗提供了有效手段。英国的南丁格尔创建护理学促使医院医疗服务与生活服务相结合，形成了比较完整的医疗护理服务体系。

分科化、正规化和普及化成为近代医院发展的主要特征。一是近代医院的分科化。多学科专业化协作是近代医院的主要技术特征，具体表现是医疗组织结构的分科化。同以前粗略、简单的分科不同，医院出现了许多临床科室和辅助医疗部门，有了明显的医护分工、医技分工，重视协作和医院整体功能的发展。内科、外科按照系统或病种细分为多种临床科室；辅助医技部门不仅形成了各自的独立学科，而且又分出许多专业，如检验科、病理科、放射科、药剂科、理疗科、核医学科等部门，成为构成医院业务系统的重要组成部分。二是近代医院的正规化。医院的正规化主要表现为医疗业务和各项管理的制度化，主要表现为以下方面：各级各类人员与病床之间构成一定的比例关系；各级各类人员有了明确的分工；医疗业务活动中，根据客观规律和医学技术特点，逐步建立了操作规程和工作制度；医院在建筑设施、后勤供应、卫生学管理等方面也形成了一些规范；建立了业务指挥系统和管理制度。三是近代医院的普及化。医院的普及化意味着集约化的医疗活动方式已由过去辅助的、非主要的方式转化为占主要地位的医疗方式，医院的普及首先始于欧美资本主义国家，这与其经济社会和医学技术发展是分不开的。

中国的近代医院是鸦片战争前后出现的，多由欧美教会开办。1834年基督教美国公理会派遣第一个来华的传教医士派克，于1835年11月在广州成立眼科医局。随着不平等条约的签订，西方列强在我国通商口岸等设立的教会诊所和医院逐渐增多，据调查，1859年全国仅有教会医师28人；1876年已有教会医院16所、诊所24个；1897年教会医院60所，1905年达到教会医院166所、诊所241所，教会医师301人；这些医院和诊所分布在全国20余省市，一般规模很小，设备简陋，人员不多，医疗水平不高，即使正式医院收容能力也极为有限。到19世纪末先后建立的一些医院已成为当今著名医院的前身，如1835年建立的中山大学孙逸仙纪念医院、1844年建立的上海交通大学医学院附属仁济医院、1860年建立的福建医科大学附属协和医院、1861年建立的天津市肿瘤医院、1864年建立的上海交通大学附属第一人民医院、1866年建立的华中科技大学同济医学院附属协和医院和1869年建立的浙江大学医学院附属第二医院等。

20世纪初期近代医院在我国快速发展，到1937年在华英美基督教会开办的医院已有约300所，床位约21 000张。其中属于美国系统经营的医院约140余所，病床10 000余张，约占50%，这还不包括美国洛克菲勒财团在北京直接投资经营的协和医学院和医院在内；属于法国系统的天主教会在华开办的医院共约70余所，床位5 000余张；另有小型诊所约600处。英美系统的教会医院行政上受各教会支配，在中国境内的协调与医学交流则由中华医药传教会负责。由我国自办而较有规模的西医医院为在南京设立的中央医院，抗战时内迁重庆，并在贵阳设分院，以及兰州与其他地区的大医院。据统计，1937年约有省立医院15所、传染病院3所，市立医院11所、传染病院6所，县立卫生院152所。1945年卫生署公布《公立医院设置规则》，1947年全国约有大小医院 2 000 多所、病床 90 000 张左右，其中省立医院 110 所、市立医院 56 所、县立卫生院 1 440 所，此外还有一些传染病院、结核病防治院、精神病防治院、麻风病医院、戒烟医院等。

（四）医院的现代化发展阶段（20 世纪 50 年代以来）

这一时期，工业现代化、科学技术现代化带来社会生产力的空前发展，医学科学技术日新月异，带来医学模式的转变，不仅对医疗而且对预防和保健工作都提出了更高要求。在此背景下，医院不断适应社会发展和人们医疗健康需求，逐步形成了医疗、教学、科研、预防、康复及指导基层卫生保健的中心，医院走向了现代化发展的新阶段。

现代化医院是适应现代医学科技发展，能为患者提供高水平、高质量医疗健康服务的医院，与传统医院相比具有明显时代特征。一是医学科技现代化。主要表现在医院拥有先进的医学理论、技术和方法，能适应知识更新和医学科技进步的步伐，拥有更加先进的诊断、诊疗、康复和保健技术等。二是医学专业分工与协同。即在专业分工基础上的综合协作，既有精度又有广度，充分发挥现代医学的整体功能。三是医疗保健综合化。医院功能由单纯的医疗型转变为教学、科研协同发展，提供集医疗、预防、康复、保健等于一体的医疗保健综合服务功能。四是医院管理现代化。运用系统工程的理论、技术、方法和现代医院管理的原理和观念，对医院系统及内外环境相联系的各方面实行科学管理。五是经营管理的高效率。即主动适应医疗服务市场的竞争，实现高效率的运转和更好的技术经济效果。六是医院管理信息化、智能化。现代化医院已普遍建立了包括医院管理、临床决策支持等多种功能的医院信息系统（hospital information system，HIS），大大提高了医院的信息处理能力和管理水平，并正向着数字化、智能化的方向快速发展。

新中国成立后，我国医院进入全面普及阶段，不仅医院和病床数量迅速增长，医院的组织管理、医疗技术、医疗服务和医疗质量等方面也取得显著进步和发展。特别是 20 世纪 70 年代末改革开放以来，伴随着我国经济社会和医学科技的迅速发展，医院进入了新的发展时期。但是，随着疾病谱改变，医疗健康服务需求显著增加，要求重新审视医学的目的，医院发展面临新形势新挑战。进入 21 世纪后，医学科技迅猛发展，高精尖技术加快临床应用，大型高端器械设备持续更新换代，医院信息化智能化水平显著提高，带动了医院的更快发展和整体服务水平的提升。以患者为中心的服务理念不断深入，在综合、专科等各级各类医院的硬件、软件建设，综合服务能力和技术水平，科学精细化的管理，医疗质量和患者安全，医疗、教学、科研、预防、保健的紧密融合，信息化数字化建设的推进，以及承担更多的公共卫生服务等方面，都取得了显著进步。可以说，我国的医院发展已进入了现代化的新阶段。

第二节　医院管理学基本原理

一、医院管理学的内涵

（一）医院管理

医院管理（hospital management）是按照医院工作的客观规律，运用管理学的基本理论和方法，对医院的人力、财力、物力、信息、时间等资源，通过计划、组织、领导、控制等活动，充分发挥医院整体功能，以使医院运行取得最佳综合效益和实现目标的过程。

医院管理一般是指对医院医疗服务相关活动的管理，主要范畴是对"疾病"诊断、治疗、康复过程的管理，范围主要限于与医院医疗活动直接相关的方面。例如，医疗质量管理、护理管理、药事管理、临床实验室管理、医学影像管理、病案管理、教育科研管理、人力资源管理、经营管理、信息管理、医院文化管理、医院建筑、医学装备管理、后勤管理等。从更广义的角度去认识，医院管理则不仅包括对"疾病"进行诊断、治疗、康复过程的管理，同时将预防保健等纳入医院的管理过程,更加关注医院医疗服务与宏观经济社会环境、与基层社区医疗卫生服务的关系等,更多从医院组织环境和提供全方位、全生命周期整合型医疗健康服务体系的角度进行管理。

(二)医院管理学

医院管理学(science of hospital management)是运用现代科学管理的理论与方法,研究医院管理现象及其规律性的科学,重点研究医院人、财、物、信息等资源要素的管理、运行过程出现的问题及医院外部环境影响等。它是管理科学的一门分支学科,是一门应用、交叉科学,既与医学科学紧密联系,又与其他自然科学和社会科学相联系。

医院的科学管理始于20世纪初期,经济社会和科技发展带来了医院规模扩大、结构日趋复杂、医学技术进步和医疗活动持续拓展,要求医院管理者不仅要有医学知识,也应具备相应的管理知识和技能。医院管理学专业通常应具备医学、管理科学与经济学等领域的基础知识,并正由公共管理范畴拓展到公共管理与工商管理相交叉的范畴;作为卫生事业管理学科的三级学科,其专业特征仍是卫生事业领域的管理。

1910年美国学者豪兰(Howland)等提出医院管理是一门独立学科;1917年美国外科协会开展了医院标准化运动,并在1935年出版了《医院的组织和管理》专著,医院管理学作为一个专业逐渐发展起来。目前国外许多综合性大学在卫生管理学院(School of Health Administration)或公共管理学院(School of Public Management)等学院开设医院管理学课程。国际上开设医院管理学课程较早的院校有美国的芝加哥大学、圣路易斯大学、华盛顿大学等,如1934年芝加哥大学开始设立医院管理课程;第二次世界大战后许多大学相继效仿,如圣路易斯大学在1949年始就开设了医院管理学专业,华盛顿大学则建有医院管理学系。之后其他国家也开始重视,如日本厚生省1949年成立医院管理研修所,1964年建立医院管理专修科,开展医院管理专业教育。

新中国成立前,我国医院管理主要是借鉴欧美国家的管理办法;新中国成立初期,主要采用苏联的管理体制和方法。改革开放后,1980年成立了中华医学会医院管理分会,标志着我国的医院管理开始作为一门学科开展学术探讨;1991年卫生部成立医院管理研究所,开展医院管理研究和培训。1982年开始,北京医科大学、上海医科大学、同济医科大学等卫生部所属,第二军医大学等军队所属,以及安徽医科大学等地方所属的高等医学院校相继成立卫生管理系或专业,一些省市还成立卫生管理干部学院或培训中心,开始培养医院管理人才。迄今,已有大批高等院校开设了卫生事业管理专业,医院管理学成为专业主干必修课或重要的专业方向。

在专著和学术期刊方面,1963年解放军总后勤部卫生部主编《军队医院管理》一书被认为是为我国第一部医院管理学专著;改革开放后,医院管理学专著相继问世,郭子恒主编(钱信忠顾问)的《医院管理学》较为系统,标志着我国医院管理学科和学术体系的初步形成;1981年第一本医院管理学专业期刊《中国医院管理》在黑龙江创刊,1985年中华医学会创办了《中华医院管理杂志》,另外比较有影响的还有中国医院协会主办的《中国医院》、第二军医大学主办的《解放军医院管理杂志》等学术期刊,为我国的医院管理学学科建设与发展作出了积极贡献。

二、医院管理学基础

(一)管理的概念

管理的字面意思有"管辖""处理""管人""理事"等。人们通常从不同的角度去认识和定义,就形成了不同的管理的概念。如法国管理学家亨利·法约尔认为,管理就是计划、组织、指挥、协调和控制;美国管理学家赫伯特·西蒙认为,管理就是决策;美国管理学家哈罗德·孔茨等认为,管理是引导人力和物质资源进入动态的组织以达到其目标,既让服务对象获得满意,又能使服务提供者亦获得一种高度的士气和成就感;美国管理史学家丹尼尔·雷思认为,给管理下一个广义而又切实可行的定义,可把它看成是这样一种活动,即它发挥某些职能,以便有效地获取、分配和利用人的努力和物质资源,来实现某个目标。

我国学者也从多个角度定义管理。如周三多等学者认为,管理是社会组织为了实现预期目标,以人为中心进行的协调活动;吴照云等学者认为,所谓管理就是对组织所拥有的资源进行有效的计划、组织、领导和控制,以便达到既定组织目标的过程;杨文士、张雁等学者认为,管理是指一定组织中的管理者,通过实施计划、组织、人员配备、指导与领导、控制等职能来协调他人的活动,使别人同自己一起实现既定目标的过程。除上述之外,将管理含义的论述也可以分为两种,一种强调管理主要是"管人",另一种强调管理主要是"管事"。

本书将管理定义为:管理是对一个组织所拥有的人力、财力、物力、信息、时间等各类资源,通过计划、组织、领导和控制等活动,以最有效方法实现组织目标的过程。

(二)管理的二重性

1. 管理的自然属性 管理是社会生产力发展和社会分工的产物,具有同现代生产力、社会化生产相联系,适合现代化生产的属性,称作管理的自然属性。现代化生产离不开管理,正如马克思所说,一切规模较大的直接社会劳动或共同劳动,都或多或少地需要指挥,以协调个人的活动,并执行生产总体的运动。如果缺乏有效的管理,组织将会出现混乱,无法保证正常生产。

2. 管理的社会属性 生产在任何条件下都是社会的生产,都是在一定的生产关系和生产方式下进行的,因此,管理具有同生产关系、社会制度相联系的属性,即管理的社会属性。不同的生产关系、不同的社会文化都会使管理思想、管理目的以及管理方式方法呈现出一定差别,从而使管理具有特殊性。

(三)管理的职能

管理职能通常是指管理者在管理过程中所从事的工作,也就是说,为了有效地实现组织目标,应如何履行各项管理的职能。关于管理职能的划分,管理学者从不同角度进行归纳,如有的认为包括计划、组织、指挥、协调和控制,有的认为包括计划、组织和控制,有的认为包括计划、组织、指挥、协调、控制、人事和通讯联系,有的认为包括计划、组织、控制和激励等。这里把管理职能划分为计划职能、组织职能、领导职能和控制职能。

1. 计划职能 是全部管理职能中最基本的一个职能,也是管理各个职能中的首要职能。组织、领导和控制等职能是围绕着计划职能而展开的,以保证实现计划规定的目标。

(1)计划的含义:计划一般是指人们为了实现一定的目的,而对未来的行动的安排。管理学中计划有两重含义:一是动词含义,指计划管理工作,代表着一种特定的行为,是对组织未来目标的分析、制订和调整,以及对实现目标方案的设计等一系列活动的统筹安排,是动态的计划;二是名词含义,指规划、预算等具体的计划形式,是实施计划职能的书面文件。

良好的计划工作必须考虑所作决策在其实现时所处未来环境的特点,即需要确定计划工作的前提条件。从这个角度理解,可以说计划就是预测和决策。目标管理是使计划工作富有成效的一种有效可行的计划方法。

(2)计划职能的重要性:计划职能使组织能够对未来的变化作出积极的反应。每个组织面临的未来是复杂多变的,为使组织对未来环境变化能作出积极反应,就应对未来的变化进行预先估计,在此基础上设想出应付各种变化的对策。

计划职能使组织的各项活动都能围绕组织的整体目标而展开。通过计划工作,为组织制订出未来的行动方案,而且计划方案之间相互配合协调,以保证组织整体目标的实现。计划职能有利于提高组织各项活动的效率、有利于对各项工作的控制,计划工作强调平衡、协调和优化,各项工作都是围绕计划方案进行的,计划为组织的控制提供了依据。

2. 组织职能 组织职能是管理的基本职能之一。在计划工作确定了组织的目标,以及实现目标的途径之后,为使人们能够有效地工作,必须设计和维持一种组织结构。这就是说,把组织中的各项工作进行分类组合,划分出若干部门,根据管理幅度原理,划分出相应的管理层次,进行合理授权，协调各种关系。同时，组织还必须根据内外部环境的变化，不断地对组织结构作出调整和变革，以确保组织目标的实现。

（1）组织是为了实现共同的目标，通过分工与协作，使之承担某种权责角色的人的集合体。

这里讲的组织有三层含义。一是组织必须具有目标。任何组织都是为了特定目标而存在的，不论这种目标是明确的还是隐含的，目标是组织存在的前提。二是组织必须有分工和协作。组织是人的集合体，是靠集体的力量去完成单靠个人所不能完成的目标，这就需要将任务进行适当的分工，并在不同的人员之间进行协调，只有把分工和协作结合起来才能产生较高的整体效率。三是组织要有不同层次的权力与责任制度。分工之后，就要赋予每个部门乃至每个人相应的权力和责任，以便于实现组织的目标，权力和责任是达成组织目标的必要保证。

（2）组织的功能：合理而有效的组织对于实现有效的管理和组织的目标，对于满足组织成员的需求，都具有十分重要的意义和作用。

组织能使其每一个成员了解自己在组织中的工作关系和隶属关系，并能正确处理各种关系。组织能使每一个成员充分认识到自己所进行的工作对达成组织目标的作用，从而使每一个成员都能按组织的要求，保质保量地完成任务。组织能使每一个成员了解自己的工作职责和义务，以及自己应有的权力并能正确运用，同时还使每一个成员了解完成任务后对组织、个人所带来的好处。组织能及时调整和改善自身机构，使各部门及工作人员的职责范围更加明确合理，以适应组织活动的发展变化，适应外界客观环境的发展变化。

3. 领导职能　领导职能的作用主要是通过领导者的领导行为和领导方式，激励组织中的成员去完成组织目标。即使是最好的计划和完美无缺的组织机构，如果没有有效的领导去统一该组织成员的行动，很有可能产生混乱，从而影响组织成效。

领导职能是指领导的活动及其功能。关于领导的职能，许多学者有多种观点。如斯蒂芬·罗宾斯指出，每个组织都包含人，于是指导和协调这些人就成为管理工作，这就是管理的领导功能；当管理者激励下属、指导别人的活动、选择最有效的沟通渠道或解决成员之间的冲突时，他们就卷入了领导工作。哈罗德·孔茨和梅因茨·韦里克指出，当分析有关领导方面的知识时，将重点集中在人的因素、激励、领导和信息沟通等方面。

领导的职能是同人打交道，处理各种人际关系；同各种事情打交道，处理各种事务；同时间打交道，保持高效率；其中处理人事事务是核心内容。也有人认为，领导职能的主要内容应当是激励、沟通、协调。激励能够促使员工努力工作；沟通是思想的传递及理解，使人们之间的分歧与误解得以消除；协调是指使组织成员的思想和行动保持一致的行为，组织内部的协调是组织目标实现的重要保证。此外，领导还要运用权力，鼓励积极因素，限制消极因素，同时以身作则，做好奖励、处罚与示范工作。

4. 控制职能　从管理的过程看，管理者通过计划、组织和领导职能的发挥来协调组织成员的各种活动，可以说已经实现了一个单独的管理过程。通过这个过程，能使组织实现一定的目标。这个目标或许与预期目标相符，或许与预期目标差距很大。当组织活动的结果与预期的目标存在着差异时，就不能说组织实现了有效的管理。而要提高管理活动过程的有效性，就要发挥管理的控制职能。通过控制职能的发挥，才能真正形成一个完整的管理过程，提高管理活动的有效性。

所谓控制，是对组织中的所有活动进行衡量和纠正，以确保组织的目标和为此制订的计划得以实现。换句话说，控制就是要消除计划与实践的正负偏差，使组织的一切活动都能按有利于实现组织目标的方向进行，使组织运行方式更加可靠、更加便利和更加经济。控制是组织的一项重要管理活动，一个组织为了生存和发展需要管理，控制是对组织活动进行监控，确保其按计划完成。控制作为一项管理职能，和其他管理职能交织在一起，使管理过程形成了一个相对封闭的系统。

（四）管理学的定义及研究对象

管理学是研究管理活动及其内在规律性的科学。它以一般组织的管理活动为研究对象，通过对管理活动的研究，探讨内在规律性，并上升为理论，形成一个理论体系。管理学的理论体系，是由一系列的反映管理活动内在规律性的概念、原理、原则、制度、程序、方法等组成。这个理论体系来源于实践，又用于指导实践。

管理学是以各种管理工作中普遍适用的规律、原理和方法作为研究对象，以指导人们千差万别的管理活动。具体说来，其研究对象主要包括三个方面。

1. 从管理的实践出发研究管理思想和管理理论的发展史 即研究管理思想、管理理论及其研究方法的起源，追溯其发展过程，透视不同时期的管理环境，全面而深刻地理解管理发展的历史进程。

2. 从生产力、生产关系和上层建筑等方面研究管理学 生产力方面，管理学主要研究生产力诸要素相互间的关系，即合理组织生产力的问题。生产关系方面，管理学主要研究如何正确处理人与人之间的关系，研究如何建立和完善组织机构及管理体制问题，研究如何激励组织成员，从而最大限度地调动组织成员的积极性和创造性，为实现组织目标而努力工作的问题。上层建筑方面，管理学主要研究如何使组织内部环境与不断变化的外部环境相适应的问题，研究如何使组织的规章制度与社会的政治、经济、法律、道德等上层建筑保持一致的问题，从而维护现行社会的生产关系，促进生产力的发展。

3. 从管理者出发研究管理过程 管理活动是由一系列活动组成的动态过程，管理学既要研究管理活动涉及哪些职能，还要对执行这些职能涉及的组织要素进行研究，对执行各项职能中应遵循的原理、采用的方法和技术进行研究，同时要对执行职能过程中遇到的阻力以及如何克服阻力进行研究等。

三、医院管理学学科体系

医院管理学的研究对象包括医院各种资源要素、医院系统及各个子系统的管理现象和规律，各子系统之间的关系与作用，医院运行过程及内外环境，以及医院在社会系统中的地位、作用和制约条件等。由于研究内容广泛，为便于理解和掌握，必须和医院管理的学科体系结合起来进行分析，一般可分为综合理论和应用管理两大部分。

（一）综合理论部分

主要研究医院管理中的基本理论问题，即医院管理学总论。其中医院管理学概论从社会角度来研究医院这个特定系统的一般规律，也可称作"医院社会学"，主要包括医院的定义、类型、性质、地位、任务和功能、工作特点、工作方针、医院发展的历史及趋势等，以及医院管理学的概念、研究对象、学科体系和发展历史、医院管理职能、医院管理学方法论和基本原理等。同时还要研究医院管理的政策环境与法律制度、医院管理体制和治理机制等。

（二）应用管理部分

主要研究医院系统中相互联系又区别的各要素（即专业）的应用管理，即医院管理学各论。这些要素包括人的管理（组织、人力资源、绩效管理等）、事的管理（医疗、质量、护理、科研教学、安全、药事管理等）、财的管理（即经济管理，具体包括财务管理、经济核算、成本核算及实行各种经济管理制度等）、物资设备的管理（器械、后勤等）、信息管理、医院文化建设与医患关系等。

需要指出的是，不同时期医院管理学的研究内容则各有侧重。当前的重点研究内容，在宏观上主要有社会主义市场经济条件下医院的高质量发展、现代医院管理制度建设、医院体系管理（如医院集团及医联体等整合型服务体系建设）、公立医院党委领导下院长负责制的新型领导体制和治理机制、医保医药制度改革对医院的影响等；微观上主要有医院布局及发展建设规划（国家和区域医学中心建设)、人事薪酬分配制度改革(包括人员配置和培训等)、可持续的补偿机制(包括资金、医保、价格等)、医院信息化数字化智能化建设、医患关系、医院文化建设等。有关医院质量与安全管理、医院经营管理、医学科技进步与应用、职业道德和医德医风建设、医药卫生学管理、医院发展趋势及医院管理理论研究等,则是医院管理学研究的长久课题(图1-1)。

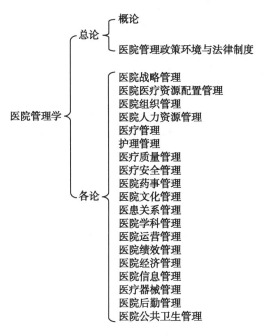

图1-1　医院管理学学科体系

(三)医院管理学的研究热点

1. 以人为本的服务观与以患者为中心的医疗观成为医院管理研究的重点　世界卫生组织 2000 年发表的世界卫生报告《争取一个更为优良的卫生体系》在评估各国卫生状况时提出 3 个主要绩效目标,即健康状况改善(health improvement)、反应性(responsiveness)、筹资公平性(fairness in financing);以及 5 项标准,即居民健康水平、居民的健康差异、居民对卫生体系的满意程度、卫生系统的分布、各阶层居民的医疗卫生支出。其中将反应性、满意度等作为重要的绩效目标和评价指标,包括了患者尊严(dignity)、隐私(confidentiality)、自主权(autonomy)、及时关注(prompt attention)、获得社会支持(access to social support networks)、基本设施质量(quality of basic amenities)、选择权(choice of provider)等内容,反映出医疗服务的行为特征在卫生体系绩效中的重要作用与地位。

2. 体制机制改革成为医院管理宏观政策　2001 年的世界卫生大会和报告的一个重点是卫生体制改革,包括用新的方式评估卫生系统和服务系统的实施情况,分析卫生服务系统的主要功能,以何种方式把卫生服务做得更好。新中国成立特别是改革开放以来,随着计划经济向社会主义市场经济的转变,中国医院的管理体制和管理模式也随之转变,宏观上卫生政策与体制不断调整,微观上医疗机构需要不断适应外部政策并调整经营策略。从改革开放开始到 20 世纪末,主要是对医院实行简政放权、激发活力、调动积极性等改革措施,将企业改革的一些措施直接套用医院,在取得成效的同时,带来医院逐利行为和公益性弱化等隐患。1997 年《中共中央 国务院关于卫生改革与发展的决定》、2000 年《关于城镇医药卫生体制改革的指导意见》,特别是 2009 年《中共中央 国务院关于深化医药卫生体制改革的意见》等重大政策的出台,医院管理体制改革持续深化。2017 年《国务院办公厅关于建立现代医院管理制度的指导意见》、2021 年《国务院办公厅关于推动公立医院高质量发展的意见》对今后一个时期的医院改革发展指明了方向,医院管理体制改革进入了新阶段。

3．基础理论方法研究　采用循证医学（evidence-based medicine，EBM）或循证政策（evidence-based policy，EBP）的研究成为医院应用理论研究的重点。核心思想是医疗决策，即患者的处理、治疗指南和医疗政策的制订等应在现有最好的临床研究证据基础上作出，同时，也应重视结合个人的临床经验。遵循证据是 EBM 的本质所在，有说服力的证据应来自系统研究得到的真实可信的结论，现代流行病学和信息科学的发展为其提供了方法学支持。其广泛应用于医疗卫生多个方面，产生了诸如循证医疗（evidence-based healthcare）、循证决策（evidence-based decision-making）、循证医疗卫生服务购买（evidence-based purchasing）等分支，并扩展为循证卫生保健（evidence-based health care，EBH）。

赫尔曼·哈肯提出协同治理概念，强调多元主体间为实现一定的公共目标，采取集体行动、互相配合、相互协调、协同进步等方式的行为过程，该理论作为公共管理中的新兴理论，使公共管理理论实现从管理（management）到治理（governance）的发展；核心思想是通过实现治理主体的多元化、完善子系统的协调性、组织间的协同性、共同规则的制订，来满足信息化条件下政府、公众、非营利组织等对于公共事务的协同治理要求，从而提升公共产品的供给效率；其在社会公共事务方面的适用性已得到充分验证，并具有广泛的拓展空间，可将其作为指导医院运营管理组织体系构建的理论依据。同时，复杂适应性系统（complex adaptive system，CAS）、能级管理与全面质量管理（total quality management，TQM）等理论的研究应用，使现代医院管理日益呈现全员参与、多元产出的特点。

四、医院管理学研究方法

医院管理学的研究方法可以简单归纳为以下内容。

1．管理学方法　是指应用管理学的一般理论和方法，研究医院管理实践中的现象和问题，分析医院管理特点，探讨普遍规律，探索新的管理方法和技术，以提升医院管理的能力、水平和效率。主要包括 SWOT 分析法、PEST 分析法、利益相关者分析法、关键路径法、政策网络分析法、政策图解法等方法。

2．社会学方法　是指利用社会学的一般理论和方法，分析社会因素对医院管理活动的影响，并提出解决方案，从而更好地控制和利用社会因素，以提升医院管理和运行效率。主要包括社会调查法、内容分析法、定性比较分析法、社会网络分析法等方法。如社会调查法是通过对医院管理问题进行实地调查，搜集所需资料，进行整理分析，用于认识问题的实质、发展趋势及联系，并提出解决方案的研究方法，应用比较广泛。

3．经济学方法　是指应用经济学的一般理论和方法分析医院的经济活动，如运营管理、财务管理、成本管理等，揭示其中的经济规律，解决医院管理中的经济问题，实现以最小的投入获取最大产出的目的。主要包括成本最小化分析、成本效果分析、成本效用分析、成本效益分析等方法。

4．预防医学方法　是指运用流行病和卫生统计学方法，分析医院管理过程存在的问题与影响因素，以提出针对性应对策略，特别是针对医疗质量管理、安全管理、公共卫生管理、学科建设等方面。主要包括病例对照研究、队列研究、试验法、荟萃分析等方法。

5．历史方法　是指通过研究医院工作发展的历史过程，揭示医院管理规律，进而推动医院管理发展的方法。主要包括考据法、计量史学、口述史学等方法，如编写医院管理史，对医院管理过去某方面问题进行专题总结，或撰写专题论文，撰写医院管理案例等。

6．逻辑方法　是指把事物发展进程在思维中以逻辑的形式表现出来，从而制订理论体系的方法。主要运用分类与对比、归纳与演绎、分析与综合、原因与结果、抽象与概括等方法，研究医院管理的现象与问题,分析医院管理特点,探讨医院管理规律,概括医院管理理论。

7. 实验方法　是指运用工作试点、现场模拟等手段,探讨医院管理新问题或检验管理理论的方法。如平时各种规章制度的拟制与推行,各种方案的验证与实施等,多采用工作试点方法。

8. 统计方法　是指利用统计学的理论与技术,分析医院管理过程中产生的数据信息和数字指标,找出决定医院某方面工作质量的数量界线,为判断工作成绩、总结经验教训提供数字依据的方法。主要包括简单随机抽样、系统抽样、分层抽样等数据收集方法,以及卡方检验、方差分析、相关分析、回归分析、时间序列分析、综合指数法、TOPSIS 法等数据分析方法。此类方法常与社会调查法或历史方法联合应用。

9. 数学方法　是指运用数学语言表示事物的状态、关系和过程,并加以演算和分析,以形成对医院管理某方面问题的解释、判断和预言的方法。对不同性质和不同复杂程度的事物,运用数学方法的要求和可能性是不同的,但关键是针对研究的问题提炼出一个适合的数学模型,这种模型既能反映问题的本质,又能使问题得到必要的简化。

10. 计算机模拟法　是指运用计算机语言描述医院管理某方面的问题,并进行推演的方法。随着计算机技术的发展,出现了 SPSS、STATA、SAS 等各类统计软件以及神经网络分析、基于主体建模(agent-based modeling,ABM)等仿真技术,使各种数据信息的贮存和分析自动化,大大简化了从前繁杂的数据信息收集、保存、整理和分析工作,可用于对某些复杂的医院管理问题进行分解组合、过程追踪、构建模型,并通过输入或调整不同参数试验反馈结果;既可用于宏观系统的模拟分析,也可对某个具体环节建立模型加以定量描述。

第三节　医院管理现况与发展趋势

一、医院管理现况

(一)新中国成立后的医院管理发展历史

1. 以计划经济为特征的医院管理　新中国成立至改革开放以前,是我国医院发展的初创时期。这个时期,我国医院基本上都是公立医院,管理人员多是行政干部、转业军人或一些老同志;医院院长由上级行政主管部门任命,医院按照上级卫生管理部门指定的指标、经费进行管理,院长职责局限在领导医院按照上级既定的要求运行。政府是医院最主要的资金来源,也是医院的管理者。医院管理形式是典型的计划式管理,没有经济效益概念。

2. 简单效仿国有企业改革的医院管理　20 世纪 80 年代初期,医院经费短缺,加之物价上涨,职工福利待遇要求提高,国家对医院采取经费补贴、定额包干,对医疗卫生事业投入相对减少,同时对医疗服务采取限价管理,这一阶段对医院管理的政策是“放宽限制、简政放权”。这种情况下,医院基本上是仿效国有企业改革的办法,按责权利结合的原则,把相应的人事权、财政权下放给医院。医院为调动职工积极性,强化经济手段,一方面增加服务项目,扩大服务范围;另一方面,在内部实行经济责任制、经营承包责任制、租赁制、委托办院、超额提成、业余服务、院外兼职等。

3. 以调整和完善内部运行机制为重点的医院管理　20 世纪 90 年代到 2003 年以前,我国公立医院主要探索以调整和完善内部运行机制为主的改革。经营运行上着重协调医疗服务、组织机构、运行管理等环节,理顺关系;激励约束机制上,调整劳动报酬、人事分配、人才培养等政策,并建立监督机制。同时,医院仍然借鉴国有企业改革的成功经验,结合卫生行业的特点进行医院产权制度的改革探索,一些地区和机构进行尝试,出现了将部分公立医院进行股份制、内部职工持股等做法,医院集团开始出现,很大程度上造成了公立医疗机构公益性弱化等问题。同时,由于我国公立医院是由政府举办,政府主管部门对公立医院的监督多为直接的行政干预,医院管理的自治程度较低,医院自主经营权受到限制。这一时期,政府对公立医院管理普遍存在缺位、错位和越位等问题。

4. 以回归公益性为目标深化改革和加强科学管理为特点的医院管理阶段 2003 年暴发的严重急性呼吸综合征(SARS)疫情,暴露了我国医疗卫生事业存在严重短板,引起政府和社会各界的高度关注,引发对医疗服务公平性、公益性的反思和讨论。2005 年医院管办分离的模式开始在我国出现,主要以上海申康医院发展中心和江苏无锡市医院管理中心先后挂牌成立为标志;除此之外,山东潍坊、北京海淀区也进行了"管办分离"试点。这一时期,"市场化不是医改的重点""产权制度改革不是医改主要途径"逐渐成为共识,关于医改的政府和市场模式、公立医院改革、全民医保、平价医院或病房等成为社会关注热点。2006 年国务院成立多部委医改协调小组,开始了新一轮医改政策的研究制订。2006 年 10 月党的十六届六中全会通过《中共中央关于构建社会主义和谐社会若干重大问题的决定》,提出要"坚持公共医疗卫生的公益性质,建设覆盖城乡居民的基本卫生保健制度,为群众提供安全、有效、方便和价廉的公共卫生和基本医疗服务",为新一轮医改方案的制订提供了遵循。

以 2009 年《中共中央 国务院关于深化医药卫生体制改革的意见》的出台为重大标志,医院回归公益性、调动职工积极性、发展可持续成为这一时期医院管理改革的目标。2010 年卫生部等五部委联合发布《关于公立医院改革试点的指导意见》,要求通过管办分开、政事分开、医药分开、营利性与非营利性分开推动公立医院改革,界定公立医院所有者和管理者的责权,探索建立以医院管理委员会为核心的公立医院法人治理结构,建立院长任职资格、激励约束和问责奖惩等机制。2012 年国务院印发的《"十二五"期间深化医药卫生体制改革规划暨实施方案》提出建立现代医院管理制度,探索建立理事会等多种形式的公立医院法人治理结构。

(二)我国医院管理现状

改革开放以来,医院在筹资来源、领导管理体制等方面不断发生变化,公立医院从计划经济时代的福利型转变为公益性事业单位,同时鼓励社会力量举办医疗机构。对医疗机构实行营利性和非营利性分类管理,根据其经营性质、社会功能及承担任务,实施不同的财税、价格政策。医院的分级分类管理不断完善,医院分工更趋合理、功能互补,资源利用效率不断提高。医院筹资方式从政府唯一拨款转变为多渠道多形式办医,从全部为公立或集体医院扩大到中外合资合作、股份制和合作制、个体私有制等多种所有制形式。医院从由卫生行政部门的附属机构转变为具有较大自主权的自主运营独立法人,领导体制从党政不分到院长负责制再到党委领导下的院长负责制,即院长作为医院法人代表全面负责医院行政管理的组织管理体制。医院人事制度从传统的"铁饭碗"转变为多种形式的聘任制和聘用制,医院和员工之间实现了一定程度的双向选择;医院开展绩效考核,实行岗位管理,引进竞争机制。

医院的经营管理也从不熟悉市场经济规律、不重视经营和成本核算,以及"等靠要"的计划经济下的管理模式,不断实现"三个转变"和"三个提高"。从规模扩张型向质量效益型转变,从粗放行政化管理向精细的科学化专业化信息化管理转变,公立医院支出从投资医院发展建设向扩大分配、提高医务人员收入水平转变。在"三个转变"基础上实现"三个提高",即提高效率,通过资源下沉和纵向流动提升服务体系整体绩效;提高质量,以临床路径和全面质量管理为抓手,加强医疗质量管理;提高待遇,通过改善医务人员生活待遇切实调动医务人员积极性。

当前,我国医院管理仍然面临诸多挑战和问题。一方面,政府对医院管理的宏观政策不完善,一定程度上仍没有完全从计划经济体制的框架下走出来,造成对医院管理越位、缺位和错位情况的发生;由于医院过多追求经济效益,管理手段经济化,长期形成的规模扩张动力和逐利倾向尚未根本消除,导致"过度医疗"现象的发生,影响医院公益性;由于公立医院的法人治理结构不完善,管理体制的"管办分开、政事分开",医院的经营管理自主权、人事分配权等尚需进一步落实;由于政府投入不足、医疗服务价格不够合理,医院稳定可持续的补偿机制仍需健全;医院院长的职业化专业化建设滞后,医院科学化精细化管理不足,影响医院效能发挥;医学科技的快速发展,推动医疗服务质量水平的提高,要求加快医学科技成果的转化应用和普及。另一方面,由于管理体制的原因,医院在重大投资和项目发展、资产处置、资金利用等方面的决策与制约机制不完善,造成资源浪费或利用效率不高等问题。同时,不同层级医院的功能定位落实不够,同质化竞争造成"虹吸"现象,迫切需要建立协同整合、优质高效的以医联体、医院集团为主要形式的新型医疗服务体系,推动分级诊疗目标的实现。

2017年国务院办公厅《关于建立现代医院管理制度的指导意见》、2021年国务院办公厅《关于推动公立医院高质量发展的意见》进一步明确了医院管理改革发展的方向、目标和具体任务。要求坚持党的领导,坚持正确的卫生与健康工作方针,坚持中国特色卫生与健康发展道路,不断提高医疗服务质量,努力实现社会效益与运行效率的有机统一,实现医院治理体系和管理能力的现代化。形成维护公益性、调动积极性、保障可持续的公立医院运行新机制和决策、执行、监督相互协调、相互制衡、相互促进的治理机制,促进社会办医健康发展,推动各级各类医院管理规范化、精细化、科学化,建立权责清晰、管理科学、治理完善、运行高效、监督有力的现代医院管理制度。

二、医院宏观管理

(一)医疗卫生机构的管理形式

世界银行等国际组织,按照医疗卫生机构的决策权、社会责任、市场参与、剩余索偿权等方面的不同程度,将医疗卫生机构的运行管理主要归纳为财政预算管理、自主化管理、公司化管理和私有化管理等四种形式,其在决策权分配、收入来源、剩余索偿权分配和社会责任等方面具有不同特点(图1-2)。

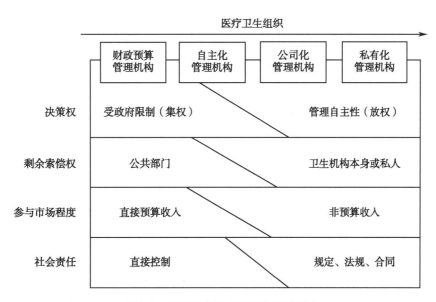

图1-2 **医疗卫生组织管理的四种形式**

财政预算管理的医疗卫生机构,决策权通常受制于政府的层级和制度要求,收入主要来源于政府预算下的财政直接拨款,剩余索偿权归于政府公共部门,提供服务和履行社会责任由政府直接控制。

自主化管理的医疗卫生机构,日常决策权很大程度上由政府下放到机构,机构收入范围有所扩大，可以通过节约成本与改进服务获得节余，机构具有不完全的剩余索偿权，社会责任的履行主要依据政府和机构之间的协议约定。

公司化管理的医疗卫生机构，在确保其实现社会目标的同时，模拟公司法人主体的运行，其决策权比自主化机构更大、更持久；其收入主要来源于市场并自负全部责任，同时拥有更多的剩余索偿权；社会功能通过购买服务、需方补助或委托等方式实现。

私有化管理的医疗卫生机构，具有全部管理决策自主权，完全不受政府或公共部门的直接控制，其收入完全面向市场获取，机构所有者具有全部的剩余索偿权，其社会职能的履行完全依赖于法律法规及合同约定。

计划经济时代，我国的医疗卫生机构一直采取财政预算管理方式，政府直接干预机构的运行管理。随着社会主义市场经济体制的建立和完善，我国的公立医疗机构管理体制经历了一个从预算化管理向自主化管理的转变，表现在医疗卫生机构自主权的不断扩大。由于医疗机构本身具有的社会公益属性和经济属性，其决策权必然受政府限制，预算收入来源于政府投入、市场服务获得等多个渠道，剩余索偿权主要用于医疗机构发展等限制，积极履行相应的社会责任。在中国特色社会主义市场经济环境下，探索政府与市场在医疗卫生机构管理中的作用和具体形式面临诸多挑战。政府责任不同程度地存在错位、缺位和越位现象，也同时存在市场作用发挥不足和过度运用市场竞争手段的问题。有时政府依靠计划与行政等手段进行过多干预，管了许多应由市场调节的事情；有时也存在着政府职责落实不到位、过度放权，对市场失灵缺乏必要调控。

（二）政府和市场在医院宏观管理中的作用

医院宏观管理（macro-management）的实质是充分、合理地发挥政府和市场的协同作用，坚持政府主导与发挥市场机制作用相结合，坚持公平与效率统一，促进医院的规范、健康、可持续发展。

政府基本职能可概括为：一是经济调节，健全经济宏观调控体系，保持经济平衡发展，引导和调控经济运行；二是市场监管，创造公平透明的法治环境，推进公平准入，规范市场执法等；三是社会管理，维护社会秩序和稳定，促进社会公正，完善社会保障体系等；四是公共服务，完善公共政策，健全公平公正、普惠全民、水平适度、可持续发展的公共服务体系，努力提供公共产品和服务；同时政府要加强发展战略规划、政策标准等的制订和实施。在医疗卫生领域，政府建立健全覆盖城乡居民的基本医疗卫生制度，包括国家基本医疗保障体系、基本药物制度、卫生健康服务体系等。

政府在医疗机构宏观管理中，主要发挥以下作用：①对医疗卫生资源统一规划。优化资源配置，编制区域卫生规划和医疗机构设置规划，明确医疗机构特别是各级各类公立医院的功能、布局、规模、数量等。②落实政府办医责任。政府根据人民群众健康需求，举办各级各类公立医疗机构，特别是要履行好办医的投入等职责。③依法规范医疗机构各要素的准入。主要包括医疗卫生机构、各类医疗卫生人员、医疗技术、医疗服务的诊疗科目等准入要求。④健全卫生监督执法体系，完善医疗卫生服务监管体制，依法统一监管。规范医疗服务市场和医疗卫生服务行为，建立医疗质量管理和控制体系，不断提高医疗服务质量和医院管理水平，控制医疗费用，回归医疗服务公益性。

市场机制的作用主要是以市场调节形式来满足市场需要，在医院宏观管理中主要表现为，根据医疗健康需求，运用市场供求、价格、竞争等机制来配置医疗资源，更多考虑市场情况和经济效益。市场调节的积极作用体现在，可以增强医院活力，提高医疗资源的微观利用效率等。但由于医疗卫生领域的特殊性，会出现市场失灵问题，市场机制表现出难以克服的弊端和弱点：一是医疗服务市场需求是有支付能力的需求，并不真正代表社会的健康总需要；二是难以达到资源宏观配置的最优化，单个医院微观管理上追求自身利益最大化，而不是社会利益最大化，必须干预；三是医疗服务结构和医院功能不合理，影响基本医疗服务的提供，需要政府干预；四是价格信号扭曲，难以发挥各类资源在医疗服务市场中的作用；五是医疗服务市场中，医院、医生与患者之间的信息不对称性,极易诱导产生过度医疗现象,需要加强监督和管理;六是公共卫生产品和准公共卫生产品存在市场供给不足,市场调节失灵,需要政府提供。

政府和市场对医院宏观管理起着十分重要的作用,由于各有其优势和特点,单独任何一个手段都难以完全实现医院宏观管理的目标。这就必须要坚持政府主导与发挥市场机制作用相结合,以实现最大效果。

(三)医院宏观管理的基本手段

1. 法律手段　是国家制订和颁布关于医疗卫生工作的各种法律法规,规范医疗卫生活动行为,调整医疗卫生与其他行业之间的关系。法律手段具有权威性、强制性、约束性和稳定性。我国卫生健康领域立法工作不断加强,颁布实施了一批法律法规及部门规章,如《中华人民共和国民法典》《中华人民共和国基本医疗卫生与健康促进法》《中华人民共和国医师法》《中华人民共和国传染病防治法》《中华人民共和国母婴保健法》《中华人民共和国献血法》等法律,《医疗机构管理条例》《医疗事故处理条例》《护士条例》《人体器官移植条例》《医疗废物管理条例》等行政法规,以及卫生健康行政部门颁布的大量部门规章。

2. 行政手段　是指政府通过行政机构或组织采取带有强制性的决定、规定、标准、政策等措施,按照行政系统和区域,直接引导或加强某些领域的管理和公共服务的提供。行政手段具有权威性、垂直性、无偿性和强制性。如卫生健康行政部门行使属地化和全行业管理职能,对所有医疗卫生资源实行统一规划、统一准入、统一监管;为加强对医疗行为的监管和建立对医疗费用不合理增长的制约机制,卫生健康行政部门和医保部门结合临床路径的实施,积极推行总额预付,按病种、按人头付费等复合支付方式。

3. 规划手段　由政府统一制订医疗机构设置规划,包括各级各类医院建设发展规划,是政府宏观上引导和调控医院发展的基本依据。规划手段具有宏观性、方向性和一定的强制性。区域卫生规划、医疗机构设置规划和医院分级管理等都属于政府使用规划手段进行宏观管理。

4. 经济手段　是指政府根据宏观经济规律和我国医院特点,通过经济机制对医院的经营管理活动和运行进行调节和控制。经济手段具有诱导性、间接性、平等性、自觉性和灵活性等特点。医疗服务价格管理、营利和非营利医院的税收政策等属于经济调控手段。

三、医院管理模式

医院管理模式(hospital management model)是指医院管理的运作方式及采取的主要样式,其受国家社会制度、经济模式与条件、医疗保健制度、文化背景等因素影响而形成。当前,国际上医院管理模式主要有以下几种,公共合同型(日本、德国为代表)、国家福利型(英国、瑞典为代表)、市场主导型(美国为代表)和公私互补型(新加坡为代表)等。

(一)公共合同型——日本、德国等

这类国家主要实行社会或政府导向型的市场经济模式,主体为市场经济,同时又包括国家政策干预和社会福利,社会保障事业发达。这类国家通过社会和商业保险提供高水平的医疗服务,国家实行较完善的社会医疗保障制度,使低收入者的医疗也能得到保证,典型代表如日本、德国、法国等。

1. 日本　日本在经济体制上实行的是以市场为基础的"政府导向型市场经济",推行财产私有、契约化和风险自担的原则,政府进行有效的宏观调控,大力发挥民间团体的领导作用,并实行终身雇佣、终身教育、职工参与和提倡企业精神等激励机制,并将这些原则和机制应用到医院管理中。按医院经济性质划分,日本的医院主要有国立医院、地方公立医院、社团医院和私立医院等。

日本的医院有一套严格可行的内部管理机制,各职能部门能相互制约、协调,实现管理系

统化。医院通常实行院长、副院长领导下，诊疗部长、事务部长、护理部长为领导成员的管理体制。综合医院科室设置齐全，功能界定明晰，主要设有管理部、临床部、救急部、药剂部、医技部、看护部等。正副院长一般为2～3人，主要负责医院重大事项决策，每周有一定时间参加医务诊疗工作；日常人、财、物管理均由管理部负责。日本医院的经营管理根据医院性质有所不同，公立医院的经济运行和经营，与我国医院"差额补贴"模式很相似，医院收入主要靠医疗保险收入和政府补贴，分别约占70%和30%。据部分医院收入结构分析，住院收入约占50%、门诊约占36%、其他门诊收益占15%；药品利润率在15%～30%不等；由于人头费、床位使用率和周转率偏低等因素，许多医院处于经营亏损状态。面对经营亏损，一些医院在经营管理上采取相应对策进行解决，如每天把医院经营、床位使用情况告知医生与护士，使其参与医院管理；与小型医院、诊所保持良好合作关系，将长期住院患者转出、急重患者转入，类似"医院集团化"的做法；把非医疗性项目委托给社会企业，减少人头费开支；借鉴企业做法，设备、仪器中心化，以提高使用效益，减少开支，降低成本等。医院内部管理体制较严密，主要分为临床、医技、管理3大类部门，基本上形成了"以患者为中心，以患者看病作业流程为主线"的运行体制。

目前日本医院管理面临的问题主要包括：政府对资源配置管制过多，患者在不同规模医院之间的流动不合理，医疗费用控制不力，缺少不断提高医疗服务质量的激励机制等。

2. 德国 德国在经济体制上实行的是"社会市场经济模式"。这种经济模式既包括市场经济，又包括社会福利和国家政策干预，通俗表示为"市场经济＋总体调节＋社会保障"。德国的医院管理是以市场需求为导向，以社会医疗保险制度为基础，政府对医院实行宏观管理，高度重视区域卫生规划，根据医学专科特点、社会服务需求和经济结构将医院划分为社区服务医院、跨社区服务医院、中心医院和特级医院四个层次。按经济性质划分，德国的医院主要有公立医院、社团医院（宗教、慈善组织和各类基金会捐助）和私人医院。

根据德国《医院管理法》，医院通常由州、区卫生部门负责行政管理。医院内行政、医疗、护理三方面各成体系，实行院、科二级管理。医院领导（即院长）实行专业化职业化管理，行政院长多是经济系或法律系毕业的管理专家，医疗院长由科室主任、医学专家担任，护理院长由具丰富实践经验或高等教育水平的高年资护士担任；院长一般4～5年改选1次，也可连任；有的医院行政院长可终身制，有的医院则成立医院管理委员会，有的医院不设职能科室，采用与主管院长相对应的秘书制，实现主管院长领导下的参谋助理功能。职业化的管理体制使院长全身心投入到管理工作中，有利于医院管理工作的规范化、科学化。医院行政管理机构比较简单，层次不多；一般医院都设有董事会，聘用行政院长，其下设人力资源、财务、信息、训练等管理部门，这些部门各自独立，直接受院长领导。医院行政管理与医疗业务管理相对独立，科主任在业务建设和科室管理上通常有较大权力；医院管理人员都是专业从事管理的人员，不干涉科主任业务工作；互相配合，各行其是，医院管理井然有序。

德国医院管理当前存在的主要问题是：对预防保健重视不够；由于采用第三方付款方式，缺乏制约措施，医疗费用上涨较快；政府不负责对医疗质量的监督检查。

（二）国家福利型——英国、瑞典等

这类国家医疗卫生体制的特点是，政府高投入，国民高税收（筹资方式以税收为主），全民强制参保，全民享受一系列的高福利政策。主要是一些发达国家，如英国、瑞典、澳大利亚和加拿大等。

1. 英国 英国是一个传统的市场经济发达国家，又是一个社会保障齐全的福利国家，实行国民健康服务制度（national health service, NHS），采用以公共合同方式为主的卫生政策，凡英国居民均可享受国家医院的免费医疗，是医疗服务最完善的西方国家之一。医疗服务分为公立及私营两种体系，公立医疗服务由国家用税收购买医疗服务，覆盖绝大多数英国人；私营医疗服务作为补充，服务对象是收入较高、对服务要求较高的人群。

NHS体系分为初级卫生保健、二级医疗服务及三级医疗服务。初级卫生保健主要指全科医师（general practitioner，GP）的服务，全科医师不隶属政府部门，政府卫生部门从全科医师那里为国民购买初级卫生保健服务，并通过合同对全科医师提供的服务进行管理；除了对其服务内容、范围进行管理之外，政府部门规定了包括人员配备在内的全科诊所最低标准。二级医疗服务的提供者是医院，其根据区域管理设立，由政府的医院管理部门负责管理。三级医疗服务指专科医院，主要解决专科内的疑难医疗问题，而不是按规模划分，也不负责一般医疗。总体来讲，英国的三级医疗服务网络呈金字塔形，底层是初级保健，中间是二级全科医疗，塔尖是三级医疗专家服务。NHS规定，患者需通过初级保健方能转诊至二级医疗服务、三级医疗服务，这就赋予了全科医师守门人的角色，使得大部分健康问题在基层得以识别、分流，并通过健康教育等预防手段得以控制，医疗资源得到较为合理的利用。

英国公立医院管理面临的挑战主要有以下几方面。一是医院运行效率和医护质量不高。由于英国医院的管理模式，造成医疗机构缺乏活力，设备、人手配置不足，医疗、医护人员效率低下等问题，可能降低医疗机构采用新技术、购买新设备的积极性；公众对近乎免费提供的医疗服务通常有过度需求，导致了供需矛盾，排队就医时间过长成为司空见惯的现象。二是医疗费用上涨。由于公立医院服务效率不高，部分收入较高的群体选择商业医疗保险，英国法律规定购买商业医疗保险的个人和企业可享受赋税减免优惠，促进了私立医院的发展壮大，不利于NHS的可持续发展；同时，私立医院追求经济效益的倾向也会导致医疗费用的变相增长。三是医疗费用上涨造成政府负担沉重。医疗市场存在第三方付费，患者医疗费用由政府买单，削弱了患者对高医疗费用的抗拒，造成政府医疗支出攀升。

2. 瑞典 瑞典作为全民福利国家的代表，社会民主党自20世纪30年代执政以来，即推行包括医疗保险在内的一系列全民福利政策。瑞典的医疗服务管理体制分为三级：中央政府、省级和市级管理委员会。政府决定医疗服务的行政拨款分配和总体规划，拥有医院、健康中心和其他医疗卫生机构的所有权和经营权，私立医疗机构可以与政府签订提供医疗服务合同。为了提高医疗服务质量、控制医疗费用的膨胀，成立医疗服务质量评估组织，对服务质量和价格进行调查和评估。政府对一些医院进行企业化改革，比如改制为有限责任公司，使医院拥有一定的独立于政府的经营权；省政府还通过把医疗服务项目向社会公开招标，允许私有医疗机构承包医疗服务项目，引进竞争激励机制。

瑞典的三级医疗机构主要包括：①初级医疗机构。初级卫生保健服务是每个县议会卫生工作的基础，以区为基本服务单位（全国共划分为七个医疗保健区，每个区平均负责约100万居民的医疗保健），再将这些区划分为若干初级卫生保健小区，每个小区负责50 000名居民的健康。目前共有680个这样的小区，每个小区由一个或者几个社区卫生保健中心提供服务。②县级医疗机构。县议会与市议会共同负责老年人的卫生保健服务。③综合医院和专科医院。早在20世纪60年代初，瑞典开始推广县议会管理专科医院，3～4个县议会共同管理一个高水平的专科医院，以避免医院重复购置不必要或贵重的仪器设备。

瑞典医院管理模式存在的问题主要有两方面。首先是医疗费用上涨。主要原因是人口老龄化趋势加快，医疗技术日益进步，治疗设备更新换代，高科技药物和材料层出不穷，致使医疗费用不断上涨，医疗公共产品供给与需求的矛盾日益突出。其次是医疗服务效率不高。由于是免费服务，国民就诊率较高，虽然资源丰富，但非急诊患者住院和大型检查的排队时间过长，现行医院管理体制下就诊预约等候时间过长已成为突出矛盾。

（三）市场主导型——美国

美国实行的是自由市场经济模式，以私有制为基础，完全实行自由经济、自主经营、自由竞争，政府干预有限。在医院管理上也基本套用企业管理的模式和方法，组织管理上大多数实行董事会的领导体制。董事会是医院最高权力机构，主要职责是：聘任和考评医院主要行政负责人，评价和监控医院提供的全部医疗服务质量,保证医院财务上的足够充足,保证医院遵循所有适合于医院的法律、法规和规章条例,任命医师和各类医务人员。

在美国,医院董事长为义务服务者,由医院所在地社区选举产生,董事会成员一般任期为2～3年,可以连任,在选举董事会成员时一般要考虑到各种特殊能力或技能,如法律、财务、基金筹集和政治等多方面。医院院长由董事会任命,通常院长也是董事会成员,凡不设董事会的医院,院长直接由医院职工民主选举产生。医院院长全面主持医院的各项管理工作并对董事会负责,通常设2～4名资深副院长,分别主持医疗业务和行政财务管理工作;设置2名分管护理和医技服务的副院长,归属医疗业务资深副院长领导;设置2名院长助理,归属行政管理资深副院长领导,分别分管如人力资源、职工保健、环境卫生、总务、安全、合同管理等;院长、资深副院长、副院长和院长助理组成院务委员会,讨论决定医院重大行政事宜。医院设立管理委员会,有两个执行委员会,其中医疗执行委员会设有如内科、外科、急诊、药事、感染控制、质量控制、医疗资格、教育等委员会;行政执行委员会设有如空间、采购等委员会。医院管理问题一般不先由院务会讨论,而是必须先向相关委员会提出,由各委员会接受、整理、讨论、提出建议上报院务会审议通过。医院人事制度全部实行公开招聘、逐级雇佣办法。

除一些政府医院外,医师通常不是医院的雇员,医院各医疗部门负责人必须由全体医务人员从医师中选举产生,医师在医疗工作中的职权范围由院务委员会提出、交董事会批准。美国的医院经常组成医疗健康系统,以一家大医院为首,联合不同等级医院构成,每个医院既有自己的特色,又有很强互补性,系统内通过联网实现资源共享,有利于转诊。同时,医院之间通过医疗技术、医院规模、就诊条件等方面的互相竞争,促进医院的可持续发展。

美国医院管理也面临挑战。由于美国是没有提供全民社会医疗保险的国家,医疗保险基本上由私营保险公司提供,居民自愿参加,政府不干预也不补贴,政府仅为特殊人群提供医疗补助,对于65岁以上老人和残疾人给予医疗照顾,其余都以购买医疗保险的形式获得医疗保健;2020年美国仍有约8.6%(约2 800万)的人没有购买任何形式的医疗保险,也不具备享受医疗照顾或医疗补助的资格。医院经费来源主要受医疗保险公司、政府部门和健康维护组织(health maintenance organization,HMO)的制约。美国医疗保险高度市场化,造成保险覆盖不足、保障程度低而医疗费用高,单独依靠市场难以解决医疗服务的公平、合理等问题。

(四)公私互补型——新加坡

20世纪80年代以后,新加坡为从根本上提高医院的服务效率和质量,确立在亚洲医疗市场的领先地位,着手对政府医院重组。基本思路是,依据公司法将政府医院注册为法人集团,将政府资产按照市场化方式进行运作和管理,使医院享有独立的管理权,运行效率和费用最优化,并不追求利润。

医院中患者可以选择不同档次的床位,主要区别在于能否自主选择住院条件和主治医生,不同级别的床位获得政府津贴不同。医院床位档次共分为A、B1、B2、C四种类型,其中A类为私人性质的床位,政府不给予任何津贴;B类为半私人性质的床位,又分B1和B2两类,政府津贴为总费用的20%～65%;C类政府津贴达80%。通过政府津贴的补偿,让更多的人可按照自身条件享受相应的医疗服务,尽可能帮助那些真正需要帮助的人。公司化运行的医院,每年获取政府资助或津贴,财务独立,自行决定职员聘任及薪酬,在满足患者对医疗服务需要时,拥有较大自主权并可作出弹性安排。

新加坡所有医院都通过了美国医院管理标准认证、ISO9001认证及国际职业卫生与安全管理体系的认证等。管理中非常注重考核标准的量化,制订政策与制度时强调科学与完善,执行时强调一丝不苟。除国家和集团共同的管理制度和考核标准外,各医院还有独特的、切合实际并得到大家认同的管理和考核制度。如亚历山大医院将"平衡积分卡""六西格玛""品质圈技术"和"丰田流程"引用到医院质量评价与改进中,实行国际性标准,促进了医疗服务质量的持续改进与提高。新加坡的医院管理是成功的,不足之处是高额投保费易削弱雇主的国际竞争力,过度储蓄还易导致医疗保障需求的减弱。

四、我国医院管理的发展趋势

随着我国实现全面小康、经济社会进入高质量发展的新阶段,社会各界对医院的期望越来越高,居民医疗健康需求持续增长,人口老龄化带来疾病谱改变,城镇化和国际化带来人口加速流动,必然导致医院服务模式转变、功能任务拓展以及规模扩大,由此带来医院管理内容、方法及手段等一系列变化。面临新形势新任务,我国医院管理的发展趋势主要表现在以下方面,现代医院管理制度加快建设、规划设置层级化与体系整合化、医院管理范围扩大和多元、医院管理更加系统复杂、医院管理更加科学化专业化、医院管理法治化、管理人员职业化、管理手段信息化数字化等。

(一)现代医院管理制度加快建设

中国特色的现代医院管理制度是指在我国经济、政治、社会条件下,借鉴国际先进经验,对政府与医院的权责边界(管理体制和补偿、监管机制)、医院法人治理结构和运行目标、医院内部运行机制(内部治理机制)等内容进行规范的、系统的一系列制度设计与安排,可分为宏观层面的外部管理制度和微观层面的医院内部管理制度。外部管理制度主要为明确政府与医院之间的权责边界以及医院与市场、社会组织等之间的关系而制订的相关法律法规与政策;内部管理制度是对医院内部人、财、物、技术、信息、管理架构等的规则和章程等。医院外部管理制度的重点是管理体制要体现政事分开、管办分开、医药分开、营利性与非营利性分开的要求,建立医院法人治理结构和机制,采取政府委托"医院管理机构"以出资人身份与医院建立明确规范的产权关系,通过任命医院院长,对医院进行管理;也可以成立管理委员会或理事会作为医院法人治理主体,代表政府和公共利益行使重大决策权;医院管理者负责执行委托方的决策,行使日常管理职能,并接受监督。

2017年国务院办公厅颁布《关于建立现代医院管理制度的指导意见》,对建立中国特色的现代医院管理制度作出清晰规划和部署。建立现代医院管理制度要坚持党的领导,坚持正确的卫生与健康工作方针,坚持中国特色卫生与健康发展道路,不断提高医疗服务质量,努力实现社会效益与运行效率的有机统一,实现医院治理体系和管理能力的现代化;坚持以人民健康为中心,坚持公立医院公益性,坚持政事分开、管办分开等基本原则;形成维护公益性、调动积极性、保障可持续的公立医院运行新机制和决策、执行、监督相互协调、相互制衡、相互促进的治理机制,促进社会办医健康发展,推动各级各类医院管理规范化、精细化、科学化,建立权责清晰、管理科学、治理完善、运行高效、监督有力的现代医院管理制度。具体内容主要有,明确政府对公立医院的举办职能、对医院的监管职能,落实公立医院经营管理自主权,加强社会监督和行业自律;制订医院章程,健全医院决策机制,健全民主管理、医疗质量安全管理、财务资产管理、绩效考核、人才培养培训管理、科研管理、后勤管理、信息管理等制度,加强医院文化建设,全面开展便民惠民服务等。

(二)规划设置层级化与服务体系整合化

强化医疗机构设置规划,完善医疗服务体系,明确各级各类医疗机构功能定位,形成科学合理就医格局,实现医疗卫生资源优化配置、医疗服务体系协调发展、增强服务能力、提升服务公平性与可及性的目的。医疗机构设置坚持需求导向、区域统筹、科学布局、协同创新、中西医并重等原则。

医疗机构设置规划要合理设置公立医院数量、单体床位规模及三级综合医院床位数等,规范分院区设置。在现有的三级医疗服务网络和医院分级设置、管理基础上,国家卫生健康行政部门按照行政区域进行规划设置,构建以国家医学中心为引领、国家区域医疗中心为骨干的国家、省、地市、县四级医疗卫生服务体系。国家医学中心引领医学科技发展,代表国家医学科技先进水平;国家区域医疗中心按照行政区域设置和建设,带动和辐射区域内医疗服务和技术发展,培养区域内医学人才,带动区域医疗服务整体水平提高,让疑难危重患者在区域内得到救治。省级卫生健康行政部门负责组织设置省级区域医疗中心。以省级区域医疗中心为骨干、地市级公立医院和县级公立医院为主体、基层医疗卫生机构为网底,全面提升医疗服务能力。省级区域医疗中心重点解决本省医疗服务和技术发展,城市公立医院、县级公立医院和基层医疗卫生机构按照各自功能定位,分别承担急危重症、常见病、多发病初诊和双向转诊等诊疗任务。通过完善医疗服务体系、实现各级各类医疗机构功能定位,带动提高区域内医疗服务能力,提高医疗资源的使用效率,逐步建立和完善基层首诊、双向转诊、急慢分治、上下联动的分级诊疗服务体系。

在设置层级规划的同时,医疗服务体系不断整合。随着疾病谱改变和人们医疗健康需求的快速增加,加之现有医疗健康服务碎片化、医疗卫生机构协同不足,影响服务体系的整体效率。医院作为我国医疗健康服务体系的主体,积极参与构建"以人为本"的整合型医疗健康服务体系已成为重要趋势,主要通过建设医联体的方式实现。在《医疗机构设置规划指导原则(2021—2025)》中明确要求,要完善城乡医疗服务体系和分级诊疗体系,构建优质均衡高效的医疗服务体系,建立健全分级分层分流的重大疫情救治体系,加强医疗急救服务体系建设,深化医养结合、鼓励社会办医、健全中医药服务体系等。

(三)管理范围日益扩大和多元

随着人口老龄化、疾病谱转变和重大突发公共卫生事件的发生,传统的生物医学模式必须向生物-心理-社会医学模式转变,这就使医院的功能相应转变。医院功能正在从治疗服务扩展到预防服务、从单纯的技术服务扩展到社会服务、从生理服务扩展到心理服务、从院内服务扩展到家庭医疗等院外服务,实现服务功能的全方位拓展;同时,医院的医疗、科研、教学、预防保健等任务相辅相成,已成为医院工作不可分割的整体。医院功能的拓展带动了医院管理范围的扩大。

政府鼓励社会力量举办医疗机构,允许国有企业和民营机构、慈善机构和基金会等组织、保险机构甚至个人等多种社会力量及境外投资者举办营利性或非营利性医疗机构,同时具有合格资质的医务人员(包括港、澳、台地区人员)可以依法开办私人诊所,多元办医格局加快形成。这就要求对医疗机构要实行分类管理、多元化管理。

(四)管理的系统性、复杂性更高

医院作为社会复杂大系统中一个具有特定功能的子系统,其管理不仅要依靠自己的力量,还需要社会大系统中其他子系统的参与,才能取得最佳效果。医院管理面临内外环境的不确定性,政府以人民为中心的执政理念要求更加关注人民健康,医院是保障人民健康的主体,需要系统把握国家政策要求,并在医院管理实践中贯彻落实。医院必须将自身置于社会大系统中,医院管理要求运用系统思维开展工作。

医院收入受经济发展状况、财政补助水平和医保政策等影响,医院经营管理复杂。医学科技发展加速新技术、新方法、新器械、新药物的应用,医院设备设施更加现代化,医院建筑和环境向着现代化、家庭化等发展,要求医院管理现代化。患者对质量、安全、隐私甚至服务态度、环境的要求越来越高,医务人员的职业发展、心理需求也在变化,也使医院的服务和人力资源管理更加复杂。医院仍然承担许多与社会其他部门相重叠的生产或服务性职能,如部分生活性后勤服务等;工作中医疗业务与非医疗业务混杂,也增加了管理难度;随着市场经济及社会服务其他子系统的发展完善,一些非医疗卫生技术服务工作甚至部分专业技术工作,正在从医院中分离出来,交由社会承办。

(五)管理更加科学化、专业化

21世纪是生命科学的世纪,现代科学技术的新成果加快在医学领域的应用,新技术新方法加快应用于疾病的诊断治疗,临床医学和实验医学研究的结合日益紧密,转化医学研究成为热点。在此背景下,医院专业分科愈加精细是现代医学发展的必然趋势,现代医院的专业分科越来越细,一些新的专科、亚专科不断形成和发展,如急救医学、老年医学、康复医学、精准医学、全科医学、临床遗传学、临床流行病学、分子影像学、社会医学等,这为提高对疾病的认识和诊断治疗提供了有利条件。同时,人作为一个有机整体,在高度专业分工的同时,医院的多学科跨学科协作成为又一发展趋势,实行综合、横向联合,建立重大疾病的综合诊治中心,如癌症治疗中心、心血管病治疗中心、器官移植中心等。

在现代化医院发展的新形势下,医院管理要求更加科学化和专业化。科学管理要求医院管理的标准化、制度的规范化和组织结构的合理化等,强调医院管理的系统性、整体性和协调性。医院管理者需要掌握现代化的科学管理理论与方法,以科学的管理思想指导医院管理工作。医院管理作为一门学科已成为共识,医院管理者只有经过医院管理专业的专门学习,接受医院管理的专门教育培训,才能成为医院管理专门人才,掌握开展医院管理的专业知识和技能,不断提高医院管理的能力和水平,才能做好医院管理的各项工作。

(六)医院管理法治化

依法治院是社会主义法治建设的重要组成部分,日益成为医院管理的重要内容。加强医院法治建设,对提高医院管理水平、促进医学事业发展有着十分重要的作用。医院与社会存在广泛联系,医院管理离不开医院的外部环境。医院管理制度化、法治化,可以将医院复杂的社会关系规范成为稳定的法治关系,使医院正常运行得到法律保障。医院工作直接关系人的生命安全和身体健康,医务人员与患者之间有着特殊的委托关系,从法律上进一步明确医务人员和患者的权利与义务,使医疗工作从一般的道德规范上升到法律规范进行管理,推动医院管理措施的法治化。

各级政府卫生健康行政部门依据法律法规,不断完善医院管理制度体系,使医院质量、安全等管理做到有法可依。主要方面有,建立健全医疗服务监管体系,完善医疗服务监管法规制度,加强医疗服务行为、质量安全和机构运行的监测监管;健全医疗机构、医务人员、医疗技术等医疗服务要素准入管理制度;全面开展临床路径管理和单病种质量控制工作;建立临床药师制度,完善以抗菌药物为重点的临床合理用药;完善医院感染预防和控制体系,降低医院感染发生率;全面推行责任制整体护理的服务模式,推广优质护理服务;建设平安医院,完善投诉管理,健全医疗责任风险分担机制;完善医院评审评价制度,建立社会监督评价长效机制,加强日常质量控制评价,健全医院评审评价体系。

(七)管理人员职业化

医院作为一个复杂的社会经济组织,其改革发展、运营管理等任务十分繁重,需要职业化的医院管理者,国际经验也表明了这点。医院管理的复杂性、专业性,也需要各级各类医院管理者进一步职业化。我国医院改革发展的政策文件中多次明确提出,各级卫生行政部门负责人将不得兼任公立医院领导职务,逐步取消公立医院行政级别,推动医院管理者职业化,但与要实现的目标还有不小差距。

推动医院管理人员的职业化,医院管理就要做到健全法人治理结构,管办分开、自主管理,权责清晰、统一高效。不断要建立健全医院院长的选拔任用、奖惩考核等激励约束制度,利用目标管理、绩效考核等治理手段,围绕公益性、医疗服务安全质量、患者满意度等方面设立指标,并将考核结果与院长任免、奖惩、医院财政拨款等挂钩。

(八)管理手段信息化、智能化

随着信息技术的广泛深入应用,医院管理手段日益信息化、数字化、智能化,且已成为医院管理现代化的重要标志。互联网、物联网、大数据、人工智能、数字虚拟技术等正在加速与医院各种应用场景的深度融合,给医院管理现代化带来了巨大机遇和挑战。医院已建成大量信息系统,人力资源、财务、门急诊、住院、药事等管理信息系统,以及电子病历、医学影像、检验、临床决策支持等临床信息系统,并正在向着信息系统集成和平台管理的方向发展。远程医学、互联网+医疗健康、互联网医院的发展方兴未艾,一些挂号缴费的就诊服务、信息咨询和便民服务等诊疗辅助业务,甚至部分临床诊疗、医技检查、护理等正从线下转移到线上。医学知识图谱、机器学习、知识推理等人工智能技术和虚拟现实、增强现实等数字化虚拟技术在医院服务中加快应用,为辅助临床诊疗、教学、医学科研、药物研发、医疗健康管理等提供虚拟技术模型和应用场景,对医疗模式和医学研究产生巨大影响。信息化、数字化形成的医疗健康大数据需要得到应用,数据治理受到关注,需要加强信息安全和隐私保护。在这样一个信息化、数字化、万物互联的大时代,医院管理者必须善于运用信息化智能化的手段和工具,服务医院发展和运营管理,为患者和医务人员甚至公众提供高效、便捷的服务。

同时,政府通过建设国家和区域信息平台,推动医疗卫生信息资源共享,实现医疗服务、公共卫生、医疗保障、药品供应保障和综合管理等应用系统信息的互联互通。加快规范化电子健康档案建设,为居民参与个人健康管理,获得连续的预防、保健、医疗、康复等服务提供支撑。建设疾病监测与控制、疫情与突发事件监测、卫生监督、基层医疗卫生、妇幼保健、健康医疗保险、医院诊疗行为管理和医务人员绩效考核等信息系统,全面赋能医疗健康事业的发展。建立全国统一的医药卫生信息化标准体系,区域统一预约挂号平台,实现电子病历跨区域医疗机构共享,将卫生统计、疫情报告、卫生监督、医疗救治、医疗服务监管等信息工作统筹管理,实现对医疗健康各项工作的实时监督和综合管理。

本章小结

本章节为全书总论,从总体上介绍医院管理学的学科体系和章节安排,阐述了医院的概念、功能、性质、工作特点、医院类型及医院发展史,医院管理学的概念、理论基础、学科体系及研究方法,医院管理的现况、医院宏观管理、医院管理模式及今后发展趋势。希望通过本章的学习,能够知道医院管理的基本情况、基本管理方法及发展趋势,指导医院管理实践。医院管理学是管理科学的分支学科,研究医院管理现象及其规律性,它既与医学科学密不可分,又与其他自然科学和社会科学相联系,是一门应用和交叉科学。随着我国经济社会的发展,群众医疗保健需求持续增长和医院服务模式不断转变,社会各界对医院的期望越来越高,医院服务的功能、任务、规模不断扩大,信息化、数字化与智能化的快速发展,医院管理的内容、方法及手段也必将产生变化,希望管理者能与时俱进,理论联系实际,不断推动我国医院管理水平的提高。

思考题

1. 简述医院的功能、类型与工作特点。
2. 简述我国医院管理的现状与发展趋势。
3. 简述健康中国建设新形势对我国医院管理的影响。

(代　涛)

第二章 医院管理政策环境与法律制度

医院管理政策环境与相关法律制度是医院管理活动的重要外部条件和依据，是医院管理学的重要内容，对医院建设与发展有着重要的影响。不同历史阶段的宏观政策不同，必然带来医院管理政策环境的变化。本章系统梳理了医院管理政策环境的历史沿革，特别是新一轮医药卫生体制改革和健康中国战略实施以来一系列的政策环境变化与进展；重点介绍了近年来对医院管理影响较大的重要政策，如医疗卫生服务体系与分级诊疗制度建设、公立医院综合改革与高质量发展、现代医院管理制度建设等；并简要介绍了医院管理相关的法律法规制度。

第一节　医院管理政策环境的历史沿革

我国医院管理政策环境的演进和发展，是基于我国社会主义初级阶段的基本国情，与不同历史时期经济社会发展水平和宏观政策密不可分，与各阶段卫生健康事业发展状况、卫生改革发展政策导向保持一致，与人民群众不断变化的医疗健康服务需求紧密相关。我国医院管理政策环境的历史沿革，可大致分为新中国成立后、改革开放后、新一轮医药卫生体制改革等阶段。

一、新中国成立后的医院管理政策环境

（一）党和政府高度重视医疗卫生工作，确立新中国的卫生工作方针

新中国成立之初，人口多、底子薄、经济社会发展落后，卫生事业基础薄弱，卫生工作面临的突出问题是人民群众防病治病压力。1949 年新中国成立时，全国医院共 2 600 所，医疗机构病床8.46 万张，卫生技术人员 50.5 万人，数量少、质量低、管理差，城乡分布极不合理，人民群众缺少最基本的医疗保障。各类传染病暴发流行，国民健康水平低下，新中国成立前人均期望寿命只有35 岁。

新中国成立以后，党和政府高度重视医疗卫生工作。为了改变卫生事业极端落后的状况，解决全体人民看病就医问题，1950 年 8 月，卫生部和中国人民解放军总后卫生部在北京联合召开第一届全国卫生会议，重点讨论了新中国卫生工作方针和任务，确定了"面向工农兵、预防为主、团结中西医"的卫生工作方针；同年 9 月，中央人民政府政务院第 49 次政务会议正式批准这一方针。1952 年 12 月，卫生部在北京召开第二届全国卫生会议，周恩来同志作重要报告并提出卫生工作方针增添"卫生工作与群众运动相结合"的内容，后经政务院批准，我国卫生工作方针为"面向工农兵，预防为主，团结中西医，卫生工作与群众运动相结合"。同时，明确了医疗卫生事业的服务对象、实践手段以及实现形式。在党和政府的领导下，大力发展卫生事业，积极举办医疗卫生机构，努力培养医疗卫生人才，初步形成了包括医疗、预防、保健、教学、科研在内的医疗卫生服务体系；广泛开展群众性爱国卫生运动，消灭或者基本控制了严重危害人民健康的一些传染病和地方病，使我国卫生工作面貌发生了历史性变化。

（二）政府主导建立城乡医疗服务体系

这一时期，城乡地区建立医疗服务体系。在城市，以政府举办的公立医院（包括大型国有厂

矿企业举办的医院、卫生院以及产业部门所辖医疗体系）为主体，形成省、地市和区医院构成的城市三级医疗服务体系，街道卫生院、机关、学校、厂矿企业的医院或门诊部为补充。在农村，建立以县医院等卫生机构为医疗和技术指导中心、乡镇卫生院为中间枢纽、村卫生室为基础的农村三级医疗预防保健网。县医院成为连接城乡医疗服务体系的枢纽。这一体系极大提升了医疗卫生服务的可及性，医疗卫生事业取得巨大进步，为保障人民群众健康发挥了重要作用。

公立医院服务体系在这一时期逐步建立。新中国成立初期，政府将一部分人民解放军野战医院转为地方政府医院，同时接收一批旧政府和外国教会及慈善机构遗留下来的医院，并加以改制，归国家所有，形成了公立医院的雏形。政府通过公立医院履行其保障人民生命健康的责任，将医疗卫生事业发展列入了国民经济发展计划，陆续投资建立了大批公立医院，逐步构建了公立医院服务体系。公立医院服务体系体现政府办医的公益性，是社会主义医疗卫生事业的主体，是为人民群众看病就医作出的制度性安排，在医疗服务体系中发挥了主导作用。

（三）制订一系列医院管理政策规定，规范医疗机构发展

随着医疗服务体系的建立，政府颁布一系列政策和规定。1950年经政务院批准，卫生部先后发布了《医院诊所管理暂行条例》和《医师暂行条例》。1956年，全国卫生会议通过决议，在全国大中城市实行"划区医疗服务制"；1957年，卫生部召开第一次全国医院工作会议，并于1958年发布《综合医院工作制度》和《医院工作人员职责》；1964年7月，发布《城市综合医院工作条例试行草案》等。在当时的历史条件下，这些政策举措对于加强医疗机构管理、规范医疗机构秩序、发展医疗服务体系发挥了重要作用，为医院管理奠定了政策基础。

（四）医疗资源数量和服务能力大幅提升，国民健康水平显著改善

新中国成立后经过30年的发展，截至1980年，全国医院达到9 902所，医疗机构病床218.4万张，卫生技术人员279.8万人；与1949年相比，千人口医院床位数由0.15张提高到2.21张，千人口卫生技术人员数由0.93人提高到2.85人，医疗服务能力、服务内容和服务水平较新中国成立初期都发生了巨大变化。我国初步形成了覆盖城乡的三级医疗卫生服务网络，初步建立起中国特色的医疗卫生体制，向广大人民群众提供医疗卫生服务，用仅占世界2%的卫生资源基本解决了全世界约1/6人口的看病就医问题。国民健康状况快速改善，人均期望寿命比新中国成立前增加了近一倍，达到69.0岁（根据25个省、自治区、直辖市部分地区1980年统计数据）。

二、改革开放后的医院管理政策环境

（一）以放权让利、经营搞活等为主要特征的改革开放初期，多措并举扩大医疗服务供给

1978年12月，党的十一届三中全会确定了改革开放和全党工作中心转移到经济建设上来的政策，我国的政治、经济、社会和人民生活发生深刻变化。当时医疗卫生事业面临的局面是，"文化大革命"严重冲击了医疗服务秩序，医疗卫生资源严重短缺，医疗机构基础设施差，医院缺乏活力，管理水平低下，工作效率不高，医疗服务能力严重不足，致使医疗服务供需矛盾十分突出。同时，由于当时经济社会发展水平低，综合国力和财力有限，政府发展卫生事业的能力受到极大限制。

在1978—1992年中国改革开放的探索阶段，放权让利、经营搞活成为当时经济社会发展的重要手段，医疗卫生事业迎来发展机遇。在国家各项政策逐步放开的背景下，医疗卫生领域也同样体现了与计划经济时期不同的管理理念和经营意识，开始扩大医院的经营自主权。1985年4月，国务院批转了卫生部《关于卫生工作改革若干政策问题的报告》，8月卫生部印发《关于开展卫生改革中须要划清的几条政策界限》；1989年1月，《国务院批转国家教委等部门关于深化改革鼓励教育科研卫生单位增加社会服务意见的通知》中转发《关于扩大医疗卫生服务有关问题的意见》，实施一系列以扩大医疗服务供给的医疗卫生改革政策与措施，包括国家、集体和个人多方发

展医疗事业,增强医疗卫生机构的活力,赋予医疗机构更多自主权、提高效率、搞活医疗机构微观运行机制和改革分配方式,调动医务人员积极性等。具体措施有:鼓励多种模式、多层次、多渠道办医,积极支持集体办医,允许个体行医,开展横向纵向联合,发展医疗联合体;推行简政放权,进一步扩大医疗卫生单位人事、财务和经营管理自主权;实行院(所)长负责制,党政职责分开;分配制度上,打破平均主义、大锅饭,贯彻按劳分配原则,多劳多得、优劳优得。随着政府对医疗卫生机构的投入减少,医院成为独立经济核算主体,通过创收弥补预算不足;对医院实行补助费定额包干,放权、让利、搞活,鼓励创收,结余部分自行支配使用。采取以综合目标管理责任制为主要内容的多种形式的承包责任制,实行超额劳动合理提成和各种奖金分配办法,挖掘内部潜力,开展业余、兼职服务和专家门诊等项目;改革收费制度。同时,大力整顿、恢复医疗工作秩序,加强医院管理,强化各级各类医务人员职责,改善服务态度,提高医疗质量。

(二)社会主义市场经济体制下的卫生改革发展政策

1992 年,党的十四大提出建立社会主义市场经济体制,标志着中国改革发展进入新阶段。这一时期,中小型国有企业转制改革全面推开,市场化的价格形成机制开始建立,一系列与市场经济体制相关的支撑性制度开始建设,如中央地方分税制、社会保障制度改革等。医药卫生领域改革主要是借鉴经济体制改革的基本思路,很大程度上依靠发挥市场机制的作用,造成医疗机构的公益性不断弱化。1992 年 9 月,国务院下发《卫生部关于深化卫生医疗体制改革的几点意见》提出,卫生事业是公益性福利事业,要拓宽卫生筹资渠道,完善补偿机制等,鼓励采取部门和企业投资、单位自筹、个人集资、银行贷款、社团捐赠等渠道扩大筹资来源。这一阶段的重点,开始从注重具体政策过渡到更加关注制度建设和体制机制改革。

1997 年 1 月,《中共中央 国务院关于卫生改革与发展的决定》提出卫生工作的目标是,到 2000 年,初步建立起具有中国特色的包括卫生服务、医疗保障、卫生执法监督的卫生体系,基本实现人人享有初级卫生保健,国民健康水平进一步提高;到 2010 年,在全国建立起适应社会主义市场经济体制和人民健康需求的、比较完善的卫生体系,国民健康的主要指标在经济较发达地区达到或接近世界中等发达国家的平均水平,在欠发达地区达到发展中国家的先进水平。提出的卫生工作方针是,以农村为重点,预防为主,中西医并重,依靠科技与教育,动员全社会参与,为人民健康服务,为社会主义现代化建设服务。明确我国卫生事业是政府实行一定福利政策的社会公益事业,强调政府对发展卫生事业负有重要责任,各级政府应加大卫生投入;积极推进卫生改革,增强卫生事业的活力,要求重点改革城镇职工医疗保障制度、卫生管理体制、城市卫生服务体系和卫生机构运行机制,提出了一些具体措施。

2000 年 2 月,《国务院办公厅转发国务院体改办等部门关于城镇医药卫生体制改革指导意见的通知》,进一步明确了卫生改革的目标是,建立适应社会主义市场经济要求的城镇医药卫生体制,促进卫生机构和医药行业健康发展,让群众享有价格合理、质量优良的医疗服务,提高人民的健康水平。围绕这一目标,同步推进城镇医疗保险制度、医疗卫生体制和药品生产流通体制三项改革,提出一系列重大改革举措。

2003 年 SARS 疫情暴发,暴露出公共卫生体系的不足,医疗卫生服务市场化导向,政府投入不到位,公立医疗机构公益性弱化,引起政府和社会极大关注。2003 年 10 月,党的十六届三中全会提出"坚持以人为本,树立全面、协调、可持续的发展观,促进经济社会和人的全面发展"的科学发展观,教育、卫生、文化、社会管理等社会领域改革得到更多重视。2005 年 3 月,第十届全国人民代表大会第三次会议提出,要切实解决群众看病难、看病贵的问题;2006 年 9 月,国务院成立医改部际协调小组,开始研究制订新一轮深化医药卫生体制改革的方案。

2007 年 10 月,党的十七大报告为制订新一轮医改方案指明了方向,报告指出,要建立基本医疗卫生制度,提高全民健康水平;要坚持公共医疗卫生的公益性质,坚持预防为主、以农村为重点、中西医并重,实行政事分开、管办分开、医药分开、营利性和非营利性分开,强化政府责任和投入，完善国民健康政策，鼓励社会参与，建设覆盖城乡居民的公共卫生服务体系、医疗服务体系、医疗保障体系、药品供应保障体系，为群众提供安全、有效、方便、价廉的医疗卫生服务；深化公立医院改革，提高医疗服务质量；建立国家基本药物制度等。

（三）建立健全医院管理相关制度，医疗机构管理不断规范化、法治化

加强医院管理的规范化、制度化建设。在总结医院整顿经验的基础上，1978 年 7 月，卫生部制定《全国医院工作条例试行草案》；1982 年 1 月，正式发布《全国医院工作条例》。第一条指出"医院是治病防病、保障人民健康的社会主义卫生事业单位，必须贯彻党和国家的卫生工作方针政策，遵守政府法令，为社会主义现代化建设服务"。条例明确了医院的性质和任务，强调各级医院必须以医疗工作为中心，保证教学和科研任务的完成，做好扩大预防、指导基层等工作，并对医院的领导体制、医疗预防、教学科研、技术管理、经济管理等方面都作了具体规定。1982 年 4 月，《医院工作制度》和《医院工作人员职责》发布实施。考虑到当时全国各地医院的性质、任务、规模、技术水平不同，前述三项制度适用于地、市以上综合医院，其他医院参照执行。

实施医院分级管理和评审制度。1987 年初，卫生部开始酝酿医院分级管理和评审工作；1989 年 11 月，正式颁布《医院分级管理办法（试行草案）》《综合医院分级管理标准（试行草案）》等文件，提出"积极稳妥、因地制宜、循序渐进、由点到面"的评审工作方针。医院按照功能任务分为一、二、三级，在此基础上依据标准对医院进行评审，将一、二级医院分别分为甲、乙、丙等三个等次，三级医院分为特等、甲、乙、丙等四个等次，共三级十等。医院评审工作的开展，促进了医院基础医疗质量和科学管理水平的提高，加快了人才培养和技术建设的步伐，推动了医德医风建设，增强医院凝聚力，为医院发展营造了良好社会环境。

医疗机构管理纳入法治化轨道。1994 年 2 月，国务院第 194 号令发布《医疗机构管理条例》，同年 9 月 1 日起施行。条例第三条指出，医疗机构以救死扶伤，防病治病，为公民的健康服务为宗旨。条例对医疗机构的规划布局、设置审批、登记、执业、监督管理和违法行为处罚等均作出规定，其中规定国家实行医疗机构评审制度。卫生部依据《医疗机构管理条例》制订有关配套文件，包括《医疗机构管理条例实施细则》《医疗机构基本标准（试行）》《医疗机构设置规划指导原则》《医疗机构诊疗科目名录》《医疗机构评审委员会章程》和《医疗机构评审办法》等。《医疗机构管理条例》及其配套文件的实施，标志着我国医疗机构管理进入了规范化、法治化轨道，对于推动医院管理科学化和规范化、引导医疗机构公平合理竞争、保障医疗服务质量和安全、促进医疗事业健康发展发挥了重要作用。

进一步规范医院评审工作。1997 年 9 月，卫生部修订发布《综合医院评审标准》《乡镇卫生院评审标准》和《医院、乡镇卫生院评审结论判定标准》；1998 年 8 月，下发《关于医院评审工作的通知》。2005 年发布《医院管理评价指南（试行）》，包括医院管理、医疗质量管理与持续改进、医疗安全、医院服务和医院绩效等内容，为医院管理和医疗质量管理评估提供标准和依据；2008 年修订印发《医院管理评价指南（2008 年版）》，逐步建立和完善我国医院管理评价的内容和指标。2011 年组织制定《三级综合医院医疗质量管理与控制指标（2011 年版）》《三级综合医院评审标准（2011 年版）》和《三级综合医院评审标准实施细则（2011 年版）》，指导各地加强评审标准管理、规范评审行为、引导医院自我管理和健康可持续发展等；实施新的《医院评审暂行办法》，部署开展新一轮医院评审工作，由医院根据医院基本标准和医院评审标准开展自我评价、持续改进，并接受卫生行政部门对其规划级别的功能任务完成情况进行评价，以确定医院等级，评审结论分为甲等、乙等、不合格三个等次。2012 年出台《二级综合医院评审标准（2012 年版）》及相关实施细则等文件；2020 年 12 月组织修订《三级医院评审标准（2020 年版）》。

医师队伍建设和管理步入法治化轨道。为加强医师队伍建设，提高医师职业道德和业务素质，保障医师合法权益，1998 年 6 月 26 日，第九届全国人民代表大会常务委员会第三次会议通过《中华人民共和国执业医师法》，1999 年 5 月 1 日起施行。卫生部依法相续颁布了《医师资格考

试暂行办法》《医师执业注册暂行办法》等配套的规章和规范性文件，明确国家试行医师资格考试制度和医师执业注册制度，并对执业规则、考核和培训等作出规定。2013年12月，国家卫生和计划生育委员会等7部门联合印发《关于建立住院医师规范化培训制度的指导意见》，对医师培养作出基本的制度性安排；并陆续出台住院医师规范化培训管理办法、招收实施办法、考核实施办法等。

制订标准规范，规范和加强医疗机构管理。2009年4月，卫生部出台《卫生标准审查管理办法》《卫生标准制（修）订项目管理办法》和《卫生标准专业委员会工作量化评价办法》；7月出台《医院感染暴发报告及处置管理规范》及配套的6个技术标准，以及《医院手术部（室）管理规范（试行）》等。2016年8月，发布《医院感染暴发控制指南》《医院感染管理专业人员培训指南》等推荐性卫生行业标准。

（四）针对突出问题，采取多种管理措施提高医院管理水平

这一时期医院发展过程中出现办院指导思想偏差，存在盲目扩大规模、忽视内涵建设、过度追求经济利益、忽视社会效益、依法执业意识淡漠等倾向，通过开展各种专项活动等形式，提高医疗质量和医院管理水平。

1996年11月，卫生部决定在全国卫生系统开展"以病人为中心、优质服务、树医疗行业新风"活动；1997年5月下发《关于开展"以病人为中心、优质服务百佳医院"的通知》，在全国开展创建百佳医院活动，1999年9月这项工作告一段落。2005年4月，印发《关于开展"以病人为中心，以提高医疗服务质量为主题"的医院管理年活动的通知》，指导各级各类医院进一步端正办院宗旨和办院方向，围绕"质量、安全、服务、绩效、费用"等核心内容加强管理；2005—2008年连续4年组织开展医院管理年活动，2008年8月进行了全面总结。在此活动基础上，2009—2012年在全国范围内开展了以"持续改进质量，保障医疗安全"为主题的"医疗质量万里行"活动。

2009年7月，卫生部启动临床路径管理工作，并在23个省（区、市）110家医院开展临床路径管理试点；5月出台《卫生部办公厅关于印发第一批单病种质量控制指标的通知》；8月出台《卫生部办公厅关于开展单病种质量管理控制工作有关问题的通知》；10月出台《卫生部关于印发〈临床路径管理指导原则（试行）〉的通知》；12月出台《卫生部关于开展临床路径管理试点工作的通知》；2016年12月下发《国家卫生计生委办公厅关于实施有关病种临床路径的通知》；2019年12月出台《国家卫生健康委办公厅关于印发有关病种临床路径（2019年版）的通知》。

为进一步推广优质护理服务，2010年初卫生部启动"优质护理服务示范工程"活动，要求各级各类医院积极开展优质护理服务，将其纳入公立医院改革惠民利民的重要措施；12月组织制定《医院实施优质护理服务工作标准（试行）》。为加强医疗机构抗菌药物的临床应用管理，自2011—2013年在全国范围内开展抗菌药物临床应用专项整治活动。

2010年3月，印发《卫生部关于开展国家临床重点专科评估试点工作的通知》；11月设立国家临床重点专科建设项目，首个周期（2010—2014年）共投入60亿元，每年支持约240个项目，原则上每个项目500万元，用于支持三级医院临床专科能力建设。

为加强卫生行业作风建设，2010年2月出台《卫生部关于改进公立医院服务管理方便群众看病就医的若干意见》；2011年4月下发《卫生部关于在全国医疗卫生系统开展"三好一满意"活动的通知》，自2011—2013年广泛深入开展"服务好、质量好、医德好，群众满意"的"三好一满意"活动。

为进一步提高医疗质量和服务能力，2017年1月，国家卫生和计划生育委员会印发《"十三五"国家医学中心及国家区域医疗中心设置规划》；2018年8月，国家卫生健康委员会、国家中医药管理局先后出台《关于坚持以人民健康为中心推动医疗服务高质量发展的意见》《关于印发全面提升县级医院综合能力工作方案（2018—2020年）的通知》等政策文件。

（五）医药卫生事业取得巨大成就，但仍面临诸多挑战

从改革开放到新一轮医改方案出台的30余年，我国医药卫生事业取得巨大成就。一是有效

控制了危害人民群众健康的重大传染病。特别是 2003 年"非典"之后,进行了新中国成立以来规模最大的公共卫生体系建设,基本建成了覆盖城乡、功能比较完善的疾病预防控制、应急医疗救治体系和卫生监督体系。二是建立了基本覆盖城乡居民的医疗保障制度。城镇职工基本医疗保险、城镇居民基本医疗保险和新型农村合作医疗作为社会保险性质的基本医疗保障制度,覆盖 13 亿多城镇职工和城乡居民。三是建立了较完善的医疗卫生服务体系。从 1978 年到 2007 年,我国医疗卫生机构总数由 17.0 万个增加到 29.8 万个(不含村卫生室),其中医院 19 852 所,乡镇卫生院 39 876 家;病床床位由 204 万张增加到 370 万张;卫生人员由 310 万人增加到 590 万人。农村三级卫生服务网络建设不断加强。逐步建立城市医院与社区卫生服务机构分工协作的新型城市服务体系。医疗机构管理不断加强,医疗服务质量和技术水平显著提高。四是不断完善药品生产、流通、监管体系,药品品种、数量和质量基本满足需求。五是居民健康水平不断提高。主要健康指标处于发展中国家前列,有些地区已达中等发达国家水平。

我国医药卫生事业发展水平与人民日益增长的医疗健康需求及经济社会协调发展要求不相适应的矛盾还比较突出,长期滞后于经济和其他社会事业发展,存在着体制性、机制性和结构性缺陷。主要表现在:一是医疗卫生资源总量不足及结构不合理。优质医疗卫生资源短缺,资源配置和结构不合理,约 70% 的医疗卫生资源集中在城市,其中优质资源又多集中在大中型医院;公共卫生和城乡基层医疗资源严重不足。二是医疗保障制度不够完善。仍有城乡居民没有被医疗保障制度覆盖,保障力度不强,受益水平偏低,"因病致贫"和"因病返贫"问题仍有发生。三是公共医疗卫生服务机构公益性质弱化。医疗卫生机构主要依靠"以药补医""以医养防",出现了重经济收益、轻社会效益的现象。四是药品生产流通秩序不规范,价格虚高。五是中医药发展滞后,服务领域有所萎缩,特色、优势淡化。

三、新一轮深化医药卫生体制改革

改革开放 30 年我国医药卫生事业取得巨大成就的同时,也面临挑战,进一步深化医药卫生体制改革(reform of medical and healthcare systems)成为政府及社会各界的共同愿望。希望通过深化医改,一是缓解群众反映强烈的看病就医问题,减轻群众疾病负担,实现全体人民"病有所医",维护群众健康权益;二是应对工业化、城镇化、人口老龄化、疾病谱变化和环境变化等给医药卫生工作带来的新挑战;三是解决医药卫生领域长期以来形成和积累的深层次矛盾,推动医药卫生事业持续健康发展;四是逐步建立符合国情的基本医疗卫生制度,实现人人享有基本医疗卫生服务,不断提高人民健康水平。

(一)制订新一轮深化医药卫生体制改革方案

针对迫切需要进行深化医药卫生体制改革的要求,坚持从国情出发,借鉴国际有益经验,着眼于实现人人享有基本医疗卫生服务的目标,着力解决人民群众最关心、最直接、最现实的利益问题,回归医疗卫生事业的公益性质,经过近 3 年调研论证,2009 年 3 月《中共中央 国务院关于深化医药卫生体制改革的意见》正式发布,新一轮医改工作全面启动。2009 年 3 月,国务院印发《医药卫生体制改革近期重点实施方案(2009—2011 年)》,对统筹推进基本医疗保障制度、国家基本药物制度、基层医疗卫生服务体系、基本公共卫生服务均等化和公立医院改革等五项重点改革任务进行部署。

这一时期,为配合深化医药卫生体制改革的要求,国家有关部门陆续出台一系列政策文件,包括全面开展城镇居民基本医疗保险工作、巩固和发展新型农村合作医疗制度的意见、建立国家基本药物制度的实施意见、建立健全基层医疗卫生机构补偿机制的意见、促进基本公共卫生服务逐步均等化的意见、公立医院改革试点指导意见、进一步鼓励和引导社会资本举办医疗机构意见等。

（二）基本原则

医药卫生体制改革必须立足国情，一切从实际出发，坚持正确的改革原则。一是坚持以人为本，把维护人民健康权益放在第一位。二是坚持立足国情，建立中国特色医药卫生体制。三是坚持公平与效率统一，政府主导与发挥市场机制作用相结合。强化政府在基本医疗卫生制度中的责任，注重发挥市场机制作用，动员社会力量参与，促进有序竞争机制的形成，提高医疗卫生运行效率、服务水平和质量，满足人民群众多层次、多样化的医疗卫生需求。四是坚持统筹兼顾，把解决当前突出问题与完善制度体系结合起来。

（三）总体目标

建立健全覆盖城乡居民的基本医疗卫生制度，为群众提供安全、有效、方便、价廉的医疗卫生服务。到2011年，基本医疗保障制度全面覆盖城乡居民，基本药物制度初步建立，城乡基层医疗卫生服务体系进一步健全，基本公共卫生服务得到普及，公立医院改革试点取得突破，明显提高基本医疗卫生服务可及性，有效减轻居民就医费用负担，切实缓解看病就医问题。到2020年，覆盖城乡居民的基本医疗卫生制度基本建立。普遍建立比较完善的公共卫生服务体系和医疗服务体系，比较健全的医疗保障体系，比较规范的药品供应保障体系，比较科学的医疗卫生机构管理体制和运行机制，形成多元办医格局，人人享有基本医疗卫生服务，基本适应人民群众多层次的医疗卫生需求，人民群众健康水平进一步提高。

（四）主要内容

1. 完善四大体系，建立覆盖城乡居民的基本医疗卫生制度 一是全面加强公共卫生服务体系建设。建立分工明确、信息互通、资源共享、协调互动的公共卫生服务体系，提高公共卫生服务和突发公共卫生事件应急处置能力，促进城乡居民逐步享有均等化的基本公共卫生服务。确定公共卫生服务范围，完善公共卫生服务体系，加强城乡急救体系建设，加强健康促进与教育，深入开展爱国卫生运动，加强卫生监督服务。

二是进一步完善医疗服务体系。坚持非营利性医疗机构为主体、营利性医疗机构为补充，公立医疗机构为主导、非公立医疗机构共同发展的办医原则，建设结构合理、覆盖城乡的医疗服务体系。大力发展农村医疗卫生服务体系，进一步健全以县级医院为龙头、乡镇卫生院和村卫生室为基础的农村医疗卫生服务网络。完善以社区卫生服务为基础的新型城市医疗卫生服务体系，健全各类医院的功能和职责。

三是加快建设医疗保障体系。加快建立和完善以城镇职工基本医疗保险、城镇居民基本医疗保险、新型农村合作医疗和城乡医疗救助共同组成基本医疗保障体系为主体，其他多种形式补充医疗保险和商业健康保险为补充，覆盖城乡居民的多层次医疗保障体系。做好不同类型基本医疗保险制度之间的衔接，积极发展商业健康保险。

四是建立健全药品供应保障体系。加快建立以国家基本药物制度为基础的药品供应保障体系。建立中央政府统一制订和发布国家基本药物目录；建立基本药物的生产供应保障体系，规范基本药物使用；城乡基层医疗卫生机构应全部配备、使用基本药物；规范药品生产流通。

2. 完善体制机制，保障医药卫生体系有效规范运转 一是建立协调统一的医药卫生管理体制。实施属地化和全行业管理，所有医疗卫生机构，不论所有制、投资主体、隶属关系和经营性质，均由所在地卫生行政部门实行统一规划、统一准入、统一监管。中央、省级可以设置少量承担医学科研、教学功能的医学中心或区域医疗中心，以及承担全国或区域性疑难病症诊治的专科医院等医疗机构；县（市）主要负责举办县级医院、乡村卫生和社区卫生服务机构；其余公立医院由市负责举办。强化区域卫生规划，省级人民政府制订卫生资源配置标准，组织编制区域卫生规划和医疗机构设置规划，明确医疗机构的数量、规模、布局和功能。推进公立医院管理体制改革，积极探索政事分开、管办分开的多种实现形式。进一步完善基本医疗保险管理体制。

二是建立高效规范的医药卫生机构运行机制。公共卫生机构收支全部纳入预算管理，转变基层医疗卫生机构运行机制,建立以服务质量为核心、以岗位责任与绩效为基础的考核和激励制度。建立规范的公立医院运行机制,建立和完善医院法人治理机构,推进医药分开,逐步改革以药补医机制。

三是建立政府主导的多元卫生投入机制。明确政府、社会与个人的卫生投入责任,确立政府在提供公共卫生和基本医疗服务中的主导地位。建立和完善政府卫生投入机制,逐步提高政府卫生投入占卫生总费用的比重,完善政府对公共卫生、城乡基层医疗卫生机构、基本医疗保障的投入机制;落实公立医院政府补助政策。鼓励和引导社会资本发展医疗卫生事业,形成投资主体多元化、投资方式多样化的办医体制。

四是建立科学合理的医药价格形成机制。规范医疗服务价格管理,对非营利性医疗机构提供的基本医疗服务,实行政府指导价,其余由医疗机构自主定价。改革药品价格形成机制。发挥医疗保障对医疗服务和药品费用的制约作用。

五是建立严格有效的医药卫生监管体制。六是建立可持续发展的医药卫生科技创新机制和人才保障机制。七是建立实用共享的医药卫生信息系统。八是建立健全医药卫生法律制度,完善卫生法律法规。

(五)主要进展

经过三年实践,医改取得阶段性成果。一是基本医疗保障制度覆盖城乡居民。城镇职工基本医疗保险、城镇居民基本医疗保险、新型农村合作医疗参保人数超过 13 亿,覆盖面 95% 以上,构建起世界上规模最大的基本医疗保障网。筹资水平和报销比例不断提高。二是基本药物制度初步建立。初步形成了基本药物遴选、生产供应、使用和医疗保险报销的体系。三是城乡基层医疗卫生服务体系进一步健全。加大财政对基层医疗机构建设发展的支持力度;采取多种形式加强基层卫生人才队伍建设,建立全科医生制度,开展全科医生规范化培养;实施万名医师支援农村卫生工程。四是基本公共卫生服务均等化水平明显提高。基本公共卫生服务经费标准实现了城乡统一,并逐年提高。五是公立医院改革有序推进。

第二节　医院管理政策环境与进展

在新一轮深化医药卫生体制改革方案出台后的这一新阶段,国家又出台一系列关于深化医药卫生体制改革、健康中国建设、卫生健康事业高质量发展的政策文件。与此同时,政府部门机构改革和职能转变不断深入,2013 年 3 月组建国家卫生和计划生育委员会,2018 年 3 月设立国家卫生健康委员会、国家医疗保障局,2021 年 5 月成立国家疾病预防控制局。这一时期,医院管理面临的政策环境更加综合、复杂和多变,改革政策密集、涉及范围广泛、体制机制改革不断深入,必然对医院管理产生深刻而长远的影响。

一、"十二五""十三五"时期的医药卫生体制改革

(一)"十二五"时期的深化医药卫生体制改革

为进一步落实《中共中央　国务院关于深化医药卫生体制改革的意见》,在做好《医药卫生体制改革近期重点实施方案(2009—2011 年)》的基础上,2012 年 3 月国务院印发《"十二五"期间深化医药卫生体制改革规划暨实施方案》,对这一阶段的深化医改工作进行部署。

1. 总体要求　坚持保基本、强基层、建机制的基本原则,坚持预防为主、以农村为重点、中西医并重的方针,以维护和增进全体人民健康为宗旨,以基本医疗卫生制度建设为核心,统筹安排、突出重点、循序推进,进一步深化医疗保障、医疗服务、公共卫生、药品供应以及监管体制等

领域综合改革，着力在全民基本医保建设、基本药物制度巩固完善和公立医院改革方面取得重点突破，增强全民基本医保的基础性作用，强化医疗服务的公益性，优化卫生资源配置，重构药品生产流通秩序，提高医药卫生体制的运行效率，加快形成人民群众"病有所医"的制度保障，不断提高全体人民健康水平，使人民群众共享改革发展的成果。

2．主要目标 基本医疗卫生制度建设加快推进，以基本医疗保障为主体的多层次医疗保障体系进一步健全，通过支付制度等改革，明显提高保障能力和管理水平；基本药物制度不断巩固完善，基层医疗卫生机构运行新机制有效运转，基本医疗和公共卫生服务能力同步增强；县级公立医院改革取得阶段性进展，城市公立医院改革有序开展；卫生资源配置不断优化，社会力量办医取得积极进展；以全科医生为重点的人才队伍建设得到加强，基层人才不足状况得到有效改善，中医药服务能力进一步增强；药品安全水平不断提升，药品生产流通秩序逐步规范，医药价格体系逐步理顺；医药卫生信息化水平明显提高，监管制度不断完善，对医药卫生的监管得到加强。

到 2015 年，基本医疗卫生服务更加公平可及，服务水平和效率明显提高；卫生总费用增长得到合理控制，政府卫生投入增长幅度高于经常性财政支出增长幅度，政府卫生投入占经常性财政支出的比重逐步提高，群众负担明显减轻，个人卫生支出占卫生总费用的比例降低到 30% 以下。

3．主要内容

（1）加快健全全民医保体系：巩固扩大基本医保覆盖面，提高基本医疗保障水平，完善基本医保管理体制，提高基本医保管理服务水平，改革完善医保支付制度，完善城乡医疗救助制度，积极发展商业健康保险，探索建立重特大疾病保障机制。

（2）巩固完善基本药物制度和基层医疗卫生机构运行新机制：深化基层医疗卫生机构综合改革，完善基层医疗卫生机构编制管理、补偿机制、人事分配等方面的综合改革；扩大基本药物制度实施范围，落实基本药物全部配备使用和医保支付政策；完善国家基本药物目录；规范基本药物采购机制；提高基层医疗卫生机构服务能力；推进全科医生制度建设；促进人才向基层流动；加快推进基层医疗卫生机构信息化。

（3）积极推进公立医院改革：坚持公立医院公益性质，按照"政事分开、管办分开、医药分开、营利性和非营利性分开"的要求，以破除"以药补医"机制为关键环节，以县级医院为重点，统筹推进公立医院综合改革，由局部试点转向全面推进。主要包括落实政府办医责任，推进补偿机制改革，控制医疗费用增长，推进政事分开、管办分开，建立现代医院管理制度，开展医院管理服务创新，全面推进县级公立医院改革，拓展深化城市公立医院改革等。

（4）统筹推进相关领域改革：一是提高基本公共卫生服务均等化水平。二是推进医疗资源结构优化和布局调整。每千常住人口医疗卫生机构床位数达到 4 张的，原则上不再扩大公立医院规模。中央、省级可以设置少量承担医学科研、教学功能的医学中心或区域医疗中心。每个县重点办好 1 至 2 所县级医院（含县中医院）。继续支持医疗机构临床重点专科建设。推进边远地区地市级综合医院建设。鼓励发展康复医疗和长期护理。三是大力发展非公立医疗机构。2015年，非公立医疗机构床位数和服务量达到总量的 20% 左右。四是创新卫生人才培养使用制度。加快建立住院医师规范化培训制度和急需紧缺专门人才和高层次人才培养，推进医师多点执业。五是推进药品生产流通领域改革。改革药品价格形成机制，规范生产流通秩序，提高药品质量水平。六是加快推进医疗卫生信息化。七是健全医药卫生监管体制。

这一阶段的改革更加注重协同性，增强医保、医药、医疗和公卫的联动效应，政策内容也更加丰富具体。

（二）以五项制度建设为重点，推进"十三五"时期的医药卫生体制改革

1．基本原则 2016 年 12 月，国务院出台《"十三五"深化医药卫生体制改革规划》，推动医改由打好基础转向提升质量、由形成框架转向制度建设、由单项突破转向系统集成和综合推进。基本原则是，坚持以人民健康为中心，把人民健康放在优先发展的战略地位；坚持保基本、强基层、建机制；坚持政府主导与发挥市场机制作用相结合；坚持推进供给侧结构性改革；坚持医疗、医保、医药联动改革；坚持突出重点、试点示范、循序推进。

2．主要目标 到 2017 年，基本形成较为系统的基本医疗卫生制度政策框架。分级诊疗政策体系逐步完善，现代医院管理制度和综合监管制度建设加快推进，全民医疗保障制度更加高效，药品生产流通使用政策进一步健全。到 2020 年，普遍建立比较完善的公共卫生服务体系和医疗服务体系、比较健全的医疗保障体系、比较规范的药品供应保障体系和综合监管体系、比较科学的医疗卫生机构管理体制和运行机制。

3．重点任务 在分级诊疗、现代医院管理、全民医保、药品供应保障、综合监管等 5 项制度建设上取得新突破，同时统筹推进相关领域改革。

一是建立科学合理的分级诊疗制度。以家庭医生签约服务为重要手段，推行多种形式的分级诊疗模式，推动形成基层首诊、双向转诊、急慢分治、上下联动的就医新秩序；健全完善医疗卫生服务体系；优化医疗卫生资源布局，明确各级各类医疗卫生机构功能定位，推动功能整合和资源共享；提升基层医疗卫生服务能力，完善基层管理和运行机制；引导公立医院参与分级诊疗；推进形成诊疗—康复—长期护理连续服务模式；科学合理引导群众就医需求，建立健全家庭医生签约服务制度。

二是建立科学有效的现代医院管理制度。深化县级公立医院综合改革，加快推进城市公立医院综合改革。完善公立医院管理体制；建立规范高效的运行机制；建立符合医疗卫生行业特点的编制人事和薪酬制度；建立以质量为核心、公益性为导向的医院考评机制；控制公立医院医疗费用不合理增长。

三是建立高效运行的全民医疗保障制度。建立高效运行的全民医疗保障体系；健全基本医保稳定可持续筹资和报销比例调整机制，健全与筹资水平相适应的基本医保待遇动态调整机制；深化医保支付方式改革；推动基本医疗保险制度整合；健全重特大疾病保障机制；推动商业健康保险发展。

四是建立规范有序的药品供应保障制度。实施药品生产、流通、使用全流程改革，破除以药补医，推动各级各类医疗机构全面配备、优先使用基本药物；建设符合国情的国家药物政策体系，理顺药品价格，促进医药产业结构调整和转型升级。深化药品供应领域改革、药品流通体制改革；完善药品和高值医用耗材集中采购制度；巩固完善基本药物制度和国家药物政策体系。

五是建立严格规范的综合监管制度。健全医药卫生法律体系，加快转变政府职能，推进监管法治化和规范化，建立健全职责明确、分工协作、运行规范、科学有效的综合监管长效机制。

二、新时代卫生与健康工作方针与健康中国建设

（一）确立新时代卫生与健康工作方针

2016 年 8 月，全国卫生与健康大会在北京召开，确立了新时代卫生与健康工作方针：以基层为重点，以改革创新为动力，预防为主，中西医并重，将健康融入所有政策，人民共建共享。这一方针为当前和今后一个时期卫生健康事业改革发展提供根本指引。

（二）实施健康中国战略

1．发布《"健康中国 2030"规划纲要》等系列政策措施 2016 年 10 月，中共中央、国务院发布《"健康中国 2030"规划纲要》，成为今后一个时期全面建设健康中国的行动纲领，并将深化医药卫生体制改革作为其重要组成部分。2017 年 10 月，党的十九大报告提出"实施健康中国战略"；2019 年 6 月，先后出台《国务院关于实施健康中国行动的意见》《健康中国行动（2019—2030年）》《国务院办公厅关于印发健康中国行动组织实施和考核方案的通知》等。

2.《"健康中国2030"规划纲要》的核心要义 推进健康中国建设的基本理念,必须以提高人民健康水平为核心,以体制机制改革创新为动力,以普及健康生活、优化健康服务、完善健康保障、建设健康环境、发展健康产业为重点,把健康融入所有政策,加快转变健康领域发展方式,全方位、全周期维护和保障人民健康,大幅提高健康水平,显著改善健康公平。

健康中国建设要遵循以下原则。一是健康优先。把健康摆在优先发展的战略地位,将促进健康的理念融入公共政策制订实施的全过程,加快形成有利于健康的生活方式、生态环境和经济社会发展模式。二是改革创新。坚持政府主导,发挥市场机制作用,清除体制机制障碍,发挥科技创新和信息化的引领支撑作用,形成具有中国特色、促进全民健康的制度体系。三是科学发展。把握健康领域发展规律,坚持预防为主、防治结合、中西医并重,转变服务模式,构建整合型医疗卫生服务体系,推动健康服务从规模扩张的粗放型发展转变到质量效益提升的绿色集约式发展,推动中医药和西医药相互补充、协调发展,提升健康服务水平。四是公平公正。以农村和基层为重点,推动健康领域基本公共服务均等化,维护基本医疗卫生服务的公益性,逐步缩小基本健康服务和健康水平的差异,实现全民健康覆盖,促进社会公平。

"共建共享、全民健康"是建设健康中国的战略主题,共建共享是建设健康中国的基本路径。统筹社会、行业和个人三个层面,形成维护和促进健康的强大合力。要促进全社会广泛参与,强化跨部门协作,形成多层次、多元化的社会共治格局。推动健康服务供给侧结构性改革,深化体制机制改革,优化要素配置和服务供给,补齐发展短板,推动健康产业转型升级。要强化个人健康责任,提高全民健康素养,引导形成自主自律、符合自身特点的健康生活方式,形成热爱健康、追求健康、促进健康的社会氛围。

全民健康是建设健康中国的根本目的。立足全人群和全生命周期两个着力点,提供公平可及、系统连续的健康服务,实现更高水平的全民健康。要惠及全人群,不断完善制度、扩展服务、提高质量,使全体人民享有所需要的、有质量的、可负担的预防、治疗、康复、健康促进等健康服务,突出解决好妇女儿童、老年人、残疾人、低收入人群等重点人群的健康问题。要覆盖全生命周期,针对生命不同阶段的主要健康问题及主要影响因素,确定若干优先领域,强化干预,实现从胎儿到生命终点的全程健康服务和健康保障,全面维护人民健康。

战略目标是,到2020年,建立覆盖城乡居民的中国特色基本医疗卫生制度,健康素养水平持续提高,健康服务体系完善高效,人人享有基本医疗卫生服务和基本体育健身服务,基本形成内涵丰富、结构合理的健康产业体系,主要健康指标居于中高收入国家前列。到2030年,促进全民健康的制度体系更加完善,健康领域发展更加协调,健康生活方式得到普及,健康服务质量和健康保障水平不断提高,健康产业繁荣发展,基本实现健康公平,主要健康指标进入高收入国家行列。到2050年,建成与社会主义现代化国家相适应的健康国家。

三、医疗卫生服务体系与分级诊疗制度建设

(一)制订医疗卫生服务体系规划

1.内涵与沿革 医疗卫生服务体系规划是区域卫生规划的重要内容,用以指导配置医疗卫生资源、明确医疗卫生机构功能定位、促进功能整合与分工协作,合理构建医疗卫生服务体系。区域卫生规划指在一定区域内,根据自然生态环境、经济社会发展、人群疾病负担、主要卫生问题和卫生服务需求等因素,确定区域卫生发展目标、模式、规模和速度,统筹规划、合理配置医疗卫生资源,改善和提高区域医疗卫生服务能力和资源利用效率,向全体居民提供公平、有效医疗卫生服务过程。

早在1985年,卫生部利用世界银行贷款,在江西省九江市、浙江省金华市、陕西省宝鸡市实施综合性区域卫生发展项目。1994年,江苏省镇江市和江西省九江市试点职工医疗保障制度改

革,将优化配置、合理使用卫生资源纳入改革内容,区域卫生规划开始提上政府工作议程。1997年,《中共中央 国务院关于卫生改革与发展的决定》从政策层面首次提出"区域卫生规划";1999年3月,《国家计委、财政部、卫生部印发关于开展区域卫生规划工作的指导意见的通知》,明确以地市级行政区域为基本规划单位,提出规划编制的主要原则、内容和方法。2009年3月,《中共中央 国务院关于深化医药卫生体制改革的意见》指出要强化区域卫生规划。2014年4月,国家卫生和计划生育委员会等5部门出台的《关于印发推进县级公立医院综合改革意见的通知》首次提出"国家和省(区、市)制定卫生服务体系规划以及卫生资源配置标准";2015年3月,《全国医疗卫生服务体系规划纲要(2015—2020年)》成为国家层面制定的第一部医疗卫生服务体系专项规划,明确了医疗卫生服务体系建设的目标、原则、具体任务等。

2.《全国医疗卫生服务体系规划纲要(2015—2020年)》

(1)基本思路:在宏观调控下适度有序发展医疗卫生服务体系,重在调整结构、系统整合、促进均衡,着力解决"办什么、办在哪、办多少、办多大"等重要问题,重点研究政府与市场、中央与地方以及各级各类医疗卫生机构之间的关系。

(2)总体目标:优化医疗卫生资源配置,构建与国民经济和社会发展水平相适应、与居民健康需求相匹配、体系完整、分工明确、功能互补、密切协作的整合型医疗卫生服务体系,为实现2020年基本建立覆盖城乡居民的基本医疗卫生制度和人民健康水平持续提升奠定坚实的医疗卫生资源基础(图2-1)。

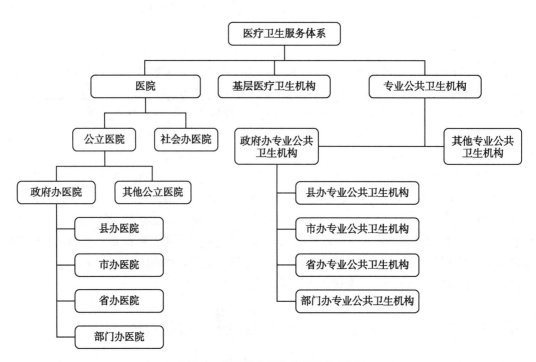

图2-1 医疗卫生服务体系机构设置

(3)具体任务:一是合理确定全国2020年医疗卫生资源总量标准。到2020年,每千常住人口医疗卫生机构床位数控制在6张,其中医院床位数4.8张、基层医疗卫生机构床位数1.2张;每千常住人口执业(助理)医师数2.5人,注册护士数3.14人,基层卫生人员数3.5人以上,公共卫生人员数0.83人,基本实现城乡每万名居民有2~3名合格的全科医生,疾病预防控制中心人员原则上按照各省、自治区、直辖市常住人口1.75/万人的比例核定。二是科学布局公立医疗卫生机构。明确各级各类公立医疗机构的建设数量、规模和功能定位,以及各级公立医院适宜的单体规模,引导大型公立医院合理把控规模,加强内涵建设。三是大力发展非公立医疗机构。到

2020 年按照每千常住人口不低于 1.5 张床位为社会办医院预留规划空间,同步预留诊疗科目设置和大型医用设备配置空间,个体诊所的设置不受规划布局限制。四是着力加强医疗卫生人才队伍建设。明确人才配备、培养和使用三个环节的要求,提出医院、基层医疗卫生机构、专业公共卫生机构的人员配备标准。五是强化上下联动与分工协作。整合各级各类医疗卫生机构的服务功能,防治结合,建立分级诊疗模式,为群众提供系统、连续、全方位的医疗卫生服务。

3.《医疗机构设置规划指导原则(2021—2025 年)》　2022 年 1 月,国家卫生健康委员会制定《医疗机构设置规划指导原则(2021—2025 年)》,指导各级卫生健康行政部门制定本行政区域"十四五"期间《医疗机构设置规划》。按照需求导向、区域统筹规划、科学布局、协同创新、中西医并重等原则,医疗机构的设置以医疗服务需求、医疗服务能力、千人口床位数(千人口中医床位数)、千人口医师数(千人口中医师数)和千人口护士数等主要指标进行宏观调控,具体指标值由各省、自治区、直辖市根据实际情况确定。总体要求包括完善城乡医疗服务体系、加快完善分级诊疗体系、构建优质均衡高效的医疗服务体系、建立健全分级分层分流的重大疫情救治体系、加强医疗急救服务体系建设、深化医养结合、鼓励社会办医、健全中医药服务体系八个方面。

公立医院设置的具体要求如下。一是合理设置公立医院数量。公立医院的设置要符合国家和地方的卫生健康事业发展总体规划。依据常住人口数,合理规划设置各级各类的公立医疗机构。二是合理配置公立医院单体(单个执业点)床位规模。公立医院根据其功能定位和服务能力,合理设置科室和病区数量,限定每个病区床位规模。三是合理配置公立医院三级综合医院床位数。充分发挥三级医院技术、人才等方面的引领作用,重点承担疑难危重症的诊疗任务。在设置审批三级综合医院时,引导三级综合医院提高重症医学专业床位规模及占比,合理配置临床科室资源。原则上平均住院日过长的不得新增三级综合医院及其床位。

(二)构建优质高效的医疗卫生服务体系

1. 内涵与特征　构建中国特色优质高效的医疗卫生服务体系是卫生健康事业高质量发展的必然要求,是以人民健康为中心,体系完整、分工明确、功能互补、密切协作、运行高效、富有韧性的整合型医疗卫生服务体系,核心是以人为本。"优质"即服务的优质,主要指具有较高的服务技术水平和人性化程度,群众既看得上病、看得好病,也能更方便、更舒心地看病;"高效"即体系的高效,主要指宏观层面体系的资源配置效率更高和微观层面机构的管理运行效率更高;"整合型"服务主要指以健康需要为导向,整合健康促进、疾病预防、诊断治疗、护理康复、临终关怀等各种医疗卫生服务及其管理,协调各级各类医疗卫生机构为群众提供终身连贯的服务。

一般具备以下特征。一是公平。体现在可及和均衡两方面,即无论什么人,处于什么状况和社会政治状况,服务是可及的。二是质量。不仅体现为技术的可靠,还应以需求为导向,从质量和感受方面转变服务模式。三是效率。既要资源利用的最大化,又要从传统的对单个医疗卫生机构效率的考核评价转向提升系统效率。四是反应性。不仅以医疗为中心,或一般意义上的公共卫生和医疗融合,而是向上延伸至满足更高层次的健康需求,如少得病、得小病、活得更美、更长、更有尊严等;向下延伸至患病后如何提高生命质量、延长健康寿命等需求;还表现在遇到重大灾害和突发事件时,反应速度和质量要跟上。五是适应性。体系建设必须同当地经济社会发展水平相适应,对体系结构和数量进行规制和安排。

2. 建设思路与目标

(1)建设思路:一是以深化供给侧结构性改革为主线,完善服务体系,提升体系整体效能和可及性。二是坚持以人民健康为中心,以健康需求为导向,推动内涵式发展。三是服务模式更加注重系统连续。四是更加注重科学化治理,构建精细化的管理体制、合理的运行机制、完善的监管机制。从对单个机构的评价监管,转向对体系整体效率和效能的评价监管。五是充分利用互联网、大数据、人工智能等现代信息技术,提升机构和整个体系的标准化、精细化、信息化水平。

(2)主要目标:医疗卫生服务体系进一步健全,资源配置和服务均衡化逐步提高,重大疾病防控、救治和应急处置能力明显增强，中西医发展更加协调，有序就医和诊疗体系建设取得新成效。形成体系完整、分工明确、功能互补、连续协同、运行高效、富有韧性的整合型医疗卫生服务体系，基本实现能力现代化、体系整合化、服务优质化、管理精细化、治理科学化，医疗卫生服务公平性、可及性和优质服务供给能力明显增强，促进人民群众健康水平不断提升。

3. 建设内容　一是优化资源配置，加强人才队伍建设，推进能力现代化。提升卫生健康人才能力，提高公共卫生服务能力，强化城乡基层医疗卫生服务网底，突出县级医院县域龙头地位，推进医学医疗中心建设，扩大康复和护理等接续性服务供给。二是加强分工合作，促进分级诊疗，推进体系整合化。健全家庭医生制度，推进组建城市医疗集团，推进县域医共体建设，加强防治结合，促进医养结合，发挥中医药重要作用。三是提高服务质量，改善服务体验，推进服务优质化。改进医疗服务质量安全，提高医疗卫生技术水平，促进服务连续性，提升服务便捷性，增强服务舒适性。四是加强科学管理，压实责任，推进管理精细化。健全现代医院管理制度，完善专业公共卫生机构管理，加强基层医疗卫生机构管理。五是深化体制机制改革，提升动力，推进治理科学化。完善政府投入机制，健全服务购买机制，完善编制人事制度，深化薪酬制度改革，发挥信息技术支撑作用，加强综合监管。

2021年6月，国家发展和改革委员会等4部门出台《"十四五"优质高效医疗卫生服务体系建设实施方案》，提出建设4大重点工程。一是公共卫生防控救治能力提升工程。重点支持疾病预防控制体系、国家重大传染病防治基地和国家紧急医学救援基地等项目建设。二是公立医院高质量发展工程。重点支持国家医学中心、区域医疗中心、省域优质医疗资源扩容下沉等项目建设。三是重点人群健康服务补短板工程。重点支持改善妇女儿童健康服务能力、心理健康和精神卫生服务能力、康复医疗"城医联动"等项目建设。四是促进中医药传承创新工程。除支持国家中医医学中心、区域中医医疗中心、国家中医药博物馆之外，重点支持国家中医药传承创新中心、国家中医疫病防治基地、中西医协同"旗舰"医院、中医特色重点医院、名医堂工程等项目建设。

（三）分级诊疗制度与医疗联合体建设

1. 政策演变与发展　分级诊疗制度是中国特色基本医疗卫生制度的重要组成部分，是深化医改和健康中国建设的重要内容，是合理配置医疗卫生资源、促进基本医疗卫生服务均等化的重要举措，对于促进卫生健康事业高质量和可持续发展、提高人民健康水平、保障和改善民生具有重要意义。医疗联合体是推进分级诊疗制度建设的重要形式和载体，有利于调整优化医疗资源结构布局，促进医疗卫生工作重心下移和资源下沉，提升基层服务能力和体系整体效能。

改革开放前，我国在城镇实行公费医疗和劳动保险医疗下的"划区分级分工医疗服务制"，在农村建立赤脚医生制度、合作医疗制度和三级医疗预防保健网，实行较为严格的转诊制度，形成分级诊疗制度的雏形。改革开放后，随着医药卫生领域市场化，医疗卫生机构面临生存发展压力，同质化竞争激烈，医保制度缺乏对首诊和转诊行为的约束，传统的分级医疗服务模式被打破。1984年4月，《卫生部、财政部关于进一步加强公费医疗管理的通知》提出坚持分级分工医疗原则，对公费医疗人员实行划区定点医疗制度；1994年9月，卫生部出台的《医疗机构设置规划指导原则》提出按三级医疗预防保健网和分级医疗的概念，设置层次清楚、结构合理、功能到位的一、二、三级医院，建立适合我国国情的分级医疗和双向转诊体系总体框架；1997年，《中共中央 国务院关于卫生改革与发展的决定》提出，把城市社区卫生服务纳入城镇职工医保并建立双向转诊制度，此后相继出台多个城市社区和农村卫生改革发展的文件，提出建立不同级别机构间的分工协作机制、探索双向转诊制度、开展社区首诊制试点等措施，但成效甚微，资源配置的倒金字塔现象和医疗费用不合理增长问题没有得到解决。

随着新一轮医改的启动，分级诊疗制度建设开始加快。2009年3月，《中共中央 国务院关于深化医药卫生体制改革的意见》首次提出"建立分级诊疗和双向转诊制度"，并纳入2009—2011年五项重点改革内容；随后文件中多次强调建立健全公立医院和基层机构的分工协作机制，促进基层首诊、双向转诊等分级诊疗制度建设。2011 年 7 月，《国务院关于建立全科医生制度的指导意见》从培养、执业、激励等方面提出建立全科医生制度的政策措施，落实健康"守门人"责任，为分级诊疗制度建设提供基础。2015 年 9 月，出台《国务院办公厅关于推进分级诊疗制度建设的指导意见》作为纲领性文件，推动分级诊疗制度建设进入快速发展阶段。文件明确两方面举措，一是以强基层为重点完善分级诊疗服务体系，包括明确各级各类医疗机构功能定位、加强基层人才队伍建设、大力提高基层服务能力、全面提升县级公立医院综合能力、整合推进区域医疗资源共享和加快推进医疗卫生信息化建设；二是建立健全分级诊疗保障机制，包括医疗资源合理配置、医疗服务价格形成、基层签约服务、利益分配、医保支付和机构分工协作等机制，特别提出探索建立医疗联合体等分工协作模式。

《"十三五"深化医药卫生体制改革规划》将分级诊疗制度列为 5 项基本医疗卫生制度之首，重要性进一步强化。2016 年，国家卫生和计划生育委员会等部门《关于推进分级诊疗试点工作的通知》《关于开展医疗联合体建设试点工作的指导意见》，要求开展分级诊疗试点工作。2017 年 4 月，国务院办公厅印发《关于推进医疗联合体建设和发展的指导意见》，全面启动多种形式的医疗联合体建设试点，明确城市医疗集团、县域医疗共同体、跨区域专科联盟、面向边远贫困地区的远程医疗协作网等四种主要组织模式，医疗联合体建设的制度框架基本形成。相继出台医保支付方式、家庭医生签约服务、基本药物配套使用管理等相关配套政策，促进政策间协同联动；制订系列慢性病分级诊疗技术方案等。

国家卫生健康委员会、国家中医药管理局 2019 年 5 月《关于推进紧密型县域医疗卫生共同体建设的通知》要求，从完善县域医疗卫生服务体系、深化体制机制改革、提升服务能力和质量、建立健全保障机制等方面提出 13 项工作内容；2020 年，又联合国家医疗保障局出台《关于印发紧密型县域医疗卫生共同体建设评判标准和监测指标体系（试行）的通知》，明确以县域为单位进行监测评估，评判标准包括责任共同体、管理共同体、服务共同体、利益共同体 4 个维度 11 条评判标准，监测指标体系包括有序就医格局基本形成、县域医疗卫生服务能力提升、医疗卫生资源有效利用、医保基金使用效能提升等方面 26 条指标。2021 年 11 月，国家卫生健康委办公厅印发《关于推广三明市分级诊疗和医疗联合体建设经验的通知》，要求推广三明市分级诊疗和医疗联合体建设试点经验。

2. 进展与成效　这一时期以医疗联合体建设为抓手，分级诊疗制度建设取得初步成效，推动形成"基层首诊、双向转诊、急慢分治、上下联动"的分级诊疗就医格局。

一是加强顶层设计，逐步构建较完善的分级诊疗制度。以提升基层服务能力为重点，建立家庭医生签约服务、远程医疗、社区医院等制度，为实现基层首诊奠定基础；制订常见病种双向转诊原则和流程、慢性病分级诊疗技术方案以及医疗服务价格、医保支付、薪酬分配等相关配套政策，促进医疗卫生机构功能定位的落实和分工协作；实施日间手术、居家护理等新型服务模式，促进形成急慢分治的格局。

二是加强体系建设，推动分级诊疗制度落地见效。推动优质医疗资源扩容和区域均衡布局，国家层面设置一批国家医学中心和国家区域医疗中心，通过高水平医院在部分患者流出较多的省份建立区域医疗中心，补齐区域优质医疗资源短板；规范医疗联合体建设，推广远程医疗服务，深入开展城乡医院对口支援，特别是增强县级医院的综合服务能力，实施卒中、胸痛、创伤、重症孕产妇救治、危重儿童和新生儿救治"五大中心"建设；发挥中医药独特优势和作用，支持中医院牵头组建城市医疗集团和县域医疗卫生共同体（简称"县域医共体"）。

三是医疗联合体建设快速发展。截至 2020 年底，全国共组建城市医疗集团 1 666 个、县域医共体 4 028 个、跨区域专科联盟 5 900 个、面向边远贫困地区的远程医疗协作网 4 075 个。县域服务能力显著提升，县域内就诊率 94%，较 2015 年增长约 10 个百分点；双向转诊更加有序；重点人群家庭医生签约率从2015年的28.33%增至2020年的75.46%，日间手术试点病种120种，"五大中心"建设累计超过1.4万个，急慢分治初见成效，上下联动不断增强。

四、公立医院综合改革与高质量发展

新一轮公立医院综合改革遵循由点到面，从县级试点扩大到城市试点直至全面推开，重点是通过取消药品加成，转变支付方式和调整服务价格，改变公立医院补偿制度，建立分级诊疗制度，推动公立医院高质量发展。

（一）政策演变与发展

公立医院是我国医疗卫生服务体系的主体，公立医院改革是新一轮医改的重点和难点。《医药卫生体制改革近期重点实施方案（2009—2011年）》将公立医院改革作为五项重点改革之一；2010年2月，《关于公立医院改革试点的指导意见》提出强化区域卫生规划、改革管理体制、改革补偿机制、改革运行机制、健全监管机制、形成多元办医格局6大任务，标志新一轮公立医院综合改革的开始；与此同时，遴选辽宁省鞍山市等16个城市作为第一批公立医院改革国家联系试点城市，全国范围的城市公立医院改革拉开序幕。

这一阶段的主要任务是推进试点、探索改革路子，坚持上下联动、内增活力、外加推力的原则，探索政事分开、管办分开、医药分开、营利性与非营利性分开的具体实现形式，在完善服务体系、创新体制机制、加强内部管理、加快形成多元化办医格局等方面取得积极进展。

2012年6月，国务院办公厅《关于县级公立医院综合改革试点的意见》把县级公立医院改革放在突出位置，在全国选择311个县（区、市、旗）作为第一批试点，明确提出改革补偿机制、改革人事分配制度、建立现代医院管理制度、提升基本医疗服务能力、加强上下联动、完善监管机制等试点改革任务；2014年4月新增700个试点县。2015年5月，国务院办公厅《关于全面推开县级公立医院综合改革的实施意见》提出当年在全国所有县级公立医院破除以药补医，以管理体制、运行机制、服务价格调整、人事薪酬、医保支付等为重点，全面推开县级公立医院综合改革；强调改革的系统性、整体性和协同性，统筹推进医疗、医保、医药"三医"联动改革。2016年3月，国务院医改办等3部门出台《关于开展县级公立医院综合改革示范工作的通知》，将江苏省启东市、安徽省天长市、福建省尤溪县、青海省互助土族自治县确定为第一批县级公立医院综合改革示范县，围绕医疗卫生服务体系规划、政府投入责任、医疗费用、收支结构、管理运行效率、医保支付、县域服务能力等方面，制定12项示范工作主要指标及要求。

2014年5月，国家卫生和计划生育委员会等3部门确定天津市等17个城市作为第二批公立医院改革国家联系试点城市。2015年5月，国务院办公厅《关于城市公立医院综合改革试点的指导意见》将管理体制、运行机制、服务价格调整、医保支付、人事管理、收入分配等体制机制改革作为重点任务，更加突出强化医保支付和监控作用、建构各类医疗机构协同发展的服务体系、推动建立分级诊疗制度、推进信息化建设等。2015年、2016年先后确定辽宁省本溪市等66个城市、辽宁省锦州市等100个地级行政区分别为第三批、第四批公立医院改革国家联系试点城市。

2017年4月，国家卫生和计划生育委员会等7部门出台《关于全面推开公立医院综合改革工作的通知》，8月份确定北京市等15个城市为首批国家级示范城市。要求以医疗价格、药品采购、人事薪酬、医保支付、绩效考核等体制机制改革为重点，全面深化公立医院综合改革，加快推进现代医院管理制度和分级诊疗制度建设。2021年6月，确定天津市等17个城市为第二批国家级示范城市，强调要加强与建立现代医院管理制度试点、推动公立医院高质量发展等工作的衔接。

这一时期，要求县级公立医院综合改革以破除"以药补医"机制为关键环节，统筹推进管理体制、补偿机制、人事分配、采购机制、价格机制等方面的综合改革，加强以人才、技术、重点专科为核心的能力建设，力争使县域内就诊率提高到90%左右，基本实现大病不出县。城市公立医院综合改革通过拓展深化试点内容,创新体制机制,提高服务质量和运行效率,尽快形成改革的基本路子并逐步在全国范围内推广。

(二)公立医院综合改革进展与成效

1. 县级公立医院综合改革 县级公立医院是农村三级医疗卫生服务网络的龙头和城乡医疗卫生服务体系的纽带。县级公立医院能力和水平的提升,一方面能将大量患者留在县域,缓解城市大医院压力,为其改革创造条件、积累经验;另一方面能带动乡村医疗卫生协同发展,提高体系整体效率,夯实基层医疗卫生机构综合改革成效。县级公立医院综合改革全面推开,取得积极成效。

一是建立健全医改领导体制和工作推进机制,有力保障了改革政策的落地见效。成立当地党委政府主要领导人任组长、多部门负责人为主要成员的医改领导小组和县级公立医院管理委员会,由一位党委或政府领导统一分管"三医"工作;制订改革实施方案及多项配套政策;注重监督考核与奖惩机制建设,并将考核结果与财政补助、院长年薪等挂钩。

二是破除以药补医,运行机制不断优化。县级公立医院均取消药品加成(中药饮片除外),开展多种形式的药品耗材集中带量采购,不同程度调整医疗服务价格并落实政府投入责任,医院收支结构不断优化,示范县公立医院药占比(不含中药饮片)基本达到低于30%的政策要求,2020年全国县域医共体牵头医院医疗服务收入占比高达66.8%。

三是以人事薪酬制度改革为重点,探索建立现代医院管理制度。示范县公立医院相继制订章程及各项管理制度,探索人员总量管理、岗位管理以及编制备案制、编制周转池等编制管理制度,全面推开院长年薪制和总会计师年薪制,创新目标年薪制、工分制等薪酬分配方式,着力提高薪酬水平。

四是持续深化医保管理体制和支付机制改革。成立医保局,整合"三医"相关职能;推进县域医共体总额预付制下的复合型医保支付方式改革,部分示范县探索将城镇职工医保纳入总额预付范围、允许结余用于人员薪酬发放以及按病种收费制度等,激励医疗机构更加重视预防保健,抑制医疗费用过快增长,基金安全得到保障。2019—2020年,基本医保基金县域内支出率由64.8%增至65.8%,县域医共体试点地区参保居民住院率由24%降至15%、基本医保实际报销比提高至61.2%,好于全国平均水平。

五是加快推进县域医共体建设,分级诊疗就医格局初步显现。截至2020年底,全国共组建县域医共体4 028个;试点地区县域内就诊率达90%;基层门急诊占比、慢性病患者基层管理率达55%和77%。

县级公立医院综合改革仍然普遍面临着引才留才困难,基层服务能力较弱,基本医保市级统筹与县域医共体改革间的衔接不畅等问题,同时不同地区县级公立医院综合改革仍不平衡。

2. 城市公立医院综合改革 城市公立医院在基本医疗服务提供、急危重症和疑难病症诊疗等方面发挥着骨干作用,是解决群众看病就医问题的主战场,改革成效主要表现如下。

一是破除以药补医改革取得明显成效。2017年所有城市公立医院全面取消药品加成(中药饮片除外),由此减少的合理收入,通过调整医疗服务价格、加大政府投入、降低医院运行成本等进行补偿。二是积极推进多元复合型医保支付方式改革。2019年在30个城市开展按疾病诊断相关分组(diagnosis related groups,DRG)付费国家试点,2020年在71个城市开展区域点数法总额预算和按病种分值(diagnosis intervention packet,DIP)付费试点,部分省份积极开展省级试点,目前开展DRG、DIP试点的城市已超200个。三是药品集中采购制度不断健全。2019年在北京等11个城市开展国家组织药品集中采购和使用试点。四是人事薪酬制度改革加快推进。探索编制备案制、编制周转池等人事制度改革,2017年启动公立医院薪酬制度改革试点并扩大到全国所有城市。五是积极探索公立医院管理体制改革。国家级示范城市成立党政主要领导人或分管领导负责的公立医院管理委员会,履行政府办医职能,赋予公立医院经营管理自主权;实行党委领导下的院长负责制；以全国三级公立医院绩效考核为抓手，建立以公益性为导向的考核评价机制。

由于城市公立医院举办主体多样、利益错综复杂，医院规模、服务能力、运行情况等存在差异，服务对象来源广泛，改革虽已全面推开，但仍存在很大的不平衡性，一些地区改革面临阻力，体制机制改革较缓。

（三）公立医院高质量发展的新要求

公立医院作为医疗服务体系的主体，正处于从"量的积累"向"质的提升"转变的关键期，迫切需要高质量发展。

2021年6月，国务院办公厅《关于推动公立医院高质量发展的意见》成为新阶段深化公立医院改革的基本遵循；7月，决定在11个综合医改试点省份以省为单位率先推动；9月，国家卫生健康委员会等出台《公立医院高质量发展促进行动（2021—2025年）》，明确"十四五"时期的目标与要求。2022年2月，国务院医改领导小组秘书处《关于抓好推动公立医院高质量发展意见落实的通知》要求，建立推进公立医院高质量发展评价机制，提出具体评价内容、方式和指标。2022年3月，财政部办公厅、国家卫生健康委员会办公厅发布《关于组织申报中央财政支持公立医院改革与高质量发展示范项目的通知》，深入推广三明市医改经验，推动公立医院高质量发展。

1. 基本要求　公立医院高质量发展的核心可概括为一个目标、一条主线、三个转变和三个提高。

"一个目标"是以高质量发展为路径，形成维护公益性、调动积极性、保障可持续的公立医院运行机制，形成决策、执行、监督相互协调、相互制衡、相互促进的治理机制，建立权责清晰、管理科学、治理完善、运行高效、监督有力的现代医院管理制度。"一条主线"是坚持和加强党对公立医院的全面领导，确保公立医院公益性，以及改革与发展的正确方向。

"三个转变"是发展方式从规模扩张转向提质增效，更加注重内涵、技术、水平和服务发展；运行模式从粗放管理转向精细化管理；资源配置从注重物质要素转向更加注重人才技术要素。通过三个转变，实现效率、质量和待遇"三个提高"，包括通过资源纵向流动提升服务体系整体绩效，以临床路径管理为抓手提高医疗服务质量，提升薪酬待遇以调动医务人员积极性、增强医务人员获得感。

2. 重点任务　包括以下六方面。

一是构建公立医院高质量发展新体系。建设国家医学中心、区域医疗中心以及省级区域医疗中心，发展紧密型城市医疗集团和县域医共体，建立健全分级分层分流的重大疫情救治体系。

二是引领公立医院高质量发展新趋势。重点发展重症、肿瘤、心脑血管、呼吸等临床专科；加强基础和临床研究，开展关键核心技术攻关，推动科技成果转化；推广多学科诊疗、日间手术、责任制整体护理等服务模式；推动新一代信息技术与医疗服务深度融合。

三是提升公立医院高质量发展新效能。健全以经济管理为重点的科学化、规范化、精细化运营管理体系；加强全面预算管理，完善内部控制制度；坚持和强化公益性导向，健全绩效评价机制。

四是激活公立医院高质量发展新动力。改革人事管理制度，建立主要体现岗位职责和知识价值的薪酬体系，健全人员培养评价制度；建立灵敏有序的医疗服务价格动态调整机制；深化以按病种付费为主的多元复合式医保支付方式改革，探索完善紧密型医联体总额付费制度。

五是建设公立医院高质量发展新文化。大力弘扬伟大抗疫精神和崇高职业精神；强化患者需求导向，增进理解与信任；维护医务人员合法权益和人身安全。

六是坚持和加强党对公立医院的全面领导。全面执行和落实党委领导下的院长负责制，把党的领导融入医院治理全过程各方面各环节；加强领导班子和干部人才队伍建设；落实医院党建工作责任。

3. 公立医院高质量发展促进行动（2021—2025 年） 2021 年 10 月，国家卫生健康委员会和国家中医药管理局出台《公立医院高质量发展促进行动（2021—2025 年）》，主要内容包括：建设高水平公立医院网络，建设临床重点专科群，建设高质量人才队伍，建设"三位一体"智慧医院，实施医疗质量提升行动，实施患者体验提升行动，实施医院管理提升行动，实施临床科研提升行动等。

五、现代医院管理制度建设

（一）政策演变与发展

现代医院管理制度是中国特色基本医疗卫生制度的重要组成部分，是推进治理体系和治理能力现代化的重要措施，是改变公立医院传统管理模式的一项重大改革，是公立医院运行新机制持续有效发挥作用的制度保障。

2011 年 2 月，国务院办公厅印发《医药卫生体制五项重点改革 2011 年度主要工作安排》，在公立医院改革中首次提出"积极推进现代医院管理制度"；2012 年 6 月，国务院办公厅印发《关于县级公立医院综合改革试点的意见》用专门章节表述"建立现代医院管理制度"，提出建立和完善法人治理结构、优化内部运行管理、完善绩效考核等措施；2015 年 11 月，党的十八届五中全会将"现代医院管理制度"纳入推进健康中国建设的重要内容；2016 年 8 月，全国卫生与健康大会将"现代医院管理制度"列为 5 项基本医疗卫生制度之一；2016 年 12 月，《"十三五"深化医药卫生体制改革规划》将"建立科学有效的现代医院管理制度"作为深化医改的重点任务。

2017 年 7 月，国务院办公厅出台纲领性文件《关于建立现代医院管理制度的指导意见》，明确建立现代医院管理制度的指导思想、基本原则、主要目标，从医院管理制度、治理体系、党的建设等方面提出重点任务，现代医院管理制度建设进入新阶段。2018 年 12 月，国家卫生健康委员会等 6 部门出台《关于开展建立健全现代医院管理制度试点的通知》，明确北京医院等 148 家医院为试点医院，制定 14 项重点任务；2021 年 12 月，新增首都医科大学附属北京天坛医院等 14 家医院为试点医院；各省份陆续启动省级试点，以点带面推进现代医院管理制度建设。与此同时，国家有关部门相继制订公立医院党的建设、章程制订、运营管理、预算管理、成本核算规范等配套政策，深入推进现代医院管理制度建设。

（二）内涵与特征

现代医院管理制度是权责清晰、管理科学、治理完善、运行高效、监督有力的医院管理制度，主要特征如下。一是决策、执行、监督相互协调、相互制衡、相互促进的治理机制。二是维护公益性、调动积极性、保障可持续的运行新机制。筹资机制，逐步提高政府投入占医院收入比例，以及技术服务收入占医疗收入比例；支付机制，逐步提高薪酬支出占医院支出比例，进一步压缩药品耗材支出占比；监管机制，包括推进综合监管、加强公立医院绩效考核等。三是规范化、精细化、科学化的管理机制。

（三）重点任务

一是完善医院管理制度。制订医院章程，规范内部治理结构和权力运行规则；健全医院决策机制，院长全面负责医疗、教学、科研、行政管理工作，保证党组织意图在决策中得到充分体现，发挥专家治院作用；健全民主管理、医疗质量安全、人力资源、财务资产、绩效考核、人才培养培训、科研、后勤、信息等管理制度；加强医院文化建设；全面开展便民惠民服务。

二是建立健全医院治理体系。明确政府对公立医院的举办职能，积极探索公立医院管办分开的多种有效实现形式，统筹履行政府办医职责；明确政府对医院的监管职能，建立综合监管制度，强化卫生健康行政部门医疗服务监管职能，发挥医保对医疗服务行为和费用的调控引导与监督制约作用，形成全行业、多元化的长效监管机制；落实公立医院内部人事管理、机构设置、中层干部聘任、人员招聘和人才引进、内部绩效考核与薪酬分配、年度预算执行等经营管理自主权；加强社会监督和行业自律，探索建立第三方评价机制。

三是加强医院党的建设。充分发挥公立医院党委的领导核心作用，实行党委领导下的院长负责制；全面加强公立医院基层党建工作，加强社会办医院党组织建设。

（四）总体进展

通过试点医院积极探索，现代医院管理制度建设取得阶段性成效。

一是公立医院党的建设持续加强。落实党委领导下的院长负责制，加强全国医院党建工作指导。二是政府办医责任进一步明确并落实。相继组建公立医院管理委员会，促进管办分开；积极落实政府投入责任；全面推开二级和三级公立医院绩效考核。三是公立医院管理制度不断完善。推进公立医院章程试点，并已实现全覆盖；在所有地级以上城市开展公立医院薪酬制度改革试点；指导地方制订医院预算管理、成本核算、药事管理等内部管理制度。四是公立医院运行机制不断优化。取消药品耗材加成，探索多种形式的集中带量采购；指导地方建立价格动态调整机制，启动全国医疗服务价格项目规范编制工作。五是持续改善医疗服务。大力推进预约诊疗、互联网医疗、多学科诊疗、日间手术等服务；截至 2020 年底，全国三级医院预约诊疗率 52.4%，2 400 余家二级以上医院开设日间病房或日间治疗中心，建成互联网医院 1 100 余家。

现代医院管理制度建设是一个长期的过程，仍然存在政府与公立医院的责权利尚需进一步清晰、服务价格调整政策难以完全落实、内部精细化管理程度有待提升等问题，加之疫情影响，部分公立医院经济运行压力较大。

六、卫生健康事业高质量发展的新阶段

（一）巨大成就奠定坚实基础

新中国成立 70 多年来，特别是新一轮深化医改的持续推进和健康中国建设的全面实施，我国卫生健康事业取得巨大成就，为新阶段的高质量发展奠定坚实基础。一是人民健康状况持续改善。人均期望寿命由 2010 年的 74.8 岁提高到 2020 年的 77.3 岁，婴儿死亡率下降到 5.4‰，孕产妇死亡率下降到 16.9/10 万，提前实现了联合国千年发展目标，主要健康指标居于中高收入国家前列。二是卫生资源配置结构不断优化，群众看病就医负担逐步减轻。公共财政投入向基层、农村和公共卫生倾斜的导向作用有所增强，人民群众卫生服务利用结构开始变化，对基层医疗卫生服务利用增长较快，城乡和地区间卫生发展差距逐步缩小，长期存在的城乡二元结构和地区间健康差异正在发生变化。医药费用过快增长势头得到初步遏制，卫生总费用结构有所优化，居民负担相对减轻，公平性不断改善。个人卫生支出比重持续下降，由 2010 年的 35.3% 降至 2020 年的 27.7%，卫生总费用占 GDP 百分比由 4.98% 增至 7.12%。三是医疗卫生服务体系不断完善。截至 2020 年底，全国医疗卫生机构总数 102.3 万个（含村卫生室），其中医院 3.54 万所；医疗卫生机构床位 910.1 万张，其中医院床位 713.1 万张，每千人口医疗卫生机构床位 6.46 张；卫生技术人员 1 067.8 万人，其中执业（助理）医师 408.6 万人，注册护士 470.9 万人，每千人口执业（助理）医师 2.90 人、注册护士 3.34 人，每万人口专业公共卫生机构人员 6.56 人、全科医生 2.90 人。

卫生健康体制机制改革成效显著。中国特色基本医疗卫生制度不断健全；健康中国加快建设，卫生健康事业发展模式从以疾病为中心向以健康为中心转变；医药卫生体制改革持续深化，从单项改革转向系统集成、从局部试点转向整体推进，不断增强改革的系统性、整体性、协同性；公立医院综合改革取得阶段性成效，在保障人民身体健康，尤其是在重大疫情防控和突发公共卫生事件的紧急医学救援中发挥了重要作用。

（二）发展面临新挑战

"十四五"时期是开启全面建设社会主义现代化国家新征程、向第二个百年奋斗目标进军的

第一个五年。中国特色基本医疗卫生制度需要进一步成熟定型;深化医改的一些重点领域和关键环节仍有待深入推进和巩固完善;构建优质高效的整合型医疗卫生服务体系,建设强大且有韧性的公共卫生体系,改革完善疾病预防控制体系,实现公立医院高质量发展,促进"以疾病为中心"向"以健康为中心"转变,依然任重道远。在积极应对人口老龄化,健全多层次的医疗健康保障体系,落实乡村振兴战略、巩固拓展健康扶贫成果,推动中医药振兴发展,加强乡村医生队伍建设,支持和规范发展社会办医等方面任务艰巨。

(三)"十四五"时期的重点任务

2021年3月《中华人民共和国国民经济和社会发展第十四个五年规划和2035年远景目标纲要》提出,到2035年建成"健康中国"的远景目标,并对"十四五"时期推进健康中国建设、实施积极应对人口老龄化国家战略作出部署。

一要全面推进健康中国建设,把保障人民健康放在优先发展的战略位置,坚持预防为主的方针,深入实施健康中国行动,完善国民健康促进政策,织牢国家公共卫生防护网,为人民提供全方位全生命期健康服务。主要包括,构建强大公共卫生体系,深化医药卫生体制改革,健全全民医保制度,推动中医药传承创新,建设体育强国,深入开展爱国卫生运动等。

二要实施积极应对人口老龄化国家战略,制订人口长期发展战略,优化生育政策,以"一老一小"为重点完善人口服务体系,促进人口长期均衡发展。主要包括,推动实现适度生育水平,健全婴幼儿发展政策,完善养老服务体系。

第三节　医疗管理相关法律制度

本节所称医疗管理法律制度是指国家通过立法程序制定的有关医疗管理的法律规范的总和,通过规定医疗机构及其医务人员主体资格、医疗执业规则、医患双方权利与义务、医疗管理体制等,规范医疗服务行为,确认和调整医疗服务关系、医疗管理关系,维护正常医疗秩序,促进医疗卫生事业发展,保护人民健康。

一、概　　述

医疗管理法律制度(legal system of medical administration)是我国卫生法律制度的重要组成部分,是进行医疗管理活动、开展医疗服务必须遵循的行为准则和执业规则。根据规范对象的不同,医疗管理法律制度主要分为:医疗主体法律规范(包括医疗机构管理法律规范和医疗卫生人员管理法律规范)与医疗服务行为法律规范两大部分。

医疗管理法律制度范围广泛、内涵丰富,涉及关系复杂,调整的主体包括医院、乡(镇)卫生院、社区卫生服务机构、门诊部、诊所、医务室、妇幼保健院等各类医疗机构,还包括医师、护士、乡村医生、药师等各类卫生专业人员;调整的客体包括各种医疗卫生服务行为、医疗质量和安全,以及血液、药品、医疗器械、医疗废物等物品;其调整的社会关系,不仅涉及平等的民事法律关系,还涉及公共行政法律关系和直接主管的隶属关系、行业自律关系等。

医院管理涉及的法律法规很多,几乎所有的医疗卫生管理方面的法律法规都与医院管理有关,只因应用频次、涉及范围和关系密切程度而有所区别。具体在医院管理过程中,比较重要和适用较多的法律法规主要有《中华人民共和国基本医疗卫生与健康促进法》《医疗机构管理条例》《中华人民共和国医师法》《中华人民共和国传染病防治法》《医疗事故处理条例》《护士条例》《中华人民共和国献血法》《中华人民共和国母婴保健法》《医疗废物管理条例》《人体器官移植条例》《中华人民共和国民法典》等。

二、中华人民共和国基本医疗卫生与健康促进法

（一）概述

2019 年 12 月 28 日，《中华人民共和国基本医疗卫生与健康促进法》由第十三届全国人民代表大会常务委员会第十五次会议审议通过，2020 年 6 月 1 日起施行。这是我国卫生与健康领域第一部基础性、综合性法律。该法在基本医疗卫生服务、医疗卫生机构和人员、药品供应保障、健康促进、资金保障、监督管理和法律责任等方面都作了具体规范。

（二）相关要点

《中华人民共和国基本医疗卫生与健康促进法》共十章一百一十条，其中多章多条与医院管理密切相关。第一章第十条规定了医疗卫生资源配置要求及重点；第二章第三十条和第三十一条将分级诊疗制度和家庭医生签约服务等医改成果上升为法律制度，并作出明确规定；第三章针对医疗卫生机构，规定了不同层级和不同类型医疗卫生机构的功能定位、资格准入、分类管理、社会办医支持政策、机构内部质量管理与控制、医疗卫生技术临床应用管理、现代医院管理制度、医疗风险分担机制、信息化建设、突发事件卫生应急处置和医疗救治责任等内容；第四章针对医疗卫生人员，规定了医疗卫生人员的医德医风、培养使用、资格准入、医疗行为、医患关系、合法权益、执业环境等内容，特别突出了全科医生以及基层和艰苦边远地区医疗卫生队伍建设。

三、医疗机构管理

（一）概述

为加强对医疗机构的管理，促进医疗卫生事业发展，保障公民健康，1994 年 2 月国务院颁布《医疗机构管理条例》，同年 9 月 1 日起施行，并在 2016 年 2 月 6 日、2022 年 3 月 29 日先后修订，促进我国医疗机构管理不断标准化、规范化和法治化。卫生部等相关部门相继颁布了《医疗机构管理条例实施细则》（2017 年 4 月修正施行）《医疗机构监督管理行政处罚程序》《医疗机构设置规划指导原则》《医疗机构基本标准（试行）》《医疗机构诊疗科目名录》《医疗机构评审办法》《医疗机构评审委员会章程》《中外合资、合作医疗机构暂行管理办法》《卫生部关于医疗机构审批管理的若干规定》《香港和澳门服务提供者在内地设立独资医院管理暂行办法》《台湾服务提供者在大陆设立独资医院管理暂行办法》等规章或规范性文件，形成比较完善的法规规章体系。

医疗机构是按照《医疗机构管理条例》的规定，取得《医疗机构执业许可证》，从事疾病诊断治疗活动的机构。根据《医疗机构管理条例实施细则》的规定，医疗机构分为医院、妇幼保健院、社区卫生服务中心、乡（镇）卫生院、门诊部、诊所、医学检验实验室等十四大类。

（二）医疗机构管理的要点

1. 实行医疗机构设置规划制度　地方各级卫生健康行政部门应当制订本行政区域医疗机构设置规划。医疗机构不分类别、所有制形式、隶属关系、服务对象，其设置必须符合当地医疗机构设置规划，实行统一规划布局。

2. 实行医疗机构设置审批制度　设置医疗机构必须符合医疗机构设置规划，由卫生行政部门审查批准。申请设置医疗机构须提交申请书、可行性研究报告、选址报告和建筑设计平面图等资料，卫生行政部门审查合格后，发给《设置医疗机构批准书》。其中中外合资、合作医疗机构在 2011 年前需报国家卫生行政部门审批，后下放到省级卫生行政部门审批。

3. 实行医疗机构执业登记（许可）制度　医疗机构执业必须进行登记，领取《医疗机构执业许可证》。申请登记必须有设置医疗机构批准书；符合医疗机构基本标准；有与其开展业务相适

应的经费、设施、设备和专业卫生技术人员；有相应的规章制度；能够独立承担民事责任。卫生行政部门审核合格后，发给《医疗机构执业许可证》。对机构名称、地址、主要负责人、所有制形式、诊疗科目、床位、注册资金等进行登记。如改变登记事项必须办理变更登记，歇业必须办理注销登记。《医疗机构执业许可证》定期进行校验。

任何单位或个人未取得《医疗机构执业许可证》，不得开展诊疗活动。严禁伪造、涂改、出卖、转让和出借《医疗机构执业许可证》。

4. 实行医疗机构评审制度　由专家组成的评审委员会按照医疗机构评审办法和评审标准，对医疗机构的执业活动、医疗质量、技术能力、管理水平和医德医风等进行综合评价。

5. 实行执业规则制度　医疗机构执业应当遵守下列规则。

（1）遵守有关法律、法规和医疗技术规范；按照核准登记的诊疗科目开展诊疗活动。

（2）不得使用非卫生技术人员从事医疗卫生技术工作；工作人员上岗工作，必须佩戴载有本人姓名、职务或者职称的标牌。

（3）加强对医务人员的医德教育。

（4）未经医师（士）亲自诊查患者，医疗机构不得出具疾病诊断书、健康证明书或者死亡证明书等证明文件；未经医师（士）、助产人员亲自接产，医疗机构不得出具出生证明书或者死产报告书。

（5）施行手术、特殊检查或者特殊治疗时，必须征得患者同意，并取得其家属或者关系人同意并签字。

（6）对传染病、精神病、职业病等患者的特殊诊治和处理，应当按照国家有关法律、法规的规定办理。

（7）承担相应的预防保健工作，承担县级以上人民政府卫生行政部门委托的支援农村、指导基层医疗卫生工作等任务。

（8）按照有关药品管理的法律、法规，加强药品管理。

（9）按照人民政府或者物价部门的有关规定收取医疗费用，详列细项，并出具收据。

（10）发生医疗事故，按照国家有关规定处理。发生重大灾害、事故、疾病流行或者其他意外情况时，医疗机构及其卫生技术人员必须服从县级以上人民政府卫生行政部门的调遣。

四、医务人员管理

（一）医师管理

1. 概述　为保障医师合法权益，规范医师执业行为，加强医师队伍建设，保护人民健康，推进健康中国建设，2021 年 8 月 20 日第十三届全国人民代表大会常务委员会第三十次会议通过《中华人民共和国医师法》，2022 年 3 月 1 日起施行，1999 年 5 月 1 日实施的《中华人民共和国执业医师法》同时废止。国家卫生和计划生育委员会制定《医师执业注册管理办法》（2017 年 4 月 1 日起施行）和《医师资格考试报名资格规定（2014 版）》（2014 年 3 月 18 日起施行）等配套的规章和规范性文件，为医师执业提供了比较完整的法律法规制度体系。

根据《中华人民共和国医师法》的规定，医师是指依法取得医师资格，经注册在医疗卫生机构中执业的专业医务人员，包括执业医师和执业助理医师。《医师执业注册管理办法》规定医师的执业类别分为临床、中医（包括中医、民族医和中西医结合）、口腔、公共卫生。

2. 医师管理的要点

（1）实行医师资格考试制度：医师资格考试分为执业医师资格考试和执业助理医师资格考试。医师资格考试由省级以上人民政府卫生健康主管部门组织实施，成绩合格取得执业医师资格或者执业助理医师资格，发给医师资格证书。

（2）实行医师执业注册制度：取得医师资格可申请执业注册，未注册取得医师执业证书不得从事医师执业活动。医师经注册后，可以在医疗卫生机构中按照注册的执业地点、执业类别、执业范围执业，从事相应的医疗卫生服务。医师在两个以上医疗卫生机构定期执业的，应当以一个医疗卫生机构为主，并按照国家有关规定办理相关手续。执业医师个体行医，须经注册后在医疗卫生机构中执业满五年；但是取得中医医师资格的人员，按照考核内容进行执业注册后，即可在注册的执业范围内个体行医。

五种情况不予注册：无民事行为能力或者限制民事行为能力；受刑事处罚，刑罚执行完毕不满 2 年或者被依法禁止从事医师职业的期限未满；被吊销医师执业证书不满 2 年；因医师定期考核不合格被注销注册不满一年；法律、行政法规规定不得从事医疗卫生服务的其他情形。

六种情况注销注册：死亡或被宣告失踪；被刑事处罚；被吊销医师执业证书；经依法考核不合格，暂停执业活动期满，再次考核仍不合格；中止医师执业活动满 2 年；法律、行政法规规定不得从事医疗卫生服务或者应当办理注销手续的其他情形。

（3）医师义务与权利：医师依法执业时应当履行五项义务：树立敬业精神，恪守职业道德，履行医师职责，尽职尽责救治患者，执行疫情防控等公共卫生措施；遵循临床诊疗指南，遵守临床技术操作规范和医学伦理规范等；尊重、关心、爱护患者，依法保护患者隐私和个人信息；努力钻研业务，更新知识，提高医学专业技术能力和水平，提升医疗卫生服务质量；宣传推广与岗位相适应的健康科普知识，对患者及公众进行健康教育和健康指导。

医师依法执业时享有六项权利：医学诊查、疾病调查、医学处置、医学出证，选择合理的医疗、预防、保健方案；获取劳动报酬，享受国家规定的福利待遇；获得符合国家规定标准的执业基本条件和职业防护装备；从事医学教育、研究、学术交流；参加专业培训，接受继续医学教育；对所在医疗卫生机构和卫生健康主管部门的工作提出意见和建议，依法参与所在机构的民主管理。

（4）医师执业规则：医师在执业活动中，必须遵守 10 项规则。

1）医学处置规则：实施医疗、预防、保健措施，必须亲自诊查、调查，并及时填写医学文书，不得隐匿、仿造或销毁医学文书及有关资料。

2）医学出证规则：签署有关医学证明文件，必须亲自诊查、调查患者，不得出具与自己执业类别和执业范围不一致的医学证明文件。

3）医疗急救规则：对急危患者，应当采取紧急措施进行诊治，不得拒绝急救处置。

4）临床用药规则：应当使用经依法批准或者备案的药品、消毒药剂、医疗器械，采用合法、合规、科学的诊疗方法。除按照规范用于诊断治疗外，不得使用麻醉药品、医疗用毒性药品、精神药品、放射性药品等。应当坚持安全有效、经济合理的用药原则，合理用药。

5）病情告知规则：诊疗活动中应当向患者说明病情、医疗措施和其他需要告知的事项。

6）实验医疗规则：开展药物、医疗器械临床试验和其他医学临床研究应当符合国家有关规定，遵守医学伦理规范，依法通过伦理审查，取得书面知情同意。

7）职业道德规则：不得利用职务之便，索要、非法收受财物或者牟取其他不正当利益；不得对患者实施不必要的检查、治疗。

8）服从调遣规则：遇有自然灾害、事故灾难、公共卫生事件和社会安全事件等严重威胁人民生命健康的突发事件时，县级以上人民政府卫生健康主管部门根据需要组织医师参与卫生应急处置和医疗救治，应当服从调遣。

9）报告规则：发现传染病、突发不明原因疾病或者异常健康事件；发生或者发现医疗事故；发现可能与药品、医疗器械有关的不良反应或者不良事件；发现假药或者劣药；发现患者涉嫌伤害事件或者非正常死亡；法律、法规规定的其他情形，应当按照有关规定及时向所在医疗卫生机构或者有关部门、机构报告。

10）助理医师执业规则：执业助理医师除在乡、民族乡、镇和村医疗卫生机构以及艰苦边远地区县级医疗卫生机构，可以独立从事一般执业活动外，应当在执业医师指导下按照注册的执业类别、执业范围执业。

（5）医师考核培训制度：县级以上人民政府卫生健康主管部门或者其委托的医疗卫生机构、行业组织应当按照医师执业标准，对医师的业务水平、工作业绩和职业道德状况进行考核，考核周期为三年。对具有较长年限执业经历、无不良行为记录的医师，可以简化考核程序。对考核不合格的医师，县级以上人民政府卫生健康主管部门应当责令其暂停执业活动三个月至六个月，并接受相关专业培训。暂停执业活动期满，再次进行考核，考核合格的允许其继续执业。

（二）护士管理

1. 概述　为维护护士的合法权益，规范护理行为，促进护理事业发展，保障医疗安全和生命健康，国务院 2008 年 1 月 31 日颁布《护士条例》，5 月 12 日起施行；2020 年 3 月修订。为贯彻落实条例要求，2008 年卫生部颁布《护士执业注册管理办法》（2021 年 1 月 8 日第一次修订）；2010 年卫生部、人力资源和社会保障部联合颁布《护士执业资格考试办法》。

根据《护士条例》，护士是指经执业注册取得护士执业证书，依照条例规定从事护理活动，履行保护生命、减轻痛苦、增进健康职责的卫生技术人员。

2. 护士管理的要点

（1）护士执业资格考试制度：国务院卫生主管部门负责组织实施护士执业资格考试。国家护士执业资格考试是评价申请护士执业资格者是否具备执业所必需的护理专业知识与工作能力的考试，包括专业实务和实践能力两个科目，一次考试通过两个科目为考试成绩合格，可申请护士执业注册。

（2）护士执业注册制度：护士执业应当经执业注册取得护士执业证书。护士申请执业注册时应当具有完全民事行为能力；完成国务院教育主管部门和卫生主管部门规定的普通全日制 3 年以上的护理、助产专业课程学习，并取得相应学历证书；通过国务院卫生部门组织的护士执业资格考试；符合国务院卫生主管部门规定的健康标准。护士执业注册有效期为 5 年，期满前 30 日向批准设立执业医疗机构或者为该医疗机构备案的卫生主管部门申请延续注册。

（3）护士执业的义务与权利

1）护士执业的义务：应当遵守法律、法规、规章和诊疗技术规范。执业活动中，发现患者病情危急，应当立即通知医师；在紧急情况下为抢救垂危患者生命，应当先行实施必要的紧急救护。护士发现医嘱违反法律、法规、规章或者诊疗技术规范规定的，应当及时向开具医嘱的医师提出；必要时，应当向该医师所在科室的负责人或者医疗卫生机构负责医疗服务管理的人员报告。应当尊重、关心、爱护患者，保护患者的隐私。有义务参与公共卫生和疾病预防控制工作。《护士守则》对护士的义务进行了细化，以规范护理执业行为及应当持守的伦理准则。

2）护士执业的权利：有按照国家有关规定获取工资报酬、享受福利待遇、参加社会保险的权利。有获得与其所从事的护理工作相适应的卫生防护、医疗保健服务的权利。有获得与本人业务能力和学术水平相应的专业技术职务、职称的权利和参加专业培训、从事学术研究和交流、参加行业协会和专业学术团体的权利。有获得疾病诊疗、护理相关信息的权利和其他与履行护理职责相关的权利。

（4）医疗机构的护理职责管理制度：医疗卫生机构应按照国务院卫生主管部门的规定配备护士数量；严格审核在本机构从事诊疗技术规范规定的护理活动的人员资质；为护士提供卫生防护用品，并采取有效的卫生防护措施和医疗保健措施；执行国家有关工资、福利待遇、社会保险等规定，保障护士的合法权益；制订并实施本机构的护士在职培训计划；设置专门机构或者配备专（兼）职人员负责护理管理工作并进行负责监督检查。

五、医疗专业领域管理

（一）传染病管理

1. 概述 为预防、控制和消除传染病的发生与流行，保障人民健康和公共卫生，1989 年第七届全国人民代表大会常务委员会第六次会议制定《中华人民共和国传染病防治法》，并先后经 2004 年 8 月第十届全国人民代表大会常务委员会第十一次会议、2013 年 6 月第十二届全国人民代表大会常务委员会第三次会议进行修订。根据近年传染病流行和防控的新形势，2020 年 10 月国家卫生健康委员会发布《中华人民共和国传染病防治法》（修订草案征求意见稿），提出甲乙丙三类传染病的特征，乙类传染病新增人感染 H7N9 禽流感和新型冠状病毒感染两种。随着国家公共卫生体系的建立健全，传染病防治已成为医疗机构的一项十分重要的工作任务。

2. 传染病管理要点

（1）预防传染病制度：各级疾病预防控制机构承担传染病监测、预测、流行病学调查、疫情报告以及其他预防、控制工作。

医疗机构承担与医疗救治有关的传染病防治工作和责任区域内的传染病预防工作。城市社区和农村基层医疗机构在疾病预防控制机构的指导下，承担相应的传染病防治工作。疾病预防控制机构、医疗机构应当定期对其工作人员进行传染病防治知识、技能的培训。医疗机构的基本标准、建筑设计和服务流程，应当符合预防传染病医院感染的要求。

（2）医院感染控制制度：医疗机构必须严格执行国务院卫生行政部门规定的管理制度、操作规范，防止传染病的医源性感染和医院感染。

医疗机构应当确定专门的部门或者人员，承担传染病疫情报告、本单位的传染病预防、控制以及责任区域内的传染病预防工作；承担医疗活动中与医院感染有关的危险因素监测、安全防护、消毒、隔离和医疗废物处置工作。疾病预防控制机构应当指定专门人员负责对医疗机构内传染病预防工作进行指导、考核，开展流行病学调查。

（3）实验室生物安全管理制度：疾病预防控制机构、医疗机构的实验室和从事病原微生物实验的单位，应当符合国家规定的条件和技术标准，建立严格的监督管理制度，对传染病病原体样本按照规定的措施实行严格监督管理，严防传染病病原体的实验室感染和病原微生物的扩散。

（4）传染病报告制度：疾病预防控制机构、医疗机构和采供血机构及其执行职务的人员发现本法规定的传染病疫情或者发现其他传染病暴发、流行以及突发原因不明的传染病时，应当遵循疫情报告属地管理原则，按照国务院规定的或者国务院卫生行政部门规定的内容、程序、方式和时限报告。

（5）传染病患者救治制度：医疗机构应当对传染病患者或者疑似传染病患者提供医疗救护、现场救援和接诊治疗，书写病历记录以及其他有关资料，并妥善保管。医疗机构应当实行传染病预检、分诊制度，对传染病患者、疑似传染病患者，应当引导至相对隔离的分诊点进行初诊。医疗机构不具备相应救治能力的，应当将患者及其病历记录复印件一并转至具备相应救治能力的医疗机构。

（6）个人权利与义务：在中华人民共和国领域内的一切单位和个人，必须接受疾病预防控制机构、医疗机构有关传染病的调查、检验、采集样本、隔离治疗等预防、控制措施，如实提供有关情况。疾病预防控制机构、医疗机构不得泄露涉及个人隐私的有关信息、资料。

（二）血液管理

1. 概述 为保证医疗临床用血需要和安全，保障献血者和用血者身体健康，发扬人道主义精神，1997 年 12 月 29 日第八届全国人民代表大会常务委员会第二十九次会议通过《中华人民共和国献血法》，1998 年 10 月 1 日起施行，标志着我国献血和血液管理工作走上法治化管理轨道。卫生部相继制定《临床输血技术规范》《血站管理办法》和《医疗机构临床用血管理办法》等配套法规和规范性文件,在无偿献血、血站管理和临床用血方面形成了比较完善的法律法规体系。

2. 血液管理法律制度要点

(1)国家实行无偿献血管理制度:提倡18周岁至55周岁的健康公民自愿献血。地方各级人民政府领导本行政区域内的献血工作,县级以上各级人民政府卫生行政部门监督管理献血工作。国家机关、军队、社会团体、企业事业组织、居民委员会,应当动员和组织本单位或者本居住区的适龄公民献血。国家鼓励国家工作人员、现役军人和高等学校在校学生率先献血。无偿献血者的血液必须用于临床,不得买卖。

(2)实行血站管理制度:血站分为一般血站和特殊血站。一般血站包括血液中心、中心血站和中心血库;特殊血站包括脐带血造血干细胞库和国家卫生行政部门根据医学发展需要批准、设置的其他类型血库。

血站设置规划制度:国家卫生行政部门根据全国医疗资源配置、临床用血需求,制订全国采供血机构设置规划指导原则,并负责全国血站建设规划的指导。省、自治区、直辖市人民政府卫生行政部门应当根据前款规定,制订本行政区域血站设置规划,报同级人民政府批准,并报国家卫生行政部门备案。

血站设置审批制度:省、自治区、直辖市人民政府卫生行政部门依据血站设置规划批准设置血站,直辖市、省会城市和自治区首府可设血液中心,设区的市可设中心血站,县可设中心血库。

血站执业许可制度:血站执业须经审核合格后,由省级人民政府卫生行政部门发给《血站执业许可证》,并对名称、法定代表人、地址、采供血范围及业务项目、有效期限、发证日期等进行执业登记。严禁租用、借用、出租、出借、变造、伪造《血站执业许可证》。

血站执业管理制度:血站执业应当遵守有关法律、行政法规、规章和技术规范。血站的组织与人员、建筑设施与环境、设备物料、信息管理系统等应当符合国家相关标准,开展采供血业务应当实行全面质量管理。依法对献血者进行健康检查和血液采集,按照国家规定对采集的血液进行实验室检验,保证血液质量,未经检验或检验不合格的血液不得向医疗机构提供。临床用血的包装、储存、运输,必须符合国家规定的卫生标准和要求。血站应当制订紧急灾害应急预案。

(3)实行临床用血管理制度:县级以上地方人民政府卫生行政部门负责医疗机构临床用血的监督管理。医疗机构临床用血必须遵守下列规则:依法加强临床用血管理,推行临床科学合理用血;应当使用卫生行政部门指定血站提供的血液;保障临床用血需求和正常医疗秩序;严格掌握临床输血适应证;积极推行成分输血;必须保证日常和紧急临床用血时的血液安全;建立临床用血不良事件监测报告制度等。

(三)母婴保健管理

1. 概述 为保障母亲和婴儿健康,提高出生人口素质,1994年10月第八届全国人民代表大会常务委员会第十次会议审议通过《中华人民共和国母婴保健法》,并于2009年、2017年进行了修订。2001年6月国务院颁布《中华人民共和国母婴保健法实施办法》(2017年11月17日修订)、2001年2月卫生部颁布《人类辅助生殖技术管理办法》等,构成了母婴保健管理的法律法规体系。

2. 母婴保健管理要点

(1)实行母婴保健技术服务许可制度:从事母婴保健技术服务的机构和人员,必须依法经卫生行政部门许可。其中从事产前诊断和遗传病诊断须取得省级卫生行政部门许可;从事婚前医学检查须取得设区的市级卫生行政部门许可;从事助产技术服务、结扎手术、终止妊娠和家庭接生须取得县级卫生行政部门许可。

（2）实行婚前保健服务制度：医疗保健机构提供婚前卫生指导、卫生咨询、医学检查等婚前保健服务；婚前医学检查的疾病为严重遗传病、指定传染病和有关精神病，指定传染病在传染期暂缓结婚，不宜生育的严重遗传病采取措施后结婚；婚前医学咨询后医师应当根据检查情况提出医学意见。

（3）实行孕产期保健服务制度：对患有严重疾病或者接触致畸物质，妊娠可能危及孕妇生命安全或者严重影响孕妇健康或胎儿发育的，应当给予医学指导；医师发现患有严重遗传病的育龄夫妻应当提出医学意见，育龄夫妻应当按医学意见采取措施；经产前诊断为胎儿患严重遗传病、有严重缺陷、继续妊娠可能危及生命应当提出终止妊娠的意见；实施终止妊娠应当经孕妇本人同意、签字，免费服务；医师和接生人员必须遵守有关操作规范。

（4）严禁采用技术手段对非医学治疗需要的胎儿性别进行鉴定。

（5）实行人类辅助生殖技术专门管理制度：开展供精人类辅助生殖技术服务和设立精子库须经省级卫生行政部门同意后报国家卫生行政部门审批；开展人类辅助生殖技术服务须由省级卫生行政部门批准。未经批准不得从事人类辅助生殖技术服务。

（四）人体器官移植管理

1. 概述 为规范人体器官移植，保证医疗质量，保障人体健康，维护公民合法权益，国务院2007年3月21日颁布《人体器官移植条例》，5月1日起施行。卫生部等相关部门颁布《卫生部关于规范活体器官移植的若干规定》《人体器官移植技术临床应用管理规范（2020年版）》（在2006年6月卫生部印发《肝脏、肾脏、心脏、肺脏移植技术管理规范》基础上修订）等法律法规，使我国境内从事人体器官移植管理方面形成了比较完善的法规体系。

根据《人体器官移植条例》，人体器官移植是指摘取人体器官捐献人具有特定功能的心脏、肺脏、肝脏、肾脏或者胰腺等器官的全部或者部分，将其植入接受人身体以代替其病损器官的过程。任何组织或者个人不得以任何形式买卖人体器官，不得从事与买卖人体器官有关的活动。

2. 人体器官移植管理要点

（1）器官捐献制度：人体器官捐献应当遵循自愿、无偿原则，捐献人体器官的公民应当具有完全民事行为能力。活体器官的接受人限于活体器官捐献人的配偶、直系血亲或者三代以内旁系血亲。任何组织或者个人不得摘取未满18周岁公民的活体器官用于移植。

（2）人体器官移植制度：医疗机构从事人体器官移植应当依照《医疗机构管理条例》规定，向所在地省、自治区、直辖市人民政府卫生主管部门申请办理人体器官移植诊疗科目登记。应当有与从事人体器官移植相适应的执业医师和其他医务人员；有满足需要的设备、设施；有专家组成的人体器官移植技术临床应用与伦理委员会；有完善的人体器官移植质量监控等管理制度。

医疗机构及其医务人员义务：应当遵守伦理原则和人体器官移植技术管理规范；应当对人体器官捐献人、接受人和申请人体器官移植手术的患者的个人资料保密；应当定期将实施人体器官移植的情况向所在地省、自治区、直辖市人民政府卫生主管部门报告。

从事人体器官移植的医疗机构及其医务人员摘取活体器官前，应当履行告知、知情同意等义务。申请人体器官移植手术患者的排序，应当符合医疗需要，遵循公平、公正和公开的原则。

（3）临床应用管理规范：医疗机构应具有与开展人体器官移植技术相适应的诊疗科目；符合规定的人体器官移植临床应用与伦理委员会；完善的人体器官移植技术临床应用管理、质量控制、数据报送等制度；具有相适应的场地和设备设施。人体器官移植技术临床应用应当由经省级卫生健康行政部门或军队卫生部门认定的人体器官移植医师开展。严格遵守人体器官移植技术操作规范和诊疗指南，严格掌握器官移植技术适应证和禁忌证。人体器官移植医师培训及培训基地建设应当严格遵守《人体器官移植医师培训与认定管理办法（试行）》和《人体器官移植医师培训基地基本要求（试行）》。

（五）医疗废物管理

1. 概述　为加强医疗废物的安全管理，防止疾病传播，保护环境，保障人体健康，国务院2003年6月16日颁布《医疗废物管理条例》，2011年1月8日修订。为贯彻落实《医疗废物管理条例》，卫生部制定《医疗卫生机构医疗废物管理办法》，并与环保部门共同制定《医疗废物分类目录》(2021年更新修订)、《医疗废物管理行政处罚办法（试行）》(2010年12月修正)等，2020年2月27日国家卫生健康委员会印发《医疗机构废弃物综合治理工作方案》。医疗废物管理的法规体系逐步建立，并不断完善。

根据《医疗废物管理条例》，医疗废物是指医疗卫生机构在医疗、预防、保健以及其他相关活动中产生的具有直接或者间接感染性、毒性以及其他危害性的废物。

2. 医疗废物管理的要点

（1）医疗废物全过程管理：我国对医疗废物从分类收集、运送、贮存、处置实行全过程管理，医疗卫生机构负责医疗废物产生后的分类收集管理，并及时将医疗废物交由医疗废物集中处置单位处置。医疗卫生机构建立健全医疗废物管理责任制，设置监控部门或者专（兼）职人员；制订并落实医疗废物管理的规章制度、工作流程及应急方案；根据《医疗废物分类目录》，对医疗废物实施分类管理；禁止任何单位和个人转让、买卖医疗废物。

（2）推行医疗废物无害化集中处置：医疗废物集中处置单位负责定期从医疗卫生机构收集医疗废物，并进行集中无害化处置。从事医疗废物集中处置活动的单位，应该具有县级以上卫生行政部门颁发的经营许可证。医疗废物集中处置单位应当符合《医疗废物管理条例》规定的有关条件。医疗机构按照《医疗废物分类目录》等要求制订具体的分类收集清单，严格落实危险废物申报登记和管理计划备案要求。

（3）卫生行政部门和环境保护部门按照职责分工，对医疗卫生机构和医疗废物集中处置单位进行监督检查，定期交换监督检查和抽查结果。未按照《医疗废物管理条例》的规定履行职责的，依法承担相应的法律责任。

六、责任与事故管理

（一）侵权责任管理

1. 概述　为保护民事主体的合法权益，调整民事关系，维护社会和经济秩序，2020年5月28日第十三届全国人民代表大会第三次会议根据宪法审议通过《中华人民共和国民法典》，2021年1月1日施行；2010年7月1日施行的《中华人民共和国侵权责任法》废止。《中华人民共和国民法典》第七编第六章为"医疗损害责任"，明确了患者在诊疗活动中受到损害，医疗机构或医务人员有过错的，由医疗机构承担赔偿责任。

2. 医疗损害责任要点

（1）医疗机构及医务人员的义务和权利：医务人员在诊疗活动中应当向患者说明病情和医疗措施；应尽到与当时的医疗水平相应的诊疗义务。医疗机构及其医务人员应当按照规定填写并妥善保管病历资料，患者要求查阅、复制病历资料的，医疗机构应当及时提供；不得违反诊疗规范实施不必要的检查；对患者的隐私和个人信息保密。因抢救生命垂危的患者等紧急情况，不能取得患者或者其近亲属意见的，经医疗机构负责人或者授权的负责人批准，可以立即实施相应的医疗措施。医疗机构及其医务人员的合法权益受法律保护。

（2）患者在诊疗活动中受到损害，有下列情形之一的，推定医疗机构有过错：违反法律、行政法规、规章以及其他有关诊疗规范的规定；隐匿或者拒绝提供与纠纷有关的病历资料；遗失、伪造、篡改或者违法销毁病历资料。

（3）患者在诊疗活动中受到损害，有下列情形之一的，医疗机构不承担赔偿责任：患者或者其近亲属不配合医疗机构进行符合诊疗规范的诊疗;医务人员在抢救生命垂危的患者等紧急情况下已经尽到合理诊疗义务;限于当时的医疗水平难以诊疗。医疗机构或者其医务人员也有过错的,应当承担相应的赔偿责任。

(4)因药品、消毒产品、医疗器械的缺陷,或者输入不合格的血液造成患者损害的,患者可以向药品上市许可持有人、生产者、血液提供机构请求赔偿,也可以向医疗机构请求赔偿。患者向医疗机构请求赔偿的,医疗机构赔偿后,有权向负有责任的药品上市许可持有人、生产者、血液提供机构追偿。

(二)医疗事故管理

1.概述 为正确处理医疗事故,保护医患双方的合法权益,维护医疗秩序,保障医疗安全,推动医学科学发展,国务院于 2002 年 4 月颁布《医疗事故处理条例》,就医疗事故的概念、防范和处理、鉴定、争议处理途径、赔偿范围、法律责任等作了较详尽的规定,并于同年 9 月 1 日起施行。卫生部等相关部门相继发布《医疗事故技术鉴定暂行办法》《医疗事故分级标准(试行)》《重大医疗过失行为和医疗事故报告制度的规定》《医疗机构病历管理规定》《病历书写基本规范》等配套的规章和规范性文件,这些都是医疗事故防范和处理的法律依据。

2.医疗事故处理要点

(1)正确把握医疗事故的界限:医疗事故是指医疗机构及其医务人员在医疗活动中,违反医疗卫生管理法律、行政法规、部门规章和诊疗护理规范、常规,过失造成患者人身损害的事故。根据对患者人身造成的损害程度,医疗事故分为四级:死亡、重度残疾的为一级,分为甲乙两等;中度残疾、器官组织损伤导致严重功能障碍的为二级,分为甲、乙、丙、丁四等;轻度残疾、器官组织损伤导致一般功能障碍的为三级,分为甲、乙、丙、丁、戊五等;造成患者明显人身损害的其他后果的为四级。其中一级乙等至三级戊等,与十级伤残等级相对应。

六种情况不属于医疗事故:在紧急情况下为抢救垂危患者生命而采取紧急医学措施造成不良后果的;由于患者病情异常或者患者体质特殊而发生医疗意外的;在现有医学科技条件下,发生无法预料或者不能防范的不良后果的;无过错输血感染造成不良后果的;因患方原因延误诊疗导致不良后果的;因不可抗力造成不良后果的。《医疗事故处理条例》还规定,非法行医造成人身损害不属于医疗事故的范畴。

(2)医疗事故防范和处置制度:医疗机构应当做好医疗事故防范和处置工作,如遵守医疗管理法律、行政法规、部门规章和诊疗护理规范、常规;加强对医务人员的法律法规、技术规范和职业道德的培训和教育;设置医疗质量监控部门或配备专人,对医务人员执业活动进行监督,做好医疗事故争议的接待和处理;尊重和保护患者对疾病和治疗的知情同意权;制订医疗事故防范和处理预案等。

(3)医疗事故鉴定制度:省级和设区的市级地方医学会建立专家库。设区的市级或者直辖市的区县医学会负责组织首次医疗事故技术鉴定,省级医学会负责组织再次医疗事故技术鉴定。对首次结论不服,可以自收结论之日起 15 日内,申请再次鉴定。必要时中华医学会可以组织对疑难、复杂并在全国有重大影响的医疗事故争议进行技术鉴定工作。

(4)医疗事故处理制度:发生医疗事故争议,当事人可以申请卫生行政部门行政处理,卫生行政部门对需要鉴定的,根据《医疗事故处理条例》规定交由相应层级的医学会组织鉴定。鉴定结论作出后,对有关鉴定程序进行审查,符合规定的作为对医疗机构及医务人员行政处理依据。

(5)医疗事故的赔偿制度:解决医疗事故赔偿争议,可以选择双方协商、卫生行政调解或者民事诉讼三条途径解决。确定医疗事故赔偿数额,应当综合考虑事故等级、医疗过失行为在损害后果中的责任程度、损害后果与患者原有疾病状况之间的关系等因素。赔偿范围包括:医疗费、误工费、住院伙食补助费、陪护费、残疾生活补助费、残疾用具费、丧葬费、被扶养人生活费、交通费、住宿费、精神抚慰金等。不属于医疗事故的,医疗机构不承担赔偿责任。

本章小结

　　医院管理政策环境与相关法律制度是医院管理活动的重要外部条件和依据，是医院管理学的重要内容，对医院建设与发展有着重要的影响。本章简要叙述了我国医院管理政策环境的历史沿革，包括新中国成立后、改革开放后、新一轮深化医药卫生体制改革等阶段。重点介绍了实施新一轮医药卫生体制改革和健康中国战略以来政策环境变化与进展，以及医疗卫生服务体系与分级诊疗制度建设、公立医院综合改革与高质量发展、现代医院管理制度建设等政策的制订实施，给医院管理政策环境带来的变化。同时，还较为详细地介绍了医疗管理法律制度的概念及相关的重要法律制度，如《基本医疗卫生与健康促进法》、医疗机构与人员管理、医疗专业领域管理、责任与事故管理等法律法规。

思考题

1. 医疗管理法律制度的定义。
2. 医疗机构管理的要点有哪些？
3. 新医改以来，医院管理政策环境是如何变化的，有哪些特点？
4. 如何理解公立医院高质量发展？重点任务有哪些？

（郑　英　代　涛）

第三章　医院战略管理

我国实施医药卫生体制改革以来，无论是公立医院还是非公立医院均呈现快速发展的态势，医疗服务市场竞争日趋激烈，各级各类医院都面临着如何在医疗服务市场中生存和发展的重大问题。而且，医院高质量发展成为"十四五"期间医院发展的新要求，每所医院都必须认真思考医院自身的功能定位和长远的战略发展规划。生命至上、健康至上是习近平新时代中国特色社会主义思想在医院管理的生动体现，以人民健康为中心是医院战略管理的核心价值。

第一节　医院战略管理概述

一、医院战略管理概念

（一）战略和医院战略的概念

在我国，"战略"一词起源于古代的兵法，它指的是将帅的智谋。在西方，"战略"起初指的是"军队的艺术和科学"，后来逐渐被用来指军事指挥中的活动。1965年美国经济学家伊戈尔·安索夫（Igor Ansoff）的著作《公司战略》出版后，"战略"一词广泛应用在社会、经济、文化、教育和科技等领域。战略管理大师迈克尔·波特（Michael Porter）在1996年发表的《战略是什么》一文中，认为战略的本质是做选择，即基于自身资源和能力，选择一套不同于竞争对手的活动方案，从而有效地避免其他竞争对手的模仿和复制，以独特的定位和竞争优势提供独特的价值。

战略（strategy）是指组织在评估自身资源的优劣势，与衡量外界环境的机会与威胁后，为了发挥其优势和隐藏其劣势，掌控外部环境的机会与回避其威胁，所采取的一种企图达成组织目标的行动方案。战略的本质是为了维持组织的长期竞争优势而采取的一系列措施。战略包含战略领域、资源配置、竞争优势和协同作用四个要素。对于战略的理解，明茨伯格（Mintzberg，1987）提出5P的观点：战略是一种计划（plan）、战略是一种手段（ploy）、战略是一种形态（pattern）、战略是一种定位（position）、战略是一种观点（perspective）。

医院不同于企业以盈利为目标的价值取向，是满足患者的就医需求、向患者提供医疗卫生服务的机构，强调社会效益和经济效益。医院战略不同于企业战略，医院战略（hospital strategy）是医院在评估其内部资源优劣势和外部环境机遇与威胁的基础上，为实现在医疗服务市场中生存和可持续发展，并不断地获得新的竞争优势，确定医院的发展目标，以及为实现医院发展目标所采取的总体谋划。

医院战略可以分为总体战略、业务战略和职能战略三个层次。总体战略是医院最高层次的战略，是关乎医院全局发展的、整体而长期的战略行为，它根据医院的发展目标选择经营领域和发展方向；业务战略是医院临床、医技和药学各业务科室的战略，即在总体战略的指导下，各科室的发展计划，它着眼于专业科室的局部战略问题；职能战略是医院职能部门制订的战略，是医院职能部门为实现医院发展的总目标，在医疗服务、人力资源管理、运营管理、医院文化、后勤保障等方面制订的发展战略。

（二）战略管理和医院战略管理的概念

"战略管理"一词最初由美国学者安索夫在1972年的《战略管理思想》一文中提出，他认为战略管理是将组织日常业务决策同长期计划决策相结合而形成的一系列经营管理业务，它强调的是管理，而管理活动的重点是制订战略和实施战略。美国学者斯坦纳则认为，组织战略管理是确定组织使命，根据外界环境和内部经营要素设定组织目标，保证目标正确落实，并使组织使命得以实现的一个动态过程。战略管理是战略与管理相结合，管理本身是计划、组织、领导和控制的循环过程，实现一个组织目标后，进入下一个管理循环。所以，企业战略管理（corporation strategic management）是企业战略的分析与制订、评价与选择以及实施与控制，使企业实现其战略目标的动态管理过程。

医院战略管理（hospital strategic management）是指医院为实现其发展目标，制订、实施和评价医院战略的动态管理过程。医院战略管理是对医院长期性、全局性发展的目标、途径、手段的方案制订，它的主要任务包括：提出医院的使命和愿景，明确医院的发展目标，确立医院的基本发展和市场竞争的策略，制订医院职能战略，实施具体的战略，对实施战略进行控制。医院作为提供医疗服务的组织，面临着特殊的风险。因此，通过医院战略管理，可使医院领导者全面认识医院当前和未来的发展环境、发展方向和经营能力，把握医院自身的优势与劣势，发展的机会与威胁，并通过相关策略将医疗服务的经营风险降低到最低程度。

二、医院战略管理特征

1. 全局性　现代医院处于内部和外部的复杂环境中，是一个多层次、多要素、多重关系相交织的系统。就医院内部环境而言，战略管理必须纵观医院全局，根据医院总体发展的需要而制订医院的总体行动方针和方案，协调好医院内部科室之间及管理层之间的关系。从医院外部环境来看，医院的战略管理必须服从国家或区域大局，结合区域医疗卫生发展规划开展实施。

2. 长远性　医院的战略决策是对医院未来较长时间内（5年以上），就医院如何生存和发展等问题进行统筹规划。在对未来的筹划中，重要的不是回答未来怎样，而是要通过预测未来的变化趋势制订相应的策略，医院要发展必须作出长期性的战略计划。

3. 关键性　医院在战略管理中必须重视对整体目标实现起决定性作用的因素和环节。关键性意味着一方面需要把握经营全局，另一方面必须关注影响医院发展与经营的重点，如在医院战略管理中应重点关注医疗安全与医疗质量。

4. 系统性　医院是由各个有机联系的部分紧密配合的系统。这个系统存在层级、部门的差别，因而医院既有总体任务和目标，又有各层次、各环节、各部门的局部目标，而局部目标必须服从总体目标，整体目标调整又受到局部目标影响，但两者相互结合，体现战略的系统性。

5. 权变性　医院管理受到环境的影响和制约。由于环境是复杂多变的，新的管理机会和限制因素会不断出现，医院要想获得竞争的主动地位，不仅要考虑原来制订的发展战略是否正确，还需要根据变化的环境及时调整自己的发展战略。

三、战略管理的主要理论

战略管理在经典的环境论与竞争论、资源观与核心能力观的基础上，逐渐走向动态能力论与知识观。

1. 战略与组织结构　战略管理兴起于20世纪60年代，美国管理学者艾尔弗雷德·钱德勒（Alfred Chandler）在其著作《战略与结构：美国工商企业成长的若干篇章》（*Strategy and structure: Chapters in the History of the Industrial Enterprise*）中，认为战略是企业为实现其长远目标所采取的行动方针和资源配置,并以 20 世纪上半叶美国大企业事业部制组织结构变革为例,分析了企业经营战略与组织结构之间的关系,提出了著名的"战略—结构"框架。该框架的核心观点是为适应企业外部环境,制订并实施了企业战略,但是企业的组织结构制约了战略的实施和资源配置,因此,企业需要调整或重构组织结构以适应企业战略。

2. 环境论和竞争论 安索夫在 1965 年出版的《公司战略》(*Corporate Strategy*)中,认为企业的战略行为是其对环境的感知与交互作用的过程,及组织结构变化的过程,企业战略由环境、战略模式和组织三个要素构成,提出了著名的"产品—市场"组合矩阵。在 20 世纪 70 年代后期,以波特为代表的战略管理学者继承并发扬了安索夫的环境论,开展了竞争环境下企业外部机会与威胁的研究。波特提出了著名的"五力模型"(five force model),该理论成为二十世纪八九十年代主流的战略管理理论。

3. 资源观与核心能力观 1991 年杰恩·巴尼(Jay Barney)以企业资源为视角,提出了资源基础观(resource based view, RBV),并提出了企业资源分析的 VRIN 框架,认为有价值(value)、稀缺(rare)、不可模仿(imitability)且不可替代(non-substitutability)的资源是塑造企业持续竞争优势的关键。普拉哈拉德(Prahalad)和哈默尔(Hamel)1990 年在《哈佛商业评论》(*Harvard Business Review*)发表文章,提出企业核心能力的理论框架,认为企业间存在知识、技术等资源的差异,这些差异是独特的且难以被复制,能够塑造成为企业独特的竞争优势。

4. 动态观和知识观 随着知识经济社会的转型发展,日新月异的外部环境导致传统的战略管理框架不能满足企业发展需求,战略管理新框架通过引入动态能力,强调动态能力是企业适应动态环境的关键,将知识观与动态观相连接,强调知识管理与组织学习是动态环境下企业动态能力获得的有效途径,认为获得可持续竞争优势是企业在动态环境下发展的动力。提斯(Teece)认为动态能力是指企业所具备的集聚、组合、调配、使用资源,以及根据环境变化重新集聚、再次组合、反复调配资源的独特能力。

四、战略管理学科体系

战略管理学科体系可以从战略管理过程和战略管理内容进行分类。

1. 按战略管理过程分类 战略管理过程是研究战略如何形成并实施的问题,包含如下十大学派:设计学派、计划学派、定位学派、企业家学派、认知学派、学习学派、权力学派、文化学派、环境学派、整合学派。

2. 按战略管理内容分类 从战略管理内容区分,包含行业结构学派和战略资源学派。

行业结构学派的代表人物是波特,他把产业组织理论应用于企业战略管理的研究。行业结构学派对战略管理理论的贡献在于将产业组织理论引入企业战略管理分析,提出了企业竞争战略理论,认识到单纯追求市场占有率的局限性,以及重新认识竞争对手,企业的相互依存是竞争的中心特性。

战略资源学派的代表人物是哈默尔和普拉哈拉德,核心观点认为企业及企业战略优势建立在一系列特殊资源及资源使用方式上。战略资源学派的贡献是强调了企业内部的资源、能力、核心竞争力等因素影响企业利润,而且强调这些内部因素的重要性,并提供了开展资源、能力和核心竞争力分析的理论和方法,同时认为组织机构、管理、控制和协调机制也是一种资源。

第二节　医院战略的类型

医院战略总体上可分为发展型、稳定型和紧缩型战略,在我国深化医药卫生体制改革的大背景下,大多数的公立医院或非公立医院实施发展型战略,但是在激烈的市场竞争中,一部分医院采取了稳定型战略或紧缩型战略,本节主要详细介绍医院发展型战略。

一、医院发展型战略

医院发展型战略(hospital developmental strategy)是指医院充分利用国家政策及经济、科技等外部环境带来的发展机遇、规避医疗服务市场中竞争对手的威胁,合理配置医院内部的资源,明确医院的功能定位,制订符合医院实际情况的发展策略,以促进医院的高质量发展。医院发展型战略主要包括成本领先战略、差异化战略、集中化战略、一体化战略、多样化战略等,其中前三个战略属于波特提出的一般竞争战略,每种战略均有其适用条件和优缺点。

(一)医院成本领先战略

医院成本领先战略(hospital overall cost leadership)又称为医院低成本战略,是指医院提供医疗卫生服务过程中,以较低的医疗资源消耗获取相同医疗质量的服务,或者以相同的医疗资源消耗获得更高质量的医疗服务,在同类医疗机构中保持成本领先优势。在医药卫生体制改革过程中,特别是在医疗保险预付制的支付方式改革背景下,医院更加注重通过有效的运营管理降低医院运营成本,所以,医院成本领先战略是医院最基本的发展型战略之一。

医院成本领先战略有两个理论基础,一个是规模经济效益,即平均每位患者的治疗成本随着医疗服务量的增大而下降;二是学习曲线效应,即平均每位患者的治疗成本随着医院累积的医疗服务量增加而下降。

1. 医院成本领先战略的适用条件　医院实施成本领先战略的适用条件包含四个:一是该战略适用于总诊疗人次数和出院人数多的医院,能够通过实现规模经济效益降低成本;二是医院提供的医疗服务具有较高的知名度,在医疗服务市场中拥有较高的市场占有率;三是医院拥有高端医疗设备、完善的医院信息化系统和成熟的医院管理制度,通过提升医疗服务效率降低服务成本;四是医院重视运营管理,通过建立科学决策系统,有效控制医院成本。

2. 医疗成本领先战略的优缺点　医院成本领先战略具有如下优点:一是医院通过实施成本领先战略获得更多的医疗服务市场占有率;二是依靠低成本优势,能够承受药品及耗材等医疗材料价格变动对医院的影响;三是与医疗服务市场潜在进入者的竞争中,通过成本领先战略提高了医疗服务市场的进入壁垒,减少竞争对手的威胁。但是,医院成本领先战略有如下缺点:一是医院需要不断投资购买先进的医疗设备,维护并升级医院信息系统,以提高医院运行效率;二是新兴科学技术的不断出现并应用于医疗服务中,使医院原来投资的医疗服务软件和硬件设备逐渐失去优势,对医院的高效运行造成威胁;三是医院过于强调成本领先战略,将导致忽视患者的差异化医疗服务需求,也忽视了新技术的应用及医疗服务创新,最终影响了医院差异化战略产生的医疗服务市场占有率。

(二)医院差异化战略

医院差异化战略(hospital differentiation strategy)是指医院在遵守医疗服务诊疗规范的前提下,从医疗服务内容、医疗服务形式和医疗服务渠道等方面提供与其他医院不同的医疗服务,突出自身医疗服务的特色,满足患者的多层次和多样化的医疗服务需求,使医院在医疗服务市场中获得竞争优势。医院差异化战略能够促进医院科技创新与医疗服务市场需求相结合,实现医院创新发展新模式。而且,医院服务差异化战略降低了其他医院提供医疗服务的可替代性,提高了医院的核心竞争力。

1. 医院差异化战略的适用条件　医院差异化战略的适用条件包含三个:一是医院实施差异化战略需要医院具备一定数量的科研人员,并且具有较强的科技研发及创新能力,不断研发新技术并应用于医疗服务中;二是医院临床学科在医疗行业内具有较高的医疗技术及科研学术地位,具有较高的知名度；三是医院具备较强的医疗服务营销能力。

2. 医院差异化战略的优缺点 医院差异化战略具有如下优点：一是医院差异化战略能够增加患者对医院的忠诚度，在医疗服务市场竞争中抬高了进入壁垒，确保了医院在医疗行业内的竞争优势；二是由于医疗服务具有特异性，增强了应对药品和耗材等医疗服务材料价格变动的承受能力。但是，医院差异化战略具有如下缺点：一是保持医疗服务差异化需要医院投入人员和经费研发新技术，必然增加了医疗服务成本，因此差异化战略为医院增加利润的一部分将被医疗服务成本的增加所抵消；二是患者对差异化战略所增加的医疗服务成本有一定的承受能力，如超出患者医疗费用的支付极限，患者更愿意选择成本低的医疗服务；三是差异化战略提供的医疗服务价格较高，很难迅速提升医疗服务的市场占有率。

（三）医院集中化战略

医院集中化战略（hospital focus strategy）是指医院向特定需求的患者人群、特定区域的患者或特定的专科病种及诊疗项目，在细分医疗市场中提供特殊医疗服务的战略。医院服务集中化战略可分为服务对象集中化、服务区域集中化和服务产品集中化。

1. 医院集中化战略的适用条件 医院集中化战略的适用条件包含四个：一是在医疗服务中有特殊需求的患者，或在某一区域存在特殊医疗需求的患者；二是没有其他竞争对手在相同的细分医疗市场采取集中化战略；三是医院的整体规模和实力不具备在大的医疗市场中的竞争力；四是医疗服务细分市场在患者数量及需求、医疗技术及医疗收入等方面存在差异，具有一定的医疗服务市场吸引力。

2. 医院集中化战略的优缺点 医院集中化战略具有如下优点：一是医院集中使用医疗资源提供集中化的医疗服务，发展目标明确；二是医院集中力量研发某一专科或专病的医疗技术，能够提高医院在某一领域的核心竞争力和医疗服务市场的知名度；三是医院提供专业化的医疗服务，能够实现规模经济效益，适用于中小型医院。但是集中化战略具有如下缺点：一是随着新的医疗技术或医疗服务替代品出现，影响集中化医疗服务产品的需求，导致患者数量减少；二是实施集中化战略的医院相较于综合实力较强的大型医院缺少竞争力，如果其他医院也关注到细分的医疗服务市场，或出现细分医疗服务市场的潜在进入者，将直接影响医院的医疗服务量，需要医院及时调整目标细分医疗服务市场。

（四）医院集团化战略

医院集团化战略（hospital grouping strategy）是指以一个实力雄厚的大型医院为核心医院，以医院产权（资产）、医疗技术、行政隶属关系等为主要连接纽带，把多所成员医院联合在一起，形成有多层次结构、多法人的医院联合体，通过实现规模经济效益降低运营成本，提高集团整体的社会效益和经济效益的战略。医院集团化战略可分为横向一体化战略和纵向一体化战略，集团化战略的运作模式包含直接经营管理、合同经营管理、租赁经营管理、合作联营管理和特许经营管理。

医院连锁经营（hospital chain operations）是医院集团化战略的一种形式，是指医疗行业中若干同业医院以共同经营或授予特许权等方式连接起来，提高医院的组织化水平，以获取竞争优势，实现规模经济效益。医院连锁经营按成员医院分布可分为地区性连锁、全国性连锁和国际性连锁，按经营形式可分为直营连锁、特许连锁和自由连锁。医院连锁经营具有如下特点：一是每一个连锁经营体系均由多个医院构成，有一个中心或总部作为统一的组织机构进行管理；二是每个连锁经营体系均在产品和服务方面采取不同的标准化、规范化营运标准；三是总部或核心医院作为统一的组织机构，其功能在于医院技术和服务的提供、产品采购、储存、经营管理规划等。

1. 医院集团化战略的适用条件 医院集团化战略的适用条件包含三个：一是核心医院规模和实力强大，能够通过收购兼并等方式购买实力弱小的医院，或者核心医院在某些专科领域掌握关键技术，具有医疗服务行业的权威，能够通过技术输出的方式，联合其他实力较弱的医院；二是成员医院面临生存和发展的危机，亟需获得大型医院的资金或医疗技术的支持；三是国家政策和社会经济等外部环境允许发展医院集团。

2. 医院集团化战略的优缺点　医院集团化战略具有如下优点：一是通过收购兼并医院，扩大医疗服务量，实现规模经济效益，降低医院的运营成本；二是通过特许经营的方式，允许成员医院使用核心医院品牌或技术，扩大核心医院的影响力，增加医院的无形资产；三是通过实施医院集团化战略，能够提高集团在医疗服务市场中的地位和竞争优势，使成员医院能够在医疗服务市场中生存和发展。但是医院集团化战略存在如下缺点：一是由于各医院管理模式存在差异，医院集团需要协调和成员医院的关系，增加了集团管理成本；二是医院集团成立后，医疗服务的同质化是集团面临的主要问题；三是如果医院集团联络纽带不牢固，将会导致集团松散的局面，最终引发医院集团解体。

（五）医院服务人性化战略

医院服务人性化战略（hospital service humanization strategy）是指遵守以人为本的理念，根据患者的就医需求提供个性化的医院服务，使患者享受物有所值的高质量医疗服务的战略。医院是救死扶伤、治病救人的场所，服务对象是患者，在现代的"生物 - 心理 - 社会"医学模式下，以"医疗为中心"的服务模式逐渐转向"以患者为中心"，因此，医院人性化战略是医疗市场激烈竞争的选择，是现代医学模式转化的需要，是医院生存与发展、积淀医院文化的根本之计。

医院人性化战略包含以下实现路径：一是通过主动与患者沟通、为患者提供指导和帮助、保护患者隐私，通过关爱行动实施情感化的医疗服务；二是通过建立医疗诊疗规范标准、简化医疗服务流程、方便患者就医，提供规范化的医疗服务；三是通过营造整洁、安全、绿化、环保的外部环境，为患者提供温馨化的服务；四是根据患者不同需求和病情的差异，提供个性化的医疗服务；五是通过尊重患者的生命价值、人格尊严和患者地位与权利，实施良好就医体验的医疗服务。

（六）医院人才战略

医院人才战略（hospital talent strategy）是指医院通过制订适宜的引进和培养人才政策，招聘国内外的医学精英，组建学科人才队伍，快速提升临床学科水平，同时大力培养青年医务人员，为医院发展储备人才，实现医院高质量发展的战略。人才是医院高质量发展的核心动力，是医院学科建设的最重要因素，没有人才医院就不能诊治疑难重症患者，不能开展科学研究，所以医院基本上都采取"内培外引"策略来搭建医院人才队伍。为吸引人才并激发医务人员的工作积极性，医院同时实施战略人力资源管理。战略人力资源管理产生于 20 世纪 80 年代中后期，已经被证明是获得长期可持续竞争优势的战略途径，为使医院能够实现发展目标所开展的一系列有计划、具有战略性意义的人力资源管理行为，强调建立符合医院发展战略的人力资源管理实践方法。战略人力资源管理更加注重管理的前瞻性、预测性和规划性，强调医院战略与人力资源管理相互契合，而不是人力资源管理的被动配合。战略性人力资源管理把人力资源管理提升到战略的地位，建立统一性与适应性相结合的人力资源管理。而且，战略人力资源管理是一个系统，人力资源管理的各项活动如招聘、培训、职工发展、绩效考核、薪酬管理等对医院战略的形成和实施都发挥着重要作用。

（七）医院学科发展战略

医院学科发展战略（hospital discipline development strategy）是指医院在学科建设与发展方面，通过搭建学科平台、组建学科队伍和完善学科机制三方面促进临床学科的发展。具体包括：搭建重点临床专科平台，完善基础设施建设，打造国家或区域的医学研究中心平台；加强学科带头人的引进和培养，同时提供保障措施大力培养青年医学人才，形成学科研究领域全面、年龄结构层次合理的学科人才队伍；完善现代医院管理制度，创新医院学科发展运行机制和体制，凝练学科方向，注意以科学研究带动医院学科发展，同时重视临床与科研相结合，加强多学科的合作，鼓励科研成果转化；建立健全学科发展绩效评价机制，通过完善激励机制提高医务人员的科研积极性，使学科发展战略成为医院高质量发展的主要推力。

二、医院稳定型战略

医院稳定型战略(hospital stability strategy)是指在医院目前的内外部环境下,为保持医院现有的医疗服务水平、运营状态和医疗服务市场份额所采取的战略。从战略思想上,医院稳定型战略追求与过去大致相同的业绩,维持目前的稳定状态。医院稳定型战略包含不变战略、近利战略、暂停战略和谨慎前行战略。

1. 医院稳定型战略的适用条件 医院稳定型战略的适用条件包含四个:一是医院领导层对目前医院发展运营状态感到满意,希望保持与目前大致相同的业绩,稳定和巩固现有的医疗服务市场竞争力,实现医院可持续发展;二是医院领导层不愿意冒险改变现行的发展战略,特别是对于新上任的院领导先采取稳定型战略再实施发展型战略;三是医院所处的医疗服务市场相对稳定,且医院占有一定比例的医疗服务市场份额,在短期内不会出现较大变动,在这种情况下采用稳定型战略;四是医院的资源配置及核心竞争力不允许采用发展型战略。

2. 医院稳定型战略的优缺点 医院稳定型战略的优点:一是通过实施稳定型战略,加强医院管理制度建设,提高医院的内部管理水平,提升医疗服务质量,实现在稳定中发展;二是医院在稳定发展中积蓄资源和力量,在合适的时机实施发展型战略。医院稳定型战略的缺点:一是长期采用稳定型战略导致医院发展速度缓慢,可能被其他医院的发展所超越,医疗服务市场份额可能减少;二是医院领导层在重视稳定型战略的同时,对于医院外部环境变化的关注度随之降低,容易错过医院快速发展的良好机遇。

三、医院紧缩型战略

医院紧缩型战略(hospital austerity strategy)是指医院从目前的医疗服务市场中收缩或撤退,保存实力再进入到其他有利于医院发展的医疗服务市场中,是一种为使医院能够生存下去被迫采取的以退为进的战略。例如国内部分二级医院由于缺少在医疗服务市场中的竞争力,为了医院的生存转型为康复医院。紧缩型战略可分为转变战略、撤退战略和清理战略。

1. 医院紧缩型战略的适用条件 医院紧缩型战略的适用条件包含四个:一是国内或国际宏观经济衰退,导致医疗卫生保健需求量减少,医院业务量减少,被迫采用紧缩型战略,如某些民营医院在医疗服务量明显减少时采用紧缩型战略;二是医疗服务市场竞争激烈,但是医院的医疗服务技术水平落后,缺少核心竞争力;三是医院的重大投资决策失误,导致面临财务危机;四是医院为谋求更大的发展,主动撤出某些医疗服务领域,把有限的医疗资源投入到更有发展前景的医疗服务市场中。

2. 医院紧缩型战略的优缺点 医院紧缩型战略的优点:一是能够及时果断地采用紧缩型战略挽救医院的生存危机,并转危为机,使医院可持续发展;二是能够使医院吸取经验教训,从而提升医院的核心竞争力。医院紧缩型战略的缺点:一是使医院的发展处于低迷状态,职工的士气低落、缺少工作动力,进一步加剧医院的运营困难;二是在采用紧缩型战略时如果存在优柔寡断、不够及时果敢,可能导致医院运营更加困难,甚至无法正常运营。

第三节 医院战略管理的内容

医院战略管理是在确定医院的愿景、使命、宗旨、价值、目标等战略要素的基础上,通过对外部环境分析、内部环境评估,确定战略目标、形成战略方案和战略方案评价与选择等一系列活动实施的（图3-1）。

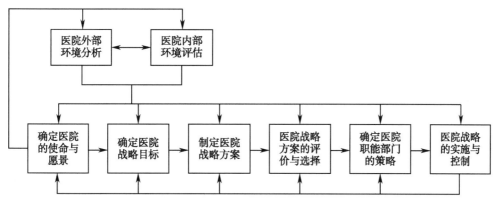

图 3-1　医院战略管理步骤

一、外部环境分析

外部环境分析是对于医院所面临的政治环境因素、经济环境因素、社会文化环境因素、技术环境因素、法律环境因素等进行的综合性、总体性的分析和研判。外部环境分析目的在于明确影响未来医院战略实施所面临的宏观因素。

1. 政治因素　指对医院运营活动具有实际或潜在影响的政治因素、重要公共政策等因素。通常，医疗卫生体制变革及其政策变迁是一个重要因素。国家和行业治理的政策诉求和治理逻辑，在一定程度上影响着不同类型医院的法律属性和角色定位。例如大多数欧洲国家的公立医院没有私有化趋势。2000年，我国建立非营利性和营利性医院的分类制度后，医院公益性导向问题备受关注，2009年新医改提出"把基本医疗卫生制度作为公共物品向全民提供"的观点，2010年《关于公立医院改革试点的指导意见》强调公立医院的公益性质。根据2011年《中共中央 国务院关于分类推进事业单位改革的指导意见》规定，对于承担高等教育、非营利医疗等公益服务，可将部分由市场配置资源的主体，划入公益二类事业单位，成为我国公立医院功能定位的直接依据之一。

2. 经济因素　指医院外部的市场环境、资源状况、行业发展趋势乃至监管环境等。医疗服务市场环境又可以用市场结构、服务需求、价格和竞争格局等指标进行描述和分析。不同类型、不同级别的医院所占市场份额不同，患者的需求也呈现出差异化，价格机制发挥着改善医院服务的作用。筹资结构与支付方式的改善所带来的影响作用更为深远。

3. 社会文化因素　是指医院所在社会的发展状况、文化传统、价值观念、教育水平以及风俗习惯等因素。随着"生物 - 心理 - 社会"医学模式的发展，健康理念、人口理念、家庭观念、生育理念等都不同程度地构成了医院运营的社会文化氛围。在人口老龄化背景下，康养结合、安宁疗护等新兴服务模式更具有社会接受性。

4. 技术因素　医疗卫生新技术、新工艺、新材料的出现，特别是大数据、网络化、信息化为支撑的人工智能元素的介入，在创新医疗服务新领域、新方式的同时，也为医院发展带来伦理性、合规性、合法性等诸多挑战。

5. 法律因素　立法、司法、执法和守法因素构成的法治系统，构成了医院发展的法治环境。近年来，我国《基本医疗卫生与健康促进法》《中华人民共和国民法典》《中华人民共和国医师法》和《中华人民共和国个人信息保护法》等重要法律的实施，深刻影响着医院战略制订和实施进程，也会对医务人员、医疗行为决策及其责任分担方式等产生重要影响。

医院战略制订者必须掌握其变化规律和发展趋势,重点研究医疗市场结构的性质和竞争对手的优势、劣势等。外部环境分析的常用方法,包括但不限于简单趋势确认和外推法、专家咨询、利益相关者分析、情景分析法等。

二、内部环境评估

医院内部环境评估侧重研究医院产权与治理结构、资源状况、医疗业务状况、医学教育及学科发展状况和经营业绩的变化等,目的在于评估医院自身的战略能力,研判医院未来发展方向和空间,探究内部环境对战略实施的制约因素。

1. 产权与治理结构 通常,医院所有制形式通过产权结构和治理结构,对战略决策发挥根本影响。公立医院与营利性医院有着不同的功能和定位,不同的治理结构又直接影响着医院内部组织机构的功能设置,进而影响战略决策过程。

2. 资源及利用状况评估 医院内部资源包括实物资源、人力资源、财务资源和无形资产。资源评估需要确认医院可获得资源与达到目标所需资源的缺口。医院资源使用与控制评估包括效率与效果分析、财务分析、比较分析(横向比较、行业比较、标杆比较)、资源均衡状况评估(投资组合分析、技能和个性的均衡)等。

3. 功能分析 医院功能主要包括医学服务、医学人才培养、医学知识和技术的创新、医学文化创新与传承、医学国际交流与合作五大功能。但是,不同类型、规模的医院在功能定位上有着差异化的考量,通常可以通过医院资源状况、医疗服务规模、医学教育与科研、学科发展、信息系统、后勤保障、财务状况等方面的分析获得基本的判断。

4. 竞争力分析 医院寻找与同行竞争者相比之下的优势与劣势,包括但不限于医院资源、服务能力、创新能力、战略应变能力等。重点关注三个维度:①稀有性,即医院所拥有的资源、能力是否是其他竞争者匮乏的;②不易模仿性,即服务与管理模式难以被其他竞争者模仿;③可持续性,即医院资源和能力是否能够被持久保持。

三、确定战略目标

1. 战略导向的确定 医院战略规划和战略目标的制订都以医院的发展方向为基础。医院的发展理念、功能定位、使命等因素决定了医院的战略导向。

(1)发展理念:医院的经营和发展理念能体现"对医院而言什么才是最重要"的因素,决定着医院管理人员决策和行为的基本原则,保障社会公众的医药卫生服务与需求,增强基本医疗卫生服务的可及性和公平性,反映出医院的共同价值理念。在此基础上,医院也可以拥有更为具体的、个性化的发展理念,例如"以患者为中心"等。

(2)功能定位:不同类型的医院将会在医疗服务、人才培养、知识创新与技术转化、国际交流合作、文化传承与创新等诸多功能中进行权衡、取舍或整合。医院功能定位既与其特定的法律地位、产权形式有关,又与其独特的资源禀赋密不可分。

新时代公立医院应具有"五大属性",即公益性、服务性、专业性、技术性和经营性。而且,大型公立医院要担当六大使命,即健全现代医院管理制度使命、引领医学知识和科技创新使命、疑难重症救治使命、优质医疗资源扩容和均衡配置使命、疾病预防和控制使命、健康教育和健康促进使命。医院特别是大型公立医院在功能定位及履行功能使命的过程中,要坚持六大原则,即医院发展要服务保障国家和区域卫生健康事业发展,服务保障国家和区域人民群众卫生健康需求,符合区域发展战略定位以及区域协同发展要求,有利于内涵特色发展和整体规划分步实施,有利于发展规划和建设路径与功能定位相匹配,有利于前瞻发展与承载能力相匹配。

（3）使命愿景：医院使命，是医院在社会经济发展中所担当的任务和责任；医院愿景，即医院希望创造的未来景象，是医院与员工共同的目标理想。使命愿景的确定需要综合考量包括患者、服务项目、竞争领域、技术水平、财务状况、竞争优势等因素。

2. 战略目标的确立

（1）战略目标的特点：医院战略目标是医院战略谋划和实施主体进行的一种主动选择，具有如下特性。其一，目的性。战略目标体现着对医院利益实现程度的某种预期，宜围绕医院拟实现的核心利益展开。其二，限定性。医院战略目标的选择，应当限定在客观条件所允许的范围之内。战略目标必须围绕医院特定的医疗服务、人才队伍建设、学科发展、医学教育、医学科研、运行保障以及医院文化等关键方面。紧密围绕医院核心价值和使命的战略目标才能带来核心竞争力。其三，可行性。战略目标决定着医院战略的最终归宿，缺乏可行性的目标无疑是有害的。战略目标并非越多越好，而是取决于医院对有限资源的调配能力。可行性还体现为组织对目标的接纳性。战略目标是对医院全局的宏观把握，应当得到医院各部门的管理者和医务人员的认同、理解和支持。

（2）战略目标的内容：医院确立的战略目标应该包括医院发展与管理两个维度的内容。包括但不限于：①服务营销目标，包括医院期待获得的市场竞争地位或市场份额。②经营效益目标，即服务质量和数量目标的提高等，以及营业收入、利润额等财务目标的实现。③技术发展目标，即发展新医疗服务项目与技术、降低成本、提高效率等目标。④人力资源目标，包括医院人力资源的获得、培训和发展，员工激励和报酬等目标。⑤社会责任目标，即医院依法执业、医疗救援、应急管理、推进分级诊疗以及参与社会公益活动等目标。

四、制订战略方案

制订战略方案是医院战略管理的核心内容之一，是在前期内外环境分析的基础上，为实现医院的战略目标，结合医院的优势与劣势及外部的机遇与挑战，制订适合医院发展的战略。不同类别、规模和性质的医院，要根据自身目标市场定位，选择合适的战略。制订的医院战略包含发展型战略、稳定型战略、紧缩型战略三大类，每一大类战略又包含若干具体的战略。

在实际战略方案的制订中，通常采用的是混合战略，即多种战略混合组合。大型医院尤其如此，因为单一战略可能并不充分。例如医院在开拓发展一个科室的业务时，可能会压缩或关闭另一个科室的业务；或者纵向整合的同时可以发展横向整合。但是各类战略应该注意相互协调并衔接，防止相互冲突导致混乱。

五、战略方案评价与选择

战略评价与选择是对已经制订的且符合医院发展要求的战略方案进行分析比较和评价，最终确定实现医院发展目标的一个最佳战略方案。战略评价与选择的标准主要有三个：适用性、可接受性和可行性。任何一个战略方案都有优缺点，需要对战略方案进行综合评估，从而作出选择。

六、医院战略的实施与控制

1. 医院战略的实施　明确了适合医院发展的战略，并不能保证实现医院预定的目标，还需要有力的战略实施作为保障，才能保证医院战略发挥作用，因此战略制订与战略实施两者缺一不可。医院战略实施主要涉及以下问题：①如何在医院内部分配和使用现有的资源；②为了实现战略目标，还需要获得哪些外部资源以及如何使用；③需要对组织机构进行哪些调整；④这种调整对各部门和有关人员产生怎样影响；⑤相关人员对这种变革的态度；⑥为保证战略目标的完成，管理人员需要掌握哪些管理组织变革的技术和方法。

在确定实施战略后，医院需要明确科室运行目标，制订科室行动计划，并对经费进行预算等。其中，平衡积分卡是医院战略实施的有效工具，它也可以运用于医院战略管理的每个阶段。实施平衡积分卡可以有效地跟踪经营目标的实现状况，通过识别和监控医院各个层级的关键衡量标准，可以将医院管理层制订的战略与运作层面的活动整合起来。平衡积分卡有4个衡量维度，即财务（financial）、客户（customer）、内部流程（internal processes）和创新与学习（innovation）。平衡积分卡可以实现将战略目标的各个驱动因素都转化为必须行动的责任机制。责任机制的建立健全能够保障医院的行为与实施战略保持高度协调，保障战略目标的实现。

2. 医院战略控制　为使整个战略目标得以实现，医院需要建立控制系统来监控绩效和评估偏差，调整及改进战略，做到有计划、有步骤、有组织、有领导、有监督，及时发现问题。医院战略控制就是根据信息反馈将医院战略执行的实际成效与预定医院战略目标进行比较，以检测两者的偏离程度，进而采取有效的措施进行纠正，在保证医院战略行动有效性的同时实现战略目标。

（1）制订控制标准：控制标准是工作成果的规范，它是对工作成果进行计量的关键点，医院战略控制标准常设定为医院的绩效评估标准。医院战略实施的监控指标有：①对医院经营业绩的监控指标，如获利能力（投资收益率）、市场定位（市场占有率）、服务效率（医疗服务效率、设备利用率）、服务项目的领先程度、技术开发、人才开发、员工态度、社会责任等；②对业务部门经营业绩的监控指标，如对医院贡献大小、同其他部门的关系、战略执行情况等；③对职能部门经营业绩的衡量指标，如管理职能的实施情况、费用预算等。

（2）建立信息控制系统：信息控制系统是医院现代战略控制的中枢神经。通过这一系统，医院能够准确、及时地获取医院战略环境中各类信息和数据并反馈给医院决策层和各管理部门。信息既包括整个社会的环境信息，也包括行业和医院内部的环境信息。信息收集的渠道包括：医院信息系统（HIS）、医院各管理部门所掌握的管理数据、政府部门网站、其他医院横向联系所得数据和信息等。随着云计算、大数据、物联网、人工智能及5G技术逐步成为现实，医院也将发展为"智慧医院"，上述各类信息和数据将统一汇集到其"神经中枢"——医院"大脑"进行统一整合、协调、处理，从而最大限度地配置各方面资源，实现信息控制与利用的最大化和最优化。

（3）根据标准偏差评估：医院根据战略控制指标体系，通过对收集到的信息资料与既定标准及时进行比较、评价，进而找出工作差距和原因。通过比较分析，可能会出现三种情况：一是超过目标，出现正偏差，如果说医院处于稳定协调发展期，那么这是好结果；二是与目标基本一致，没有偏差，表明达到了预期效果；三是低于标准，出现负偏差，这一结果并不理想，应该及时采取有效措施调整。

（4）分析偏差产生原因：在出现医院绩效与战略目的、目标与标准不一致时，医院须审视战略假设（内外部的因素）、组织战略（方向性、适应性、市场进入或竞争战略）、战略实施（增值战略和部门行动计划）等各环节是否存在偏差，为采取后续的纠正措施提供依据。

（5）纠正偏差措施：在找到出现偏差的原因后，管理者需要采取针对性的措施予以纠正。如果纠正措施涉及的仅是实施战略上的变化，那么这一战略变化是演化性变化（evolutionary change），一般仅由内部因素所致；如果纠正措施涉及方向性战略、适应性战略、市场进入性战略和竞争性战略的组织战略上的变化，则这一战略变化是革命性变化（revolutionary change），往往由外部因素或内外部因素共同作用所致。一般医院的战略相对稳定，只在受到环境压力时才会发生变化。推动战略变化的力量有：①外部因素，如技术、法规、政策、社会、经济、竞争性；②内部因素，如资源、医务人员能力、医院能力。

第四节 医院战略管理的常用方法

一、利益相关者分析

1. 医院的利益相关者 在战略制订的过程中，往往会牵涉到利益相关者，并且这些利益相关者间的冲突也越来越呈现出复杂化的趋势，因此有必要做利益相关者分析。医院利益相关者可以分为内部利益相关者和外部利益相关者。医院内部利益相关者直接参与医院日常活动，如医院管理者和医院员工，而医院外部利益相关者则是在医院之外的个人或组织，包括医疗器械和药品供应商、医疗保险机构、医院的竞争者、卫生行政部门、媒体、社区等。

2. 利益相关者分析的框架 医院外部的利益相关者经常通过与内部利益相关者的联系来影响医院战略的制订。由于利益相关团体所代表的利益不同，各自的期望必然有所不同。这就需要战略制订者了解和分析不同利益相关团体的期望，并且根据这些期望对医院的重要性给出各自的权重。估计利益相关者期望的重要性是战略分析的重要组成部分，需要对以下 3 个问题作出判断：①各个利益相关者的期望对医院的重要性如何；②各个利益相关者是否有方法使医院重视其期望，这涉及利益相关者的权力问题；③利益相关者的期望对未来战略可能的影响。尽管每一利益相关团体有各自的利益诉求，但诸多的利益相关者必须在博弈后实现利益妥协，最终才能达成某种战略。

二、SWOT 分析法

SWOT 是最常用的综合分析方法，它可以对外部环境的威胁、机会进行分析辨别，同时估量组织内部的优势与劣势，有助于选择有效的组织战略。SWOT 全面分析医院的外部环境威胁（threats）与机会（opportunities），内部环境的优势（strengths）和劣势（weaknesses），并通过内、外环境的综合性分析与评价，帮助医院制订优势 - 机会战略（SO 战略）、劣势 - 机会战略（WO 战略）、优势 - 威胁战略（ST 战略）和劣势 - 威胁战略（WT 战略），各因素构成了 SWOT 矩阵（表 3-1）。

表 3-1 SWOT 矩阵战略分析

外部因素＼内部因素	优势（S）：逐条列出优势，例如管理、人才、设备、医疗服务、教学与科研和信息发展等方面优势	劣势（W）：逐条列出劣势，例如管理、人才、设备、医疗服务、教学与科研和信息发展等方面劣势
机会（O）：逐条列出机会，例如目前和未来政策、经济、新技术、疾病谱及医疗市场等有利于医院发展的方面	SO 战略 发挥优势，利用机会	WO 战略 利用机会，克服劣势
威胁（T）：逐条列出威胁，例如目前和未来政策、经济、新技术、疾病谱及医疗市场等不利于医院发展的方面	ST 战略 利用优势，回避威胁	WT 战略 减少劣势，回避威胁

SWOT 矩阵制作过程包括八个步骤：①列出医院的关键外部机会；②列出医院的关键外部威胁；③列出医院的关键内部优势；④列出医院的关键内部劣势；⑤将内部优势与外部机会相匹

配,列出可能的战略选择,将结果填入 SO 战略的格子中;⑥将内部劣势与外部机会相匹配,列出可能的战略选择,将结果填入 WO 战略的格子中;⑦将内部优势与外部威胁相匹配,列出可能的战略选择,将结果填入 ST 战略的格子中;⑧将内部劣势与外部威胁相匹配,列出可能的战略选择,将结果填入 WT 战略的格子中。

1. 优势 - 机会战略(SO 战略) 它是一种发挥医院内部优势而利用医院外部机会的增长型战略,是最理想的局面。医院管理者都希望依靠自己实力,利用外部环境提供的机会迅速发展。这时,医院往往会采用扩张性战略,如选择市场渗透、市场开发、服务项目发展来增加医疗服务的提供。其中,市场渗透是全力倾注于现有的医疗服务项目和市场,力求通过再投入资源,为当前服务区域内的人群提供更多的医疗服务,以巩固医院的市场地位;市场开发和服务项目开发都是要扩展业务,前者是向新的服务区域人群提供服务,后者是通过发展新的服务项目,以更好地满足服务人群的医疗服务需求。目前一些医院采取横向一体化策略,就是为了迅速提高医院医疗服务的辐射能力。

2. 劣势 - 机会(WO 战略) 它是一种通过利用外部机会来弥补内部劣势的扭转型战略。适用于这一战略的基本情况是:存在一些外部机会,但医院有一些内部的弱点妨碍其利用这些外部机会。这样,在某些领域内存在劣势的医院,可以在医院内部发展那些领域,也可以从外界环境获取所需的能力,如技术、人才或设备等,以便利用这些外部环境机会。

3. 优势 - 威胁战略(ST 战略) 它是一种利用医院的优势回避或减轻外部威胁影响的多元化战略。基于这种战略,当医院认为当前经营业务的增长机会有限或医疗市场的风险太大时,可以采用纵向整合策略来减少因医疗物资或患者方面的不确定性所带来的风险。医院也可采用多样化发展的战略,利用医院人才、技术、设备、管理和信息方面的优势,克服外部环境带来的威胁。

4. 劣势 - 威胁战略(WT 战略) 它是一种旨在减少内部劣势的同时,回避外部环境威胁的防御性战略。面对外部威胁和具有众多内部劣势的医院可以选择与其他医院联合,也可以在保持基本使命不变的情况下,采取紧缩型战略,如精简现阶段提供的医疗服务。通过消除浪费而获得新的优势,从而摆脱困境。

需要注意的是,SWOT 中各个因素并非一成不变,随着时间的推移,优势与弱势会互相转化。因此,战略计划的制订者必须动态地进行分析。为了更全面地制订战略计划,现在也常用 PEST-SWOT 分析法,即在 SWOT 分析的基础上引入 PEST 理论,对宏观环境进行分析,从政治(political,P)、经济(economic,E)、社会(social,S)、技术(technological,T)4 个维度分析组织的外部环境,帮助组织确定战略发展目标。

三、五力模型

行业竞争者分析的目的是了解服务区域内的竞争者,发现竞争者的薄弱点,确认自己的战略行为对特定竞争者的影响,确认竞争者可能会采取的对组织在市场中的定位构成危险的行动。波特提出了五力模型(five force model),认为在一个行业中存在 5 种竞争力量:新进入者的威胁、替代者威胁、购买者的讨价能力、供应商的讨价能力、现有竞争者之间的竞争(图 3-2)。而医院竞争环境的 5 种力量分别为:潜在进入者,包括政府、其他医疗机构、外资医院、营利机构、福利机构等,所有看好同类医疗业务并可能进入的组织和个人,他们会加剧医疗市场的竞争;替代者,包括很多的非医疗消费(如健康食品、娱乐、旅游、购房、教育等);购买者,包括患者、患者家属、保险管理机构甚至政府等;供应商,包括药品、器械、设备的供应者以及场地的提供者、医生、护士等;现有的竞争者,这是最重要的现实竞争力量,包括所有开展同样或类似业务的医疗服务提供者。

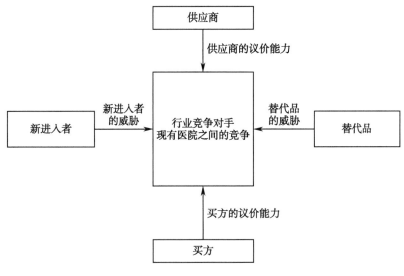

图 3-2　**五力竞争模型图**

四、价值链分析法

医院能通过许多形式为患者和其他利益相关者创造价值,如医院预约系统、方便的付费系统、良好的就医环境等。价值链阐释的是在哪些环节可以创造价值,它也是评价医院内部优势和劣势的有效工具。价值链表示的是一个由相互依存的活动组成的系统,所要分析的医院价值链中的活动有两类:主要活动和支持活动(图 3-3)。

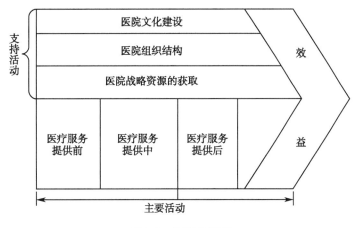

图 3-3　**医院价值链**

1. 医院主要活动　医院主要活动是直接与医疗服务提供有关联的活动,它可以进一步被分为医疗服务提供前、医疗服务提供中和医疗服务提供后的活动。

(1)医疗服务提供前的活动:它们能在医疗服务提供之前创造价值,包括市场调研、价格制订、服务提供的制订、服务预约系统的完善等。

(2)医疗服务提供中的活动:这类活动能在服务提供过程中创造价值,包括诊疗活动、医疗创新、对患者满意度的测评等。

(3)医疗服务提供后的活动:这类活动能在患者接受医疗服务之后的过程中产生价值,包括随访、提取患者满意度的反馈信息、为另一项服务的价值链进入提供条件等。

2. 医院支持活动　医院支持性活动是以提供医疗服务生产要素(如资金、技术、人力资源)及医院各种职能来支持医院医疗服务的提供,包括以下几种活动。

(1)医院文化的构建:医院文化涉及医疗服务提供的环境,它包括共同的愿景和价值观、员工行为准则。近年来,医院文化越来越被战略管理者所关注。

(2)组织结构的设立:这一活动反映了医院的组织结构如何能为患者创造价值,包括医院科室的划分、行政医疗后勤部门的分工等。

(3)战略资源的获取:要获取的战略资源包括财务资源、人力资源、信息资源和技术资源,它们共同为医院价值创造提供基础。

价值链分析采用的是系统的观念,一方面它逐步分析医院内部的每项价值活动,以发现医院存在的优势和劣势,另一方面,它也分析了这个价值链中各项活动之间的内部联系。

五、竞争优势与劣势分析法

在市场中,医院通过将内部环境与其他竞争者对比,能够发现其相对竞争优势,而这一相对竞争优势是维持医院竞争力的重要途径。

1. 优势与劣势分析　在分析医院竞争优势与劣势时,可以根据价值链的每个环节,寻找与医院的同行竞争者相比的优势与劣势。这涉及:①医院的资源,包括人力资源和非人力资源、有形资产和无形资产;②医院的能力,包括医务人员的能力、医院能够提供患者所期望服务的能力、不断创新的能力、战略洞察能力等。

2. 竞争性分析　在进行优势与劣势分析之后,为考核医院是否在市场中具有竞争力,就需要权衡优势与劣势,做竞争性分析。其关注的是:①价值层面,即医院的资源、医院的能力能否对患者产生价值;②稀有性,即医院所拥有的资源、医院的能力是否是其他竞争者没有的;③不易模仿性,即医院资源和能力无法被其他竞争者较为容易地模仿;④可持续性,即医院资源和能力是否能够被持久保持。

在医院战略的制订中,需要聚焦于竞争性优势,充分发挥市场中医院自身所有的价值以及稀缺的、难以模仿的和可持续的医院优势。

六、内部评估法

医院的内部评估是对医院资源的战略能力的评估,它更侧重于对医院各种资源的拥有和使用情况的分析。医院内部评估可以看成是渐进的过程,其实现步骤如下。

1. 资源评估　医院资源评估是确认医院是否拥有维持战略的资源,这些资源包括实物资源、人力资源、财务资源和无形资产。资源评估需要确认医院可获得资源与达到目标所需资源的缺口。

2. 资源使用与控制评估　医院资源使用与控制评估包括效率与效果分析、财务分析、比较分析(横向比较、行业比较、标杆比较)、资源均衡状况评估(投资组合分析、技能和个性的均衡)等。

3. 灵活性分析　灵活性分析是分析医院内外主要的不确定性因素,分析目前针对这些不确定性因素投入的资源所需的灵活性,提出针对这些不确定性因素的行动方案。

4. 确认关键问题　在上述分析的基础上,可以对医院的主要优势和劣势作出判断,确定医院内部存在的主要问题。

现实中,医院在内部评估中经常涉及的对象是医院的资源、组织结构、医疗服务、医学教育与科研、学科发展、信息系统、后勤保障、财务状况等。

七、简单趋势确认和外推法

简单趋势确认和外推法是通过对已有数据分析,预测下个阶段事物发生趋势的一种方法。这种方法相对简单,在有统计数据的情况下使用相当普遍。但在现实中,复杂的环境因素是很难完全量化和推测的。许多情况下,趋势确认和外推法在被用来预测外部环境因素对医院的影响及这一趋势持续的可能性时,是存在偏差的。这要求战略制订者必须对外部环境有深入的认识并有良好的判断力。

八、情景分析法

情景分析法根据社会发展环境的多样性,通过分析系统内外相关问题,设计出战略规划期可能出现的多种情景,然后用类似于撰写电影剧本的手法,对系统发展态势包括战略实施的效果、产生的影响等作出自始至终的情景和画面的描述。多重情景分析假设未来由许多不同因素共同确定,包括效应关系、不同的关键事件和它们产生的结果、不同的环境变量等。它讨论的关键问题是,"如果这个环境下的事件发生或者没有发生,将会对医院产生什么影响?"考虑到医改的复杂政策背景,多重情景分析对于医院外部环境的确认非常有益。实现步骤是:首先,根据医院战略确定分析研究的主题,以便根据主题寻找资料;其次,充分考虑这个领域内该主题未来的发展状况和发展趋势,运用系统的观点和思想寻找影响主题的环境因素,尽可能周全地分析不同因素的影响程度;最后,将上一步分析所得到的因素分成几个领域,分析不同影响领域下战略实现的可能性,得出影响战略制订的关键性因素。

本章小结

生命至上、健康至上是习近平新时代中国特色社会主义思想在医院管理的生动体现,以人民健康为中心是医院战略管理的核心价值。新时期国家提出医院高质量发展的新要求,医院战略管理是实现医院高质量发展的主要措施,医院战略管理具有全局性、长远性、系统性等特征。医院战略管理是在内外环境分析的基础上,确定医院发展的愿景和目标,制订医院发展战略并进行评价和选择,最后开展医院战略的实施和控制。医院战略包含发展型战略、稳定型战略和紧缩型战略,其中医院发展型战略是采用最多的战略,主要包含医院成本领先战略、医院差异化战略、医院集中化战略、医院集团化战略、医院服务人性化战略和医院人才战略等。

思考题

1. 目前我国公立医院面临的外部环境是什么?有哪些机遇和挑战?
2. 我国非公立医院主要实施哪些医院发展战略?与公立医院的发展战略有何不同?
3. 在DRG或DIP医疗保险费用支付方式改革背景下,医院应该采取哪些战略?
4. 在制订医院"十四五"发展规划时,如何把医院战略管理的理论与方法应用在医院发展规划制订及实施过程中?

(管仲军)

第四章　医院医疗资源配置管理

医疗资源（medical resource）的结构决定了医疗服务系统和管理结构，是医疗卫生服务系统功能发挥的物质基础。医疗资源具有有限性、选择性和多样性等特点。如何配置有限的医疗资源使其发挥最大的效益是许多国家或地区医疗管理研究的主要问题之一。

第一节　医疗资源配置概述

一、医疗资源配置概念

1. 医疗资源　医疗资源是开展医疗服务的物质基础，是在医院中进行的一切医疗活动所使用的医疗资源（人力、物力、财力、技术、信息、管理等）的总和。广义的医疗资源是医疗服务提供过程中需要的全部要素，包括医疗人力、医疗经费、医疗设施、医疗装备和药品、医疗信息，也包括医疗技术、医疗服务能力、医疗管理等。狭义的医疗资源仅指医疗资源中的人、财、物有形资源，通常指医疗机构、床位、人力、仪器设备等资源。

2. 资源配置　资源配置（resource allocation）指所有资源在整个社会各行业内和行业间的分配和转移。资源配置受到社会生产方式、生产关系以及社会制度等因素的影响，又对社会的生产力发展起到决定性作用，是经济学研究的核心问题。

3. 医疗资源配置　医疗资源配置（medical resource allocation）是指所有医疗资源在卫生行业内的分配和转移（流动）。其目的是使医疗资源公平且有效率地在不同领域、地区、部门、项目、人群中分配，从而实现医疗资源的社会和经济效益最大化。医疗资源配置是一个有目标的过程，具体应根据医疗资源用于哪类医疗服务、当地经济发展情况、人口数量与结构、自然环境、居民的主要医疗问题和不同的医疗需求等因素来配置。

二、医疗资源配置分类

（一）按拥有时序分类

按医疗资源的拥有时序，可将医疗资源分为存量和增量两类。存量指该地区该时刻拥有的医疗资源总量，增量指即将拥有的医疗资源补充值。据此，医疗资源的配置包括两方面：一方面是医疗资源的增量配置，或称初配置，如该年某地区计划投入的医疗经费，计划购进的新建业务用房，计划新接受的应届毕业生和新引进的外地医疗人才和技术等；另一方面，则是医疗资源的存量再分配或转移，或称再配置，通过存量再分配，改变分配不合理的现状，达到合理配置的目的。随着时间的推移，今年的增量明年即变为存量。

医疗资源配置不是固定和一成不变的，而是永远处于动态变化之中。虽然在一定时期和条件下达到了资源合理配置的目的，但随着时间推移，社会环境和经济形势等客观条件有了变化，医疗资源的配置又需要适应不同时期的不同要求进行再调整，以求得新的平衡和优化。所以说，医疗资源配置是一种不间断的卫生经济管理行为。

（二）按外部环境分类

按照外部环境，医疗资源配置分为医疗资源合理配置（medical resource rational allocation）和医疗资源优化配置（medical resource optimum allocation）。医疗资源合理配置指平时或在确定条件下，根据需要计算医疗资源配置的总量、分布和结构标准，实现医疗服务供需平衡，是医疗资源配置的一级优化。医疗资源优化配置是指在应急等不确定条件下，对有限的医疗资源充分有效利用，获得最大的医疗服务效益，是医疗资源配置的二级优化，是一个择优过程、不稳定的变动过程、动态优化的配置过程。

合理配置医疗资源，实现供需平衡，是医疗资源配置的基本要求，也是医疗资源优化配置的基础，实现医疗服务效率和效益最大化则是医疗资源优化配置的最终目标。

（三）按配置层次分类

按照系统层次，医疗资源配置分为宏观医疗资源配置、中观医疗资源配置和微观医疗资源配置。宏观医疗资源配置指该地区医疗资源总量配置，总量分为总体资源总量与各类别资源总量，是以人群医疗服务需求水平为依据的指导性标准。中观医疗资源配置指该地区医疗资源空间分布配置，包括组成区域水平医疗资源空间分布配置和组成区域医疗资源配置系统的各个层次（区域医疗中心、中小医院及社区卫生服务中心）结构，是区域规划操作性标准。微观医疗资源配置包括各分系统（门诊、住院、康复等）的功能和各资源类别（机构、床位、人力、设备、经费等）比例关系与优化配置决策过程。

宏观和中观层面的医疗资源配置关注配置效率（allocation efficiency），即医疗系统在获得一定资源量前提下，较为正确的总体产出时的资源结构度量，反映医疗资源在不同服务项目或地区之间的配置状况。微观层面的医疗资源配置则关注技术效率（technology efficiency），即用给定的医疗资源量，系统达到最大产出时的资源结构和组合度量。

三、医疗资源配置方法

（一）医疗资源配置原则

医疗资源配置应遵循国际通用的效果（effectiveness）、效率（efficiency）、公平（equity）与经济（economy）的"4E"标准。优先保障基本医疗卫生服务的可及性，促进公平公正。同时，注重医疗资源配置与使用的科学性和协调性，提高效率，降低成本，实现公平与效率的统一。

1. 需要与需求原则　医疗资源配置的基本出发点是满足社会人群健康对医疗保健的需求和需要。需要指消费者从健康状况出发，在不考虑实际支付能力的情况下，由医学专业人员根据现有的医学知识，分析判断消费者是否应该获得医疗服务及医疗服务的数量。广义的医疗服务需要包括消费者认识到的需要和由医学专家判断的需要。需求是从经济发展情况和价值观念出发，在一定时期内、一定价格水平上人们愿意而且有能力消费的医疗服务量。

2. 公平原则　公平指在医疗资源有限的条件下，人群健康权利的平等性、医疗服务的平等性、健康权利和义务的一致性、满足社会福利的最大可能性和医疗资源分配的均衡性。医疗资源配置上的公平主要体现在医疗服务的提供在不同区域、不同群体和不同阶层的合理化，社会中的每一个个体都能以相同的机会受益。

3. 效果与效率原则　效果原则指在需要和公平的前提下，重视和提高医疗服务（或医疗资源）利用效果和收益，追求医疗服务的效果、效益最大化。效率原则指资源配置过程中以系统效率最大化作为标准。效果与效率原则在医疗资源配置中是配置结构的重要依据，也是考核医疗服务供给合理性的重要依据。

（二）医疗资源配置依据

1. 按供给配置　按供给（supply）配置即依据服务供给水平配置医疗资源，是计划经济体制下典型的医疗资源配置方式。该方法不考虑医疗需要与需求量,而是以供给能力和规模为配置依据。如英国的国家卫生服务系统(NHS)在20世纪70年代采用Crossman公式进行的资源配置,该公式以人口、床位与病例数为三大要素,反映地区的供给水平。由于供给能力本身在各地区间已存在极不公平的状况,因此,该公式被批评为缺乏公平性,即不能达到"对相同健康状况的人口提供相同的卫生服务"。

2. 按需要配置 按需要(need)配置较为典型的是英国国家卫生服务系统20世纪80年代以来采用的"资源配置工作组"(resource allocation working party, RAWP)方法。其基本原则是以健康需要为依据,强调"具有相同健康需要的人群应具有相同的卫生服务",以人群死亡情况反映医疗需要。采用人口规模、人口构成、标准化死亡比、费用加权、患者流动5类指标测量人群的相对健康需要。

3. 按利用配置 按利用(utilization)配置也可称作按需求配置,是以医疗需求为依据,以居民实际利用的医疗服务量(就诊率)反映需求,强调资源利用效率。

根据制订卫生经济政策的3条原则——效率、公平与稳定来衡量:按供给配置,以供给规模为标准,稳定性好,效率与公平性低;按需要配置,以人群患病需要为依据,满足公平性与稳定性,效率不高;按利用配置,效率与稳定性高,公平性差(表4-1)。可见,3种配置依据均会导致不足,不能同时满足上述原则。因此,医疗卫生资源的配置应综合考虑3种配置依据的利弊。根据区域社会经济发展水平、人口状况、地理条件、卫生资源服务分布及居民卫生服务需求利用情况,充分考虑各方面的因素,恰当地确定卫生服务系统的公平性、可及性,建立起科学系统的配置模型,使区域内不同层次的医疗卫生资源配置达到最好。如果仅仅按供给配置不能充分考虑和体现居民的实际需求,往往造成资源配置与现实需求脱节,结果是居民对于医疗资源只能是被动消费,降低了资源的利用效率,也不能满足居民对于医疗服务的需求。因此,按供给配置时,需要考虑居民的需求偏好与意愿。另外对于不同类型的医疗卫生资源区别对待,各种类型资源的配置模式不能一概而论,以供给主体多元化、供给模式多样化保证供给决策机制的灵活性与层次性,在以居民需求为导向的"自下而上"决策过程中发挥政府部门的主观能动性,结合"自下而上"决策方式,对于资源配置失灵情况加以修正和引导。

表4-1 3种医疗资源配置依据比较

项目	按供给配置	按需要配置	按利用配置
依据	供给水平	医疗需要	医疗需求
测算	供方规模	人群患病	人群就诊
目标	医疗机构	区域人群	就诊人群
背景	计划机制	计划与市场	市场机制
效率	低	低	高
公平	低	高	低
稳定	高	高	高

(三)医疗资源配置测算

医疗资源配置标准测算的基本步骤是研究医疗资源供需,确定反映医疗资源的供需指标,分析医疗资源供需关系,建立其供需平衡模型,求解模型获得医疗资源供需平衡点,测算出医疗资源具体标准。

1. 医疗资源供给 指在特定国家和社会经济条件下,医疗事业占据的资源量。医疗资源供给能力用其提供的医疗资源量来表达,资源量包括现有的医疗资源量和已有医疗资源可能提供的潜在医疗资源增量。可以采用医疗资源利用指标来表示医疗资源供给指标,指标取值包括现有的医疗资源利用量和现有医疗资源可以提供的利用增量,其中医疗资源利用量可以从各种卫生统计资料中获得,现有医疗资源可以提供的利用增量可以通过调查研究来确定。

2. 医疗资源需要需求　指社会人群健康对医疗资源的需要,也可称为健康需要。需求包括已实现的需要和未实现的需要,即现实需求和潜在需求。医疗资源需求量等于健康的现实需求量和潜在需求量之和。可用反映社会人群健康的指标来表示医疗资源需要,用医疗服务就诊和效果指标反映需求。健康指标可用医疗资源利用效果来表示。因此,可以用医疗资源利用效果指标来表示医疗资源需要指标。

3. 医疗资源供需平衡　指医疗资源的供给与社会人群健康对医疗资源的需求和需要之间达到动态平衡。就是医疗资源的总供给量与总需要量相等,即医疗资源供需平衡研究可转换成医疗资源利用和效果数量上相等。医疗资源要求投入,投入转变成供给,供给提供利用,利用产生效果,因而医疗资源供需平衡可转换成投入与利用、利用与效果数量相等的研究。

4. 医疗资源投入产出分析　指运用投入产出原理与方法,分析医疗资源投入与产出,确定反映医疗资源投入产出指标,建立医疗资源投入产出数学模型,运用最优化方法求解,获得效用最大化解。通过在实践中摸索,在医疗资源配置研究中,采用医疗资源供需平衡法研究医疗资源一级优化配置(合理配置),对于医疗资源二级优化配置(最优化配置)则运用医疗资源投入产出分析法来研究。

5. 医疗资源投入产出指标　反映医疗资源投入和产出的指标较多,要选择能够直接反映投入产出效果的主要指标进行研究。如每千人口卫生技术人员数(人)、每千人口床位数(张)、每千人口医院床位数(张)、卫生总费用占国内生产总值(gross domestic product,GDP)比例(%)和卫生事业费占财政支出比例(%)等。

6. 医疗资源投入产出模型　医疗资源是非物质生产活动,无法建立物质型投入产出模型,也不能像物质生产那样建立价值投入产出模型。一般通过对原始取值进行百分制得分值转换处理,建立医疗资源投入产出模型,这样既有利于建立医疗资源投入产出模型,又减少了因医疗资源投入产出指标的单位不同和取值差异太大带来数据处理上的技术难度。

世界卫生组织提出了四种经典医疗资源配置测算方法,即医疗服务需要法、医疗服务需求法、医疗服务目标法和医疗资源/人口比值法。

(1)医疗服务需要法:是基于区域人口的医疗服务需要(无论是否得到满足)来预测医疗资源配置数量。该方法通过一定规模医疗服务调查,从人群的健康状况出发,分析居民对医疗服务的客观需要,提出对医疗服务的需要量,然后根据服务的需要量再转换成医疗资源的需要量。该方法假设所有医疗服务需要都能够而且应该得到满足,医疗资源根据人群医疗服务需要进行分配。该方法的优点是符合逻辑和职业道德,易于理解,更容易得到推广,尤其适用于产前和儿童保健等项目。缺点是忽视了资源分配的效率问题,由于包含了未满足的医疗服务需要,测算结果可能偏大,并且一旦技术水平提升,预测模型就需要重建。

(2)医疗服务需求法:是根据当前的医疗服务需求或医疗服务利用水平,观察不同人群医疗服务需要的利用率,结合未来人口结构变化,测算未来医疗资源的需求。该方法假设目前医疗服务的水平、结构和分布是合理的,年龄和性别差异对医疗服务的需求在未来仍将保持不变,未来人口的规模和结构的变化可以通过死亡率、生育率和移徙趋势来预测。优点是由于假定人群医疗服务利用率未来和现在变化不大,对未来医疗资源的规模预测是经济可行的。缺点是某些不合理假设可能会导致错误的预测结果,同时该方法只强调了当下的医疗资源数量,忽视了目前已经存在的医疗资源质量不足或医疗服务可及性差的问题,出现"现状"预测问题。

(3)医疗服务目标法:是从医疗服务供方的角度来确定医疗服务提供量目标,然后再转换为医疗资源的需要量。医疗服务提供量目标的制订通常参考卫生行政部门颁布的法则和标准、经验管理积累的数据和专家调查得出的结论，还可以应用专家咨询法对目前还没有可供借鉴的服务目标提出参考标准。该方法假设设定的医疗服务目标都是切实可行的，并可以在计划时间内实现。优点是相对简单，易于理解，考虑了多种因素的影响，适合与其他方法结合。缺点是设定目标可能是不切实际的。

（4）医疗资源/人口比值法：是根据基准年医疗资源/人口比值计算未来医疗资源数量的年度变化。通常以当前区域的医疗资源/人口比值或者卫生事业发展相似或更好的区域比值作为参考。优点是数据要求最少，简单易行，计算简便，主要用于结构单纯、医疗服务量比较稳定的指标，如床位配置、人力资源配置和大型医疗设备配置。缺点是基准年的医疗资源的配置缺陷将在预测年份继续存在。同时，没有考虑人群医疗服务利用和医疗资源结构等变化对测算结果的影响，该方法假设所有的医疗资源都具有相同的产出，并且将继续如此，所有个体都有相似的需求，并将保持不变，这种假设显然是有风险的。

第二节　医院医疗资源配置内容

一、医疗资源配置基本原理

（一）社会成本和经济效益理论

医疗资源配置理论首先是社会经济成本与社会经济效益理论的体现。社会经济成本指开展某项活动、生产某种产品、提供某项服务占用和消耗的经济资源所付出的社会经济代价。社会经济效益指所生产的产品与劳务满足人民群众需要的程度。

由于经济资源的有限性，为使其在经济与社会发展各部门之间达到合理分配，必须进行社会经济效益与社会经济成本的综合评价，才能使经济资源在医疗工作和其他工作的分配达到一个合理的比例。社会经济成本与社会经济效益理论是建立在经济学理论基础上的，分别依据以下3种理论。

1. 劳动价值理论　医疗服务要满足人民健康的需要，就必须将社会经济成本转化成医疗服务，通过资源（劳动时间）的消耗，将活劳动和物化劳动转换为满足人们健康需要，又获得社会经济效益的活动。

2. 机会成本理论　在市场经济学中，机会成本理论比较恰当地解释了社会经济成本和社会经济效益的概念。在稀缺资源之间作出选择时，都要付出机会成本，一项决策的机会成本是另一种可得到的最好决策的价值。一项活动的经济合理的真实成本是决策的机会成本，是作出一项决策的重要依据。对医疗项目的机会成本进行系统经济分析是成本效益分析的前提，也是所有宏观经济政策决策和大多数微观经济运营决策的前提。

3. 福利经济学公共选择理论　社会经济成本和社会经济效益的重要理论基础之一，是福利经济公共选择理论。它认为增进社会福利的途径有2种，一是资源最优配置，二是收入均等化。医疗资源的最优配置就是要克服外部效应所引起的医疗资源配置低效率状态。

（二）总需求与总供给平衡理论

资源的总需求指资源的消费者在一定价格（收费水平）下愿意并且有能力支付的部分。资源总供给指资源提供者在一定价格（收费水平）下愿意并且有能力提供的部分，取决于资源的实际拥有量和资源的利用率。资源市场总需求与总供给是否实现总体平衡，取决于资源配置和效率与资源的实际需要是否一致。

（三）政府宏观调控理论

现代市场经济学认为，市场机制是配置资源的一种重要手段，现代市场经济都是在政府宏观调控下运行的市场经济,即在充分发挥市场机制基础性调节作用的同时,发挥政府宏观调控作用,以纠正市场失灵,实现资源的合理配置。

(四)医疗发展理论

发展经济学认为,资源的合理配置、服务的效果和效益、健康的生活质量都是医疗发展的表现,不能简单地用数量的增长速度来评价医疗发展。按照系统分析观点,发展就是运用现有资源,实现逐步改进的过程。其目的是使系统更好地运转,更好地实现系统目标。发展是一种进步,一种改进,主要由系统目标的实现程度来评价。

二、医疗资源配置对象

医疗资源配置对象主要包括床位资源、人力资源、设备资源、信息资源等。其中床位资源配置是人力、设备等医疗资源配置的重要参考依据,只有在合理规划医院床位资源的基础上,才能依照一系列配置标准对人力、设备等医疗资源进行优化配置。现就医疗床位资源配置内容进行阐述,其他医疗资源配置内容在相关章节进行讲解。

(一)医疗床位资源定义

医疗床位资源通常分为编制床位与展开床位两类,编制床位是指医疗机构取得《医疗机构执业许可证》时核准的床位,它依据卫生服务覆盖范围及其功能来制订;展开床位则受众多因素影响,如区域人群数量、年龄结构、文化结构,以及经济发达程度、地理、环境等。

(二)医疗床位资源分类

1.按医院规模分类　根据卫生部 1994 年颁布的《医疗机构基本标准》,我国把 20 张病床以上的医疗设施称为医院。医院包括综合医院和乡(镇)、街道卫生院。其床位规模按编制实施不同的等级标准。①综合医院床位分三级:住院床位总数为 20~99 张为一级综合医院床位;住院床位总数为 100~499 张为二级综合医院床位;住院床位总数在 500 张及以上为三级综合医院床位。②乡(镇)、街道卫生院床位分两级:床位总数在 19 张及以下的乡(镇)、街道卫生院;床位总数为 20~99 张的乡(镇)、街道卫生院。

2.按医院功能分类　根据我国的实际情况,按床位的使用功能,通常把医院、卫生院的床位分为以下几类。①按内科、外科、妇科、儿科设置的综合科室床位,主要收治患有普通、常见疾病和相关疑难杂症的患者,这几个科室的床位通常占医院床位总数的大部分。②按中医科、口腔科、眼科、耳鼻咽喉科、皮肤科、精神病科和肿瘤科等科室设置的专科床位,主要根据科室功能收治患者。③按传染科、结核科、职业病科等具有防保功能科室设置的床位。④除按以上科室的其他科室床位。

(三)医疗床位资源配置特点

床位资源是代表性卫生资源。医疗床位资源配置是卫生资源的一个重要衡量指标,也是医疗机构扩张和收缩的重要标志。对医疗床位资源所有制结构变迁原因的分析表明,供给因素对卫生部门、工业及其他部门、集体所有制、个体开业等依次排列的四种所有制床位资源的影响强度表现出从强到弱的递减趋势,而需求因素则恰好相反,对依次排列的四种所有制床位资源的影响强度表现出从弱到强的递增趋势,说明不同的所有制卫生资源配置具有不同的市场化程度,对市场需求具有不同的反映程度。卫生部门、工业及其他部门医疗资源的配置基本上属于供给推动的,而个体开业、集体所有制卫生资源的配置基本属于需求推动的。

床位资源配置与医院功能密切相关。医疗床位资源是医疗资源的基本单位及医院工作规模的计算单位,其利用情况是反映医院工作质量和管理效益的重要内容之一。床位的规模及其利用情况直接关系到医院整体经济的运营及卫生服务提供功能的发挥,进而影响人群对卫生服务的利用。

床位资源配置反映住院服务需求。医疗床位资源配置部分或大部分是由区域乃至宏观卫生服务系统中的住院服务需求决定的。对医疗床位资源的需求，反映出人群疾病严重程度；对卫生床位资源的利用，则反映出对卫生资源利用的程度，同时也体现医疗卫生机构总体服务质量水平。

三、医疗资源配置指标

1. 医疗资源总量配置　医疗资源总量配置指我国医疗卫生系统的医疗、防疫、保健、药材、科研和训练等各类保障实体的卫生资源总和。其中，宏观层面指全国范围，中观层面特指区域范围，微观层面的医疗资源总量配置指的是各类具体列编保障实体内部的功能机构、人力、经费、设备、床位等各类资源要素的总和。

2. 医疗资源分布配置　宏观层面的医疗资源分布配置主要指全国范围内的医疗卫生保障实体分布，应在全国范围内控制医疗资源存量和增量，进行结构调整的基础上进行，是宏观医疗资源配置的难点。中观区域层面是我国医疗资源优化分布配置机制，其实质是解决我国区域医疗资源在空间分布上的最优配置与利用，寻找保障人群与我国医疗保障机构的最优保障关系。应将我国医疗保障机构的地理位置、有效服务半径、医疗保障能力三大要素作为配置的基本原则。微观层面的医疗资源配置指医疗资源要素的分布状况，以学科分布为主。这是整个医疗资源配置的基础。在具体操作层面，应根据区域人群特征、人员数量与结构、自然环境、人群主要医疗问题和不同的医疗需求等因素对我国医疗机构学科资源合理布局。

3. 医疗资源结构配置　宏观层面与中观层面的医疗资源结构配置指全国范围内或区域范围内的医疗、防疫、保健、药材、科研等各类保障实体之间的结构比例。微观层面的医疗卫生资源结构配置指具体保障实体机构内部医疗要素资源的类间、类内资源的比例，包括人力、机构、设备、床位、经费等。

第三节　医院医疗资源配置评价

医疗资源配置的基本出发点是满足社会人群健康对医疗卫生保健的需求与需要，并有利于卫生事业的发展。医疗资源配置依据医疗资源供需平衡点，使医疗资源供给能力与卫生服务需求相适应，使供需之间达到平衡状态，就必须宏观规划与合理配置医疗资源。效率与公平性是医疗资源合理配置的基本指标。

一、医疗资源配置效率评价

效率指用最少的医疗资源投入达到同样的健康效果，或利用同样的资源投入产出更大的健康效果。帕累托原则（Pareto principle）是经济利益的重要标准。帕累托最优化即达到效率最大化，指经济中资源配置达到一种边界状态，在这种状态下效率最优，当继续增大投入时，效率反而下降。

医疗资源配置效率反映医疗资源在不同服务项目或地区之间的配置状况，使其最大限度地满足居民的医疗服务需要，从而提高资源使用效率。医疗资源配置包括宏观医疗资源配置效率和微观医疗资源技术效率。技术效率也称生产效率，是指用给定的医疗资源量时，系统达到最大产出时的资源结构和组合度量。由于医疗卫生服务是高技术密集型的服务行业，所以在卫生经济学界通常叫作技术效率，一般以微观保障实体为测算单位。配置效率指医疗系统在获得一定资源量前提下较为正确的总体产出时最合理的资源结构度量，反映医疗资源在不同服务项目或地区之间的配置情况，一般以宏观保障区域为测算单位。评价方法主要有以下几种。

（一）数据包络法

数据包络法（data envelopment analysis，DEA）是由 Charnes 等人在 1978 年提出的一种运用线性规划来测量决策单元（decision-making unit，DMU）相对效率的方法。DEA 的评价对象要求是同类型的决策单元，同时满足下列三个条件的称为同类型的决策单元：一是有相同的工作内容；二是具有相同的外部环境；三是有同样的投入和产出指标。目前，该方法已被广泛应用于各类卫生服务的投入产出相对效率分析。DEA 是一种非参数估计方法，不依赖于符合正态分布的数据，可以同时满足多个投入指标和多个产出指标的决策单元。DEA 能够根据医疗卫生机构的实际投入与产出建立一定形式的线性规划模型，估计有效的生产前沿面，然后再通过判断各决策单元是否位于前沿面来比较相对效率。DEA 在评价卫生资源配置效率方面有如下优势：不必事先预定指标间的函数关系；能够同时处理多个投入指标与产出指标；能够测量出任何一组投入指标与产出指标，避免单一指标组合的束缚，满足了医疗资源配置的多样性特征；能够对决策单元排序和直接显示未达到 100% 有效的各指标欠缺或多余量即松弛变量。

DEA 包含多种不同的评价模型，其中较为常见的是 CCR 和 BCC 模型。CCR 模型主要用于判断各决策单元对其他决策单元是否同时达到技术有效和规模有效。若技术效率值等于 1，则 DEA 有效，同时各决策单元"规模有效"和"纯技术有效"；若技术效率值不等于 1，则 DEA 无效。BCC 模型是假设规模报酬可变条件下，进一步区分技术效率和规模效率，三者关系为技术效率 = 纯技术效率 × 规模效率。DEA 模型除了可以计算各个决策单元是否相对有效，还能计算出各非 DEA 有效单元的改变量和目标值，为决策单元指标改善提供依据。CCR 模型测定的是医院的总体技术效率，即在给定投入情况下医院获取最大产出的能力，但 CCR 模型无法说明无效的原因是由于技术无效还是规模无效造成的。因此需要利用 BCC 模型将技术效率进一步分解为纯技术效率与规模效率，并获得医院规模报酬情况。

（二）随机前沿分析

随机前沿分析（stochastic frontier analysis，SFA）是一种基于生产前沿面理论的参数方法，通常采用随机前沿成本模型对卫生资源配置技术效率进行评价，以一组组合误差模型测量实际生产成本与前沿成本的距离，即低效率损失。前沿成本值在一定的产出下，每个机构所能达到的最小可能的成本。与 DEA 不同，SFA 并没有将现实中成本效率与理想的前沿面之间的偏差全部规定为效率的低下，而是将这部分偏差分为两个部分，一部分是随机误差，另一部分是效率残差。前者是由观察误差、不可预期的消耗、维修和短期构成改变等不可控因素引起，后者是由管理、资源利用和计划制订等可控因素引起的效率缺失。该方法的理论模型为

$$\ln C - \ln C(Y \cdot W \cdot X) + v + \mu, \mu \geqslant 0$$

式中，C 为总成本，Y 为产出向量，W 为投入要素价格，X 为供方产出特征，$Y \cdot W \cdot X$ 为函数关系，$v + \mu$ 为误差项，v 为随机误差，$\mu \geqslant 0$ 为低效率残差。

（三）逼近理想解排序法

逼近理想解排序法（technique for order preference by similarity to an ideal solution，TOPSIS）是基于归一化后的原始数据矩阵，通过相关计算得出待评价方案与正理想解的相对接近程度，根据其大小来评价方案优劣的一种方法。TOPSIS 法基本步骤包括：一是原始指标数据同趋势化，区分指标体系中的指标类别（高优或低优），采用倒数法或差值法将低优指标正向化；二是将趋同化的数据归一化，构建矩阵，计算公式为：

$$Z = X_{ij} / \sqrt{\sum_{k=1}^{n} (X_{ij})^2}$$

三是确定最优方案和最劣方案，计算方案接近程度。Z 中每列最大值构成最优方案 Z^+，Z 中每列

最小值构成最劣方案 Z^-，计算公式为：

$$Z^+ = (\max Z_{i1}, \max Z_{i2}, \cdots, \max Z_{im})$$

$$Z^- = (\min Z_{i1}, \min Z_{i2}, \cdots, \min Z_{im})$$

然后计算各评价对象与最优及最劣向量之间的差距 D_i^+ 与 D_i^-，计算公式为：

$$D_i^+ = \sqrt{\sum_{i=1}^{m}(\max Z_{ij} - Z_{ij})^2}$$

$$D_i^- = \sqrt{\sum_{i=1}^{m}(\min Z_{ij} - Z_{ij})^2}$$

最后计算评价对象与最优方案的接近程度 C_i，$C_i = D_i^- / (D_i^+ + D_i^-)$，值越大，表明评价对象越接近，越优秀。

（四）其他资源配置效率法

秩和比法（rank sum ratio, RSR）是一种多维综合统计信息评价方法，该方法通过秩的转换获取无量纲的统计量 RSR 值，将评价对象的优劣按 RSR 值的大小进行排序及分档，以此对评价对象的多项指标进行综合评价。RSR 指标有高优和低优指标之分，高优指标由低到高编写秩次，低优指标则相反。

项目预算与边际分析（program budgeting and marginal analysis, PBMA）的理论基础是基于在受约束的预算中使效益极大化。当预算一定时，如果资源转移不再增加效益时，所有亚项目的边际效益与边际成本之比就都相等，也就实现了资源最优化配置。

比率分析法又称线性比分析，是用特定的投入与产出的比值来衡量医疗资源技术效率的一种方法，主要包括单位服务成本和生产率两类指标。

评价医疗资源配置效率的方法还包括综合指数法、床位利用指数法、目标分解最优指数法、基于松弛变量度量方法（SBM 模型）等。

二、医疗资源配置公平性评价

医疗资源公平配置是指人人都能享受医疗保健服务（至少是基本的医疗保健服务）。以人群为对象来说，公平分为水平公平和垂直公平两方面。水平公平指需要医疗服务的人都能得到满足，垂直公平则指最需要医疗卫生服务的人能够优先得到服务。公平的分配政策采取贡献标准、需求标准和机会均等标准相一致的形式。评价方法主要有以下几种。

（一）洛伦兹曲线和基尼系数

洛伦兹曲线（Lorenz curve）是由美国统计学家 Max O. Lorenz 于 1905 年首次提出，用于研究国民收入在国民之间的分配问题。20 世纪 70 年代被引入卫生经济学评价中，用来评价卫生资源配置的人口及地理分布公平性。横轴代表研究区域人口（按卫生资源递增顺序排列，即从资源最少的人开始，到资源最多的人结束）的累计百分比，纵轴代表研究区域卫生资源的累计百分比（图 4-1）。如果卫生资源在人群之间平均分配，那么洛伦兹曲线就是一条对角线，也称为"绝对公平线"。越是偏离对角线，表明卫生资源配置的公平性越差。

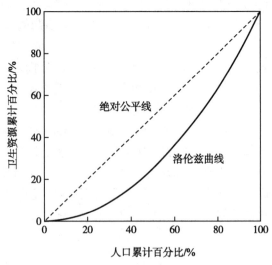

图 4-1　洛伦兹曲线

基尼系数（Gini coefficient）是根据洛伦兹曲线计算出的用来反映收入分配差异或均等程度的宏观经济值，其分析不受资料分布和样本量大小的限制，对于偏态分布资料和小样本资料均实用，因此，可作为判断一个城市、一个地区资源配置公平性的客观指标。基尼系数计算公式如下：

$$G = \sum_{i=1}^{n} X_i Y_i + 2\sum_{i=1}^{n-1} X_i(1 - V_i) - 1$$

其中 n 代表纳入研究的地区总数，X_i 代表各地区的人口占总人口数的比重，Y_i 代表各地区所拥有的医疗资源占医疗资源总量的比重，V_i 代表各地区累计的医疗资源量占医疗资源总量比重（按照医疗资源量由少到多排序）。基尼系数取值范围为 0～1：基尼系数 <0.3，表示处于公平状态；0.3≤基尼系数 <0.4 之间，表示相对公平状态；0.4≤基尼系数 <0.6，表示警戒状态；基尼系数 ≥0.6，表示高度不公平状态。然而，基尼系数和洛伦兹曲线只能评价总体公平性，无法分析配置差异的具体来源。

（二）泰尔指数

泰尔指数（Theil index）是 1976 年由荷兰经济学家 H. Theil 提出的，该方法从信息量和熵的概念来考察不公平性和差异性。泰尔指数能将总体不公平性分解为各部分间的差异性和各部分内部的差异性，并衡量二者对总体不公平性的贡献度，但该方法忽略了地理因素对公平性的影响。泰尔指数计算公式如下：

$$T = \sum_{i=1}^{n} G_i \log \frac{G_i}{W_i}$$

其中 n 代表纳入研究的地区总数，G_i 代表各地区的人口占总人口数的比重，W_i 代表各地区所拥有的医疗资源占医疗资源总量的比重。泰尔指数取值范围为 0～1，值越小，表示卫生资源配置公平性越好，反之亦然。

（三）集中曲线和集中指数

集中曲线（concentration curve）的 Y 轴表示卫生资源累计百分比，X 轴表示收入水平从低到高排列后的人口累计百分比，对角线为绝对公平线，越是偏离对角线，公平性越差（图 4-2）。集中指数（concentration index）是研究与社会经济因素相关的某一变量不公平程度的指标，它动态反映了个体经济收入对该变量的影响。运用于卫生经济领域时，能够反映社会经济水平对卫生资源配置公平性的影响，但该指标仅计算收入相关的不平等，没有考虑其他随机变量和医疗服务提供本身的不公平。集中指数取值范围 −1～1：小于 0，曲线位于绝对公平线上方，表示卫生资源过多地配置在低收入群体；大于 0，曲线位于绝对公平线下方，表示卫生资源过多地配置在高收入群体；等于 0，表示卫生资源公平配置。

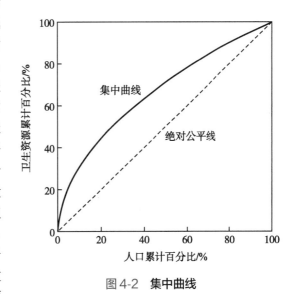

图 4-2　集中曲线

（四）其他资源配置公平法

1. 集聚度（agglomeration degree）　卫生资源集聚度（health resource agglomeration degree）指某地区在占上一层级区域 1% 的地理面积上集聚的卫生资源数量的比例。人口集聚度（population agglomeration degree）指某地区在占上一层级区域 1% 的地理面积上集聚的人口数量的比例。卫生资源集聚度等于1，表示按地理分布，配置绝对公平；卫生资源集聚度与人口集聚度比值等于1，表示按人口分布，配置绝对公平，该地区卫生资源满足了居民卫生服务需求。该方法的优势在于综合考虑了人口和地理因素对配置公平性的影响。

2. 阿特金森指数（Atkinson index）　由英国经济学家 Anthony Barnes Atkinson 于 1970 年提出，反映了人们对收入分配不均衡状况的主观感受。取值范围 0～1，值越小，公平性越高。

3. 差异指数（index of dissimilarity）　常用于表示某社会经济特征不同水平人群的健康公平程度，也可以用于评估某区域的相对卫生资源量与对应的人口或地理面积比例间的差异程度，从而衡量该地区卫生资源配置公平性。差别指数取值范围 0～1，值越小，表示公平性越高。

4. 极差法（range method）　通常将人群按其社会经济状况分组，比较社会经济状况最高组和最低组之间健康状况的差异，从而说明健康在不同社会经济状况人群分组间分布的公平性。极差法简单明了，但只考虑了两个极端组之间的健康差异，忽略了中间组人群健康状况的变化。

5. 卫生资源密度指数（health resources density index）　用于衡量和评价卫生人力资源的配置及其效能，该指标综合反映了卫生人力资源按人口和地理面积配置的公平程度。

三、医疗资源配置评价方法建议

目前，可用于评价医疗资源配置的方法有多种，但任何单一方法的评价都存在一定的局限性或偏差，不能全面地反映医疗资源配置情况。例如基尼系数只能反映总体的差异程度，无法说明不公平性是由组内或组间所引起，而泰尔指数则能反映组内差异和组间差异对总体差异的贡献。此外，基尼系数和泰尔指数之间存在一定的互补性，基尼系数对中等水平的变化特别敏感，泰尔指数则对上层水平的变化很敏感。因此，建议一方面采用多种方法对同一对象进行不同的评价，而后在对评价结果做一致性检验的基础上，对评价结果进行组合，减少单一方法评价产生的片面性，使最终的结论更加符合实际；另一方面，可将不同评价方法组合构建评价模型，以规避单一方法的缺点，使评价结果更具稳定性、合理性和科学性。

> **思考题**
>
> 1. 简述不同医疗资源配置依据的区别。
> 2. 医疗资源配置评价包括哪些内容？常用方法有哪些？
> 3. 如何看待医疗资源配置中效率和公平性的关系？

（张莺莺）

第五章 医院组织管理

医院的组织管理是医院工作的重要组成部分,是完成医院任务、发挥医院整体功能的组织保证。医院的一切活动,都需要通过组织的形式有条不紊地进行。因此,要求医院管理人员必须深入研究组织管理的规律,从实际出发,探索与新形势、新任务、新发展相适应的医院组织管理工作新思路,以促进医院整体工作的健康发展。

第一节 医院组织管理概述

一、组织的概念及构成要素

(一)组织的概念

组织(organization)是人们为了实现某一共同目标,经由分工、合作及不同层次的权力和责任制度而构成的集合系统。组织由人组成,具有内在的层级结构和运行机制,使组织内各系统、各部门、各流程环节、各成员之间建立起相互配合、相互协作的关系。通过内在的结构和机制,组织可以把分散的人、财、物、信息等要素整合起来,高效地完成组织的工作。

组织的存在和发展受到社会环境的制约,组织必须不断地修正自己的方针、政策、经营理念等,以进行自我改造和自我更新来适应环境的变化。

(二)组织的构成要素

健全的组织应具备以下要素。

1. 有明确的组织目标 组织目标是一切组织赖以建立和存在的前提,是维系组织发展的核心。

2. 明确划分的职能范围 职能范围是根据组织目标对组织所要完成的工作任务、职责及其作用的总体规定,它确定了组织及其部门行使职权活动和作用的范围。

3. 合理的机构设置 机构设置是根据组织目标、职能范围在组织机构内部按照单位进行分工的结果。机构设置是组织的核心问题,是决定机构效率的关键。只有设置科学、合理的组织机构,才会使组织高效率地完成组织工作。

4. 满足能力要求的组织成员 组织成员是完成组织工作的核心和灵魂,组织成员在组织中的特殊地位决定了其必须具有完成组织工作的能力和素质,才能确保组织的精简高效。

5. 完备的规章制度 规章制度是用正式文件或书面规定的形式明确的组织目标、内部分工、权责关系、职能任务、工作流程等,是保证组织正常运行的基础。

二、组 织 分 类

组织的形式可以根据不同的标准进行分类。按照国际通行的惯例,组织可以被划分为三大类:公共组织(政府组织、非政府组织)、非营利组织和营利组织。

(一)政府组织

政府组织(governmental organization)是国家行使立法、司法和行政权力的公务机构,其基本职能是对社会公共事务进行组织和管理,保障全体国民的权益,其组织成员为公务员。政府组织具有以下特点。

1. 法律授权　政府组织的权力和责任由国家的宪法和法律作出明确规定,政府组织的活动要符合法律法规,其组织成员的产生与免职也要按照一定的法律法规的规定来进行。

2. 职能范围广　政府组织以整个社会公共事务为其管理内容,较之于其他组织,其职责范围和服务对象都更为宽泛。

3. 具有强制性　政府组织是国家行使立法、司法、行政权力的机构,政府通过法律、法规、行政命令管理社会事务,其管理对象必须遵守,如若违反,政府可运用法律和政纪进行制裁或惩戒。强制性是政府组织权威性的具体体现。

4. 层级结构和职权明确　政府组织是按照一定的层级结构、部门结构、权力结构组成的有机整体。包括中央到地方的各级行政、立法和司法机关,形成了金字塔形的层级结构,主要以法律及行政授权的方式开展工作;同时,同一层级的政府组织内部还设有横向的职能部门,分工管理有关事务。

(二)非政府组织

1952年,联合国经社理事会在其决议中将非政府组织定义为"凡不是根据政府间协议建立的国际组织都可被看作非政府组织"。其后,满足这一定义的非国际性组织也被联合国认可为非政府组织。

非政府组织(non-governmental organization,NGO)通常是指那些独立于政府之外,在地方、国家或国际事务中以促进经济发展和社会进步为目的,并发挥影响作用的社会组织。

非政府组织通常是公民自愿组成的非营利机构,为社会提供多样化的公共服务,向政府反映公众的诉求,提出合理的意见或建议,影响政府政策制订。

非政府组织作为一种特定的社会组织形态,是以克服"市场失灵"和弥补自由竞争机制缺陷为使命而产生的。在现代社会中,非政府组织也发挥着克服"政府失灵"和弥补社会公共服务职能的作用。

(三)非营利组织

非营利组织(non-profit organization)是指不以营利为目的的组织,这一点通常被视为这类组织的主要特性。非营利组织与营利组织最主要的差异是:非营利组织受到法律或道德约束,不能将组织盈余分配给资产拥有者或股东。

美国财务会计准则委员会(FASB)定义的非营利组织须符合以下特征:①组织从捐赠者获得资源,捐赠者并不因此而要求得到同等或成比例的资金回报。②组织的经营目的不是为了获取利润。③不存在营利组织中的所有者权益问题。国外对各类非营利性医疗机构的界定也大多遵循这些原则。

非营利组织并非没有收益,但其收益往往受法律的制约,只能用于与其组织目标相关的活动。非营利组织往往由公、私部门捐赠或从事特定活动获取收益,获得法律认可的非营利组织可以减免某些税费,个人和企业对非营利组织的捐款在一些国家可以抵税。

在我国,法律上尚无非营利组织的规范性表述,所采用的正式分类是将非营利组织分为社会团体和民办非企业单位,前者包括基金会、学术性社团、行业性社团、专业性社团、联合性社团等,后者包括教育类、科技类、文化类、卫生类、体育类、社会福利类等组织。

(四)营利组织

营利组织(profit organization)是指以营利为目的,从事商业经营活动的组织,营利性组织具有独立法人资格,自主经营、独立核算、自负盈亏。

在我国,营利组织主要以公司形式存在。按照我国法律,公司分为有限责任公司和股份有限公司,其中有限责任公司又分为国有独资公司和非国有独资公司。此外,公司还可以按照经济类型划分为国有企业、集体所有制企业、私营企业、股份制企业、联营企业、涉外企业、股份合作企业等经济组织形式。我国对营利性医疗机构也按照此类法律法规进行管理。

三、医院的组织分类

1. 综合医院　综合医院（general hospital）是旨在处理各种疾病和损伤的医院，它们通常包括急诊部、门诊部和住院部。综合医院通常是一个地区的主要医疗机构，有大量的病床，可以同时为许多患者提供重症监护和长期照顾。

2. 专科医院　专科医院（specialist hospital）是旨在治疗特定疾病或伤害的医院。按不同疾病或伤害，可分为儿科医院、妇科医院、男科医院、肛肠科医院、耳鼻咽喉科医院、皮肤科医院、精神病院、肿瘤医院、传染病医院、肾病医院等。

3. 教学医院　教学医院（teaching hospital）是指为患者提供治疗，同时结合医学生教学工作的医院。教学医院可以是综合医院，也可以是专科医院。教学医院通常是医科大学、医学院或综合性大学医学院的附属医院。

四、医院组织管理

（一）医院组织管理概念

组织管理（organizational management）是通过建立组织结构，确定工作岗位或职位，明确责权关系，有效地协调组织内部的各种资源，使组织中的成员相互配合、协同工作、提高组织工作效率，顺利实现组织目标的过程。

医院组织管理（hospital organizational management）是围绕医院开展的医疗服务设置相应的部门、科室和工作岗位，使医院安全、高效地提供医疗服务。医院组织管理应使医院工作成员明确各自的工作、职责范围、在组织结构中的上下左右关系，避免职责不清造成的工作障碍，使医院协调、高效地运行，保障医院组织目标的实现。

（二）医院组织管理的工作内容

1. 根据医院服务人群的医疗需求确定医院提供的医疗服务项目、服务能力和服务规模。按照专业分工原则统筹考虑、设置医院临床科室、职能科室，并设置相应的工作岗位。

2. 根据医院发展目标、工作特点、政府管理要求以及相关外部环境设置医院组织结构、工作部门和工作岗位。

3. 制订医院组织结构中各职务或职位的工作职责，明确组织结构中各部门、科室、岗位间的相互关系。

4. 制订医院组织管理相关规章制度。

5. 动态调整医院组织结构、部门职能或工作流程，以使其适应内部变动或外部环境变化带来的影响，促进医院工作顺利开展。

第二节　医　院　领　导

一、领导概念及领导职权

领导（lead）是在一定的组织机构内或群体内，为实现组织目标或群体目标而利用其权力向其他组织成员施加影响的行为或行为过程。领导是一种影响力，或者说是对他人施加影响的过程,通过这一过程,可以使下属为实现组织目标而努力。

在组织机构内部,通常要求领导者主要履行以下职责:①为组织建立愿景及实现愿景的发展战略。②为组织建立认同机构愿景的团队,并使其为机构目标工作。③鼓舞和激励团队成员克服障碍,实现组织目标。④为组织开发创新性产品或服务提供环境和条件。

在组织内部,领导者通常被赋予各种权力以实现机构的发展目标,这些权力包括:①法定权力,即组织赋予的权力,如指挥权、决定权、组织权、人事权、奖惩权等。权力是一种支配力,领导者的权力是由机构根据领导者所担负的职务和职位而赋予的,具有法定性和强制性。②个人威信,即来自个体独特的影响力。威信是领导者在被领导者心目中的威望和信誉,它表现为被领导者对领导者的尊重、信赖、钦佩、崇敬和心甘情愿地服从、追随、仿效的精神感召力。

二、医院领导的管理职能

医院是一个特殊的行业,其既有卫生事业管理职能,又有企业管理职能。医院领导在医院管理中发挥着不可或缺的作用。与传统企业相比,医院机构的业务和构成更加复杂。正确界定医院领导的管理职能就显得尤为重要,能够实现医院管理的专业化,使管理人员更容易开展管理工作。根据医院管理过程的内在逻辑,医院领导的管理职能可以划分为以下几个相对独立的基本职能。

1. 规划　规划是管理功能中最基本的职能,是管理者的首要任务,它决定着管理者对发展战略和工作方向的把握。制订医院发展规划要根据国家的卫生及社会经济发展政策,结合医院的实际,在充分调查研究和科学预测的基础上,制订医院的发展规划和工作计划。

2. 决策　决策是指管理者通过分析、比较,在若干种可供选择的方案中选定最优方案的过程。决策包括确定目标、确定评价标准、制订方案和方案选优等过程。

科学决策是管理者的核心职能,是医院开展各项工作之前不可或缺的步骤,也是决定管理工作成败的关键。只有科学地决策,才可能有高效能的管理。

3. 组织　组织是指建立一个适当的工作系统,把医院的服务要素、流程环节进行合理的配置和划分,使医院的各项工作形成一个有机的整体,发挥全体员工的主观能动性,达到良好的工作效果,进而实现医院的总体工作目标。

医院组织水平的高低,直接影响着医院的工作效率、医疗成本和医疗安全。正确实施管理的组织职能,要解决好三个问题:①建立合理、高效的组织结构;②合理配置医院的服务要素;③建立高效、精炼的工作流程。

4. 协调　医院管理者在计划、决策的实施过程中,必须加强协调才能实现有效的管理。也就是要从实现组织目标的整体出发,指导下级组织和人员及时有效地解决管理过程中出现的问题,排除工作过程中的矛盾和障碍,保证组织机构协调运转和管理目标的顺利实现。

5. 控制　控制是管理者为了达到既定的组织目标,运用控制机制和控制手段,对管理客体施加影响的过程。

控制是管理的重要职能,是实现组织目标的制度保障。医院管理中的控制可以分为:①信息获得与分析;②组织运行状况控制,即运行状态控制;③质量控制,包括服务质量、医疗质量和工作质量的质量监管。

三、领导方法与领导艺术

领导方法(method of leadership)是指在领导活动中为了实现既定目标,所采取的各种手段与途径的总和。领导艺术(the art of leadership)是指领导者在领导活动中,为实现领导职能而灵活运用的各种技巧、手段和方法。领导艺术属于领导方法的范畴,是原则性和灵活性的高度综合,是非规范化、非程序化的领导行为,也是领导者素质的综合体现。领导者素质(quality of leaders)是指领导者在一定时间、空间条件下实施领导的知识、才能、品德、作风等的总和,是领导者在自身生理素质基础上,通过后天的实践和学习所获得的领导能力。医院领导者的素质,主要包括政治素质、思想素质、道德素质、文化素质、业务素质、身体素质和心理素质,以及领导者的领导和管理能力。

(一)领导方法

医院领导者在工作中应注重理论联系实际,处理问题从医院的实际出发,借鉴相关的理论知识,探索适合自身和医院的领导方式。注重深入群众,调查研究,集中员工智慧。善于通过宣传、解释、说服等方式统一员工的不同认识,使领导意识变为员工的自觉行动,并在实际工作中贯彻执行。

1.行政领导方法 医院的行政领导方法主要包括对医院整体工作布局和落实,主要内容有:①建立医院发展愿景,树立员工正确的价值观和行为准则,从实际出发,面向未来,在科学预测的基础上,形成医院发展的战略构想;②从全局出发,照顾局部,正确处理好医院全局和科室发展的关系;③善于抓住、解决工作中出现的主要矛盾,抓住中心工作,从而带动和促进医院工作的全面开展。

2.业务领导方法 医院的主要任务是提供医疗服务,影响医院业务发展的因素除了人、财、物之外,重点是医疗安全和医疗质量的持续改进。医院业务领导应围绕医院业务流程优化和学科团队建设,着眼于医疗安全和医疗质量的持续改进。重点做好以下工作:①重视医院的医疗安全、医疗质量保障体系建立,善于引导管理人员应用医疗安全案例完善医院制度缺陷;②加强科室学科团队建设,善于引导、激励学术带头人建设学科梯队;③抓好设备的引进、使用以及效益评价。

(二)领导艺术

领导艺术的内容非常广泛,它贯穿于领导过程的各个方面。主要有调查研究的艺术、决策的艺术、指挥的艺术、监督的艺术、交往的艺术等。

1.决策的艺术 决策是指领导者依据自己的知识、经验和智慧,直接对非规范性的事件作出判断和决定。随机决断,是指在事先没有准备,既没有精确的数据,也未经过常规的科学决策程序和严格逻辑推演而作出的某种判断和决策。决断的基本要求是及时和明确,领导者要使自己作出及时、明确的决断,一般应掌握以下几点。

(1)要博采众议,切忌主观武断。随机决断从形式上看是领导者个人的决心。但在时间、条件允许的情况下,应尽量听取各方面的意见,博采众家之长,以弥补自己知识和经验的不足,使自己的决断更加正确。

(2)领导者在处理随机事件时,一定要冷静分析,权衡利弊,最后果断作出决定。

(3)领导者必须注重自己职权范围内应做的事,把一些属于下属职权范围的事或相对来说不太重要的事交给下属或授权下属去办;另外,领导者在处理问题时,要透过现象看本质,抓住事物的本质,才能进行正确的决断。

2.授权的艺术 授权是上级领导者委授给下属一定的权力和责任,使下属在一定的范围内,拥有自主权。授权者对被授权者有指导、检查和监督的责任与权力;被授权者对授权者负有报告和完成任务的责任。授权应遵循以下原则。

(1)量力原则:授权最根本的是"因事择人,视能授权","职以能授,爵以功授"。因此,领导者必须正确选择合适的下属进行授权,并根据被授权对象的能力来决定应授什么权,授多少权等,所有这些都要适度。

(2)合理原则:领导者一般只能把部分权力授给直接下属,而不能授权给范围以外的人,也不能越级授权，否则会造成下属无所适从。

（3）权责对等原则：领导者在授权时必须向被授权者明确所授职权的任务、要求、范围和应负的责任，使其有所遵循。授权后，领导者仍负有领导责任。

（4）可控原则：授权应保留授权者的可控权，包括对被授权人的指导、检查和监督权力。在被授权者背离组织目标，超过授权范围，不宜继续行使所授权力的时候，可随时收回所授的权力。

（5）信任原则：凡属于授权范围之内的事，应放手让下属去做，领导者应充分信任并积极支持被授权者的工作。

（6）宽容原则：领导者在授权后，要允许下属出现错误和改正错误。

3．处理冲突的艺术　冲突指人与人之间、组织与组织之间、个人与组织之间的矛盾和不相容的行为。领导者要正视冲突，根据造成冲突的原因，运用巧妙的艺术手段来解决冲突。解决冲突的方法，主要有以下几种。

（1）教育法：通过真诚和耐心的说服教育，使各方冷静下来，赤诚相见，消除矛盾。

（2）转移法：向冲突双方突出更重要的问题，如组织受到威胁等，从而使双方团结起来，一致对外。或下达紧迫的新任务，使双方无时间计较相对次要的冲突。

（3）润滑法：运用奖励、表扬的方式，突出双方的成绩方面，使大家感到满意；或个别做思想工作，给予发泄不满的机会和提供某些鼓励，使之感到心理平衡。

（4）压制法：运用行政权力控制冲突发展，并严词说明，一旦冲突扩大，对组织造成不良的影响，双方都要受到处罚。

（5）民主仲裁法：将冲突发生的原因、双方之间的是非曲直，提交有关人员评议并作出仲裁。

（6）改组法：将冲突双方的一方或双方，调离工作岗位，将充满冲突的组织重新组合。

第三节　医院领导体制及结构

一、领 导 体 制

（一）领导体制的概念

体制，从政治学术用语的角度来看，指的是有关组织形式的制度，限于上下之间有层级关系的国家机关、企事业单位。

领导体制（leadership system），指独立的或相对独立的组织系统进行决策、指挥、监督等领导活动的具体制度或体系，它用严格的制度保证领导活动的完整性、一致性、稳定性和连贯性。它是领导者与被领导者之间建立关系、发生作用的桥梁与纽带，对于一个集体的发展具有重要意义。

领导体制的核心内容是用制度化的形式规定组织系统内的领导权限、领导机构、领导关系及领导活动，任何组织系统内的领导活动都不是个人随意进行、杂乱无章的活动，而是一种遵循明确的管理层次、等级序列、指挥链条、沟通渠道等进行的规范化、制度化或非人格化的活动。

同时，任何组织系统内的领导活动都不是一种千变万化、朝令夕改的活动，它有一套固定的规则、规定或组织章程，各种领导关系、权限和职责具有一定的稳定性和长期性。组织系统内领导活动的这些特点是由组织系统的领导体制所决定的，没有一定的领导体制，组织系统内的领导活动就不能正常进行。

（二）领导体制构成

一般大中型组织机构的领导体制主要由决策、咨询、执行、监控和信息反馈五大部分组成。决策部门负责决议机构发展的重大事项；咨询部门负责为决策提供科学或经验依据；执行部门负责实施机构的各项工作；监控部门负责监控机构的运营，以及监控是否符合国家的法律或规章以及机构的规章制度；信息反馈系统负责收集机构运行的各类信息，以及时发现问题，供相关部门改进。

（三）法人治理结构

法人治理结构是机构领导层的组织架构，主要描述组织的所有者、决策者、监管者及执行者之间的关系。法人治理结构是法律对于机构领导结构的要求，目的是使机构的决策、管理，监督三项权力形成制衡机制。

1. 法人治理结构原则　1999 年，经济合作与发展组织（OECD）理事会通过了其制定的《法人治理结构原则》，该原则旨在为各国政府部门制订有关法人治理结构的法律和监管制度框架提供参考，主要内容包括：①法人治理结构框架应当维护股东的权利；②法人治理结构框架应当确保全体股东受到平等的待遇，如果股东的权利受到损害，他们应有机会得到补偿；③法人治理结构框架应当确认利益相关者的合法权利，并且鼓励公司和利益相关者为创造财富和工作机会以及为保持企业财务健全而积极地进行合作；④法人治理结构框架应当保证及时准确地披露与公司有关的任何重大问题，包括财务状况、经营状况、所有权状况和法人治理状况等信息；⑤法人治理结构框架应确保董事会对公司的战略性指导和对管理人员的有效监督，并确保董事会对公司和股东负责。

2. 理事会与董事会的区别　理事会与董事会在法律概念上并无明显区别，我国对理事会也无法律界定。从其他国家的法律和实践看，两者的主要区别在于理事会成员的投票权与董事会不同。理事会的投票权是由机构的理事章程约定的，通常是一人一票；而董事会的投票权则由董事代表的股份份额决定。

非营利组织理事会在组织中的作用通常由该机构的章程规定。机构章程规定理事会成员的组成、权利、义务和责任。理事会在法律意义上负责为该组织制订政策、监督政策的执行，并确保组织的活动合法。理事通过选举或任命产生，通常由有一定专业特长人士、知名人士和机构代表组成。

二、我国医院领导体制的演变

医院领导体制是指医院领导机构的设置、领导权限的划分以及管理职能的确定。医院领导体制的内容包括医院管理结构、方式和层次的划分，以及科学地规定各管理层次的职能分工与协调关系。

我国医院的领导体制变迁经历了一个不断探索与发展的过程。

新中国成立初期，我国学习苏联模式，实行"医院管理一长制"，即由医院院长全权负责医院的管理与决策。

20 世纪 50 年代，我国实行党委领导下的"院长分工负责制"。

1961 年卫生部《关于改进医院工作若干问题的意见（草案）》出台，开始推行院务委员会领导下的"院长负责制"，公立医院党委书记进入院务委员会，作为成员指导工作。党组织在上级党委的领导下主要负责政治思想指导，对医院工作发挥监督保障作用。

1978 年 12 月，卫生部《综合医院组织编制原则试行草案》指出，医院内部重大事宜须经过党委讨论决定，而院长负责具体实施。这一阶段党委处于领导核心地位，除了领导医院思想政治工作和群团组织以外，在讨论医院重大事项时，党委先作出决策后，院长负责具体执行。同时明确了院长在业务和行政工作中的职责和权力。

1982 年 1 月，卫生部颁发的《全国医院工作条例》，要求医院实行党委领导下的院长负责制，并对党委书记与院长职权作出了明确的划分。

1985 年 4 月，国务院批转的《卫生部关于卫生工作改革若干政策问题的报告》中提出：各级医疗卫生机构要积极创造条件实行院（所、站）长负责制，以扩大全民所有制卫生机构的自主权。自此，我国公立医院开始实行以院长负责制为主的领导体制。

1990年中央12号文件和2000年中央组织部、国家人事部、教育部59号文件规定了高等院校实行党委领导下的校长负责制，一些高校附属医院的领导体制也确定为党委领导下的院长负责制。

1997年1月，《中共中央 国务院关于卫生改革与发展的决定》颁布，明确了院长在公立医院的中心位置，提高了公立医院的决策和执行效率。党组织主要发挥政治核心作用，做好保障监督工作，医院运营管理由院长主要负责。

2017年7月，国务院办公厅印发《关于建立现代医院管理制度的指导意见》（国办发〔2017〕67号）提出，院长作为第一责任人全面负责医、教、研、管工作，明确院长办公会决策地位。同时要"把党的领导融入公立医院治理结构，医院党组织领导班子成员应当按章程进入医院管理层或通过法定程序进入理事会，医院管理层或理事会内部理事中的党员成员一般应当进入医院党组织领导班子"。文件中专门提出要"加强医院党的建设"，充分发挥党委在"把方向、管大局、保落实"3个方面的领导核心作用。

2018年6月，中共中央办公厅印发《关于加强公立医院党的建设工作的意见》强调，"要充分发挥公立医院党委的领导作用。公立医院实行党委领导下的院长负责制。院长在医院党委领导下，全面负责医院医疗、教学、科研、行政管理工作"。明确公立医院党委职责，把党建工作要求写入医院章程，健全医院党委与行政领导班子议事决策制度。

三、我国医院领导体制的主要模式

2018年以后，我国公立医院全面实行和落实党委领导下的院长负责制。

党委领导下的院长负责制（the president responsibility system under the leadership of the party committee）是目前我国公立医院领导体制的主要形式，既是深化医疗卫生体制改革的迫切需要，也是新时代卫生事业发展的必然趋势。党委等院级党组织发挥"把方向、管大局、作决策、促改革、保落实"的领导作用，职能由"政治核心"转变为对三重一大等问题进行决策的"领导核心"，在医院建设发展中起决定作用。实行集体领导和个人分工负责相结合的制度，凡属重大问题都要按照集体领导、民主集中、个别酝酿、会议决定的原则，由党委集体讨论，作出决定，并按照分工抓好组织实施，支持院长依法依规独立负责地行使职权。

院长在医院党委领导下，全面负责医院医疗、教学、科研、行政管理工作。院长对医院建设和发展中的重大问题有决策权；对日常业务和行政工作有指挥权；根据条例规定对职工有奖惩权。同时，院长必须按照党的方针、政策和上级机关的指示精神，按照政府赋予的权限行使管理权。党委是医院的政治核心，是与行政并列的一套领导体系，其主要职能是全面领导医院的思想政治工作，保证党和国家的方针、政策的贯彻执行，保证医院各项工作的顺利进行。

党委领导下的院长负责制是一个辩证统一、不可分割的有机整体。"党委领导"和"院长负责"不是一驾马车的两个轮子，更不是两驾马车的关系。二者也不是简单相加的关系，而是相融互补的关系，互为条件、相互支持。没有党的领导，院长负责制就没有方向和保障；离开院长负责制，党委领导就会失去落点和根基，成为空头政治。坚持党委领导下的院长负责制，关键要在正确理解其内涵的基础上，从操作上分清"党委领导"和"院长负责"的任务和职责，掌握方法，严格程序。

四、医院领导班子成员结构

合理的医院领导班子组成结构是提高决策水平、提升管理效能、实现科学领导的重要条件。领导班子结构，又称领导层组成结构，是机构领导班子在年龄、知识、专业、智能、理念、素质等方面的组合搭配情况。

　　机构领导班子的组成结构应该根据组织发展及运行的需要搭建，通常要求班子成员有合理的专业结构、知识结构、智能结构，以及共同的理念和相近的价值观。合理的领导班子结构，可以通过成员间的有效组合，提高机构的决策水平，最大限度地发挥领导班子成员的个体能力，产生领导的群体效能。

　　1. 具备机构发展需要的专业知识结构　医院领导班子的专业知识结构是指领导班子成员的学识与所学专长的结构，要求医院领导层成员必须具备较高的专业知识水平和相关领域的实践经验，不同专业背景的成员组合，可以有效提升医院的决策水平和管理视野，使医院领导班子成为一个具有相关专业知识和实践经验的智慧集体。

　　领导班子的专业结构是指领导班子成员应由合理比例的各类专业人员组合而成。医院领导专业化，不单是指医院领导班子要由医学专家组成，也应包括医院管理相关的专家，如管理、经济、法律、社会等领域的专家，如果是公立医院，还应包括社会公众利益的代表。医学专家并不一定擅长管理，学术上的权威并不等于管理上的权威。现代医院的经营管理已不单是医院自身的问题，而是关系到医院与社会发展相适应的问题，传统上仅由医院内部人担任领导的模式也将发生变革。

　　2. 合理的智能结构　合理的智能结构需要不同智能类型的成员协调组合。智能结构，是指一个领导班子内各种不同智能类型的人的有机结合，通俗地讲，可以把智能结构比作一部机器的总体设计，性能先进的机器必须有性能优良的零件。但是，零件好，并不等于一部机器就一定好。如何把各种类型，各种质量的零件，合理地组成一部高效能的机器，乃是机器设计的根本任务。配备领导班子也正像设计一部机器一样，不仅要领导成员的个体素质好，更要集体的最佳结构组合。合理的智能结构要求领导班子成员中既要有善于分析综合、决断能力的主要领导者，又要有沉着冷静、出谋划策的智囊人才；既要有"宣传鼓动家"，又要有善于调动积极因素的组织家；既要有善于处理各种矛盾的外交家，又要有带头实行决策的实干家。

　　3. 梯形的年龄结构　年龄结构是指领导群体中不同年龄领导成员的比例构成。梯形年龄结构是指由不同年龄段的领导者所组成的年龄结构，各个年龄结构的成员都具有其优点，可以相互促进，提高整体效率。例如，在领导年龄结构中，从干部的领导能力来看，不同年龄区段的领导干部有不同的长处，在班子中能起不同的作用。老干部经验丰富，深谋远虑，善于掌舵，善于处理复杂问题。中年干部年富力强，精力充沛，办事干练，能起承前启后的作用。青年干部思想敏锐，易于接受新事物，奋发有为。领导班子实现梯形年龄结构，有利于提高领导班子的整体效能，有利于改善领导班子的知识结构和专业结构，有利于进行新老干部的合作交替。

　　4. 协调的品德结构　品德结构是指构成领导群体的成员的不同思想品德倾向的排列组合。构成思想品德的四个基本要素是"知""情""意"和"行"。其中"知"是基础，"行"是关键。人们常用"德才兼备"四个字来作为衡量领导者是否称职的标准，而"德"则是核心。每个领导者都要牢固树立"公仆"观念，全心全意为人民服务。但作为一个领导群体，领导者个人具备"个体品德"还是远远不够的，必须将具备不同思想品德的领导成员，科学地组合在一起，形成理想的"群体品德"，才可获得良好的领导效果。

第四节　医院组织结构及设置

　　医院是由其工作人员按照一定结构建立起来的系统，基于协同工作的考虑，医院必须具有纵向的层级关系和同级的横向或交叉关系。纵向层级关系是权力和责任分配的关系，横向或交叉关系则是专业分工的关系。

一、医院的组织结构设计

组织结构（organization structure）是组织的框架机构，体现组织各部分之间的相互关系，包括组织经营管理活动中涉及的权力、决策、业务执行和监督部门之间的关系，管理层级的划分，部门的划分和职权的划分，同时包括组织的领导体系、行政、业务和后勤保障。组织结构的设计应遵循精简、高效、统一原则。

（一）组织结构设计原则

医院的组织结构设计应遵循以下原则。

1. 服务与满足需求原则 医院的组织结构设计应服务于医院的发展目标、满足客户的需求。一方面，医院应根据其发展目标设计、构建医院的组织结构、科室和科室岗位，以有利于医院的未来发展。另一方面，医院组织结构、科室和科室岗位的设置应有利于满足患者的医疗服务需求，如传统心内科、心外科的设置方式已由心脏中心取代；传统由医务、护理、后勤保障多部门共管医疗质量与医疗安全的状况在一些医院已由质量改进部统一管理。

2. 统一指挥原则 医院领导体系的设置应遵循统一指挥原则，明确各个岗位、职位的上下级关系。原则上，一个上级可以有多个下级，而下级只能有一个直接上级，并向此上级负责。下级只有在确认其直接上级的指挥是错误的情况下，才可越级申诉；上级不要越级指挥下级工作，但可以越级监督、检查下级工作；参谋咨询机构的意见与建议应通过直线指挥系统贯彻执行。

3. 分工明晰原则 医院应明确各工作岗位的工作职责和职权范围，通过岗位描述将岗位的资质要求、职责、职权、上下级关系、评估办法、岗位待遇等要求明晰、固定下来。分工明晰有利于员工开展工作，减少扯皮及低效率事件的发生概率，提高管理效率。

4. 责权一致原则 制订或设计医院各岗位职责时，应强调领导和工作岗位的责权对等，避免有权无责或有责无权的现象发生。有权无责会导致权力滥用，有责无权会影响医院工作的开展。权责不明确还容易产生官僚、扯皮、推诿、低效率等不良现象。

5. 精干高效原则 医院应在满足患者需求、医疗安全和管理需要的情况下，尽量精简机构设置、聘用符合岗位要求的人员，精兵简政，在保障医疗安全和医疗质量的前提下，提高医疗服务和管理的工作效率。

6. 管办分离原则 监督与执行机构分设可以有效防止行政权力滥用，保障医院行政部门按照领导层的决策运行。

（二）组织结构的设计

医院组织结构设计（hospital organizational structure design）是指为了有效实现医院目标，对其工作分工与协作关系进行策划和安排的过程，以帮助医院实现目标。

医院组织结构设计的主要任务有：①设计医院行政管理系统、临床系统、医技系统、后勤保障系统的组织架构体系；②明确各部门和科室的岗位设置、工作职责及人员编制；③梳理医院业务流程与管理流程，并建立医院的内部协调与控制体系。

1. 医院的职能设置 职能设置是围绕医院的医疗服务、医疗管理、后勤保障等工作合理设置医院的职能结构，明确组织层次、部门、职务和岗位以及相互之间的工作和分工协作关系。医院职能应依据便利患者就医、便利医院管理的原则进行设置。

2. 医院的职能划分 职能划分是在工作分工的基础上，自上而下地对各种工作进行归类，根据专业分工原则将内容相同或相近的工作归并到一个工作部门。职能划分根据医疗及管理工作特点和专业化原则，将各个专业职能相同或需要紧密配合的工作归并组成部门，使部门内部的工作人员能够完成专业性较强的工作，以提高诊疗服务和管理工作的水平。医院常见的职能部门化设计如各临床科室、医疗辅助科室、财务部、人事部等。职能部门化的优点是专业人员相对集中,有利于解决专业化水平较高的问题;缺点是会产生部门过分注重本部门利益的现象,给协调工作带来一定的困难。

3. 医院的组织层次与管理幅度 医院的组织层次指的是医院内部所划分的管理层级数,管理幅度是指一名主管或领导者直接管理下属的数量。通常情况下,医院的组织层次与管理幅度成反比,管理幅度越窄,需要的组织层次就越多,管理幅度越宽,需要的组织层次会相应减少。医院的组织规模由组织层次与管理幅度共同决定。

一般情况下,管理幅度的大小取决于主管的能力、精力和所处的管理层级。管理幅度通常以4～6人为宜,高层主管的管理幅度可以小些,基层主管的管理幅度可以大些。而领导幅度是指领导者有效指挥下级的范围和幅度,影响管理幅度的主要因素有:①管理者及下属胜任工作的能力;②下属人员在地域上集中与分散的程度以及通讯的条件;③工作的复杂和难易程度;④工作的标准化程度及相似性;⑤组织与环境变化的速度;⑥组织的凝聚力程度。

(三)医院常见组织结构类型

医院常见的组织结构有两种基本关系:一是纵向关系,即隶属关系;二是横向关系,即各平行部门之间的协作关系。组织结构类型大致可以分为五种。

1. 直线型组织结构(linear organizational structure) 是传统的组织类型,也是最简单的集权式结构(图 5-1),在这种组织类型中,命令由上层向下传递,经过若干个管理层次达到组织最底层。其特点是组织中的岗位按照垂直系统直线排列,各级主管对其所管辖的范围及其下属拥有直接管理与指挥职权。直线型组织结构内每一位职员只对其直线上级负责,主管人员对其所管辖部门的所有业务活动行使决策权、指挥权和监督权。组织中不设职能机构或仅有少数职能人员协助其工作。

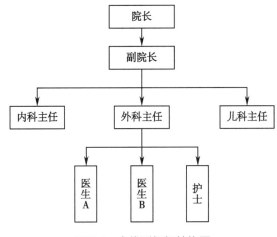

图 5-1 直线型组织结构图

直线型组织结构的优点是:①结构简单,权力集中;②权责分明,上下级关系清楚;③便于统一指挥,集中管理,工作效率较高。缺点是:①机构缺乏横向协调关系,难以胜任复杂职能;②各级主管必须熟悉与本部门、本科室业务相关的各种活动;③一旦医院规模扩大,管理工作复杂化,领导难以进行有效的管理。

直线型组织结构适用于规模较小、管理层次较简单的一级医院,不适合复杂、非标准、综合性的大型医院。

2. 职能型组织结构(functional organizational structure) 指在组织内设置若干职能部门,各职能部门可在各自业务范围内直接指挥下级单位。也就是医院各科室都要接受各职能部门的领导。

职能型组织结构的优点是：①能提高专业化程度和水平；②可充分发挥领导的作用，领导可以有更多的时间和精力考虑组织重大问题；③有利于管理者的选拔、培训和考核的实施。缺点是：①多头领导、政出多门，破坏统一指挥原则；②责权利不能很好地统一起来；③机构复杂，增加管理成本；④不利于培养全面型的管理人才（图5-2）。

该组织结构类型适合于有一定规模的医院。

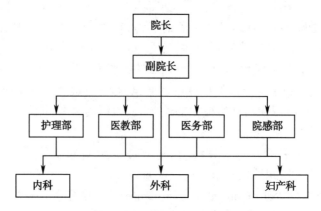

图5-2　职能型组织结构图

3.直线职能型组织结构（linear functional organizational structure）　指在组织内部，既设置纵向的直线指挥系统，又设置横向的职能管理系统，以直线指挥系统为主体建立的两维的管理组织。即以直线组织为基础，辅以职能参谋部门从事专业管理。直线职能型组织实行主管统一指挥与职能部门参谋指导相结合的模式进行管理。在直线职能型结构下，医院各职能管理部门和各科室是平级关系。即下级机构既受上级部门的管理，又受同级职能管理部门的业务指导和监督（图5-3）。

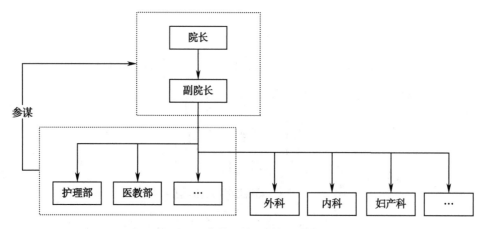

图5-3　直线职能型组织结构图

直线职能型组织结构按照机构的组织管理职能和咨询参谋职能将机构和人员分为两大类：一类是负责机构领导、管理和服务的体系和人员，领导及管理人员拥有决策权和指挥权，直线人员直接参与医院的医疗服务；另一类是职能参谋部门和人员，为领导、管理体系及人员提供服务，只对直线人员起参谋助手作用，对直线部门提供建议和业务指导。在医院内部，职能参谋部门负责拟订计划、方案以及有关指令，由直线主管批准下达；职能参谋部门只起业务指导作用，无权直接下达命令。如医务处主管只能通过科主任落实医疗质量改进措施，没有职权直接要求医生改变服务流程。

直线职能型组织结构既保持了直线型结构集中统一指挥的优点，又吸收了职能型结构分工细密、注重专业化管理的长处，有助于组织提高管理工作的质量与效率。直线职能型组织结构的主要缺点包括：①权力集中于最高管理层，下级部门的主动性和积极性的发挥受到限制；②各职能部门之间的横向联系较差，容易产生脱节与矛盾；③"职权分离"的模式在职能部门与直线部门目标不统一时容易产生矛盾，特别是对需要多部门合作的工作，往往难以明晰职责；④信息传递路线较长，反馈较慢，难以适应环境的迅速变化。

该组织结构比较适用于中大型医院，我国的二级、三级医院绝大多数采用这种组织结构。

4. 事业部制组织结构（divisional structure）　事业部制是在组织下面按地区、诊疗范围等划分事业部或分组织，事业部或分组织自主经营，独立核算（图 5-4）。其特点是决策权并不完全集中于医院最高管理层，而是分权给事业部。优点是：①有利于统一管理，独立核算；②医院最高管理层摆脱了日常事务，可以集中精力进行重大决策的研究；③下级管理人员独立性较大，有利于深层培养和锻炼。缺点是：①管理层次多，管理费用高；②各事业部协调比较困难；③易产生各自为政，本位主义的倾向。

该结构适于规模较大，分地点、分地区经营的集团化医院。

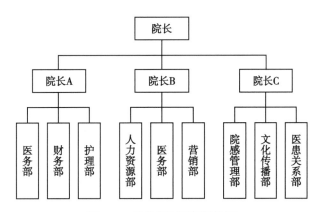

图 5-4　事业部制组织结构图

5. 矩阵式组织结构（matrix organizational structure）　该结构是为了改进直线职能结构横向联系差、部门缺乏自主权的缺点而形成的一种组织形式，即在直线职能制组织结构的基础上，加上横向的机构系统，使组织机构既保留纵向的垂直领导系统，也使横向部门之间便于联系（图 5-5）。横向的组织结构大多是医院按照业务或工作需要，由多个部门参与设置的，如医疗课题研究、医疗质量改进等。这种组织的人员由相关业务或职能科室中调用，以协调有关部门的活动，做到条块结合，保证工作的完成。

矩阵式组织结构的优点是使集权与分权有机结合，增强了管理工作的科学性与灵活性，有利于医院各学科的发展和专门人才的培养。缺点是稳定性差，事业部是临时组织起来的，任务完成后就会撤销，容易产生临时观念，缺乏长远眼光。

这种组织对医疗任务重、业务情况复杂、辅助诊疗技术要求较高、科研任务较多的大型医院是一种行之有效的组织形式。随着医学科学及其相关学科的发展，矩阵组织结构也将是现代化医院组织机构设置的必然趋势。

矩阵式组织结构的形式是固定的，人员是变动的，这种组织结构非常适用于横向协作和攻关项目。

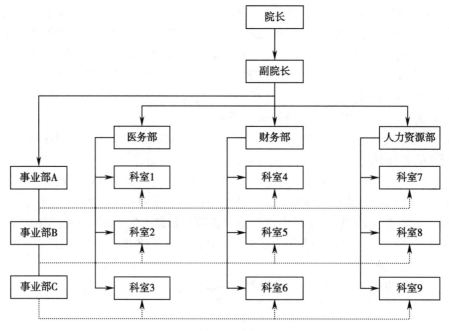

图 5-5　矩阵式组织结构图

二、医院的部门设计

医院的部门设计（department design of hospital）是指对医院各种职能加以分类，并按照其业务、保障及管理专业化的原则将工作和人员编制成适宜管理和工作的单位，目的在于发挥各专业人员的特长，提高工作效率。医院部门通常包括医疗、护理、医技、行政管理、后勤保障等部门（图 5-6）。

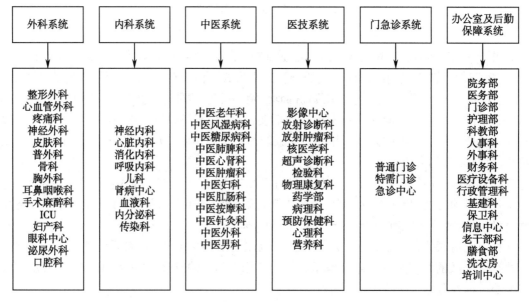

图 5-6　医院部门设计图

医院的部门设计工作包括：①确定医院应设置的部门或科室；②设置部门或科室之间的职责和业务、工作关系，使之为医院整体工作服务。

（一）行政职能科室

医院行政职能科室设置依据医院的规模有所不同，大中型医院通常包括党群部门和行政管理部门。党群部门包括党委办公室、工、团、妇、宣传、组织、统战、纪检、监察等部门；行政管理部门包括院长办公室、医务处、门诊部、护理部、科教处、病案统计处、信息中心、人事处、保卫处、财务处、总务处、器械设备处等部门。

（二）临床科室

临床科室（clinical department）是直接为患者提供诊断、治疗服务的科室，其设置应根据服务人群的患病状况和医疗服务需求而确定。临床科室的设置应视患者疾病诊治的需要以及医院规模大小确定，大型医院设置的临床专科较细，中小型医院的临床科室设置则宜粗不宜细。

按照卫生部颁布的《医疗机构诊疗科目名录》，我国医院的一级临床科室包括：预防保健科、全科医疗科、内科、外科、妇产科、妇女保健科、儿科、小儿外科、儿童保健科、眼科、耳鼻咽喉科、口腔科、皮肤科、医疗美容科、精神科、传染病科、结核病科、地方病科、肿瘤科、急诊医学科、康复医学科、运动医学科、职业病科、临终关怀科、特种医学与军事医学科、麻醉科、疼痛科、重症医学科、中医科、民族医学科、中西医结合科和重症监护室。

在专业化较强的专科医院或综合性大医院会在一级科室下面设置二级科室，如内科之下设呼吸内科、消化内科、神经内科、心血管内科、血液内科、肾内科、内分泌科、风湿免疫科和皮肤科等科室；外科下设普通外科、神经外科、骨科、泌尿外科、胸外科、心脏大血管外科、烧伤科、整形外科等科室；妇产科下设妇科和产科；妇女保健科下设保健科、妇女营养科等科室；耳鼻咽喉科下设耳科、鼻科、咽喉科等科室；口腔科下设口腔颌面外科、口腔颌面医学影像科、预防口腔科等科室；中医科下设内科、外科、妇产科、儿科、皮肤科、眼科、耳鼻咽喉科、口腔科、肿瘤科、骨伤科、肛肠科、老年病科、针灸科、推拿科、康复医学、急诊科、预防保健科等；民族医学科下设维吾尔医学科、藏医学科、蒙医学科、彝医学科、傣医学科等。

（三）医技科室

医技科室（medical technology department）是指配合临床科室为患者提供诊断、治疗服务的科室，包括医学检验科、病理科、医学影像科、药剂科等一级科室。

其中，医学检验科下设临床体液、血液专业，临床微生物学专业，临床化学检验专业，临床免疫、血清学专业，临床细胞分子遗传学专业；医学影像科下设 X 线诊断专业、CT 诊断专业、磁共振成像诊断专业、核医学专业、超声诊断专业、心电诊断专业、脑电及脑血流图诊断专业、神经肌电图专业、介入放射学专业、放射治疗专业等。

（四）后勤保障部门

后勤保障部门（logistics support department）是指为医院医疗、教学、科研、预防等工作的正常运行与发展，有计划、有组织地协调各方面人力、物力、财力之间关系，使之发挥最大效益，为患者和医疗一线工作提供所需的服务保障的管理活动的相关部门。

其中，后勤保障部门下设了总务处、设备科、财务处、基建办等科室。此外，一些较大规模的医院设置了委员会协调、咨询机构，以配合协调医院各系统、部门工作，提高行政职能部门决策水平。如医疗质量改进委员会、院感委员会、药事委员会等，通常情况下，委员会负责提供咨询建议，行政职能部门负责执行。

三、医院的岗位设计

合理的岗位设置及管理对优化人才结构、提升人力资源效能、调动各类人员工作积极性具有重要意义，也是医院长期稳定、可持续发展的重要基础。

（一）岗位概念及特点

岗位（post）是指组织中为完成某项任务而设立的工作职位，岗位是组织的基本单位。岗位有以下特点：①岗位的存在与否不取决于担任岗位的人，而是组织的需要；②岗位是动态的，随着组织策略和结构的变化，岗位会发生变化；③为避免人力资源浪费，需要清楚界定岗位的责任。

（二）岗位设计的原则

岗位设计应遵循以下原则。

1. 功能需要原则　医疗、教学、科研、预防保健是现代医院的主要功能。满足医院功能的需要，是医院人员编制的主要依据。因此，应区别医院的不同等级和任务、不同的专业、不同的功能、不同的条件，从功能和任务的实际需要出发确定医院的人员编制。

2. 因事设岗原则　因事设岗是岗位设计最基本的原则，从"理清该做的事"开始，"因事设岗、按岗定标、以标择人"。设置岗位要按照医院各部门的职责范围划定岗位，不应因人设岗；岗位和人应是设置和配置的关系，使"事事有人做"，而非"人人有事做"。

3. 精简高效原则　精简高效原则又称最低职位数量原则，是指医院应根据其目标或任务科学地确定人员的编制，设置医院工作岗位应充分考虑到节约人力成本，以最少的投入获得最高的效率。如果人员编制过多，就会造成职位虚设、机构臃肿、人浮于事，从而增加医院的运行成本；相反，如果人员编制过少，则会造成职能不全、人力不足，从而影响医院整体任务的完成或整体目标的实现。因此，客观要求在进行医院人员编制时，做到组织结构优化，配置合理，以最少的人才投入，产出最大的医疗效果，并使个体的潜能和创造力能充分发挥出来。

4. 能级对应原则　即在组织中各个岗位拥有的权力应当与其承担的责任相对等。将医院工作的特定技术水平要求与员工的专业技能有机结合起来，"将合适的人安排在合适的岗位"，充分发挥每位员工的专业技术特长，使人员能力与岗位要求相对应，以做到人尽其才、才尽其用、量才任用，从而调动员工的工作积极性，提高工作效率和医疗质量。

5. 系统原则　医院是系统组织，其目标或任务要由众多人员的具体工作相互配合、协调一致完成。因此，每个人的具体岗位设置都要遵从系统性原则，要从总体上以及机构之间、职位之间的联系来分析确定，做到合理配置，包括合理的层次结构、合理的年龄结构、合理的知识结构。

6. 动态发展原则　医院面临着复杂的社会环境，人员编制应根据患者和社会的需要动态调整。一方面，医疗服务市场以及广大群众对医疗保健服务的需求是不断变化的；另一方面，医院在体制、制度、机构等方面正不断进行变革，以适应形势发展和变化的需要。因此，医院的人员编设也要按照发展的原则动态地进行调整，以满足人民群众和社会日益增长的卫生服务需求。

四、医院床位及设置

病床（hospital bed）是医院为患者提供医疗服务的必备条件，医院病床编制的多少，一定程度上决定了医院提供医疗服务的能力。

（一）医院病床编制的基本原则

1. 适应患者及社会需求的原则　患者和社会需求是影响医院病床编制的一个重要指标，决定医院病床数量的因素包括医院所在地区人群的发病和患病情况、人群医疗服务需求，以及其他医疗机构的分布状况和病床设置数量。由于医院的机构特点，一旦病床数量确定之后，其住院医疗服务能力也相应确定下来。因此，医院新建和改建之前的服务能力调研对决定医院病床数量具有重要意义。

2. 病床动态管理原则　医院内部病床专科设置应根据住院患者的需求动态调整，不宜严格按照临床科室划分收治患者，以最大限度地满足患者需求以及卫生资源的充分利用。对实际使用率较低的病床，应及时调整。

（二）医院病床的设置

医院病床的设置方法：社会住院服务需要量法、社会住院服务需求量法及有关标准。

1. 医院及其病床的设置审批 医院开设及床位设置，由医院根据所在地的医疗机构设置规划向有管辖权的卫生行政主管部门提出申请，卫生行政部门按照医院性质、医院机构类别、诊疗科目、服务对象、床位、注册资金、法人代表等审批内容进行前置审批，审批通过的，由卫生行政主管部门颁发《医疗机构执业许可证》。政府办公立医院到政府有关部门进行事业单位登记，营利性医院到工商行政部门注册，社会办非营利医院到民政部门登记。

2. 医院病床设置

（1）普通床位数按下列公式计算：

$$普通床位数 = \frac{\sum(A \times B + C - D)}{床位使用率} \times \frac{1}{床位周转次数}$$

其中：$\sum$表示总和；A表示以年龄划分的分层地区人口数（人口数应是户籍人口、暂住人口及流动人口日平均数之和）；B为以年龄划分的住院率，按每5年划分年龄段；若没有分年龄组人口和分年龄组住院率，可以用总人口数与区域人群年住院率代替；C为其他地区流入本区域的住院患者数；D为本地区去外地的住院患者数。

（2）各专科床位数的计算：按照上述公式中的收治率、床位使用率、住院患者数以各专科收治率、床位使用率、住院患者数替换即可。专科床位数包括专科医院床位和综合医院中的专科病房床位，依人口总数及其构成、居民的专科疾病发病情况、业务半径、卫生资源状况确定，可参照各科专科床位1张/千人口计。

（3）各级各类医疗机构床位数的确定：首先组织专家论证不同级别医院就诊的各专科病种，然后由各专科病种床位数分别计算出各级医院床位数，床位数按照（一级＋二级）：三级医院＝70：30进行配置，承担社区医疗卫生服务的一级医疗机构原则上可不设床位。

本章小结

医院组织管理指围绕医院开展的医疗服务设置相应的部门、科室和工作岗位，以使医院安全、高效地提供医疗服务。医院组织管理应使医院工作成员明确各自的工作、职责范围，在组织结构中的上下左右关系，避免职责不清造成的工作障碍，使医院协调、高效地运行，保障医院组织目标的实现。本章主要介绍了组织的基本知识，医院组织管理的概念，医院领导、医院领导体制、医院组织结构等基本知识。

思考题

1. 党委领导下的院长负责制的特点和主要内容是什么？
2. 合理的医院领导应如何构建？
3. 医院组织的设置原则是什么？
4. 医院组织结构的类型和各自的特点是什么？

（钱　怡）

第六章 医院人力资源管理

人力资源是第一资源。医院作为诊疗疾病、保障与提升人类健康水平的专业组织，其人力资源的状况，尤其是卫生技术人员在数量、结构、质量与状态上能否满足医院发展所需，直接决定着医院的诊疗水平、服务能力、医院声誉以及医院可持续发展的能力。医疗市场的竞争，归根结底是卫生人才的竞争，因此，医院如何根据战略目标的要求选人、用人、激励人，也就是如何对人力资源进行最有效的管理，对医院获取与提升核心竞争力具有重大的战略意义。

第一节 医院人力资源管理概述

一、医院人力资源概念、分类与特征

人力资源是保障医院各项医疗服务项目与相关事务顺利开展的前提，是医院实现目标与发挥功能的载体，是保障医疗服务质量的核心。理解医院人力资源的相关概念、分类与特征是对其进行管理的基础。

（一）相关概念

1. 人力资源概念 人力资源（human resource，HR）的概念最早由管理学大师彼得·德鲁克（Peter F. Drucker）在 1954 年出版的《管理实践》（*The Practice of Management*）一书中提出。他认为，人力资源是一种可以通过激励机制开发利用的特殊资源，能够为企业带来更好的经济效益。自此之后，管理学界对人力资源相关研究越来越重视，学者们纷纷从不同角度对其内涵与外延进行了拓展。

一般来说，人力资源可以从广义与狭义两个方面来定义。广义的人力资源指在一定范围内具有劳动能力的人的总和，是能够推动社会进步和经济发展的具有智力与体力劳动能力的人的总称；狭义的人力资源是在一定时期内，组织中所具有的能够为组织发展贡献体力与智力的人员的总称。

2. 医院人力资源概念 医院人力资源（hospital human resource）指医院所拥有的具有一定知识、技术、专长的人员的总和，他们运用智力与体力为医院目标的实现贡献自己的价值。医院人力资源包括以下三层含义：第一，医院存在的前提和基础是拥有一定数量的具有智力和体力的劳动人口，即医院的员工；第二，医院人力资源包含了医院所有劳动人口的智力和体力，即医院全体员工的各种劳动能力；第三，医院人力资源所拥有的劳动能力能够为组织创造出价值，即医院员工可以为医院目标的实现作出贡献。

（二）医院人力资源分类

一般而言，组织内部的人员与岗位是一一对应关系，医院人力资源的分类也与岗位分类相对应，可以从横向与纵向两个角度进行划分。

1. 横向的人员类别划分 医院人力资源横向分类的主要依据是工作性质与特征。医院的岗位包括专业技术岗位、管理岗位和工勤技能岗位三种类别。相应的，医院人力资源也可以被分为专业技术人员、管理人员与工勤技能人员。由于医院管理的特殊性，在实际工作中，虽然岗位通

常不兼任，但员工却可能会因为承担多种职务而兼具不同的人员类别属性。比如一些专业技术人员也会承担管理工作，很多医师也承担科研和教学任务等。在这些情况下，员工可能兼具不同系列的职称。

（1）专业技术人员：医院专业技术人员是从事专业技术工作的员工，他们需要具有岗位要求的专业技术水平和能力，根据医院工作的特点，专业技术人员又分为卫生专业技术人员与非卫生专业技术人员两大类。

卫生专业技术人员是医院人力的主体，是完成医疗任务的核心力量。根据专业性质，卫生专业技术人员的职称系列有医、护、药、技四大类：医，指取得执业医师资格或执业助理医师资格，经注册在医院从事医疗、预防、保健等工作的人员，包括各级临床、口腔、中医、公共卫生医师等；护，是经执业注册取得护士执业证书，从事护理活动的工作人员，包括各级护师；药，是指医院的药剂人员，包括各级中、西药师；技，是取得相应执业资格，从事其他卫生技术工作的人员，包括临床检验、影像、口腔、营养等科室的各级技师。

非卫生专业技术人员主要承担支撑医院运转的非医疗技术性工作，这些员工需要具备特定领域的专业技能，包括归属工程、会计、经济、统计及档案等技术职称系列的医院工作人员。

（2）医院管理人员：医院管理人员指在医院承担领导职责或管理任务的员工，发挥着增强医院运转效能、提高工作效率、提升管理水平等重要作用。包括在院办、党办、人事、科教等职能部门从事相关行政与党务工作的员工。

（3）医院工勤技能人员：工勤技能人员一般指在医院承担基础设施操作和维护、后勤保障与服务等职责的员工。包括通用工勤技能人员和普通工勤技能人员，前者必须具有一定的专业知识与技能水平，如厨师、电工等；后者一般指保洁、安保等工作人员。我国鼓励对一般性劳务工作进行相关服务的社会化探索，对医院工勤技能人员进行结构优化。

2．纵向的人员级别划分　医院人力资源纵向分类的主要依据是人员所从事岗位的责任、工作难度以及所需的知识、技能与经验等的综合水平。按照不同的岗位级别，医院专业技术人员、管理人员与工勤技能人员有着不同的职称/职务级别称谓。一般来说，医院技术类岗位人员的职称分为正高级、副高级、中级与初级四类；管理类岗位人员的级别与我国事业单位对岗位等级的划分相对应。

医院专业技术人员的岗位被分为13个等级，一至四级对应正高级职称，五至七级对应副高级职称，八至十级对应中级职称，十一至十三级对应初级职称。卫生专业技术人员的职称称谓由正高级到初级依次为：主任医（药、护、技）师、副主任医（药、护、技）师、主治（主管）医（药、护、技）师、医（药、护、技）师（士）。医院非卫生技术人员的职称称谓与相关行业标准相一致，如工程技术系列的高级工程师、工程师、助理工程师、技术员；会计系列的高级会计师、会计师、助理会计师、会计员；统计系列的高级统计师、统计师、助理统计师、统计员；研究员系列的研究员、副研究员、助理研究员、研究实习员；教师系列的教授、副教授、讲师、助教等。

医院管理人员的岗位被分为8个等级（全国事业单位的管理岗位分为10个等级，卫生事业单位管理岗位最高等级为三级职员岗位），由高到低依次为：厅级正职、厅级副职、处级正职、处级副职、科级正职、科级副职、科员、办事员。

医院工勤技能人员的岗位级别划分有两种情况，普通工岗位不分级，技术工岗位由高到低被分为高级技师、技师、高级工、中级工、初级工五个等级。2022年4月，中华人民共和国人力资源和社会保障部颁布《关于健全完善新时代技能人才职业技能等级制度的意见（试行）》指出，用人单位可以根据自身需要，在原有的五级等级之下补设学徒工，之上增设特级技师和首席技师。

岗位级别的划分与员工的职业发展及薪酬待遇密切相关，不合适的职级划分会导致实际工作中出现职称聘用与岗位聘用不统一的问题。比如由于管理岗位分级无法满足员工的发展和待遇需要，很多在医院从事行政或党务工作的员工会按照卫生系列、研究员系列等专业技术职称系列晋级,导致岗位要求与技能要求严重分离,这既扰乱了行政人员的实际工作,又挤占了其他系列人员的资源。当前我国正在推动对医院管理岗位的技术职称分级建设工作,这种状况会逐步获得改善。

(三)医院人力资源特征

人力资源通常具有生物性、能动性、时效性、再生性、社会性、高增值性等特点。医院人力资源除了具有一般人力资源的特点外,还具有鲜明的行业特征。

1. 劳动对知识与技能的要求高 医疗服务的专业性与复杂性对医院员工的知识与技能水平提出了较高要求。卫生技术人员必须具备临床与其他医学相关专业知识与技能;其他技术人员及管理人员需要将专业技能与医院运行及医疗服务的实际需要密切结合;工勤技能人员也需要根据医疗服务领域的特殊要求,掌握更多应急、沟通与防护知识。

2. 培养周期长、成本高 医院工作对人力资源的知识储备与实践经验要求较高,并需要专业技术人员具有较好的学习能力与创新能力,不断更新相关知识与技能、推动行业发展,这些都决定了对医院人力资源的培养需要耗费更多的人力、财力、物力与时间等成本。一方面,卫生技术人员除了在校学习时间普遍长于其他专业之外,在岗的持续学习、经验积累与培训等方面投入也较多。另一方面,其他类型员工需要将专业知识与医疗行业特性相结合,需要适应医院高压、高风险的工作环境,故在岗前培训、继续教育与在职培训等方面同样需要付出较多的成本。

3. 劳动具有高风险性 医院员工所面临的劳动风险主要源于三个方面:一是工作环境本身有很多健康危险因素,包括生物危险因素(如病毒、细菌、寄生虫等)、理化危险因素(如放射线、药物、溶液等)、社会危险因素(如医院暴力、网络暴力等);二是巨大的工作压力会带来较大的心理健康风险,主要压力因素有医疗责任巨大、工作强度较高、工作节奏快、紧急状态多、环境健康危险因素多等;三是医疗工作本身的高度不确定性会加剧上述环境与心理健康风险,不确定性高的主要原因有疾病本身具有种类繁多、复杂的特点,服务对象的个体状况具有多样性,医学对许多疾病的认识还很有限,以及重大疫情、自然灾害等突发公共卫生事件的发生难以准确预测等。

4. 劳动需要团队协作 医疗卫生服务的复杂性与连续性,决定了医疗服务的提供者必须通过明确的分工与有效的协作才能够完成工作,例如患者手术要通过临床医生、护士、麻醉师、药剂师等不同岗位专业人员的共同协作才能得以完成;患者较好的就医体验需要挂号收费窗口、导诊、临床团队、医务科、医保办、财务、保洁与安保等不同部门与不同类型工作人员的共同协作。

5. 社会责任重大 医院所提供的医疗服务关系到人的生命与健康,关系到基本民生与社会稳定。医务人员的责任心、知识与技能水平与患者的安全和诊疗效果息息相关,他们对公众有救死扶伤的义务;行政管理人员与其他技术人员的工作情况对医院的制度环境、组织氛围与管理效率等方面均有着重要影响;工勤技能人员的工作质量则直接影响着患者与医院工作人员的环境体验与保障支持。可以说医院所有员工均在不同程度上承担着巨大的社会责任。

6. 以知识型员工为主 医院工作人员尤其是专业技能人员和管理人员都属于高知群体,他们接受过良好的专业教育,一般具有较高的人生价值追求,拥有明确的职业理想,看重自我实现与个人成长,注重非物质激励,具有较高的创造性与自主性,喜欢具有挑战性的工作。这些特征都对医院的人力资源管理活动提出了新的要求与挑战。

二、医院人力资源管理概念与特征

如何将具有不同特征与知识技能的人组织在一起高效行动以持续性地实现医院发展与员工成长的双赢目标是医院人力资源管理需要思考的核心问题,了解医院人力资源管理的基本概念与特征是回答这一问题的逻辑起点。

（一）医院人力资源管理概念

医院人力资源管理（hospital human resource management）指根据医院发展战略的要求,运用现代科学理论与方法,对医院人力资源进行有效开发、合理配置、充分利用,并通过培训、考评、激励等一系列管理措施,发掘员工的潜能,充分调动员工的积极性与创造性,最终实现医院发展与满足员工工作需求的管理过程。一般来说,医院人力资源管理的内容主要包括人力资源的"数量与结构"管理和"质量与发展"管理两大部分。

医院人力资源的数量与结构管理指根据医院实现不同时期发展目标对各类人员的数量与结构要求,所进行的人员获得、保留、匹配、终止等人事安排活动,以实现人力资源配置的科学合理、精简高效与人事相宜。

医院人力资源的质量与发展管理指为提高医院各类人员的专业知识、技能、经验以及职业操守的遵从能力等所进行的一系列绩效考评、激励与培训等管理活动。医院人力资源的质量决定着医院的医疗技术水平及服务质量,代表了医院的核心竞争能力。

（二）医院人力资源管理特征

医院人力资源管理是以知识型员工为主要对象、以实现医院发展战略为己任的系列管理活动,具有如下特征。

1. 战略性　各类医院需在明确自己功能定位的基础上,将人力资源管理提升到医院战略管理的高度,匹配外部卫生系统改革的需要（如医保支付方式改革、分级诊疗体系建立、药品零加成改革等）,在健全完善医院人力资源管理基础性工作的前提下,建立以可持续发展为目标、以提高核心竞争力为主导的具有指向性、系统性和可行性的医院人力资源管理体系。

2. 人本性　还原员工作为"完整的人"的属性、以"员工为中心"是以人为本的人力资源管理活动的基本要求。由于现代医院知识型员工的工作活动难以像计件工人一样被监督与衡量,诊疗质量的保证与医疗技术的进步也需要员工的创造性与能动性,因而,简单地将员工视为实现组织目标的工具以及传统的"自上而下"的行政式人事管理模式不再适用。现代医院的人力资源管理需要重视与尊重员工的个性与他们所创造的价值,满足员工的生活与工作需要,建立一个有利于发挥员工主观能动性的良好工作环境,激励员工为提高人类健康水平而不断地探索与拼搏,在实现医院目标的同时实现自己的人生价值。

3. 创新性　随着人口老龄化与疾病谱的变化、医疗行业与信息技术的迅速发展、人们生活方式以及政治、经济、社会与文化环境的改变,医院的战略目标、实际业务需要与人员发展需求都处于不断的变化与发展之中。只有不断地在管理理念、机制与手段上进行创新、与时俱进,才能应对由不断变化的现实情况所带来的各种问题及挑战。医院人力资源管理部门要在明确实际业务与员工发展需要的基础上,不断吸纳国内外医院人力资源管理的先进理念,总结医院人力资源管理的最佳实践经验,借鉴其他行业对知识型员工的管理方法,持续性地提升其人力资源管理绩效与水平。

三、医院人力资源管理发展趋势

1. 坚持"以人为本"的医院人力资源管理理念　人力资源管理理念决定着人力资源管理实践的走向,需要符合时代观念,关注实际问题。纵观管理理论的发展历史,不同的时代观念与现实问题会使人们对"人性"产生不同的抽象认识,进而产生相应的管理思想,当建立在片面人性认识之上的管理实践带来的问题大于收益时,便会被新的理念取代。不断认识人性,尊重人的价值,以促进人的全面发展为导向来实现组织目标才是管理理论与实践发展的核心。

"以人为本"的医院人力资源管理理念符合我国战略发展思想,是适应时代观念发展的产物。党的二十大报告中提出,人才是第一资源。人是发展的根本目的,也是发展的根本动力,发展的过程中不能物化"人",不以损害"人"的身心健康与生存发展需要为代价追求客观指标,要尊重人、理解人、关心人、依靠人。

在医院人力资源管理中,"以人为本"的理念需要融入全部工作中,重点包括:协调医院与员工之间的利益与目标,着眼共赢与长期发展;建立公平、公开、公正的竞争环境,重视个人能力的多样性与团队能力的互补性,多元化招聘、绩效与薪酬机制;了解医院员工工作中的实际痛点与真实需求;学习各学科关于"人认知与行为规律"的最新研究进展,并应用于医院人力资源管理实践之中;由自上而下的管理转变为自下而上的服务;还原人的完整性,尊重个人选择,提供多元化培训、激励与职业生涯方案等。

2. 推进医院人力资源管理的科学化 科学是推动人类社会进步与发展的重要力量,科学化是人类在各项活动中不断探索、发现、尊重与遵循客观规律的过程,是我国各项事业发展的永恒课题和重大任务。医院人力资源管理科学化进程的衡量标准是其各项活动与员工及组织发展相关的客观规律的符合程度。

持续学习是医院人力资源管理科学化的基础。学习的内容主要包括:卫生事业管理、认知与行为科学、心理学、医学等多学科与多领域知识及最新研究进展;事实性、原则性、技能性与程序性等多种形式的知识;科学思维与科学观念等。

实践应用是医院人力资源管理科学化的保障。实践应用的最重要原则是"适用";范围主要包括:从多学科视角对所面临的医院人力资源管理问题进行解释与分析,利用科学的方法组织工作、进行决策与评估效果,遵循客观规律对潜在风险(短缺、流失、竞争力不足、过劳与倦怠等)进行预测等。

创新探索是医院人力资源管理科学化的方向。需要不断创新探索的主要原因有:随着人类生活方式的变化、多学科研究的不断拓展与现代社会组织运行复杂性的加大,医院人力资源管理知识本身需要被不断更新与拓展;相对于复杂的医院人力资源管理工作,知识往往是被过度简化与抽象的,可能会存在解释力与指导性不足的问题;与"人"相关的知识与经验对"组织、经济、政治、社会、历史、文化"等环境因素的依赖性较强,并不存在放之四海而皆准的医院人力资源管理方式方法。

在医院人力资源管理科学化的进程中,持续学习、实践应用与创新探索活动并不是彼此割裂的,它们在更多的情况下是相互交织的动态发展过程。

3. 加速医院人力资源管理的信息化建设 现代通信、网络、数据库等信息技术的迅速发展重构了人们的生活方式与组织运行环境,医院人力资源管理的信息化建设不仅是适应时代发展的必然选择,也是提升效率与科学性的重要手段。获取、分析与使用信息是组织开展各项人力资源管理活动的基础,信息技术在实现信息的跨时间、跨空间传递,提升信息处理的速度与效率,加大信息的综合度与全面性等方面所具有的独特优势,能够更好地帮助医院人力资源管理发挥功能。

医院人力资源管理的信息化建设贯穿于招聘、绩效、薪酬、培训与日常事务管理等众多工作环节之中。主要包括:利用互联网技术进行网上招聘、面试与培训,建立或利用人才信息库招聘高层次或特殊人才,利用人力资源信息管理系统收集与处理考评、薪酬等常规工作信息、优化办事流程等。

医院人力资源管理在信息化建设的过程中要注意以下问题:一是信息化建设程度需要与组织发展情况相适应,需要以实际需求为导向并考虑成本;二是要保证与公平公正相关的信息公开透明,要注意对员工个人信息安全的保护;三是要注意任何数据信息都不能代表实际的"人",人力资源管理活动需要结合实际正确解读和利用数据信息。

4. 探索医院人力资源管理策略的多元化 医院人力资源管理策略的多元化主要包括标准多元化、激励与服务多元化以及方式多元化。前两者是由医院人力资源的知识密集特性决定的:一方面,单一标准很难客观测量与全面反映医院专业技术人员与管理人员的劳动价值,对单一维度客观指标的盲目依赖会造成人员同质性强、团队互补性差,员工的专长精进与创造力发挥受损,无法正确反映劳动价值等问题,因而需要多元化的招聘、绩效考评与薪酬标准;另一方面,员工的需求与特征是多样的,经济性动因与非经济性动因并存,想要协调员工与医院共同发展就必须探索多元激励机制、提供多元培训与职业生涯规划服务。方式的多元化是由现代社会专业分工的发展与实际工作需要所共同决定的,比如将档案管理、绩效考评等繁杂的工作外包给专业公司;在制度设计与完善时聘请外部专家参与;与猎头公司或专业人才服务公司合作进行招聘活动等。

第二节　医院人力资源管理内容

医院人力资源管理包括了医院从员工获取之前到雇佣关系结束之后的全过程,主要通过战略与规划、人员甄选与招聘、培训、绩效管理、薪酬管理、职业生涯管理、员工激励等管理活动发挥职能。

一、医院人力资源规划

人力资源规划是组织为实现发展目标对人力资源进行有计划的、科学的配置的重要方法。各级各类医院需要根据国家对其的功能定位,以及国家卫生人力发展规划、本地区医疗卫生发展目标的要求,结合自身的性质、内部环境条件等因素,制订人力资源战略规划。

(一)医院人力资源规划概念

医院人力资源规划(hospital human resource planning)指医院在对其所处的外部环境、内部条件以及各种相关要素进行系统分析的基础上,从医院发展目标出发,对人力资源的开发、利用、提高和发展所作出的总体预测、决策和安排。

医院人力资源规划是实现医院发展目标的重要支撑系统,制订人力资源规划有利于医院明确未来不同发展阶段的人力资源管理重点;有利于界定各类人力资源的成长平台与发展空间;有利于医院人力资源管理合理定位与发挥职能;有利于人力资源管理部门把握正确的人力资源管理方向;有利于保持医院人力资源长期竞争优势;有利于员工明确其职业生涯发展目标及努力的方向。

(二)医院人力资源规划分类

根据不同的标准,医院人力资源规划可被分为不同的类型。

1. 从规划期限上看　医院人力资源规划可以分为短期规划(1~5年)、中期规划(6~10年)和长期规划(10年以上)。人力资源长期规划具有战略性、方向性、整体性、宏观性等特点,它规定了医院人力资源发展的总体目标与实施策略;人力资源中期规划是人力资源长期规划的阶段性安排,与长期规划相比它更加具体;人力资源短期规划具有微观、专项、可操作性强的特点。

2. 从规划作用范围上看　人力资源规划可以分为战略性人力资源规划和战术性人力资源规划。医院战略性人力资源规划指与医院长期发展战略相匹配的人力资源总体发展规划,它是医院人力资源管理总体发展目标、政策与策略的集合,战略性人力资源规划决定了医院在人力资源管理方面的基本目标及基本政策。医院战术性人力资源规划指在医院战略性人力资源规划框架下,对相对短期的人力资源管理分目标与各项工作作出的安排,如人员招聘计划、人员培训计划、人员流动计划、人员晋升计划、员工激励计划等。

(三)医院人力资源规划程序

医院人力资源规划可以分为如下四个步骤。

1. 准备阶段 该阶段的主要任务是通过问卷调查、访谈等方法,收集、分析人力资源规划所需要的各种信息,全面掌握影响医院人力资源发展的政治、经济、社会、法律等外部宏观环境与行业因素,以及医院经营状况、技术水平、设施设备等内部条件,明确医院人力资源的现状,包括各类人力资源在数量、结构、质量等方面的特点,为下一步人力资源供需预测做好充分的准备。

2. 预测阶段 在预测阶段,要求相关人员用定性、定量相结合的方法对医院未来一段时间内的人力资源供需状况进行科学的预测。预测内容主要包括人力资源的数量、结构和质量三个方面。通过供需预测,找出医院各类人力资源的供需差距,为下一步制订人力资源规划奠定基础。

3. 规划制订阶段 医院人力资源管理部门应根据医院发展战略目标、内外部环境情况,以及医院人力资源供需预测的结果,来制订人力资源规划以及相关的政策和措施,这一步骤是人力资源规划的最终落脚点。

4. 规划实施、评价与修正阶段 医院人力资源规划的实施是医院人力资源规划目标与措施落实到具体行动的过程,在规划实施过程中,可能会受到各种不确定因素的影响,因此,要对其进行监督与评价,及时掌握规划在实施中存在的问题,并根据反馈结果,不断进行调整与修正不合理之处,促进医院战略目标的实现。

二、医院人力资源配置

医院人力资源的配置水平不仅直接作用于医疗服务的安全与质量,也影响着医院的运营成本与其他资源的使用效率。因此,科学、合理地配置人力资源对保障医疗质量、控制人力成本、提高医院绩效都具有重要的意义。

(一) 医院人力资源配置概念

医院人力资源配置(hospital human resource allocation)指医院根据服务功能、任务、规模及发展目标的要求,结合岗位性质、工作量、工作效率、工作种类与既有人员情况等因素,对各类岗位人员的数量、结构、质量进行合理设置的过程。

(二) 医院人力资源配置要求

1. 符合国家对医院人力资源配置的要求。
2. 以医院功能、任务、卫生服务需求为导向。
3. 立足医院特色与现实情况。
4. 坚持实事求是、精简高效、结构合理、按需设岗、动态配置的原则。

(三) 医院人力资源配置标准

人力资源配置标准是医院进行人员内外部招聘、绩效考评与培训等工作的重要依据,其设定需要依据医院工作任务的多寡程度及专业特点来确定。国家一般会出台相关规定对医院人力资源在数量、结构与质量上的配置标准进行规范与指导。

在人员类别的配置比例上,国家卫生和计划生育委员会颁布的《医院岗位设置及人员编制标准(草案)》(2013年修订版)与《医疗机构基本标准(试行)》(2017年)是我国各级医院人员配备的重要依据。一般来说,管理人员、专业技术人员与工勤技能人员应分别占到医院编制人员总数的8%~10%、80%~85%与5%~10%。对于卫生专业技术类人员而言:一级综合医院每床至少配备0.7名卫生技术人员;至少有3名医师、5名护士和相应的药剂、检验、放射等卫生技术人员;至少有1名主治医师以上职称的医师。二级综合医院每床至少配备0.88名卫生技术人员;至少0.4名护士;至少有3名具有副主任医师以上职称的医师;各专业科室至少有1名具有主治医师以上职称的医师。三级医院每床至少配备1.03名卫生技术人员;至少0.4名护士;各专业科室的主任应具有副主任医师以上的职称;临床营养师不少于2人;工程技术人员占卫生技术人员总数的比例不低于1%。其他类别的医院也按等级各有标准。

在人员级别的配置比例上,《关于卫生事业单位岗位设置管理的指导意见》(2007年)文件明确要求控制高级、中级与初级岗位间及岗位内的人员配置比例,各省(自治区、直辖市)和新疆生产建设兵团根据自身情况都有具体的比例标准/建议文件。一般来说职称级别越高,占总体的比例越少。

在人员质量的配置标准上,国家卫生健康委员会与人力资源和社会保障部等多部委陆续发布有与医院各岗位职责要求及人员职称评审要求等内容相关的系列文件,可供医院人力资源配置分析工作参考。

以上所有的医院人力资源配置标准在实际执行中都需根据卫生健康事业的发展、学科建设、地区实际情况、医院建设发展与实际工作需要等因素进行调整。比如,考虑实际工作内容,承担教学、住培等任务的医院可以适当提高高级职称人员的比例;为了促进人才向艰苦边远地区和基层一线流动,可以适当提高这些医院的中高级职称人员比例。

(四)医院人力资源配置方法

1. 比例定员法 在符合国家相关规定的基础上,医院中各级、各类服务人员的数量是依据相应的被服务对象的数量以及不同岗位、等级之间员工的适宜比例来确定,这种方法适用于确定医院各级、各类人员的配置。除此之外,医护之间、卫生技术人员与管理人员之间、卫生技术人员与工勤技能人员之间的比例可根据医院规模、服务量、所在区域的人口状况及经济发展水平等因素来确定。

2. 效率定员法 它是根据医院各科室的工作量和员工的工作效率来确定人员配置的方法。效率定员法主要适用于医院卫生技术人员、其他技术人员、工勤技能人员的配置。在运用效率定员法的时候,还应该考虑到机动工作量的问题。其公式为:

$$人员配置数 = 平均工作任务总量/员工工作效率 × 出勤率$$

例如:某医院心内科平均每天接诊患者为270人次,每位医生日均可接诊的患者为50人次,医生的出勤率为95%。根据上述公式:

$$心内科医生配置数 = 270/50 × 95\% = 5.13$$

即,该医院心内科医生的配置数为5~6人。

3. 岗位定员法 它是根据医院各部门(科室)工作岗位的数量及各岗位工作量来计算人员配置数的方法。该方法主要适用于住院部卫生技术人员的配置计算。其公式为:

$$人员配置数 = 床位数 × 床位使用率 × 诊疗每位患者每天所需时间/$$
$$每名卫生技术人员日均诊疗时间$$

例如:某医院泌尿外科有床位120张,床位使用率为97%,每位患者每天诊疗耗时1小时,每名医生每天工作8小时。根据上述公式:

$$泌尿外科医生配置数 = 120 × 97\% × 1/8 = 14.55$$

即,该医院泌尿外科病房医生的配置数为14~15人。

4. 设备定员法 根据医院各类设备的数量和设备使用率、每台设备所需员工数量和员工出勤率来确定人员配置数量的方法。该方法主要适用于医技科室设备操作人员配置数的计算。其公式为:

$$人员配置数 = 同类设备开动台数 × 单机定员标准 × 该设备平均开动班次 × 出勤率$$

例如:某医院有X线机5台(全部工作),每台X线机定员为1人,该设备平均开动班次为3,员工平均出勤率为87%。根据上述公式:

$$X线室操作人员配置总数 = 5 × 1 × 3 × 87\% = 13.05$$

即,该医院放射科X线室的操作人员配置数为13~14人。

5. 职责定员法 职责定员法是指医院根据部门和科室的业务分工及职责范围来确定人员配

置的方法。职责定员法适用于对医院管理人员、工勤人员的配置,因为这两种岗位的工作定额难以量化,通常是以对实际工作的调研情况及管理者的经验为依据。

三、医院人员招聘

医院人员招聘是医院获取所需人才的重要途径。人员招聘工作是医院人力资源管理的重要内容,招聘过程的科学性与规范性,直接关系到人才甄选的准确性、招聘的成本及招聘的效率。

(一)医院人员招聘概念

医院人员招聘(hospital staff recruitment)是指医院根据工作的需要,通过一定的程序与方法,寻找、选拔符合要求的人到医院工作的过程。

(二)医院人员招聘原则

1. 公开、公平、公正原则 医院应该把本院空缺岗位、专业、数量、应聘资格,考试的时间、内容、方式等信息向社会公开告知。在招聘中,对所有的应聘者应一视同仁,为应聘者提供公平的竞争机会,并确保招聘程序与选择标准的公正性。

2. 适合匹配原则 一是在思想层面上的适合,即所招聘的员工需要认同医院的愿景、文化与价值观。这样双方才能真正地成为利益共同体,员工也才会更具责任感、使命感与归属感。二是人岗匹配,即医院在招聘时,一定要根据工作规范的要求,做到能级对应、人事相宜、人尽其才。不一定非要招聘学历或职称最高的人员,而是要招聘到专业、能力最适合该岗位的人员。这样既能最大限度地节省人力成本、降低人才流失风险,又能够最高效地发挥人才的潜能。

3. 综合考查原则 除了才能以外,应聘人员的德行与发展潜力也是重要的考查内容。医院的性质决定了其对员工较高的德行要求,德行存在问题的员工会为医院的运行发展与患者的健康安全带来巨大的风险与隐患,因而无德之人无论才能如何都不应考虑使用。同时,从医院的长期发展来考虑,应聘者的潜力也十分重要,如敬业度、抱负情况、学习力与适应性等。

4. 优势互补原则 招聘不仅要考虑新进成员的知识技能水平,还要注意该员工能否与现有工作团队相融合,能否与其他成员形成优势互补态势。

(三)医院人员招聘基本程序

医院人员招聘工作必须科学化、规范化。招聘程序主要包括如下五个步骤。

1. 明确招聘需求 需要根据医院人力资源规划及未来人力资源在数量上、结构上与质量上的供需状况,明确部门、职位、数量、条件和薪资标准等招聘需求。

2. 选择招聘的渠道和方式 招聘渠道包括内部招聘和外部招聘两种。内部招聘是指通过医院内部员工的工作调整来补充岗位所需人员的过程,主要通过工作调换、轮岗和职位提升等方式来实现。外部招聘指医院通过各种方式从外部选拔人员的过程,主要方式有广告招聘(发布渠道包括报纸、电视等传统媒体与互联网、手机程序等新媒体平台)、校园招聘、猎头招聘与引荐招聘等。各种招聘渠道与方式都有自己的优缺点,医院要根据所需人才的特点来选择一种或几种适合的招聘渠道与方式。

3. 组织招募 主要工作有:制订包含时间、地点、花费与具体工作流程在内的执行计划;依据计划协调相关主体与资源,做好准备工作;发布岗位招聘信息;收集应聘材料等。

4. 甄选和录用 甄选和录用的过程包括如下程序:根据招聘标准,审核应聘者的材料,对符合条件的应聘者进行初选;对符合条件的人员进行专业素质测试,包括笔试、面试、心理测试等;确定录用者名单;办理相关录用手续。

5. 招聘评估 人员招聘结束后,医院人力资源管理部门要对整个招聘过程进行评估,以总结经验与教训。对录用的人员也要进行跟踪评估,一方面可以通过考查其工作绩效检验招聘工作的有效性,另一方面可以根据新员工的工作情况调整岗位安排。

四、医院人员培训

医院人员培训对医院发展具有重要意义,可以提高医院自身的竞争力,提高医院对内外部环境变化的适应性,满足员工自身发展的需求,培养与传播医院文化,提升医院的凝聚力。

(一)医院人员培训概念

医院人员培训(hospital staff training)指医院为提高员工的素质、能力与工作绩效,而实施的一系列有计划、有组织的人力资源培养、训练与开发活动。医院人员培训的主要内容有价值观念、行为态度、程序方法与知识技能等;主要特点有战略性、针对性、层次性、系统性、长期性与实用性等;主要活动过程有培训需求分析、培训计划、培训实施和培训评估。

(二)医院人员培训种类

1.按照培训对象来划分　可分为卫生管理人员培训、卫生技术人员培训、辅助人员培训、全员培训。卫生管理人员培训的主要内容有:先进的管理理念、管理方法、管理技术,国家相关法律法规,国家卫生方针政策,卫生发展战略、方案解读等;卫生技术人员培训的主要内容有:专业基础理论与技能,新技术、新进展等;全员培训的主要内容有:医院文化、规章制度、医疗相关法律法规、医疗风险管理、医患沟通艺术等。

2.按照就职状态来划分　可分为岗前培训、在职培训、离职培训。岗前培训是对新入职员工所进行的培训,培训内容一般包括对医院概况的介绍、医院相关规章制度介绍等;在职培训的内容要依据实际工作的需要来确定;离职培训是医院为了帮助即将离职(包括退休)的员工获取再就业能力或适应未来退休生活而开展的培训。

3.按照培训场景来划分　可分为医院内部培训和医院外部培训两种。医院内部培训主要是通过工作轮转(如新入职的护理人员轮科)、工作教导(以老带新)等方式进行;外部培训是指员工脱离工作岗位外出进修、短期培训或学术交流等。

(三)医院人员培训流程

1.需求分析　培训需求分析也称为确定培训需求点,它是确定培训目标、培训内容、培训方式的重要依据。培训效果在很大程度上取决于培训需求分析的准确性。培训需求分析可以从岗位任职者个体层次、工作层次、组织层次三个层面展开。

在培训需求分析中要明确的问题有:①为什么要培训? ②谁(人或岗位)需要培训? ③需要培训什么? ④如何培训? ⑤什么时间培训? ⑥在哪儿培训? ⑦培训的成本是多少?

2.制订计划　在明确培训需求后,医院便要根据培训需求制订培训计划。培训计划包括的内容主要有:培训目标、培训原则、培训对象、培训地点、培训时间、培训形式、培训师资、培训组织人、考评方式、培训经费预算等。

3.培训实施　培训实施是对培训计划的具体落实。培训实施由准备阶段、实施阶段、总结阶段三个部分构成。医院相关部门要按照实施工作的日程安排,组织、协调、安排培训前、培训中、培训后的各项工作,并在资源保障、人员调配、培训现场控制等方面做好应急准备工作。

4.培训评估　培训评估是对培训的有效性进行系统、全面评价的过程。评估培训效果的方法有很多,最为经典的是柯克帕特里克(Kirkpatrick)评价模型。

柯克帕特里克评价模型主张从"反应""学习""行为"和"结果"四个层次对培训效果进行评估。反应层主要考查学员对培训项目的反应,即学员对培训内容、培训方法、培训条件、培训教师的看法,通过这个层面的评估,能够了解学员对本次培训的总体反应和感受。学习层评估主要评估受训人员对原理、技能、态度等培训内容的理解和掌握程度。行为层评估主要考查受训人员培训后在实际岗位工作中行为变化情况,以判断所学知识、技能对实际工作的影响。结果层评估上升到了组织的高度,即判断培训是否对组织具有具体而直接的贡献,该层面评估的内容是一个组织培训的最终目的。

五、医院人员绩效管理

医院人员绩效管理是实现医院战略目标的重要手段和工具,它作为人力资源管理的核心,与其他人力资源管理子系统之间具有相互依存、互为支撑的关系,为员工配置、培训、薪酬调整、职业生涯规划提供了重要依据。

(一) 医院人员绩效管理的概念

医院人员绩效管理(hospital staff performance management)指为提高员工的工作完成度、效率、效果与对医院的贡献度,围绕着员工绩效考评而进行的计划、实施与反馈等系列管理活动。它是医院绩效管理的重要组成部分,与医院整体及科室部门绩效管理共同致力于促进医院战略目标实现与组织发展。

(二) 医院人员绩效管理系统的基本构成

医院人员绩效管理是人力资源管理的一个子系统,其功能的实现需要系列规则体系的支撑,主要包括绩效考评规则体系、绩效考评运作体系与绩效考评结果反馈体系。

1. 绩效考评规则体系 医院考评规则体系包括与员工绩效考评的原则、策略、总体目标、标准、周期、日常管理与动态调整等内容相关的规则。我国强调要建立以医院公益性为导向的绩效考评制度,突出岗位工作量、服务质量、行为规范、技术能力、医德医风和患者满意度。

员工绩效评价指标体系是医院绩效管理系统的核心,是评价员工工作绩效的标准。它的设定基础是工作分析;指标确定的原则主要有明确性、可测性、可达成性、相关性、时限性等;主要内容有关键绩效指标、岗位职责指标、工作态度指标、岗位胜任特征指标、否决指标等。

(1) 关键绩效指标:该类指标是在对医院战略目标按照管理层级逐层分解(医院战略目标、部门目标、科室目标、个人工作目标)后获得的。

(2) 岗位职责指标:主要是根据医院各部门(科室)和岗位说明书中的"岗位职责"与"工作内容"归纳总结提炼而成的指标。

(3) 工作态度指标:该类指标是所有员工的通用指标,不论岗位高低、能力大小,考评的内容基本一致,如工作认真程度、责任心、工作努力程度等。

(4) 岗位胜任特征指标:该类指标是根据员工的岗位胜任素质提炼而成。

(5) 否决指标:该类指标是医院根据所提供的医疗服务特点而设立的医疗安全、医德医风等方面的指标,如果这种指标所对应的工作出现问题,将会对医院、患者带来直接且严重的后果,如医疗责任事故等。

2. 绩效考评运作体系 考评运作体系包括医院考评组织的建立、考评者与被考评者的确定、考评方式方法、考评程序的确立、考评辅导沟通的内容、考评信息数据的收集与分析等内容。

3. 绩效考评结果反馈体系 医院人力资源管理部门需根据员工绩效考评结果与人力资源管理其他子系统、员工个人以及员工所在科室建立联系,形成涉及多主体与多环节的绩效结果反馈体系,并据此开展各项人力资源管理相关工作。具体包括根据考评结果进行人员规划、人事调整、员工激励、培训开发、员工流动、兑现薪酬以及劳动关系调整等。

(三) 医院人员绩效考评程序

医院人力资源管理部门可以按照以下 8 个步骤实施人员绩效考评工作。

1. 确定考评指标、考评者和被考评者。

2. 确定考评的方式和方法。

3. 确定考评的时间。

4. 对员工进行绩效辅导与沟通。

5. 进行考评。

6. 计算考评成绩。

7. 绩效面谈与申诉。

8. 制订绩效改进计划。

（四）医院人员绩效考评方式

1. 根据指标类别不同　分为考核与评议两种形式。

（1）考核：又称定量考核，有核对与核算的含义，是针对定量指标所采用的考评方法，主要被用于衡量客观指标，但也会包括一些可被量化的主观指标。关键绩效指标一般都采用这种考评方式，如门（急）诊量、住院手术量等。

（2）评议：有评价与议论的含义，是针对定性指标所采用的考评方法，主要被用来考评难以定量化的主观指标。岗位胜任特征和工作态度类指标一般都采用这种考评方式，如责任心、职业操守、团队合作精神等。

2. 根据考评者和被考评者的关系不同　可分为六种形式：上级考评、下级考评、同级考评、外部考评、跨级考评和360°考评。

（五）医院人员绩效考评方法

随着现代组织和人力资源管理理论与实践的发展，绩效考评方法也日渐丰富，医院需要根据自身的实际情况与需要，综合考虑不同方法的特征、优势与局限，选择最适合的方法或方法组合。

1. 主观评价导向的医院人员绩效考评方法

（1）排序法：管理者根据对下属员工的了解，按照考核的内容对员工进行从优至劣排序。这种方法最为简单快速，但也是受主观因素影响最大的方法。

（2）配对比较法：在每一职务要素下都将所有被考评人进行两两比较，每次配对较优者赋值为1，较劣者赋值为0，最后相加计算每一位被考核人员的分数，进行排序。优点是：①相对于对全部被考评者进行排序，考评者在两两比较中比较容易作出选择；②全部被考评人员在全部职务要素上会被配对比较，比较全面。局限是：①每增加一个被考评者或被考评要素，两两比较的工作量都会呈几何级增长，因而需要控制数量；②不适用于自主决策权大、环境多变的岗位。

（3）强制分布法：指管理者根据预定的比例对被考核人员进行分组，如最优绩效者人数占10%～20%，中等绩效者人数占60%～80%，较差绩效者人数占10%～20%。优点是：①避免了因主观因素导致的员工评分都偏好或偏差的问题；②等级间区分明显，刺激性强。局限是：①员工绩效的正态分布（中间多，两端少）状态是假定的，和实际情况可能不符；②强制优秀与强制末位划分，容易引发员工不满。

（4）评级量表法：指管理者先制订若干个评估因素，如组织能力、沟通能力、技术水平、个人品质等，再对各因素分别设计评级量表并给出评分标准，最后加权相加，得出评分，进行排序。优点是：①主观考评结果可被量化呈现；②量表的内容与标准相对明确与精准。局限是：①容易产生趋中误差，即评价者给每个员工或每项被评条目的分数都差不多；②量表涉及的要素较多，评价者很难对被评价者的所有方面都熟悉，易受到刻板印象和偏见的影响。

2. 客观行为导向的医院人员绩效考评方法

（1）关键事件法：将被考核者平时表现出来极为优秀的行为或非常恶劣的事件记录下来，通过对这些与员工关键绩效指标相关事件的整理和分析，最终形成考评结果。优点是：①考评的依据是客观事件记录，有利于管理者进行绩效解释与改进指导；②事件记录是常态的与持续的，有利于考察期评价的稳定性和观察行为改进。局限是：①不适合单独使用，需要和其他绩效考评方法相配合；②需要有一定数量的关键事件才能说明问题；③关键事件的观察与收集费时费力。

（2）行为锚定等级评价法：管理者将同一种工作可能出现的各种情况进行评分分级，建立锚定评分表，据此对被考核人员的日常行为进行等级评价。优点是：①由于评分表的建立基础是实际工作行为表现,所以更具明确性、针对性与指导性;②实际工作者参与评分表的编制,有利于员工接受和实际操作。局限是:①不同的工作需要不同的行为锚定评分表,无论是制订还是实施均较为耗时耗力;②很多工作行为与绩效结果之间的因果关系并不明确,会加重设计与实施评分表的困难程度。

3. 整体导向的医院人员绩效考评方法 医院整体、部门科室与员工个人之间的绩效考评不是割裂的,从组织层面来讲,前两者确定了人员绩效考评的基本方向,医院人员绩效考评方法需要与医院绩效评价模式相适应;从个体层面来讲,员工的努力有些能够被个体绩效指标所反映,有些只能体现为集体绩效指标,需要通过恰当的人员绩效考评方法将集体层面的绩效分配到个体。对应医院绩效评价的主要模式,整体导向的医院人员绩效考评方法有目标管理法、关键绩效指标法、平衡计分卡法与以资源消耗为基础的相对价值比率法等。(详见本书第十六章)

六、医院人员薪酬管理

科学、有效的薪酬管理,是医院吸引、留住员工的重要手段,也是医院获取竞争优势的重要源泉。薪酬的外部竞争力与内部公平性是影响医务人员工作态度、工作方式、工作绩效的重要因素,甚至会影响到他们与医院长期合作的意愿。医院应在总体发展战略的统领之下,与时俱进地构建有竞争力的薪酬体系,使员工生存有保障、生活有尊严、工作有干劲、事业有追求。

(一)薪酬管理相关概念

1. 薪酬 薪酬是员工作为劳动关系中的一方,向用人单位提供劳动后所获得的各种形式的回报,是用人单位支付给员工的劳动报酬。薪酬对员工具有保障、激励、调节等功能;对医院具有吸引员工、留住员工、控制成本、强化医院文化、支撑医院战略实施、促进医院可持续发展等作用。

2. 薪酬分类 薪酬可分为经济性和非经济性两种类型。经济性薪酬包括基本工资、绩效工资、奖励工资、津贴、福利、保险等;非经济性薪酬包括工作内容的多元化与挑战性、培训机会、发展机会、良好的工作氛围等。

3. 医院人员薪酬管理(hospital staff salary management) 是在医院发展战略的指导下,以效率、公正、合法为基点,对薪酬的支付原则、薪酬策略、薪酬水平、薪酬结构等进行确定、分配和调整的动态管理过程。

(二)医院薪酬管理内容

医院薪酬管理主要包括薪酬体系设计和薪酬日常管理两方面内容。

1. 医院薪酬体系设计 主要指对医院员工的薪酬策略、薪酬水平、薪酬结构与资金来源等内容的设计。影响薪酬体系设计的因素有医院文化、社会政治与经济环境、竞争对手的薪酬政策、员工对薪酬制度的期望等。在进行薪酬设计时要遵循战略、公平、竞争、激励、经济、合法等原则。

当前我国公立医院的薪酬制度正处于深化改革阶段,整体设计上需要与医疗、医保、医药的联动改革相衔接,以增加知识价值为导向,强化公立医院公益属性,并通过以岗定责、以岗定薪、责薪相适、考核兑现来充分体现岗位职责。公立医院在分配制度上,可采取多种方式自主分配,包括完善岗位绩效工资制度和自主探索实行年薪制、协议工资制、项目工资制等多种分配模式;在薪酬水平上,可突破现行事业单位工资调控水平,合理确定薪酬水平;在薪酬来源上,可逐步提高诊疗、中医、护理、手术等医疗服务在医疗收入中的比例,合理确定人员支出占公立医院业务支出的比重,将扣除成本并按规定提取各项基金后的医疗服务收入用于人员奖励;在薪酬结构上,要兼顾医务人员收入的稳定性和激励的有效性。

2. 医院薪酬日常管理 主要包括开展薪酬调查,统计分析调查结果,制订薪酬计划,适时计算、统计员工的薪酬及薪酬调整等。

七、医院人员职业生涯管理

现代人力资源管理的目标是最大限度地满足员工与组织发展的双向需求。医院作为知识密集型组织，绝大多数员工接受过良好的教育，拥有自己的职业理想和实现自我价值的强烈愿望，因此，医院要根据员工的职业愿望与组织发展的需要，针对员工的专长、个性特征，以及医院实际工作的需要，和员工一起制订职业生涯规划。在实施职业生涯规划的过程中，医院要尽量为员工提供其成长所需要的各种条件，使员工能够在组织为其搭建的职业平台上努力工作，逐步实现员工与医院的共同发展。

（一）医院人员职业生涯管理相关概念

1. 职业生涯（career）　指人的一生中所有与工作相关的活动、行为、态度、价值观与愿望等整体经历，是一个完整的职业发展过程。职业生涯包括五个阶段：职业准备阶段、职业探索阶段、职业确立阶段、职业中期阶段、职业后期阶段。

2. 职业生涯规划（career planning）　指从满足员工个人需求与组织发展需求出发，对员工工作及职业发展道路进行科学的设计与推进，最终实现员工与组织共同发展的目标。

3. 职业生涯管理（career management）　从个人角度出发，指个人对自己想要从事的职业所作的规划，并为这个目标积累学识、经验、资源的过程；从组织角度出发，指组织帮助员工设计适宜的职业发展道路，并对其进行指导、督促、支持的过程。

（二）医院人员职业生涯管理的内容

医院人员职业生涯管理的主要内容包括：①对员工个人进行职业生涯规划方面的教育与辅导；②帮助员工（主要是专业技术人员和管理人员）制订职业生涯发展规划；③在员工实施职业生涯规划的过程中提供资源上、工作平台上的支持；④依据员工对职业发展规划各阶段性目标的实现情况进行评估、调整与指导。

八、医院人员激励

员工的努力与成长是医院稳定运行与持续发展的根本动力。医院应该在全面了解组织与员工的基础上，努力为人才的成长创造一个良好的制度、资源环境，并为他们提供多种发展机会，使在医院工作的每一个人都能够拥有施展才华的舞台；人力资源管理部门及各层管理人员应综合运用科学、适宜的方法不断激发员工的工作热情，使全体员工都能够自觉地为实现医院发展目标而不懈努力。

（一）医院人员激励概念

医院人员激励（hospital staff motivation）指医院通过文化、经济、管理等方法，来满足员工工作、生活需要，最大限度地激发员工的工作热情与创造性，发掘其潜能，以更好地实现医院目标而采取的管理活动。

医院只有建立科学合理的激励机制，采取有效的激励措施，才能吸引人才、凝聚人心、激发员工潜能、提高组织绩效。医院人员激励应遵守公平、公正、适宜、时效、多样、连续等原则。

（二）医院人员激励策略

医院劳动力的知识密集特性决定了其应该依据知识型员工的特点来制订适宜的激励策略。医院员工的激励方式一般包括文化激励（价值观、社会责任感）、工作激励（工作的挑战性、成就感）、薪酬激励（绩效工资、奖励工资）、组织激励（成长的机会、参与管理与决策）等，在工作实践中，经常将各种不同的激励方式联合起来综合运用。

在医院中，即便同为知识型员工，个体也会因家庭背景、受教育程度、经济条件、价值取向、个性特征等方面的差异,而在工作生活方面对组织有着不同的需求。因此,人力资源管理部门在制订人力资源相关政策时,应该充分考虑到不同层次(高、中、低)、不同类别(专业技术、管理、工勤技能)人员对组织的期望,并以此为依据,制订适宜的激励策略。

第三节 医院人力资源管理评价

医院人力资源管理水平直接关系到医院人才队伍建设,关系到医院可持续发展的能力。因此,全面地了解与掌握医院人力资源管理工作中存在的问题,对有针对性地改进医院人力资源管理工作具有重要意义。

一、医院人力资源管理评价内涵

医院人力资源管理评价(hospital human resource management evaluation)是以推动医院发展和促进员工成长为目的,由相关专业人员采用科学的技术与方法,对医院人力资源管理的各个环节进行深入细致的调查研究,在系统收集、分析相关信息的基础上,全面、系统地评估医院人力资源管理工作的绩效,找出存在的问题,并提出合理、可行的解决方案,以充分调动医院员工的积极性,更好地实现医院战略目标的工作过程。

二、医院人力资源管理评价内容

医院人力资源管理评价主要包括专项评价和综合性评价两种。专项评价指对人力资源管理的特定职能或工作进行的专门评价,如对人员培训工作的评价、对人员绩效管理工作的评价等。综合性评价是对医院人力资源管理工作进行的全面性、系统性评价,一般来说,其评价的内容包括以下几个部分。

1. 医院人力资源管理基础工作健全程度 评价要点:①各岗位是否有科学规范的工作说明书与工作规范?②定编、定岗、定员、定额的标准化程度如何?③人力资源管理各种规章制度(人力资源规划、员工培训计划、绩效评价标准、薪酬制度等)是否健全?④人力资源管理信息化水平如何?

2. 医院人力资源管理组织系统完善程度 评价要点:①医院人力资源管理部门人员配置是否合理?人员能力是否能够胜任人力资源管理工作?他们是否拥有足够的权力去完成其工作职责?②医院人力资源管理子系统是否建立与完善(如员工培训系统、绩效管理系统等)?③医院人力资源管理系统与医院其他系统(医疗管理系统、财务系统、科研管理系统等)的衔接是否紧密与顺畅?④通过何种方法和途径来保障医院人力资源管理系统运行的有效性?⑤医院人力资源管理战略从制订到实施的整个过程是如何被监督与控制的?

3. 医院对人力资源管理工作支持程度 评价要点:①医院每年用于人力资源管理工作的经费有多少?②医院人力资源管理者在医院人力资源管理决策方面的参与度如何?③医院人力资源管理人员是否参与医院战略规划的制订?

4. 医院人力资源管理活动精确程度 评价要点:①医院人力资源规划对医院战略规划的支撑度如何?②医院人力资源规划的可操作性如何?③医院重大人力资源决策的效率与效果如何?④医院人力资源基础性管理工作的精细化程度如何?⑤医院人力资源管理绩效评估工作的标准化、常规化程度如何?

5. 医院管理理念与组织架构变化对人力资源管理影响程度 评价要点:①医院文化、管理理念是否发生了变化？这些变化对人力资源管理相关政策、措施的制订与实施是否有影响？②医院组织结构是否发生了变化？这些变化是否对人力资源规划有新的要求？③医院制度、管理模式等是否有所更新、变化或发展？人力资源管理是否能适应这些变化了的环境？

三、医院人力资源管理评价方法

医院人力资源管理评价方法是医院为实现特定人力资源管理评价目标而采取的系列收集、整理与分析相关资料的方式与手段。包括资料收集阶段的资料检索、问卷调查、定性访谈等方法，以及资料整理与分析阶段的案例分析、SWOT 分析、鱼骨图分析、根本原因分析等方法。

本章小结

医院人力资源指医院所拥有的具备一定的知识、技术、专长的人员的总和，他们运用智力、体力劳动为医院目标的实现贡献自己的价值。本章介绍了医院人力资源的概念、分类与特征；医院人力资源管理的概念与特征；医院人力资源管理发展趋势；医院人力资源管理的各项内容以及医院人力资源管理评价。

思考题

1. 医院人力资源管理中强调的"以人为本"所指的对象有哪些？如果不"以人为本"，可能产生哪些现实问题？
2. 医院人员招聘的渠道和方式有哪些？不同招聘渠道与方式的优势、劣势与适用情况有哪些？
3. 试举例医院不同类别人员易面临的职业发展问题，并分析这些问题与哪些人力资源管理内容相关？
4. 医院人力资源管理中的绩效管理、薪酬管理与人员激励三个内容之间的联系与区别是什么？
5. 假如你是公立医院的高层管理者，为更好地培养院内不同类别人才，你会采取哪些措施？

（单凌寒）

第七章 医 疗 管 理

医疗是医院的中心工作，医疗管理是医院管理的核心内容，是完成医疗任务的主要手段，是反映医院管理水平的中心环节。因此，需要把医疗管理置于医院管理各项工作的首要位置。在医疗管理中，按患者就诊环节分为门诊管理、急诊管理及住院管理三方面，根据不同的就诊环节合理设置诊区布局、就医流程及管理指标，为患者提供优质、高效的医疗服务；按科室工作内容又分为临床科室管理及医技科室管理两方面，应根据各科室业务特点明确相应的管理要点，保障医疗质量与安全。医院应按照医疗管理的基本原则，严格落实各项医疗相关法律法规和规章制度，在确保医疗质量和安全的基础上，持续改进，不断提高医疗效率并改善医疗服务。

第一节　医疗管理概述

一、医疗管理概念

医疗管理（medical management）指医院医疗系统活动全过程中进行的组织、计划、协调和控制，使之经常处于应有状态，并对变化了的客观环境有较快的适应性，达到最佳医疗效果和医疗效率的目的。

医院医疗管理是完成医疗任务的主要手段，是影响整个医院管理水平的中心环节。在医院管理中，应当重视医疗管理的系统性、全程性、连续性、动态性和目的性等五个基本属性。

1. 系统性　医疗管理涉及医院医疗系统各个部门和环节，主要包括门诊、急诊和住院三个体系。医院应当按照《医疗机构诊疗科目名录》设置具体的临床科室以承担这三个体系的各项医疗任务。医疗支持系统包括手术室、消毒供应中心和其他医技科室。这些部门提供医疗服务、医疗平台支持或辅助诊疗服务，并相互配合构成一个复杂而严密的医疗体系，医疗管理范围涵盖了医疗系统的各个环节。

2. 全程性　医疗体系的运转由众多医疗活动组成，医疗管理应贯穿整个医疗活动的每一个环节的全部过程。每一个活动的环节都会影响到患者的医疗安全，需要引起高度重视。应当借助各种医疗管理手段和管理工具，使得医疗活动全过程都处于管理系统的监控之下。

3. 连续性　医疗服务是一个连续的过程，每一个环节对最终的质量都至关重要。相应地，医疗管理也必须是一个连续的过程，确保医疗服务质量始终处于一个良好的状态。此外，医疗管理的连续性还包含医疗管理方法的稳定性和医疗管理项目的持续改进两层含义。一个管理方法在一定时期内应当相对稳定，否则容易造成朝令夕改的印象，不利于管理方法的实施；另一方面，也要不断总结管理项目实施效果，持续改进管理项目的方式、方法和理念，促进管理项目内涵和外延的不断提升。

4. 动态性　医疗体系所处的社会环境和医疗环境随时都在发生着变化，没有一种具体的管理方法可以一成不变。客观环境变了，医疗管理就必须对原有方法进行修正，甚至进行根本性变革。这样，才能确保医疗体系随时适应时代和环境的变化，确保救死扶伤、治病救人这一根本任务得以完成。

5．目的性 进行医疗管理的根本目的是治病救人，"以患者为中心"，这是基本前提，任何时刻都不能动摇。围绕这一基本前提，医疗管理的目的在于实现医疗服务的"安全、有效、方便、价廉"。在目前有限的医疗资源并不能完全满足全社会所有医疗服务需求的情形下，医疗效率也显得尤为重要，通过医疗管理，以尽可能低的医疗成本来实现尽可能好的医疗效果、完成尽可能多的医疗任务。

二、医疗管理基本原则

1．依法执业 医疗体系繁复庞杂，涉及患者安全，需要严格规范医疗体系各个方面的权利义务关系。在医疗工作中必须严格依法执业、依法行医。全国人大、国务院和国家相关部委以及医学专业学会等部门制定了一系列医疗法律法规、部门规章和诊疗规范及医疗制度，从法律角度促进了医疗管理工作的法治化、制度化、规范化、标准化和精细化，对于实现医疗服务的"安全、有效、方便、价廉"起着至关重要的作用。其中和医疗管理密切相关的，包括《中华人民共和国基本医疗卫生与健康促进法》《中华人民共和国民法典》《中华人民共和国医师法》《中华人民共和国传染病防治法》《医疗机构管理条例》《护士条例》《医疗纠纷预防和处理条例》《医疗机构诊疗科目名录》《病历书写基本规范》等。

2．以患者为中心 医院必须"以患者为中心"，所有部门和所有工作人员必须树立"以人为本"的服务理念，体现人文关怀，发扬救死扶伤的人道主义精神，尊重患者的知情权、隐私权等，履行知情同意与告知义务。实施特殊的诊疗措施，应当向患者或其授权委托人进行书面告知。

3．保证质量、安全第一 医院必须保证医疗质量和医疗安全，因为医院工作面对的是人最宝贵的生命和健康。因此，保证医疗质量和医疗安全既是医院生存的根本，也是医疗管理的核心和永恒主题。医疗工作开展前，首先要考虑保障患者安全，制订好相应的医疗安全风险防范方案。当然，也要避免另一个极端，就是因为顾忌患者安全而不敢进行医学创新及医学探索。在坚持创新和发展的前提下，遵守法律法规和临床诊疗基本原则，同时基于患者安全，做好风险防范和知情同意以取得患者充分理解，是符合法律规定和医学发展规律的。

4．持续改进 医疗管理需要不断完善和持续改进。严格执行法律法规、规章制度、诊疗操作常规与标准，加强基础质量、环节质量和终末质量管理，建立和完善可追溯制度、监督评价和持续改进机制，提高医疗服务能力，为患者提供优质、安全、有效、方便的医疗服务。一方面，医疗管理可以通过其监督、引导、评价、强化作用，充分发挥现有医疗理论水平和医疗技术的作用，在已有医学经验的基础上持续不断改进医疗质量；另一方面，通过医疗管理措施的持续改进，不断地鞭策和激励，促使医护人员不断提升医学理论水平，提高医疗技术水平。此外，对于医疗管理工作中遇到的新情况，应当在遵循医疗管理基本原则和医疗规范的前提下，借鉴国内外先进经验，勇于尝试和实践，不断总结，持续提高医疗管理水平。

5．注重效率 一方面，医疗管理应当注重效率，在制订医疗管理措施时应当保证工作效率；即使是扩大医疗服务规模，也更应当着力于提高医疗服务效率，比如缩短平均住院日、降低门诊排队等候时间等，就是注重效率原则的体现。另一方面，提高工作效率的前提是保证医疗质量和医疗安全，确保医护人员和患者的正当权益不会受到任何损失；否则，以牺牲质量、安全而获得的"高效率"，只会是昙花一现，也必定造成严重的不良后果。

6．改善医疗服务 在注重医疗安全、质量、效率的同时，医疗管理还应该注重患者的就医体验，通过优化医疗流程，创新医疗服务模式、借助信息化等技术手段，实现"让信息多跑路，群众少跑路"等便捷就医的目的。如落实预约诊疗与集中预约、检验检查结果互认、推广多学科协作诊疗以及日间医疗等服务模式，加强院前院内衔接和医联体建设，开展优质护理与延续性护理服务，拓展药学服务领域，探索互联网医院和远程医疗中心建设等。

三、医疗管理安全核心制度

依据 2016 年国家卫生和计划生育委员会令第 10 号《医疗质量管理办法》、2018 年国家卫生健康委员会《医疗质量安全核心制度要点》(国卫医发〔2018〕8 号)及国家卫生健康委医政医管局组织编写的《医疗质量安全核心制度要点释义》等内容编写。

1. 首诊负责制度 指患者的首位接诊医师(首诊医师)在一次就诊过程结束前或由其他医师接诊前,负责该患者全程诊疗管理的制度。医疗机构和科室的首诊责任参照医师首诊责任执行。

首诊负责制度要求首诊医师必须全面处理患者的一切病情;对不属于本专业的病情或诊治困难的情况,应及时请示上级医师或联系其他专科医师会诊,并遵照会诊意见执行;随时与其他科室医师沟通,直至患者转院、转科或交接班,首诊的责任才得以转移到其他医院、科室或医师。医疗机构需要保障患者诊疗过程中诊疗服务的连续性。首诊医师应当作好医疗记录,保障医疗行为可追溯。非本医疗机构诊疗科目范围内疾病,应告知患者或其法定代理人,并建议患者前往相应医疗机构就诊。

2. 三级医师查房制度 指患者住院期间,由不同级别的医师以查房的形式实施患者评估、制订与调整诊疗方案、观察诊疗效果等医疗活动的制度。

医疗机构实行科主任领导下的三个不同级别的医师查房制度。三个不同级别的医师可以包括但不限于主任医师或副主任医师—主治医师—住院医师,同时遵循下级医师服从上级医师,所有医师服从科主任的工作原则。严格执行三级医师诊疗管理。科室三级医师人员不完备时,上级医师可以降级负责下级医师工作,下级医师不可替代负责上级医师工作。医疗机构应当严格明确查房周期,工作日每天至少查房 2 次,非工作日每天至少查房 1 次,三级医师中最高级别的医师每周至少查房 2 次,中间级别的医师每周至少查房 3 次。术者必须亲自在术前和术后 24 小时内查房。同时,医疗机构应明确各级医师的查房职责并制订查房行为规范。查房记录的书写要求参照国家《病历书写基本规范》执行。

3. 会诊制度 会诊是指出于诊疗需要,由本科室以外或本机构以外的医务人员协助提出诊疗意见或提供诊疗服务的活动。规范会诊行为的制度称为会诊制度。

医疗机构应根据不同会诊类型,如机构外和机构内的会诊、普通会诊和急会诊等制订管理制度,统一会诊单格式及填写规范,明确各类会诊的人员资格要求、会诊职责和具体流程。机构内急会诊应当在会诊请求发出后 10 分钟内到位,普通会诊应当在会诊发出后 24 小时内完成。原则上,会诊请求人员应当陪同完成会诊,会诊情况应当在会诊单中记录。会诊意见的处置情况应当在病程中记录。

4. 分级护理制度 是指医护人员根据住院患者病情和 / 或自理能力对患者进行分级别护理的制度。

医疗机构应当按照国家分级护理管理相关指导原则和护理服务工作标准,制订本机构分级护理制度。原则上,护理级别分为特级护理、一级护理、二级护理、三级护理 4 个级别。医护人员应当根据患者病情和 / 或自理能力变化动态调整护理级别。患者护理级别应当明确标识。

5. 值班和交接班制度 是指医疗机构及其医务人员通过值班和交接班机制保障患者诊疗过程连续性的制度。

医疗机构应当建立全院性医疗值班体系,包括临床、医技、护理部门以及提供诊疗支持的后勤部门,实行医院总值班制度,明确各值班岗位职责、值班人员资质和人数并保证常态运行。值班表应当在全院公开,并涵盖与患者诊疗相关的所有岗位和时间。当值人员不得擅自离岗,休息时应当在指定的地点休息,确保通讯畅通。当值医务人员中必须有本机构执业的医务人员,非本机构执业医务人员不得单独值班。医务人员根据所在科室制订的值班表在规定时间内承担本科室医疗工作任务，上一班次值班人员向下一班次接班人员讲解本班次所主管各个患者的病情、处理措施及其变化转归，尤其是需要特别关注的病情及需要特别处理的诊治措施，四级手术患者手术当日和急危重患者必须床旁交班。值班期间所有的诊疗活动必须及时记入病历；交接班内容应当专册记录，并由交班人员和接班人员共同签字确认。严格执行值班和交接班制度是提高医疗质量及保障医疗安全的最重要手段。

6. 疑难病例讨论制度　指为尽早明确诊断或完善诊疗方案，对诊断或治疗存在疑难问题的病例进行讨论的制度。

医疗机构及临床科室应当明确疑难病例的范围，包括但不限于：没有明确诊断或诊疗方案难以确定、疾病在应有明确疗效的周期内未能达到预期效果、非计划再次住院和非计划再次手术、可能出现危及生命或造成器官功能严重损害的并发症等病例。各机构应明确各类疑难病例讨论的参加人员要求、制订统一的疑难病例讨论格式和模板，讨论内容应专册记录，主持人需审核并签字。讨论的结论应当记入病历。

7. 急危重患者抢救制度　指为控制病情、挽救生命，对急危重患者进行抢救并对抢救流程进行规范的制度。

医疗机构及临床科室应当明确急危重患者的范围，包括但不限于出现以下情形的患者：病情危重，不立即处置可能存在危及生命或出现重要脏器功能严重损害；生命体征不稳定并有恶化倾向等。医疗机构应当建立抢救资源配置与紧急调配的机制，确保各单元抢救设备和药品可用。建立绿色通道机制，确保急危重患者优先救治。临床科室急危重患者的抢救，由现场级别和年资最高的医师主持。紧急情况下医务人员参与或主持急危重患者的抢救，不受其执业范围限制。抢救完成后 6 小时内应当将抢救记录记入病历，记录时间应具体到分钟，主持抢救的人员应当审核并签字。

8. 术前讨论制度　指以降低手术风险、保障手术安全为目的，在患者手术实施前，医师必须对拟实施手术的手术指征、手术方式、预期效果、手术风险和处置预案等进行讨论的制度。

除以紧急抢救生命为目的的急诊手术外，所有住院患者手术必须实施术前讨论，术者必须参加。术前讨论的范围包括手术组讨论、医师团队讨论、病区内讨论和全科讨论。临床科室应当明确本科室开展的各级手术术前讨论的范围并经医疗管理部门审定。对于新开展手术、超出本科常规手术患者年龄范围的高龄患者手术、疑难或高风险手术、毁损性手术、非计划二次手术、可能存在或已存在医患争议或纠纷的手术、患者伴有重要脏器功能衰竭的手术、重要器官摘除或器官移植手术等须进行全科讨论。全科讨论应当由科主任或其授权的副主任主持，必要时邀请医疗管理部门和相关科室参加。患者手术涉及多学科或存在可能影响手术的合并症的，应当邀请相关科室参与讨论，或事先完成相关学科的会诊。医疗机构应当明确各类术前讨论的参加人员要求、讨论形式，并制订统一的术前讨论记录模板。术前讨论完成后，方可开具手术医嘱，签署手术知情同意书。术前讨论的结论应当记入病历。

9. 死亡病例讨论制度　指为全面梳理诊疗过程、总结和积累诊疗经验、不断提升诊疗服务水平，对医疗机构内死亡病例的死亡原因、死亡诊断、诊疗过程等进行讨论的制度。

所有死亡病例均应在科室内部进行讨论。死亡病例讨论原则上应当在患者死亡 1 周内完成，尸检病例在尸检报告出具后 1 周内必须再次讨论。死亡病例讨论应当在全科范围内进行，由科主任主持，必要时邀请医疗管理部门和相关科室参加。医疗机构应当明确各类死亡病例讨论的责任主体和讨论形式，制订统一的病例讨论模板进行专册记录，由主持人审核并签字。死亡病例讨论结果应当记入病历。各机构应及时对全部死亡病例进行汇总分析，并提出持续改进意见。

10. 查对制度　指为防止医疗差错，保障医疗安全，医务人员对医疗行为和医疗器械、设施、药品等进行复核查对的制度。

医疗机构的查对制度应当涵盖患者身份识别、临床诊疗行为、设备设施运行和医疗环境安全等相关方面。每项医疗行为都必须查对患者身份。应当至少使用两种身份查对方式，严禁将床号作为身份查对的标识。为无名患者进行诊疗活动时，须双人核对。用电子设备辨别患者身份时，仍需口语化查对。医疗器械、设施、药品、标本等查对要求按照国家有关规定和标准执行。

11. 手术安全核查制度 指在麻醉实施前、手术开始前和患者离开手术室前对患者身份、手术部位、手术方式等进行多方参与的核查，以保障患者安全的制度。

医疗机构应当建立手术安全核查制度和标准化流程，明确各核查人员职责，并参照国家有关规定执行手术安全核查过程和内容。手术安全核查的目的为确保"正确的患者、正确的麻醉、正确的手术部位、正确的手术方式"。手术安全核查由手术医师、麻醉医师、手术室护士三方共同执行并逐项填写《手术安全核查表》，签字确认后纳入病历保管。医疗机构还应根据分娩医疗流程，参照国家要求建立《分娩安全核查表》，明确不同时间节点和医务人员需要进行的安全核查工作。

12. 手术分级管理制度 指为保障患者安全，按照手术风险程度、复杂程度、难易程度和资源消耗不同，对手术进行分级管理的制度。

手术是指医疗机构及其医务人员使用手术器械在人体局部进行操作，以去除病变组织、修复损伤、移植组织或器官、植入医疗器械、缓解病痛、改善机体功能或形态为目的的诊断或者治疗措施。按照手术风险性和难易程度不同，手术分为四级，具体要求按照国家有关规定执行。医疗机构应当建立手术分级管理工作制度和手术分级管理目录。医疗机构应当建立手术分级授权管理机制，建立手术医师技术档案，根据手术级别、专业特点、医师实际被聘任的专业技术岗位和手术技能，组织本机构专家组对医师进行临床应用能力技术审核，审核合格后授予相应的手术权限。医疗机构应当对手术医师能力进行定期评估，根据评估结果对手术权限进行动态调整。

13. 新技术和新项目准入制度 指为保障患者安全，对于本医疗机构首次开展临床应用的医疗技术或诊疗方法实施论证、审核、质控、评估全流程规范管理的制度。

新技术和新项目是指在医疗机构范围内首次开展的临床诊断和治疗技术。医疗机构应建立论证和评估制度，对于国内其他医疗机构开展临床应用的新技术，医疗机构应结合本机构功能、任务、技术能力进行评估，审查通过后方可开展；对于国内首次临床应用的新技术，医疗机构应按规定完成相关临床研究，并按照国家规定进行技术和医学伦理审查通过后方可开展临床应用。对于纳入禁止类技术和限制类技术目录的医疗技术，医疗机构应按照国家相关规定执行。

14. 危急值报告制度 指对提示患者处于生命危急状态的检查、检验结果建立复核、报告、记录等管理机制，以保障患者安全的制度。

当某项或某类检查检验出现表明患者可能正处于有生命危险的边缘状态的异常结果时，进行该检查或检验的医务人员在除外检查仪器或检查试剂等技术因素原因之后，必须立刻进行记录并第一时间报告给该患者的主管医师，由主管医师根据患者病情进行判断是否为危急值，并酌情给予患者有效的干预措施或治疗，以挽救患者生命或保障患者健康。

医疗机构应当分别建立住院和门急诊患者危急值报告具体管理流程和记录规范，确保危急值信息准确，传递及时，信息传递各环节无缝衔接且可追溯。医疗机构应当制订可能危及患者生命的各项检查、检验结果危急值清单并定期调整。出现危急值时，出具检查、检验结果报告的部门报出前，应当双人核对并签字确认，夜间或紧急情况下可单人双次核对。对于需要立即重复检查、检验的项目，应当及时复检并核对。外送的检验标本或检查项目存在危急值项目的，医院应当和相关机构协商危急值的通知方式，并建立可追溯的危急值报告流程，确保临床科室或患方能够及时接收危急值。临床科室任何接收到危急值信息的人员应当准确记录、复读、确认危急值结果，并立即通知相关医师。医疗机构应当统一制订临床危急值信息登记专册和模板，确保危急值信息报告全流程的人员、时间、内容等关键要素可追溯。

15. 病历管理制度 指为准确反映医疗活动全过程，实现医疗服务行为可追溯，维护医患双方合法权益,保障医疗质量和医疗安全,对医疗文书的书写、质控、保存、使用等环节进行管理的制度。

医疗机构应当建立住院及门急诊病历管理和质量控制制度,严格落实国家病历书写、管理和应用相关规定,建立病历质量检查、评估与反馈机制。医疗机构病历书写应当做到客观、真实、准确、及时、完整、规范,并明确病历书写的格式、内容和时限。实施电子病历的医疗机构,应当建立电子病历的建立、记录、修改、使用、存储、传输、质控、安全等级保护等管理制度。医疗机构应当保障病历资料安全,病历内容记录与修改信息可追溯。鼓励推行病历无纸化。

16. 抗菌药物分级管理制度 指根据抗菌药物的安全性、疗效、细菌耐药性和价格等因素,对抗菌药物临床应用进行分级管理的制度。

《抗菌药物临床应用管理办法》(卫生部令第 84 号)规定,抗菌药物临床应用实行分级管理。根据安全性、疗效、细菌耐药性、价格等因素,将抗菌药物分为三级:非限制使用级、限制使用级与特殊使用级。非限制使用级抗菌药物是指经长期临床应用证明安全、有效,对细菌耐药性影响较小,价格相对较低的抗菌药物。限制使用级抗菌药物是指经长期临床应用证明安全、有效,对细菌耐药性影响较大,或者价格相对较高的抗菌药物。特殊使用级抗菌药物是指具有以下情形之一的抗菌药物:①具有明显或者严重不良反应,不宜随意使用的抗菌药物;②需要严格控制使用,避免细菌过快产生耐药的抗菌药物;③疗效、安全性方面的临床资料较少的抗菌药物;④价格昂贵的抗菌药物。

医师经培训并考核合格后,方可获得抗菌药物处方权。具有高级专业技术职务任职资格的医师,可授予特殊使用级抗菌药物处方权;具有中级以上专业技术职务任职资格的医师,可授予限制使用级抗菌药物处方权;具有初级专业技术职务任职资格的医师,在乡、民族乡、镇、村的医疗机构独立从事一般执业活动的执业助理医师以及乡村医生,可授予非限制使用级抗菌药物处方权。

17. 临床用血审核制度 指在临床用血全过程中,对与临床用血相关的各项程序和环节进行审核和评估,以保障患者临床用血安全的制度。

医疗机构应当严格落实国家关于医疗机构临床用血的有关规定,设立临床用血管理委员会或工作组,制订本机构血液预订、接收、入库、储存、出库、库存预警、临床合理用血等管理制度,完善临床用血申请、审核、监测、分析、评估、改进等管理制度、机制和具体流程。临床用血审核包括但不限于用血申请、输血治疗知情同意、适应证判断、配血、取血发血、临床输血、输血中观察和输血后管理等环节,并全程记录,保障信息可追溯,健全临床合理用血评估与结果应用制度、输血不良反应监测和处置流程。医疗机构应当完善急救用血管理制度和流程,保障急救治疗需要。

18. 信息安全管理制度 指医疗机构按照信息安全管理相关法律法规和技术标准要求,对医疗机构患者诊疗信息的收集、存储、使用、传输、处理、发布等进行全流程系统性保障的制度。

根据《中华人民共和国网络安全法》《中华人民共和国数据安全法》《中华人民共和国个人信息保护法》《信息安全技术 网络安全等级保护基本要求》等法规及标准,建立医疗信息安全管理制度。包括信息安全管理组织架构、信息系统安全、数据安全、个人信息保护、安全行为监管、应急处置、安全培训等制度。设立信息安全管理和应急处置上报管理组织机构,明确人员责任、风险评估和工作流程。在保证医疗数据录入及时、准确和完整的情况下,加强数据安全管理,严禁篡改和破坏信息系统数据,严禁将医疗数据以任何形式提供给非授权组织和个人,严禁在公众媒体擅自发布医疗相关数据,加强数据使用的审批管理,坚持最小够用原则下加强系统账户权限分配审批,妥善保管个人账户口令信息,保障信息系统安全。在信息安全的前提下进行共享利用。在未经患者授权同意情况下,不得使用或传播任何含有患者隐私信息数据。加强信息安全行为监管,通过可信数字签名(certificate authority,CA)、水印、修改留痕等实现可信认证和行为追溯,加强数据审计监管,提升医疗信息安全的内部控制管理水平。强化应急能力建设,制订完善的信息安全应急预案,明确组织架构、部门分工、岗位职责、应急流程,确保突发信息安全事件下医疗工作的正常开展。制订信息安全教育培训制度,提高医务人员信息安全意识,防范化解信息安全事件发生,确保医疗业务系统连续、稳定运行,提高医疗工作支持保障能力。

四、医疗管理考核指标

医疗管理考核指标体系应参照《三级医院评审标准》、各国家级和省市级医疗质量控制与改进中心颁布的专业质控指标,以及国家卫生健康委员会组织的公立医院绩效考核指标体系,并结合医院自身定位、发展规划,以及不同时期的管理侧重点制订,并定期进行修订更新。同时,应与医院的绩效紧密衔接,通过绩效激励或者惩罚机制,提高临床科室进行自主管理的积极性,并督促医疗质量持续改进。

第二节 门 诊 管 理

一、门诊概念与特点

1. 门诊概念 门诊(outpatient clinic)是医疗机构为不需要或尚未住院的患者进行诊断、治疗、康复和预防保健的医疗服务场所。

2. 门诊特点

(1)门诊人流量大,就诊高峰集中:患者及其家属大多对医院环境和就诊流程不甚了解,在医院不同部门间往返移动,增加安全隐患,就诊秩序难维持。

(2)门诊环节多而复杂:门诊是一个功能多样的有机整体,包括挂号、候诊、诊断、取药、治疗及化验检查等,涉及部门多。患者与不同的医务人员接触频繁,任何一个环节出现问题,都会对医疗服务质量造成不良影响。

(3)门诊患者病种多样,并存在一定比例的疑难病种,且绝大多数患者接受医师诊治时间较短,对门诊医师的诊疗水平要求较高。

(4)易于交叉感染:门诊每天有大量的患者、家属、健康检查者在此聚集,成为人群混杂的公共场所。急慢性病患者、感染性疾病患者和健康人群掺杂一起,易造成患者之间、患者与健康人群之间特别是婴幼儿、年老体弱、抵抗力低的人交叉感染。

3. 门诊功能

(1)负责组织完成患者的门诊诊疗工作,对病情不适宜在门诊处置的患者,要收入住院或转院治疗。

(2)建立医疗联合体内部双向转诊通道与平台:引导基层首诊、双向转诊,为患者提供顺畅转诊和连续诊疗服务。

(3)开展相关人群的疾病普查、计划免疫、预防保健、疾病鉴定和健康教育等工作。

(4)加强传染病管理:对传染病或疑似传染病患者实行严格的隔离制度,及时上报,并做好消毒工作,以防传染病进一步扩散。

(5)开展临床教学和科研工作。

二、门诊类型与布局

1. 门诊类型 分为综合医院门诊、专科医院门诊和中医院门诊。

2．门诊布局　科学合理的门诊布局应选择恰当的公共空间整体架构,遵循学科关联性、分布均衡性和流程有序性等原则,规范设置发热门诊和安全防范设施,体现对患者的人文关怀和隐私保护。

（1）合理设计公共空间：根据医院规模、场地环境和气候条件等影响因素,门诊楼公共空间整体架构可呈现不同的形式,主要包括街巷式、庭廊式、套院式、厅式组合和板块式组合等类型模式。

（2）学科关联性：协作性强的科室应尽可能安排在距离较近的位置。

（3）分布均衡性：均衡利用门诊空间面积,科室占用的面积应与其门诊量成正比。

（4）流程有序性：就诊流线的安排应该符合患者医疗流程的需要。尽量设置供各种流线使用的简洁清晰的通道,避免混用与交叉。

（5）体现人文关怀：门诊布局应考虑儿童、老年人、残障人群和其他行动不便的患者等特殊人群的需求。

（6）注重患者隐私保护：医疗行为中应注重保护患者隐私,在关键区域和关键部门完善私密性保护设施。

（7）规范设置发热门诊：发热门诊应在院区内独立设置,与普通门诊相对隔离,设置标识清晰的独立出入口,避免发热患者与正常患者人流交叉。

（8）安全防范设施建设：根据《关于推进医院安全秩序管理工作的指导意见》（国卫医发〔2021〕28号）,医院出入口、挂号处等人员密集处要设置隔离疏导设施,日均门诊量5 000人次以上或者床位1 000张以上的大型医院应当在主要出入口实施安检,防止人员携带刀具、爆炸物品、危险物品进入医院。

三、门诊就诊流程管理

门诊就诊流程要执行"以患者为中心"的原则,必须从方便患者出发,力求诊疗过程简便、连续、高效。

1．预约诊疗　实施多种形式的预约诊疗服务,逐步提高患者预约就诊比例,及时公开出诊信息。

2．预检分诊　门诊应规范设置预检分诊场所,根据传染病的流行季节、周期和流行趋势做好特定传染病的预检、分诊工作。

3．候诊　患者挂号后到相应诊区候诊。门诊护士要维持候诊秩序,安排患者依次就诊或进行检查;对病情较重较急的患者及时安排优先就诊。

4．就诊　就诊是门诊的核心环节。医师按照制度、程序、规范和流程对患者进行疾病诊断、评估并制订诊疗计划。对疑难危重患者及恶性肿瘤患者等,必要时实施多学科评估和综合诊疗。

5．医技科室检查及治疗　在诊疗过程中医师认为患者需要进行检查或治疗时,须开具检查或治疗申请单,嘱咐患者检查和治疗前的准备注意事项。对于较复杂的项目,通常采取预约方式。

6．结算　患者可到收费处窗口或自助机缴费,也可通过手机应用程序等线上方式缴费。已有医院试行"先诊疗,后付费"的"信用＋医疗"服务模式。

7．取药　门诊医师必须严格执行处方制度。药师应严格按规定审查处方,发药前认真核对药品、剂量和姓名等。

8．离院或入院　患者经诊断、治疗即可离院。患者因病情需要住院治疗时,应签发住院通知。

9．互联网诊疗　互联网诊疗是指基于互联网等信息技术的线上健康医疗服务,主要业务内容包括各类医疗机构的医务人员通过互联网直接为患者提供诊疗服务和医疗机构的医务人员通过远程手段为其他医疗机构提供诊疗技术支持服务。

四、门诊服务管理

门诊作为医院的服务窗口，它的服务水平如何，在一定程度上反映着整个医院的管理水平。以患者为中心，提供"以人为本"的门诊服务，是医院创新经营和应对医疗市场竞争的关键。门诊服务管理应围绕门诊环境、门诊服务流程、门诊人员、患者投诉管理等方面进行，以达到患者满意为目标。

1. 门诊环境管理 门诊环境包含了公共环境、诊区环境、诊室环境、检查区域环境等。环境的管理涵盖了门诊各区域的绿化情况、公共区域的卫生及便民设施设置、标识系统等。设置自助机，可实现自助挂号、自助缴费、自助打印检查结果的功能，有效解决各类排长队的情况；提供候诊椅、饮用水、花镜、轮椅和平车等便民设施，满足患者需求；绿色植物和墙壁装饰物等可以创造舒适环境，缓解患者心理压力；标识系统对门诊非常重要，各区域均要有清晰、规范、醒目、易懂的标识。

2. 门诊服务流程管理 门诊服务流程涵盖了在门诊范围内提供服务的所有环节，在流程设计上应以患者需求为导向，充分运用新理念、新技术，创新医疗服务模式，满足医疗服务新需求。门诊应建立预约诊疗制度，推行分时段预约诊疗和集中预约检查检验，提高患者诊疗效率；针对肿瘤、疑难复杂疾病、多系统多器官疾病等，可以开设多学科诊疗门诊，为患者提供"一站式"诊疗服务。

3. 门诊人员管理 建立健全人性化的规章制度，指导人才引进、培养和调动工作，根据工作内容制订相应的绩效考核指标，合理使用多元化的激励方式，关注医务人员的物质和精神需求，调动医务人员对工作的积极性。构建医院良好的组织文化，增强医务人员对医院的认同感和归属感，促进医务人员提升自身文化素养，端正医疗服务作风，树立爱岗敬业、廉洁行医的医德医风。关注医务人员的心理健康，及时对有心理问题的员工开展心理辅导。

4. 门诊患者投诉管理 门诊投诉是患者对门诊医疗质量与服务不满最为直接的体现与表达，也是医院管理者发现实际问题、改进工作的有效途径。医院建立医务人员和窗口服务人员的服务用语和服务行为规范，提高工作人员服务意识，并将患者投诉纳入绩效考核。门诊设置"患者服务中心"，严格按照相关条例接待、受理和处理患者投诉内容，畅通投诉渠道。以患者投诉为契机，追踪投诉事件发生的全过程，发现门诊就诊环节中存在的漏洞或隐患，分析投诉原因，制订改进计划，优化服务流程，提升患者就医体验。

五、门诊管理指标及工作指标统计

1. 基本运行指标

（1）工作负荷：①门诊人次。②门诊手术例次。

（2）患者负担：次均门诊费用。

2. 合理用药监测指标

（1）抗菌药物处方数/每百张门诊处方。

（2）注射剂处方数/每百张门诊处方。

（3）基本药物处方占比。

3. 门诊服务管理指标

（1）平均预约诊疗率。

（2）预约后平均等候时间。

（3）窗口等候时间。

（4）门诊出诊单元数量。

（5）专家门诊出诊单元数量。

（6）特需门诊出诊单元数量、特需门诊出诊单元数量占医院出诊单元总量比例。

（7）停诊人次、停诊率。

（8）上、下午出诊单元数量比例。

（9）双向转诊人次。

（10）门诊病历质量合格率。

（11）门诊处方合格率。

（12）投诉数量。

第三节 急诊管理

一、急诊概念与特点

1. 急诊概念 急诊（emergency）是对病情紧急、可能危及生命健康的患者实施救治和抢救，提供全面、紧急和便捷的医疗服务，以尽最大努力减少及避免死亡和伤残发生的医疗处置。急诊医学则是专门研究急诊救治和抢救的学科，也是一个专门的临床学科。急诊科是对急诊患者提供专业急救诊疗服务的临床科室，保障急诊患者能在最短时间内得到专业、科学的救治。

2. 急诊特点

（1）医院急诊科与院前急救中心（站）应建立密切联系，做到无缝衔接。

（2）急诊患者多属急症、危重病例，因此急诊工作必须高速度、高效率。

（3）急诊医疗、护理人员应有熟练的诊疗技术和丰富的临床经验，工作要主动、热情、机敏、果断，具有高度责任感和一切为患者服务的素质。

（4）急诊诊疗工作应规范化、制度化、程序化，井然有序、忙而不乱。

（5）建立行之有效的急救组织系统，制订应对群体性医疗事件及各种应急事件的预案，定期进行演练，以保证在救治疑难危重病例、重大意外伤亡及事故或大规模抢救的情况下，及时调度医务人员，调拨急救物品，组织各科协作，共同完成急救任务。

（6）备齐必要的急救设备及药品，定期进行物资清点和设备调试，保证抢救中物品齐全、使用顺利。

（7）急危重症患者多有家属或单位人员陪护，要维持好诊疗秩序，保障诊室或抢救室医疗工作正常进行。

（8）急救患者可能涉及交通、治安等法律事宜，应及时与交通、公安等相关部门取得联系，对无亲属或单位人员护送者，应及时向医院相关部门报告，并尽快设法通知患者单位及家属。

3. 急诊功能

（1）急诊抢救：对危及生命的患者，组织人力、物力进行抢救，对不影响生命而病情紧急的患者给予及时诊断和处置。

（2）提供不间断的急诊医疗服务：急诊科负责对急症患者进行有效的识别，并给予及时救治。急诊科实行 24 小时开放，患者随到随诊。

（3）急诊医业务的培训工作：提高急诊医疗质量，关键在于培养一支有较高专业水平、丰富临床经验和应急能力的医疗技术队伍。急诊科应负责对各类急诊、急救医护人员进行业务培训，并承担高、中等医学院校医学生的急诊医学教学工作，把急诊科办成培养急诊专业人才的基地。

（4）开展急救医学的研究工作：不断总结临床经验，注意动态观察，重视资料的收集和积累，开展急救医学的研究工作，为发展急救医学事业作出贡献。

（5）应急医疗工作：综合医院的急诊科除完成平时急诊抢救任务外，要为战时、自然灾害事故和临床紧急任务等特殊情况做好急诊抢救准备工作。这就要求在人员、设备、药品、器材等配备上，都能考虑到各种紧急情况的需要。

二、急诊科设置与布局

一般在大城市的综合医院，急诊科（emergency room，ER）应实行分科急诊，对急诊患者进行集中抢救、监护、观察好转后进一步分科诊治或直接出院。

急诊科的位置选择应当以方便急诊患者就诊和最大限度地缩短就诊前的时间为原则，以便争取时机和抢救。一般设置在门诊部的一侧，靠近公路及临街。入口处有走廊及雨棚相连，并有足够的空地，有回车道，便于救护车停靠及重伤病员直达抢救室。为方便患者就诊，急诊科要设置白天和黑夜都清晰可见的醒目标牌，夜间可安装灯光显示标志。

急诊科应设医疗区和支持区。医疗区包括分诊处、就诊室、治疗室、处置室、抢救室和观察室，三级综合医院和有条件的二级综合医院应当设急诊手术室和急诊重症监护室；支持区包括挂号、辅助检查、药房、收费等部门；医疗区和支持区应当合理布局，有利于缩短急诊检查和抢救距离半径。

急诊科应有醒目的路标和标识，以方便和引导患者就诊，与手术室、重症医学科等相连接的院内紧急救治绿色通道标识应当清楚明显。在医院挂号、化验、药房、收费等窗口应当有抢救患者优先的措施。

急诊科的主要功能区域设置如下。

1. 分诊处　分诊处是患者进入急诊后最先到达的位置，要求位置和标识醒目，并且具有可以同时接纳多名患者的能力。分诊处需要配备基本的监测设备，如体温计、血压计等，以便实现分级诊疗。分诊处的标识要体现危重症优先的原则，并且符合如大型疫情等公共卫生事件的指导精神。分诊处由专门护士24小时值班，接待患者。

2. 就诊室　根据各医院服务能力安排诊室配置。基本的诊室设置需要包括：内科、外科、妇产科、儿科等诊室，有条件的医院还可增设神经内科、神经外科、骨科、眼科、皮肤科等专科诊室。专科诊室可以设置在急诊区域内，也可以根据实际情况置于单独区域。原则上专科诊室的诊疗工作由专科急诊医师负责。

3. 治疗室和处置室　治疗室是无菌、清洁用品存放及操作的环境空间，主要有配液台、治疗车、药品及无菌物品柜等，是进行配药的主要场所。处置室是指用后物品处理的房间，是存放和中转病区污染物品的主要场所，应设置在靠近治疗室的位置。处置室内部应进行分区，清洁区可存放清洁物品，污染区则放置未经消毒处理的物品及医疗废物。

4. 抢救室　急诊科抢救室应邻近急诊分诊处，根据需要设置相应数量的抢救床，每床净使用面积不少于12平方米。抢救室应宽敞明亮，患者来去方便，可供推车接送患者并设置抢救床。抢救室内应当备有急救药品、器械及心肺复苏、监护等抢救设备，并应当具有必要时施行紧急外科处置的功能。抢救室的抢救设备、药品、器械齐全，实行定位、定数、定量，做到及时补充，定期核查，随时可以使用。

5. 观察室　观察室可按医院病床的2%设置，制订观察的范围、观察的条件、观察的要求等，由专职医务人员与各科值班医师密切配合，进行观察和治疗。

6. 手术室　有条件的急诊科应设手术室，备有手术床、无影灯、麻醉机、吸引器及可供急诊手术使用的大型手术包，确保可以随时开展急诊手术。

7. 监护室 配备心电监护仪、除颤起搏器、人工呼吸机等抢救及重症治疗设备。对心血管意外、呼吸衰竭和经抢救后复苏的患者进行监护。设监护床,配专职医师、护士值班,做到急危重患者集中,急救治疗设备集中,医护力量集中。

8. 急诊病房 有条件的急诊科可以考虑设置急诊病房,用来收治病情复杂难以收入各专科的急诊患者,需要配有监护设备,由急诊专职医护人员管理患者,必要时提请专科会诊协助诊疗。

9. 辅助科室 挂号、检验、X线检查、超声检查、取药、收费等功能单元尽可能集中在急诊区域内,形成独立单元,以减少患者往返,节约时间,提高诊疗效率。为了避免搬动和转运过程中发生意外,应就地对危重患者进行特殊检查,如做床边 X 线检查及超声检查等。

三、急诊就诊流程管理

急诊科要制订一系列的就诊流程,包括急诊患者的预检分诊流程、分级诊疗流程、专科会诊流程,以及急危重症患者的优先就诊—抢救—监护—会诊—入院等急诊流程。要求急诊科和医院主管部门对上述所有流程实施动态监控,及时发现和弥补各个环节的疏漏,不断改进就诊流程。应当根据季节和急诊疾病谱的变化以及突发公共卫生事件等需求及时调整就诊流程和人力配备。

特别要强调急诊的首诊负责制,首诊医师和科室在一次诊疗过程结束或转交给其他科室前,负责患者全部的诊疗工作,任何人不得以任何理由推诿患者。

四、急诊护理服务管理

急诊科的护理工作直接影响医院急诊抢救水平的高低,体现医院"以患者为中心"的服务理念,也直接关系到急、危、重患者的生死存亡和抢救效果。所以要以良好的服务态度提升急诊窗口形象,以专业的护理技能开展优质护理服务。

为使护理人员能以最快的时间、最准确的急救措施,为患者实施有效的救治,要有计划地加强护士的学习与培训,规范护理行为,注重学习专业发展的新动态、新技术、新方法,以不断提高各级护理人员的临床业务水平,提高整体素质。

为提高护理质量,护士长应 24 小时带班,以协调解决任何时间、任何人员出现的问题。不断完善各个岗位的工作流程和质量标准,做到事事有人管,项项有标准,月月针对不足提出原因分析及整改措施。日常工作做到"五到位",即关心患者到位,观察病情到位,护理措施到位,基础护理到位,健康教育到位。

为达到优质护理服务,在观察区域安排主班护士统筹安排所有观察患者,根据病情及时调配床位和座椅,缓解输液工作压力,确保护理安全。在抢救室注意调整护理人员编制和类型,开展分层级岗位责任制护理,由高、中、低年资护士合理搭配,既分工又合作。制订陪检、护送住院制度:在急诊患者的检查、收入院过程中,安排人员全程陪护,以应对患者的病情变化,避免不良事件的发生,降低医疗护理风险。在急诊监护室,加强危重抢救患者监护,根据病情确立监护方案,严密观察病情变化,做好各项诊疗护理记录。

五、急诊绿色通道管理

急诊绿色通道是指对危急重症患者开辟的急救快速通道,尤其在突发公共事件造成重大人员伤亡时,能够及时提供医学救援。规范、科学、系统地建设管理急诊绿色通道,体现了急诊急救"快速、高效、优质"的内涵,提高了对急危重症患者的救治成功率,方便了患者。建立以患者为中心的绿色通道,优化就诊流程,以保证绿色通道的畅通是绿色通道管理的宗旨。

急诊绿色通道的三大要素包括：①训练有素、技术娴熟专业的急诊急救团队；②设施完备、布局紧凑合理的急救区域，包括分诊台、抢救室、诊查室、手术室、急诊病房、急诊重症监护病房（EICU）、急诊收费处、急诊检验科、急诊药房、急诊 B 超、急诊放射、导管室等多个区域；③医院管理部门和各科室的强力支持。

凡危及患者生命的疾病均属绿色通道的救治范围，也包括需要救治的"三无"患者（就诊时无姓名、无家属陪护、无治疗经费的患者）。常见病种包括呼吸心搏骤停、急性心力衰竭、急性心肌梗死、心律失常、各种原因所致休克、重度多发伤、急性中毒、脑卒中等。

绿色通道在建设运行过程中，各部门应严格遵照已制订的规范科学的绿色通道管理制度，从绿色通道的人员保证、设备保证和管理支持等入手，做好绿色通道的建设。定期或不定期做绿色通道运行评价，实现持续改进，最终做到绿色通道畅通、高效、规范，为急危重症患者提供快捷高效的服务系统。

六、特殊病情患者管理

急诊科患者的疾病特点一是病情急，二是病情复杂。对于疾病比较单纯的急诊患者，或者在急诊观察后好转出院，或者直接收入各对应的专科病房。对于如下几类特殊病情的患者，则要采取综合管理手段加以妥善处理：①疾病涉及多个专科，并且没有病情主次之分；②病情不明，难以确定归属科室；③病情危重，不适宜转运；④可以明确归属科室，但相应科室已无治疗指征；⑤临终患者。

对于特殊病情的患者，总的处理原则为：①必须有明确的主管科室对其诊治负责；②分清病情轻重缓急，积极对症治疗；③凡是病情相关科室都必须积极参与患者诊治，每日需有主治医师以上职称医师前来查房处理；④主管科室根据病情需要，及时请相应科室相应级别医师前来会诊、组织全院会诊或邀请院外专家会诊；⑤与患者家属加强沟通，使其充分理解患者病情及风险并协调患者去向事宜。

具体而言，对于上述每类患者，在处理原则上有各自的重点。

1. 疾病涉及多个专科、病情没有主次的患者　该类患者最需要的是综合诊治，收入任何一个相关专科都并不十分妥帖，因此由急诊内科或首诊科室主管，其他科室加强力量积极参与会诊，尽快使患者康复出院是管理要点。当然，前提是急诊具备足够诊治空间，否则，还是应以急诊医疗安全为重，指定某个专科接收患者入院。

2. 病情不明、难以确定归属科室　该类患者最需要的是明确疾病诊断，因此由首诊科室作为主管科室，及时邀请病情相关科室具有丰富诊断经验的高年资医师参与诊断，并根据会诊建议积极完善各类检查，在医院层面建立急诊疑难杂症快速诊断机制是管理要点。

3. 病情危重、不适宜在普通病房接受诊治的患者　该类患者最需要的是危重症诊治，需要待病情平稳后再转往相应专科进行针对性治疗。因此，积极予以危重监护治疗是管理要点。综合医院一般都设置有重症医学科病房，甚或进一步细化的专科监护病房，如呼吸重症监护病房、心脏监护病房、儿科重症监护病房等。危重患者需就地抢救，待具有转运条件后，优先转入相应的监护病房治疗至病情平稳。如患者病情暂不适宜转运，则需邀请相关病房医疗护理专家积极协助诊治。

4. 无手术指征的患者　该类患者最常见于外科系统，其疾病性质应归属于外科疾病，但因为没有手术适应证或者存在手术禁忌证甚或已经丧失手术时机，因而已经不需要手术治疗，但还存在内科保守治疗的意义。该类患者管理要点是由首诊的外科科室作为主管科室，邀请相应的内科系统专科和急诊内科一起协同诊治，是否应该收入作为手术科室的外科专业病房，则要根据急诊诊治空间决定。

5．临终患者 该类患者已经没有特殊治疗的必要，最需要的是临终关怀。因此，应与患者家属加强沟通，使其充分理解病情，并积极协助患者家属联系临终关怀医院或剩余病房空间充足的下级医院，将患者转入该类医院度过临终期。

七、急诊科在应急医疗救援中的功能

1．灾害事故、突发公共卫生事件、医疗救援的概念 突发公共卫生事件指突然发生，造成或者可能造成社会公众健康严重损害的重大传染病疫情、群体性不明原因疾病、重大食物和职业中毒以及其他严重影响公众健康的事件。

灾害事故指地震、暴雨、洪水、台风、泥石流、山体滑坡等自然灾害和火灾、各类交通事故、非人为因素爆炸、建筑物倒塌、矿山坑道坍塌、环境污染和生态破坏及生产过程中其他原因所致的人群伤病亡。

其他突发事件包括武装暴力、人为因素引发的爆炸、枪击、械斗、投毒、纵火等恐怖袭击、刑事案件所致的人员伤亡以及涉外人员的非正常伤亡事件。对传染病菌种或毒株丢失、群体性药物不良反应和群体伤等可能造成重大社会影响的事件也列入突发事件管理。

医疗救援系指因灾害事故、突发事件发生人群或人员伤病亡时的医学抢救治疗工作。

2．急救医疗保障和救援指挥系统的组成及其职责 急诊科是承担医院急救医疗保障任务的首要科室，除负责日常急诊患者的抢救工作外，凡遇重大突发事件产生的群体性损伤或暴发性疾病，都需要迅速发挥组织功能，启动应急救援指挥系统，有效组织群体性损伤或暴发性疾病抢救工作，尽可能降低伤亡率或疾病死亡率。

在应急救援指挥系统中，通常由医院的院长担任总指挥，主管医疗工作的副院长协助院长主持指挥应急救援工作。急诊科主任在其中担任着联络员的重要职责。医疗管理、后勤保障等相关职能部门及各临床科室的负责人作为该系统中的成员，按各自职能参与指挥、协调工作。应急医疗保障指挥系统的职责主要有：①接到重大传染病疫情、大批中毒、群伤事件和重大抢救报告后，立即到现场组织有关科室投入抢救，协调临床、医技、后勤各部门的工作。②根据需要，组织急救医疗队参加院外现场抢救（紧急情况下，可由各科当天一线值班医师组成，此时二线值班医师顶替一线医师的工作）。③医疗急救指挥部有权调动各科人员、设备。紧急情况下，可越级指挥，以利于抢救。④处理抢救中出现的重大事宜，向上级医疗行政部门或有关部门汇报抢救情况，负责院外联系工作。⑤加强急诊科的建设和医疗急救的训练工作，提高应急医疗事件的处理能力。

3．重大抢救报告制度 建立日常重大抢救及大型活动医疗救护报告制度，目的是使各级卫生行政部门领导及医院领导随时掌握重大抢救和大型活动医疗救护的动态，以便向上级部门报告抢救和医疗情况，提出咨询建议，做好协调方面的工作，更好地组织医疗力量进行及时有效的抢救和治疗。

凡涉及灾害事故、突发事件所致死亡2人及以上或同时伤亡5人以上的抢救；外籍、境外人员及其他特殊人士的抢救；大型活动的医疗救护以及其他特殊情况的抢救，有关人员都应遵循及时准确、逐级上报的原则向直接领导或上级部门报告。紧急情况下可越级或跨部门报告，但此后必须向直接领导或上级部门补报。

八、急诊管理指标及工作指标统计

急诊工作指标和质量安全指标是加强急诊质量监控管理和定期评价的有效工具，按照卫生部2009年5月颁布的《急诊科建设与管理指南（试行）》等相关规定，可分为以下几类。

1. 工作量指标　包括急诊人次、急诊观察人数、急诊观察患者收住院人数等。

2. 工作效率指标

（1）院内急会诊到位时间≤10分钟。

（2）急诊观察时间≤72小时。

3. 工作质量指标

（1）急诊预检分诊准确率≥90%。

（2）符合急诊抢救标准的急诊抢救成功率≥80%。

（3）急诊观察室观察患者诊断符合率≥90%。

（4）急诊接诊临床诊断符合率≥90%。

（5）急诊病历合格率≥90%。

（6）急诊处方合格率≥95%。

（7）首诊负责制的执行情况。

（8）医疗事故和差错的发生情况：应尽量避免和减少。

（9）急诊科护理单元管理情况：应达到布局合理，严格区分清洁与污染区域，基本设备齐全、适用，环境整齐、安静、安全，工作有序。

（10）急诊文书完成情况：及时、准确、全面完成规定的病历、护理记录及急诊登记统计报表。

4. 其他指标

（1）急诊医疗设备、物品完好率达100%。

（2）医疗器械消毒合格率达100%。

第四节　住院诊疗管理

一、住院诊疗概念与特点

住院诊疗（in-patient treament）是指患者经由门（急）诊诊疗后，由于病情复杂或者情况危重，需要收入住院病房（in-patient ward）进行进一步的检查和系统诊治的治疗过程。住院（in-patient）诊疗的患者或者在门诊诊疗过程中无法确诊，或者虽经确诊但需要进一步的系统治疗甚至手术才能控制病情，因此，住院诊疗患者往往比门诊诊疗患者的病情更重、更复杂，整个诊疗过程也对临床医师的诊疗水平、辅助诊疗部门的协同能力、临床护理水平乃至医院管理部门的统筹协调能力都有着更高的要求。

住院诊疗工作是医院医疗工作的中心环节，工作量繁重，医疗风险较高。医患活动的主要场所就是病房。因此，住院诊疗也能更集中地反映一个医院整体的医疗质量和水平。住院诊疗的特点如下。

1. 诊疗过程需要在观察或监护下进行　大多数患者在门诊或家庭治疗即可，只有少数患者诊断不够明确，需要进一步观察或检查，或者病情较重、治疗处理比较复杂，或者需要隔离治疗等，才需要住院诊疗。在诊疗过程中，需要医护人员给予持续的关注，以明确诊断和治疗方案并避免病情突然变化引起的医疗风险。所以，病房应有较强的医疗力量，有严密的工作制度和程序，及时地对患者作出正确的诊断和治疗。

2. 诊疗过程系统性要求较高　因前述住院患者本身的特点，住院诊疗要求对患者进行系统的、全面的、连续的、有计划的观察、检查和治疗。

3. 需要医院内部各部门及各级医师协同工作　住院诊疗过程中需要临床各级医师和各专科医师之间、辅助诊疗部门（包括各种诊疗设施）和医疗管理部门协同、综合地为患者服务，发挥集体协作医疗的功能。

住院诊疗可以最大限度获取疾病诊断所需要的基本资料,包括实验室检验检测结果、生命体征等连续的监测结果和各专科各级医师的诊疗意见等,因此能够更迅速而准确地判断病情、明确诊断。同时,加之专业的临床护理和病房内统一有序的住院管理,更有利于患者病情的控制、诊疗过程的进行并取得预期治疗效果。

二、科室及病房设置与布局

科室设置应与医院的功能、任务和规模相适应。《医疗机构基本标准(试行)》(卫医发〔1994〕第 30 号)对一级、二级、三级医院的临床医技科室设置做了明确的规定。对于一级医院,临床科室至少设有急诊室、内科、外科、妇(产)科、预防保健科,医技科室至少设有药房、化验室、X 线室、消毒供应室。对于二、三级医院,要求具备必要的一级科室和建立相应的二级专业分科,还要求具备一定数量的重点专科和重症医学科。

病房是为患者提供住院诊疗服务的基本单元,是患者停留时间最长的医疗空间。病房应保持秩序良好,做到整洁、安静、舒适、安全;室内细菌含量,室内采光、色彩设计均应符合卫生学标准,病房噪音不能超标,创造舒适宜人的病房空间。

不同级别医院病房建筑结构、设备设施及人员数量要求不一样:一级医院每床建筑面积不少于 45 平方米,每床至少配备 0.7 名卫生技术人员,病房要具备心电图机等基本设备,每床单元必备设施应达到规定要求。二级医院每床建筑面积不少于 45 平方米,病房每床净使用面积不少于 5 平方米,每床至少配备 0.88 名卫生技术人员,每床至少配备 0.4 名护士,病房基本设备与每床单元设备要达到相应要求。三级医院每床建筑面积不少于 60 平方米,病房每床净使用面积不少于 6 平方米,每床至少配备 1.03 名卫生技术人员,每床至少配备 0.4 名护士,病房基本设备与每床单元设备要达到相应要求。

病房组织作为诊疗组织的基层单位,处于运行系统的中心地位。病房诊疗单元,应直接受科主任与科护士长领导。一个诊疗单元内根据具体情况设病床若干张,可分成若干诊疗小组,固定住院医师负责一定床位数量患者,由住院医师、主治医师、(副)主任医师按比例组成三级结构,实施三级医师负责制,并配置相应护理人员组成医护小组,医护协同诊治患者。

三、住院诊疗业务管理

(一)患者入院流程

1. 患者在门诊或急诊就诊时,接诊医师根据患者病情决定是否入院治疗,需要住院者开具"住院通知单"。

2. 住院处工作人员按照医生开具的"住院通知单"办理患者入院手续,核对患者有效身份证件,准确录入患者各项信息,确保患者住院实名制。

3. 住院处工作人员应按照医院的规定收取住院预交金,打印预交金收据,每日工作结束及时结账、打印预交金报表并清点当日所收款项,上交财务部门或送存银行,做到日清月结。

4. 患者在办理住院手续后到接诊室,由接诊室护士完成体温、身高、体重等基本信息采集后送入病房。急诊患者则由接诊室护士从急诊科接送到病房。

5. 病房护士接收患者,进行登记、安排床位,对患者或其家属进行健康宣教,并通知值班医师接诊。

6. 主管医师查看患者,询问病史,书写首次病程记录,并开具入院医嘱和检查单。

（二）患者出院流程

1. 病房主治医师及以上职称医师综合评估患者病情后决定出院，开具出院通知单及出院医嘱。主管医师完成病历书写工作，包括相关医学证明。

2. 护士通知患者出院，通知药房准备患者出院带药；向患者进行出院健康宣教指导，并陪送患者出病房。

3. 患者或家属携带预付款收据、医疗保险卡及其他相关证件到住院处办理出院结算手续。结算完毕后，住院处工作人员将住院收费专用收据、住院费用明细清单、诊断证明书等单据交付患者。患者根据需要可至病案科复印病历资料。

办理出院结算时，收回患者的预交金收据；根据核算金额，开具住院收费专用收据；住院费用和预交金相抵后，多退少补。

患者办理出院手续之前，住院处工作人员要核对医生开具的出院医嘱，确保患者的住院费用结算准确，严格按照物价政策收费，做到不多收、不漏收。

每日工作结束住院处工作人员及时结账，打印住院收入日报表、结算预交金报表等单据并清点当日款项，上交财务部门或送存银行，做到日清月结。

（三）住院诊疗管理措施

住院诊疗管理是指为住院患者提供良好的医疗服务而实行的以住院诊疗管理为中心的全过程管理活动，包括对住院诊疗组织结构的设计、医疗质量的监控、医务人员实施诊疗活动行为规范、诊疗技术的应用管理、规划提高住院诊疗整体水平的目标管理等。

住院诊疗管理措施是指为了确保住院诊疗工作制度得以落实、完善，并持续改进，使其充分发挥效用，提高住院诊疗管理的质量，由医疗管理部门所开展的检查、监督、反馈、激励、管理服务等活动。

住院诊疗管理措施的内容是指医疗管理部门对住院诊疗的十八项核心工作制度的开展情况进行检查、监督、反馈、激励，以及提供管理服务。

1. 检查 医疗管理部门对各个临床科室病房进行定期的检查。检查内容包括科室内部医疗管理的开展和记录情况、医师对十八项核心制度的知晓、落实和完成质量情况，以及核心制度的执行是否有持续改进的体现等。

2. 监督 医疗管理部门对各个临床科室的住院诊疗相关指标进行监督，通过信息系统提取相关数据进行统计分析，或要求各个临床科室定期上报。监督的指标涵盖医疗工作量、工作效率、医疗质量与安全、患者满意度等。

3. 激励 医疗管理部门根据对各个临床科室的检查、监督情况，对完成较好的科室提出表扬，对未能达标的科室给予通报、责令整改。同时，通过绩效考核予以奖励或惩戒。

4. 管理服务 医疗管理部门要为临床科室住院诊疗工作的开展提供相应的管理服务，培训、引导医务人员规范开展工作，减轻医务人员工作负担，明确医务人员工作流程，提高医务人员工作质量。管理服务包括承担科室之间、科室与院领导以及科室与卫生行政部门的协调沟通的任务。

（四）住院诊疗业务管理

住院诊疗工作是医院医疗工作的中心环节，工作量最大。住院的患者，一般病情较重和复杂，需要进行系统的检查和治疗。住院诊疗工作集中反映医疗质量和水平，是医院管理的主要对象。

住院诊疗业务工作即指为了完成住院患者的诊疗任务而由科室、病房或专业组实施的一系列临床活动，比如检诊、病历记录、查房、会诊、病例讨论、治疗计划、医嘱、交接班、值班、抢救、随访等。住院诊疗业务管理即指医疗管理部门制订一系列规章制度并督促落实，以确保上述临床业务活动的高效有序开展。

1. 住院诊疗业务活动

（1）检诊及病历书写

1）检诊是病房医护人员对新入院患者进行的初步诊察工作，通过采集病史、体格检查、辅助检查等以了解病情、明确诊断，并提出有效的治疗方案。对复杂、疑难病例，经过检诊，也应提出初步入院诊断及进一步检查治疗方案。检诊工作要求及时、认真、准确、全面。

2）病历是指医务人员在医疗活动过程中形成的文字、符号、图表、影像、切片等资料的总和，包括门（急）诊病历和住院病历。它是患者在医院中进行诊断、治疗经过情况的记录，是完整的医疗档案，具有法律效力。因此，必须重视病历的书写和保管工作，保障病历质量。

病历的质量检查：各级医师要结合查房、会诊和病例讨论，对下级医师所写病历进行必要的检查，入档病历由各级医师审签。医疗机构要建立健全病历质量检查制度，定期开展病历质量检查评比活动，开展病历书写的基本功培训。

（2）查房：查房是病房最基本、最重要的医疗活动。它是提高医疗质量的重要环节，要严格执行国家卫生健康委的有关规定，实行三级医师查房制度。

查房目的：及时了解患者病情、心理、生活等情况，进一步明确诊断，制订合理治疗方案、观察治疗效果，并做好与患者和家属的沟通工作，同时检查医疗护理工作完成的情况和质量。还可结合临床实践进行教学，培养医护人员。

查房的方式：一般医院查房方式按时间分有上午查房、午后查房、夜间查房，按查房目的分有例行查房、危重患者查房和教学查房，按查房规模分有医师个人查房、专业组查房、全科查房等。

查房工作要求：（副）主任医师、主治医师和住院医师的查房必须按规定进行，要及时、严谨、认真、周全，要重视患者的体征、主诉以及心理状况。查房前要充分准备相关病例资料和设备，查房中要自上而下严格要求，并做好病房管理，保持查房过程中安静、整洁、有序。查房时，主管医师报告病例应重点突出、简明扼要，明确提出需要解决的问题；查房后应详尽记录上级医师的意见和决定。

（3）会诊与病例讨论

1）会诊是指非患者主管医师被邀请为患者诊疗工作提供诊疗意见的临床活动形式，其目的是帮助解决疑难病症的诊断和治疗，是发挥综合医院协作医疗功能的重要方式。通过会诊能够集思广益，及时确定诊断，制订有效的治疗方案。

会诊类别：按照参与者和参与形式可分为科际间会诊、多学科会诊、院外会诊、远程会诊等，按照紧急程度可分为普通会诊和急会诊。

会诊注意事项：要掌握会诊指征，明确会诊目的，设定会诊流程，提高会诊质量。申请科室医师和会诊医师应做好完善的会诊记录，会诊记录与整理的材料均应纳入病历中保存。

2）临床病例讨论是病房基本的医疗活动，是病房诊疗工作的一项基本医疗制度，也是提高医疗质量、培养医护人员的重要手段。

根据临床医疗或教学的需要，可分为新入院患者讨论、疑难病例讨论、术前术后病例讨论、危重病例讨论、出院病例讨论、死亡病例讨论、教学病例讨论等。

上述各种讨论的目的、要求不同，讨论方式、内容、参加人员也不同。可定期或不定期召开，也可一个科或多科联合举行，一般均由主任医师（或副主任医师、科主任）主持，认真讨论，做好记录，必要时要及时反馈给相关人员或上报管理部门。

会诊及病例讨论的质量，综合反映一个医院的医疗质量和学术水平。

（4）治疗和医嘱

1）治疗是指治病的方法和手段，是诊疗业务中最根本的医疗活动。它的范围甚广，一般可分为药物治疗、手术治疗、物理治疗、营养治疗、康复治疗、心理治疗等。这些治疗的方法、程序和质量，都要求有常规规定。住院治疗以医嘱形式提出，各种治疗方法和方案一般由临床医生决定。随着医学专业化分工的发展,一个医生不可能深入掌握各个学科的专业发展知识,趋势是诊疗技术部门更紧密地与临床相结合,越来越多地参与临床诊疗方案的制订。如临床药学、临床营养学、影像引导介入技术、临床检验学等,临床护理学也将发挥越来越重要的作用。

2)医嘱是指医师在医疗活动中下达的医学诊疗指令。它是医师对患者的有关诊断、治疗、护理工作的决定和要求,是医疗信息传递的渠道。病房中采取的各种医疗方法,常以医嘱形式实施,因此,医嘱已形成一种医疗制度。

医嘱种类分为:长期医嘱、临时医嘱。

执行医嘱要求:医嘱是关系患者生命安危的大事,因此不论下达医嘱或执行医嘱,都要十分严肃认真、周密考虑,确保万无一失。下达医嘱后,应复核;执行医嘱时要认真进行查对,严格执行相应的技术操作规程。要按医嘱制度及医嘱格式认真准确填写各项目,项目要齐全,字迹要清晰。

查房后要尽早下达医嘱,以便执行者做好复杂处置的准备工作。下达医嘱应层次分明,内容清楚、准确。医嘱应内容明确并精确到分钟,具备电子病历系统的医疗机构应由医疗管理部门统一制订规范的医嘱目录,并在系统中保存、显示每条医嘱的下达时间、开始时间、停止时间、护理确认时间、执行时间等重要时间点。医嘱不得涂改,如必须取消时,应用红笔墨水标注"取消"字样,并签名,电子病历系统中的医嘱撤销、删除应保留修改痕迹,便于追溯。一般情况下,医师不得下达口头医嘱。因急危患者抢救需要下达的口头医嘱,护士应当复诵一遍,抢救结束后医师应当即刻补记医嘱。

(5)交接班与值班:交接班和值班的基本目的都是为了保持医疗工作的连续性。

1)交接班是临床科室一天医疗工作的开始。由全科医护人员参加,夜班值班人员报告患者流动情况和有病情变化的患者、新入院患者、危重及手术前后患者、特殊检查患者的病情变化情况,时间一般不超过15分钟。必要时传达上级指示,布置科内工作,时间一般不超过30分钟。

2)建立、健全值班制度:各科室实行昼夜值班制度,各级值班人员必须坚守岗位、履行职责。值班医师负责全科的临时医嘱、急症手术、急会诊和危重患者的观察、治疗并记入病程记录,对新入院患者进行初步检诊、下达医嘱并及时书写首次病程记录,扼要写明病情诊断和处理意见。遇有重大问题,要及时向上级请示报告。危重患者要进行床旁交接班。

医院应当实行住院医师24小时负责制和总住院医师制度,强化住院医师培训和值班制度的管理。

(6)死亡患者的处理工作:患者经全力抢救,抢救时间达到规定时间,负责抢救医师确认达到死亡标准,才能宣布患者已死亡。由值班护士进行尸体料理后,通知太平间转接。死亡记录要遵照国家卫生健康委员会和国家中医药管理局颁布的《病历书写基本规范》及时、准确书写完成。死亡患者,由患者家属提供其户口本、身份证,经医师核实基本信息无误后开具《居民死亡医学证明(推断)书》。

死亡记录是指经治医生对死亡患者住院期间诊疗和抢救经过的记录,应当在患者死亡后24小时内完成。它包括入院日期、死亡时间、入院情况、入院诊断、诊疗经过(重点记录病情演变、抢救经过)、死亡原因、死亡诊断等。按规定应在一周内召开死亡病例讨论会。为了不断提高医学科学技术水平,尽可能进行必要的尸体解剖及病理检查。

(7)随访工作:随访工作是医疗工作的一个重要组成部分,对疗效的观察和医学科学研究都有意义,特别是观察患者的远期疗效和转归。在随访的同时,要对患者进行必要的保健指导。

随访要有针对性和计划性,根据随访的目的确定随访病种和随访对象,对于需动态观察病情、确保治疗目的的患者,要做好家属健康宣教工作,严密观察病情,及时与医师沟通,协同医师做好随访医疗工作。应先制订随访计划,根据需要确定随访对象、数量、内容和标准等。随访方式和时间应根据病种和科研要求而定,可分门诊随访、通讯联系、家庭随访和住院检查,其中应以通讯联系为主要方式。随访工作是一项科学性较强的工作,科内要指派专人负责。

2. 住院诊疗业务管理要点

（1）以三级医师查房制度为管理核心，建立以临床业务活动为重点的诊疗体系：住院诊疗需相对固定医师，为保证医疗质量和医疗安全，必须实行三级医师负责制，并按一定比例配置三级医师的数量。他们各有规定的责任，互相构成诊疗工作体系，由上而下逐层指导，由下而上逐层负责。住院诊疗业务管理的重要任务，就是建立完善的岗位责任制度及激励机制并贯彻落实，充分落实三级医师查房制度的各项要求，确保其发挥应有的医疗保障功能，在医疗活动中起到保证医疗质量、不断提高医疗水平、促进业务技术发展、保障医疗安全的作用，同时，对于加强科室的医务人才队伍建设亦有重要的意义。

（2）加强住院医师规范化培训工作：住院诊疗业务活动内容多、范围广、层次深、要求严，因此对于住院医师尤其是新入职住院医师而言，要充分掌握并完全理解是一项并不容易的任务，而住院诊疗业务活动是每一个医师一生行医生涯的基础，是必不可少的方法学和临床活动模式，因此必须严格掌握各项临床业务活动的要求。故而医院管理部门应当制订完善的住院医师规范化培训方案，并定期考核评估，确保每一名住院医师都得到系统规范的临床培训。

（3）加强检查反馈和激励工作：住院诊疗业务活动方案制订出来并不难，但受临床各种因素的影响，要不折不扣地完全落实却并非易事，故而作为医疗管理部门，开展定期和不定期检查工作则显得至关重要，要建立检查制度，检查前制订详细的检查方案，对检查结果给予公示或有针对性的反馈，促使科室和医务人员形成自我管理的意识，进而形成患者安全的文化氛围。同时，应建立相配套的奖惩制度，对检查中发现的优点予以奖励，对发现的问题给予通报并责令整改，奖惩制度可通过绩效考核落实，以此激励医师在住院诊疗业务活动中主动意识的加强。

（4）重视住院医嘱制度：医嘱是各项各类住院诊疗活动的基础，是医疗工作的重中之重，因此必须高度重视住院医嘱工作。从医疗管理部门制订医嘱管理制度，从信息管理部门制订医嘱信息管理制度，加强临床医护人员的医嘱下达和执行培训，建立医嘱差错惩罚机制，确保各项临床医疗活动通过医嘱准确无误地施加于患者身上。

（5）重视差错、事故登记报告处理制度：住院诊疗业务活动密集而繁多，所涉环节众多，发生差错、事故的风险较大，因此要建立差错、事故、医疗安全隐患报告处理制度，凡发生医疗差错、事故或可能是医疗差错、事故的事件，当事人应立即主动向本科室负责人及相关职能部门报告。发生严重差错或医疗事故后，应立即组织抢救，并报告医疗管理职能部门、院领导。对重大事故，应做好善后工作。

四、住院服务管理

住院服务管理秉承医院管理中"以患者为中心"的核心理念，是住院诊疗管理中的一个重要组成部分。它是指对于医院为住院患者提供的除了诊疗业务工作之外的服务的管理，其目的是更好地为患者的住院诊疗提供便利。

诊疗业务工作以外的服务包括办理相关手续、陪同并引导患者完成检查、提供陪护服务、订餐及送餐、电梯服务、售卖服务等。为了使住院服务能够规范、有序地进行，应为相关工作制订严格的工作制度、工作流程及管理办法，并对工作人员进行必要的培训，尤其应加强服务态度及沟通方面的培训，因为住院服务不同于诊疗活动，其本质是为患者提供便利，因此应更加注重服务的品质及患者的满意度。

合理的监管是加强住院服务管理的重要举措。对于服务效果的评价可采取比较方便快捷的形式获得，例如在患者出院时发放调查问卷或定期在住院病房随机抽取患者进行口头询问等，倾听患者对于住院服务的评价及建议，对于患者的投诉批评及时调查处理，并提出进一步持续改进措施，从而不断地完善相关工作，真正做到服务于临床。

五、住院诊疗管理指标及工作指标统计

住院诊疗管理指标及工作指标统计是住院诊疗管理中选择最佳可行方案不可缺少的条件。为确保住院诊疗质量达到预定目标,必须预先制订医疗质量标准。常用的住院诊疗管理统计指标有:

1. 对诊疗效率的分析与评价 病床使用率、病床周转次数、出院者平均住院日、术前平均住院日。

2. 对诊疗工作量的评价 出院人数、手术人次/例次。

3. 评价诊疗质量的指标 甲级病案率、病案首页填写合格率、病案归档及时率、临床路径覆盖率、临床路径完成率、科际普通会诊 24 小时完成率、I 类切口手术患者预防使用抗菌药物比例、I 类切口手术患者预防使用抗菌药物时间≤24 小时比例、接受抗菌药物治疗住院患者微生物检验样本送检率、抗菌药物使用强度、I 类切口甲级愈合率、非计划再次手术率、非计划再入院率、不合理用血发生率、单病种病死率、中低/低风险组死亡率、手卫生依从率、医院感染病例漏报率、传染病报告卡迟漏报率,以及护理质量与安全的相关指标等。

4. 其他常用指标 医疗安全(不良)事件上报率、患者对诊疗的满意率等。

近年来随着医院改革的不断深化和国家二、三级公立医院绩效考核的政策引导,住院诊疗管理指标统计进入了一个新的发展时期,同时也赋予了新的内涵。原有的传统统计模式,虽然对医院管理及临床工作仍有一定指导作用,但已远远不能适应医院发展的需要。因此,如何改进原有的住院诊疗管理统计指标,更好地指导管理工作,服务于临床工作,这是医院管理者需要关心和研究的课题。

第五节　临床科室管理

临床科室是直接为患者提供诊疗服务的部门,医疗管理和医院所有其他部门,都应当是"一切围绕临床、一切服务临床"。临床诊疗服务的质量体现医院医疗管理的综合水平,加强对临床科室的管理能够直接改善医疗服务质量。

一、临床科室特点与管理要点

(一)临床科室的工作特点

1. 科学性 医学科学是一门实践科学,临床科室需要对临床实践经验进行不断积累和总结。临床科室既是医学科学的试验场,又是其发源地。临床科室的医务人员必须不断更新医学科学专业知识和技能,不断深入开展医学研究,为医学科学的发展作出贡献。

2. 知识性 人类所患疾病病种繁多,个体之间病情差异巨大。从事临床工作必须具备丰富的医学理论知识,要紧跟医学理论发展的潮流,不断更新和扩充自己的知识结构和知识范围。

3. 技术性 临床医学本质上是一门应用型实践科学,高深的医学理论和医学知识在应用于患者身上时,必须转化成切实可行的医疗技术手段。这也要求临床医务人员在临床工作中注重技术操作培训,提高手术操作能力,不断总结经验,创新操作方法。

4. 实践性 医学是一门实践性很强的学科体系,特别是随着医学模式从生物医学向生物-心理-社会医学模式的转化,使得研究人类健康的措施从治疗扩大到预防,从生理扩大到心理,从医院内扩大到社会,把医学从生物层次提高到社会层次,进一步拓展了临床科室的实践范围和

领域,促进了临床科室的实践能力。

5.规范性 临床医学的发展,在大量相同、相似的疾病诊治过程中形成了一系列的诊疗规范,对保障患者安全、确保医疗质量起到了很大的作用,也在最大限度内减少了各类差错和过失的发生。因为每个患者的疾病都有一定的个体差异,这就要求临床工作必须在符合原则和规范的基础上实施个体化和灵活的诊疗服务。同时,医院工作体系日趋复杂、庞大,在人员编制、设施配置、工作程序等各个方面,都要制订有效的工作规范。

6.协作性 医学的发展要求多个部门形成一个团队为患者提供诊疗服务,甚至外院专家一起参与。临床科室必须与医技科室、护理、营养、设备后勤、行政管理等部门密切合作,体现了临床工作越来越多的协作性特点。

7.个体性 即便是同一种疾病,也会存在较大的个体差异,切忌机械地照搬一种治疗方案于一种疾病的所有患者。这也是临床医学区别于其他科学的关键特征之一。一种治疗可以有一个原则性治疗方案,但具体到一个患者个体,则必须在原则的基础上根据患者个体特征再进行细化,制订出精细化、个体化的治疗方案,才能保证治疗方案的针对性,产生良好的治疗效果。

8.服务性 患者是临床科室医疗工作的服务对象和主体。减轻罹患疾病的患者身心所遭受的痛苦,则需要在诊治过程中提供安全、有效、方便、价廉的服务,加强身心关怀,促进其康复。因此,医疗工作必须坚持"以患者为中心"的原则,为患者提供优质的服务,以期达到解除病痛、促进健康的目的。

(二)临床科室的管理要点

1.重视人才队伍建设 建立合理的人才梯队,细分专业,规划各专业组医师的知识智能结构,形成专业化、精细化的医疗专业技术队伍,满足临床医、教、研各项任务的需要。

2.重视临床诊治技术规范的建设 没有规矩,不成方圆。面对患者机体这样一个纷繁复杂的结构,涉及患者生命健康,必须建立一系列切实可行、安全有效的医疗护理常规、技术操作规范和工作制度,确保医疗安全,不断提升医疗质量。

3.提高医护人员的服务意识,培训服务技巧 要做到临床诊疗服务和患者身心服务的统一,为患者创造一个优质、和谐、便利、舒适的诊疗环境。

4.重视科室文化建设 营造科内团结向上、友好合作的工作氛围;创新工作模式,不断加强科室医护人员之间及不同科室之间的沟通协调与通力合作。

5.重视激励机制建设 建立完善岗位责任制、事务责任制、项目责任制,优化奖惩制度建设,遵循"多劳多得、少劳少得、不劳不得"的收入分配原则,体现"优质高酬、劣质重罚"的核心价值观,建立"有功必奖、有劳必赏、有责必究"的激励制度并加以贯彻落实。

二、内科系统管理

内科系统是指主要运用药物治疗等非手术方法来诊治疾病的临床科室,包括心血管内科、呼吸内科、消化内科、肾脏内科、血液内科、内分泌科、风湿免疫科、神经内科、老年医学科等学科。随着内镜、介入等诊疗技术的飞速发展,内科系统的诊疗方法也趋于多样化,使得内科系统的管理模式较传统模式产生了一些变化。

(一)业务特点

1.内科系统是临床诊疗的重点和临床医学的基础 内科系统诊治患者多、涉及病种广、诊断手段复杂、治疗方法多样,因而其人员、设备配备较多。内科的基础理论和诊疗基本方法是临床各科室都通用的,其诊疗水平对其他科室的发展具有较大影响。

2.内科系统病种繁多、诊疗难度大 内科疾病可因季节、年龄、地区、职业等因素的不同而有不同的类型,不少疾病存在隐秘性和多变性,确诊难度大。不少疾病的发病机制尚不清楚,还缺乏有效的诊疗手段。内科不同系统和器官的疾病之间常常相互影响,并发症、合并症较多。此外,内科系统疾病的个体差异性也较大,同种疾病在不同个体身上的症状、体征可能存在较大不同。这些因素都增加了内科疾病的诊疗难度。

3. 内科系统与基础医学和医技科室联系广泛 内科与医学基础学科有广泛而紧密的联系,基础医学的进步推动着内科的发展;内科的诊疗工作必须较多地依靠医技部门,同时基础医学的理论和医技部门的诊疗新技术,往往首先在内科得到应用与验证。

4. 内科系统知识性和理论性较强 与外科系统强调手术技术性不同,内科系统疾病的诊治更加强调基于丰富的医学基本知识和基础理论而进行的思辨过程,因此对于内科医生的培养应侧重于基本知识和基础理论的强化。由于知识和理论的应用相对比较稳定可靠,因此在对内科系统的医疗管理手段上也相应侧重于诊疗过程评价和效果评估。

5. 内科系统以药物治疗为基本手段 内科必须加强合理用药管理,包括用药适应证、禁忌证、用药时点、用药时间、给药途径、剂量及疗程等,内科药物治疗的同时不能忽视护理、营养、心理、理疗、中西医结合以及近年来不断发展的各种介入疗法等综合性治疗。

6. 内科系统诊疗技术日渐丰富 内镜技术、微创治疗技术在内科疾病诊疗中的占比逐渐增加,在提高诊疗能力的同时,也为医疗管理提出了新的要求。微创诊疗的同时必须强调微创技术的管理,包括操作医生的培训、资格审核和准入,操作的适应证、禁忌证、规范化操作流程制订、围操作期的准备和护理,与内科药物治疗的配合以及长期随访等。

(二)管理要点

1. 医务人员培训与考核 内科系统医生需要完成国家住院医师规范化培训并通过考核,并且要逐步推进专科医师培训的普及。内科医生在临床工作期间需要坚持进行继续教育,以提高医学知识的深度和广度。对于内科医生的临床工作的考核包括定级考核和定期考核。定级考核要根据拟承担医疗工作分层进行,在考核内容方面要重视内科诊疗基本功,紧跟专科前沿进展,兼顾学科交叉知识。定期考核内容包括医疗能力、医疗质量、工作量等方面,医疗能力考核通常由科室主持完成;医疗质量的考核由医疗管理部门主持完成;难以对内科系统各专科的工作量采用统一的量化评价标准,需要根据不同科室的特点进行精细化管理。

2. 医疗工作的管理和质控

(1)查房制度与分级诊疗:诊断与鉴别诊断是内科系统疾病诊疗的核心内容,需要建立相应的制度和适宜的管理模式来保证诊断的准确性和及时性。三级查房制度依然是国内比较通行的诊疗模式,严格按照三级查房制度要求的时间节点开展诊疗,可以有效保证诊断的准确性,疑难患者需要进行全科讨论;制订专科分级诊疗制度是非常必要的,以便早期识别急危重症患者,尽快取得更高级医师的诊断意见。建立多学科疑难病例巡诊制度,提高学科之间相互了解和合作的程度,有助于提高医疗质量。对于具有普遍性且涉及多科协作的临床问题,可以建立针对该问题的多学科诊疗。

(2)合理用药:内科系统的临床科室应重视合理用药,及时学习最新的药物信息,在制订治疗方案时参考临床药师的建议。药事管理部门需要定期对内科系统的合理用药情况进行审核,通过处方点评等方式,将审核结果反馈给临床科室,并责成其改进;建议临床药师参与内科系统的日常医疗工作,以提高处方的合理性。药事部门有责任向临床科室传达最新的药事信息;对于重点关注药物,如抗菌药物、麻醉药品和第一类精神药品的临床应用开展定期培训和考核,经过培训考核合格后方可授予相应的处方权限。

(3)有创性诊疗技术管理:内科系统疾病有创性诊疗方法的发展非常迅速,但是由于其发展历史较短,且专科性较强,缺乏普遍性运行规则。建议对于内科系统有创性诊疗的管理参考外科手术管理模式,包括术者负责制、诊疗操作的准入制度、分级授权管理制度、术前讨论制度、围术期管理制度、有创诊疗区域管理制度等。临床科室需制订有创性诊疗的标准作业程序(standard operating procedure，SOP）及出现术中和术后并发症的处理预案，并定期进行环节质控。

（4）慢性病管理：慢性病管理是指对慢性非传染性疾病及其风险因素进行定期检测、连续监测、评估与综合干预管理的医学行为及过程，主要内涵包括慢性病早期筛查、慢性病风险预测、预警与综合干预、慢性病人群的综合管理以及慢性病管理效果评估等。相应科室应建立专门的慢性病管理机构，除常规诊疗工作外，还应建立慢性病患者数据库，构建基于医联体/基层医疗机构以及家庭医生的慢性病管理网络。逐步将慢性病患者纳入率、随访率、失访率、治疗效果等指标纳入管理范围。

（5）病案管理：病历书写是内科系统医疗工作中的重要内容。一线医师应翔实地记录患者每日的病情变化以及上级医师的查房意见，上级医师的查房须体现教学意识。内涵质控是内科系统的病案质控工作的核心内容，应重点关注病史的逻辑性和完整性以及是否体现了合理的临床思维。

3. 护理工作 医疗和护理在医治疾病的过程中是不可分割的有机整体，两者相互依存、相互影响、相互促进。内科疾病的复杂、多变和难愈等特点，更需要医护紧密配合与协作。护理工作的质量，直接影响着医疗质量，甚至影响患者的生命安危。因此在加强医疗管理的同时，同样要重视护理管理工作。

三、手术为主的科室管理

指以手术操作为主要治疗手段，为患者提供临床医疗服务的科室，属于外科系统。通常包括：普通外科、骨科、心脏外科、胸外科、泌尿外科、血管外科、整形外科、神经外科、小儿外科、烧伤科、眼科、耳鼻咽喉科等。

（一）业务特点

1. 手术治疗的有效性和局限性 手术治疗可以获得很直观的疗效，但也有其局限性。有些手术对病情好转起决定作用，而有些手术仅是整个治疗过程的一部分，手术后仍需进行综合治疗；手术效果可能短期内即可见效，但有些则须远期观察后才能判断确定效果；部分手术可以达到根治目的，而部分手术可能仅起到探查和明确诊断或缓解症状的作用。

2. 手术的风险性和层次性 手术，尤其是创伤较大的手术或危重患者的手术，其中间环节和影响因素较多，存在诸多不确定性，由此增加了潜在的手术风险。手术前强调手术计划的周密性和完整性非常重要，手术前严格把握适应证、禁忌证和操作程序，按照核心制度要求，制订风险防范措施以及风险补救预案。同时要对各类手术进行分级管理，建立手术分级授权管理机制，各级医师要严格遵照获准的手术范围和要求的手术规范开展手术，充分体现手术的层次性，以此预防和降低手术风险。

3. 手术的创伤性和时机性 手术对组织或器官有一定的损伤，所以术前要严格掌握手术适应证和禁忌证，充分进行术前讨论后再决定手术。所有手术均要严格把握手术介入时机，尤其对于创伤耐受性较差的危重患者和老年患者，更要进行充分的评估和准备后再行手术；术中必须正确、熟练、规范地运用基本手术操作技术，严格遵循无菌原则；术后积极防止各种并发症，使患者顺利恢复。

4. 手术的协作性和责任心 手术需要团队合作，协作性强，任何一台手术都不是一个人所能完成的，要求外科医生、麻醉医生、护士等医护人员共同参与、紧密配合，所以手术必须有严密的组织、严谨的程序和严格的要求，分工合作，齐心协力，以实现手术目标。同时，手术牵涉环节太多，因此有可能造成疏漏，手术科室也是医疗差错的好发部门，这就要求手术相关科室人员必须具有极强的责任心。需要建立良好的沟通交流机制，并建立定期的督导和反馈改进制度，严格按照质控管理要求实施相应诊疗活动。

（二）管理要点

1. 严格落实查房制度管理　手术科室因为外科手术占用较多时间，有可能由此造成疏于病房管理，因此应避免因手术占用较多时间而出现三级医师查房制度执行不到位的情况。此外，还要加强术者在手术前和手术后查房和讨论的管理。

2. 加强术前讨论制度管理　为确保医疗安全，提高医疗质量，要加强术前讨论的管理。对于特殊手术、高风险手术，可组织多科室和／或医务部门共同参与的术前讨论。相应讨论内容可在签署知情同意书时向患者和／或家属阐明。知情告知应充分，避免格式化统一告知书而未针对具体患者和病情进行告知。

3. 严格手术安全核查制度　科室遵照医院手术安全核查制度要求，制订相应的手术标记和术前核查制度，并定期督导落实，避免错误的患者、错误的手术部位和错误的术式。

4. 加强手术分级的管理　为保证手术安全，确保手术治疗效果，医疗机构应当建立健全手术分级授权管理机制。手术科室应严格按照相关规章制度对手术进行分级管理，确保患者安全的前提下获得最佳治疗效果。科室应遵照授权和再授权相关规定，定期考核评估并对医师手术权限进行动态调整。

5. 加强新手术技术准入的管理　为确保医疗质量，所有新手术技术均要经过严格审批，防止医务人员随意开展新手术技术，并对后续手术技术进行追踪评估，确保新手术技术的安全性和有效性。

6. 加强围术期抗菌药物使用的管理　严格按照相关要求进行围术期抗菌药物的应用，杜绝不合理抗菌药物使用的情况发生。医务部门定期对抗菌药物使用情况进行点评。

7. 严格外科无菌管理　外科操作多数为侵入性操作，无菌管理尤为重要。进行无菌操作的物品及医疗器械必须有严格的清洁消毒制度，过期必须更换，某些对感染防护有特殊要求的医疗器械要单独存放，某些感染风险大的手术患者或有传染性疾病的患者要进行隔离管理，并对使用过的器械单独消毒，使用过的耗材单独消毒或处置。医院定期组织培训，深化医护人员无菌操作观念；定期组织检查，严格审核医护人员的无菌操作技术。

8. 严格探视／陪住管理　围术期患者需要充足的休息，术后患者通常抗病能力相对较低，因此，应减少不必要的探视，如有必要，应规定探视的时间区间，并严格限定探视人数；如因病情确需陪住的情况，应严格遵守卫生部门和医院的陪住规定。

9. 非计划再手术　指在同一次住院期间，因为医源性因素以及非医源性因素导致患者需进行的计划外再次手术，如出血、感染等。为常用的医疗质量评价指标，也是我国公立医院住院医疗质量与安全监测的重点指标。科室应该严格控制非计划再手术率并建立相关机制，分析原因，减少或避免类似问题。

四、妇产科管理

妇产科通常归为外科系统，服务对象为妇女和新生儿。主要分为产科和妇科两部分，三级医院还设有生殖医学科等。

（一）业务特点

1. 直接服务对象为妇女和新生儿。

2. 妇科疾病或辅助生殖多以手术操作为主，具有外科的特点。产科同时要对孕妇、胎儿及新生儿进行监护和治疗，兼具内外科和儿科的部分功能。

3. 产妇、妇科恶性肿瘤患者或不孕症患者有与一般患者不同的特殊需要，咨询宣教、心理支持服务和诊疗护理服务同等重要。

4. 因患者部位为生殖器官，其病史常涉及家庭或个人隐私，要求医护人员尊重患者隐私权。

生殖医学科的患者在治疗过程中还要考虑社会伦理等因素。患者的配子和胚胎在未征得其知情同意情况下，不得进行任何处理，更不得进行买卖。

5. 辅助生殖工作原则性、政策性强，患者获取服务需要履行较多手续，有别于医院其他医疗工作。

6. 妇产科工作有夜间忙、急诊多、床位周转快、工作时间无规律等特点，因而要求医务人员要有高度责任心及耐心。

7. 产科的设置除门诊、急诊、病房外，还必须设待产室、分娩室和婴儿室。

8. 妊娠和分娩是一个复杂的过程，而且具有很强的时限性，不论是突发公共卫生事件还是灾害期间等，都需要提供定期的诊疗服务。还可能遇到某些突发情况，如难产、脐带脱垂、胎儿窘迫、羊水栓塞、产后出血等，因此必须有规范有效的应急抢救流程和各种预案，需定期进行培训和模拟演练。

9. 妇科疾病一方面是器质性病变，另一方面是功能性异常。因而诊治过程中需考虑到多维度的问题。

10. 医务人员需严格把握辅助生殖技术实施的适应证，并有义务告诉患者目前可供选择的治疗手段、利弊及其所承担的风险，在患者充分知情的情况下，提出有医学指征的选择和最有利于患者的治疗方案。

11. 妇产科患者生殖系统的生理、病理改变和人体有机体的整体密切相关。因此，作为一名妇产科医师，必须树立整体医疗观，从人体大环境的视角来考察女性生殖系统的疾病。

（二）管理要点

1. 加强医德医风教育 妇产科工作人员必须有尊重服务对象的品德和严肃谨慎、健康文明的工作作风，要善于理解不同患者的心理状态，充分沟通，取得患者的充分信任，诊疗时注意保护患者隐私，男医师进行内诊时应有第三者在场。

2. 抓好"病""健"分开诊治 妇产科的服务对象有其特殊性，有相当数量的来诊者并非患者，如产前检查和正常分娩的妇女等，而另一部分妇产科患者又有病情急、变化快的特点，因此有条件的综合医院应将产科（生理产科和病理产科）、妇科、生殖医学科的服务单元分开进行相应诊疗。

3. 正确认识妊娠生理变化和病理情况 应加强对产科医生的培训，对妊娠生理变化有充分认识，加强孕期保健，同时对病理情况有充分的敏感性，及时处理孕产妇高危因素，保障母婴安全。根据诊治流程，对不同类型的急危重症抢救定期进行模拟演练，提高团队协作和紧急应变能力。

4. 高度重视产科质量管理 母婴健康是衡量一个国家医疗卫生水平的重要指标，医院应高度重视产科服务质量的管理，制订一系列适合产科实际情况的质量管理规章制度，督促产科医务人员做好产前准备，认真细致观察产程并准确记录，及时发现异常并迅速正确处理等，落实产房安全核查制度。

5. 加强妇产科多学科协作 产科患者可能于妊娠、分娩及产后阶段罹患各种内外科合并症；妇科晚期恶性肿瘤患者病变可能累及多系统，手术范围大，难度大；患者的自身健康状况是否适宜妊娠、能否接受助孕治疗等，以上情况不但需要妇产科内部各部门的协作，更需要多学科协作。医院应鼓励建立多学科诊治团队，协调建立各项流程，从绩效、管理等各方面对积极参与多学科协作的团队成员给予支持，保证多学科合作进行的流畅性和有效性。

6. 加强流程接口管理 如辅助生殖技术包括人工授精、体外受精胚胎移植及其衍生技术，各项技术的成功实施有赖于妇科、男科、辅助生殖实验室等多部门及多环节的配合和共同努力；生殖医学科和产科间需要建立良好的衔接和病历文档的流转；孕产妇非产科诊疗活动需要与产科建立良好的沟通和协作。应细致梳理患者就医流程，加强各环节间的衔接。

7. 重视女性生理生育需求 妇科疾病诊治过程中要充分考虑女性的生理和生育问题，治疗是否会影响生理周期、生育能力等。如年轻恶性肿瘤患者，需要考虑保留生育力的问题，个体化制订治疗方案；有些疾病本身也会造成卵巢功能受损或生育力丧失等。在诊疗中，可与生殖医学中心合作，采取有效地保留生育力的方法，如术前取卵或卵巢组织冻存等。

8. 加强生育调控管理 对孕早期终止妊娠的女性，作为孕产妇管理工作的一部分，应当加强质量管理，合并内科疾病要及时多学科会诊，及时识别高危因素，按临床规范进行手术操作，减少手术并发症，保护生育力，并做好流产后关爱工作，把预防关口前移，大力开展相关宣教，减少意外妊娠的发生。

9. 严格探视管理 妇科探视可参照手术科室病房管理。新生儿抗病能力弱，应尽可能减少产科家属探视，并做好新生儿安全保障；母婴同室要严格做好消毒隔离工作。探视严格限定人数，且时间不宜过长，以保证孕产妇充足的休息，探视时要穿探视服，做好感染防护工作。

五、儿 科 管 理

儿科是为儿童提供连续、全面的医疗、预防和保健服务的临床科室。

（一）业务特点

1. 儿童生长发育的特点 儿童的特点为全身组织和器官处于逐步生长，体格、心理和精神行为处于不断发育的过程中。儿童体重、身高（长）、骨骼、神经、精神和各器官形态与功能是判断其生长发育状况的尺度，具有一定的规律性，并形成了儿童生理上同成年人的差异，熟悉和掌握这些规律和差异是进行儿科诊疗工作的基础，也是进行儿科管理的前提。

2. 儿童疾病的特殊性 儿童遗传性、先天性疾病多见，感染性和其他后天性疾病也容易发生，儿童发病多与年龄阶段、季节和周围环境因素有关，儿科诊疗首先要掌握疾病流行病学特征。儿童疾病常常表现不典型，且年幼儿不会自诉病情，检查时不能配合，要求诊断工作细致耐心。儿童耐受力低、抵抗力差，常常发病急、病情重、变化快，这就要求治疗及时、恰当、有效。小年龄儿童无生活自理能力，家长对诊疗期待较高，护理和管理工作量和难度大。

3. 预防性和社会性强 加强预防措施是使儿童发病率和死亡率下降的重要环节，因此要有计划地做好预防接种工作和疾病宣教。要重视儿童保健工作，定期进行健康检查，提高家长的保健意识。儿童的良好健康状况是整个社会进步的重要标志，保障儿童健康是提高全民身体素质的基础，需要得到全社会的支持与协作。

4. 药物治疗的特殊性 由于儿童身体发育及组织器官功能尚未成熟，对药物的耐受性及药代药效动力学不同于成人，因此，需要严格掌握用药适应证、禁忌证及剂量，严密观察疗效及副作用。由于儿童对疼痛的耐受性差，因此常需借助麻醉镇痛药物来实施治疗，在药品选用及用药量、用药频次、用药途径上一定要根据小儿病情遵循适宜有效的原则进行，并规范地采用儿童疼痛评估量表进行评估。

5. 健康宣教的重要性 儿科患者大部分仅需进行门诊处置，治疗方案实施及疗效观察基本都是在家庭发生，因此尤其要对家长做好健康教育，告知其症状体征观察要点，发生异常情况随时来院就诊。借助多种媒体手段扩大儿童相关健康知识的推广和普及。

（二）管理要点

1. 普通儿科病房/亚专业病房 应根据儿童的特点，在门、窗、电源上配有安全保护装置，床头需要配置坠床警示提示，如有陪护的病房还应该对陪住家属进行书面告知和宣教。根据患儿年龄、感染性/非感染性疾病以及疾病种类进行床位配置。条件许可需要配置儿童活动室、配膳室等设施。

2. 新生儿病房 新生儿病室应当根据其功能任务，配备资历、能力和数量适宜的医护人员，根据条件配置新生儿重症监护病房和普通新生儿病房。从医疗安全角度考虑，新生儿病房每个管理单元以≤50张床位为宜；床位使用率若超过110%，应增加新生儿病房单元数。新生儿病房床位空间应当满足患儿医疗救治的需要，无陪护病室抢救单元每床净使用面积不少于6平方米，间距不小于1米；其他床位每床净使用面积不少于3平方米，间距不小于0.8米。有条件的医疗机构可以设立单间或家庭式新生儿重症监护病室。积极推进母乳喂养，配奶间应当由专门人员管理，并保持清洁、干净，定期消毒。

新生儿病房在诊疗过程中应当实施标准预防，严格执行无菌操作技术和手卫生规范，接触患儿皮肤、黏膜的器械、器具及物品应当一人一用一消毒。制订符合新生儿特点的医院感染管理规章制度和工作流程，应建立有效的医院感染监测与报告制度，开展呼吸机相关性肺炎、中心静脉导管相关血流感染等目标性监测，每季度进行空气净化与消毒效果监测，以便及时发现医院感染的危险因素。发现有医院感染聚集性趋势时，应当立即开展调查，根据调查结果采取切实可行的控制措施。

3. 儿童重症监护病房　除按一般监护室设置要求外，还应根据儿童特点进行配置，管理上应制订各种儿童急症、重症抢救流程及护理常规，备有各种疾病评估量表，严密观察病情，及时详细书写病程记录。原则为无陪护病房，并备有独立抢救单元，配备抢救设备及抢救车等硬件设施。儿童重症监护病房各病室如有隔墙，隔墙最好装以透明玻璃，便于观察。人员需定期进行急救培训、演练及考核。

4. 儿科门诊　综合医院根据儿科门诊量设置诊室数量，应设置治疗室、输液室、雾化吸入诊室等，需要备有抢救车和必要的抢救设备和物资。在儿科门诊最好单独设置入口，主要入口处应设置明显的导向图标。候诊区内提供具备儿童特色的多媒体内容，便于安抚等候的儿童。

5. 儿科急诊　综合医院儿科急诊应设置诊查室、治疗室、留观室、隔离观察及抢救室；儿童专科医院的急诊除具备以上设置外，还应有小手术室、药房、化验室、收费处等，形成独立单元，确保24小时接诊。急诊空间设置和布局还应能满足发生公共卫生事件时的诊疗活动要求。急诊仪器设备必须配备齐全并处于良好状态，以确保抢救工作顺利进行。

6. 儿童保健门诊　儿童保健门诊需要独立的空间，针对儿童生长发育、营养支持、心理卫生、康复、视力保健、听力保健、青春期保健等内容进行空间、设备和人力设置。重点保健时段为生命早期的1 000天；需要高度重视高危新生儿出院后的规范随访。需要具备儿童保健门诊和儿童疾病门诊之间的有效联动和相互转诊机制。

六、麻醉科管理

麻醉科是手术相关学科建设与发展的重要支柱和支撑，也是决定医院周转效率的关键性枢纽科室。作为一级临床诊疗科目，麻醉科业务范围包括临床麻醉、重症监护治疗、急救复苏和疼痛诊疗等门（急）诊和住院服务。2018年国家七部委联合签发《关于印发加强和完善麻醉医疗服务意见的通知》（国卫医发〔2018〕21号），进一步提出以"扩大麻醉医疗服务领域，创新推广镇痛服务，确保麻醉医疗服务质量和安全"为总体要求，以提供"更加舒适的医疗服务"为主要目标。

（一）业务特点

麻醉科基本业务主要包括：为手术顺利进行提供保障，实现安定、无不愉快记忆、无痛、肌松及合理控制应激；维护患者在手术前、中、后各阶段的安全并防治相关并发症；麻醉后恢复室（PACU）及麻醉科重症监护病房（AICU）患者的管理；手术室外麻醉、镇静与镇痛；急性疼痛诊疗、无痛医院建设及部分慢性疼痛的诊疗；急救与生命复苏。

1. 麻醉科基本工作流程　根据手术安排，麻醉实施人员应进行术前访视与评估并制订麻醉计划、向患者及家属交代麻醉风险并签署《知情同意书》、实施麻醉、评定麻醉效果并做好麻醉文书记录、术毕送患者入麻醉科重症监护病房（或病房）管理并做好交接工作、术后 24 小时内进行随访并记录等。此外，还包括在科室统筹安排下，负责手术室外的麻醉处理、院内外会诊以及协助或指导病区的诊疗工作和疼痛诊疗等。

2.麻醉科规章制度 建立从事各项诊疗活动相关规章制度，并遵照相关制度和规定进行相应诊疗活动。麻醉科包括临床麻醉、急救复苏、疼痛诊疗和重症监护等多个亚专业，各个亚专业方向重点工作内容不同，需要根据实际情况建立各自相应的流程。科内轮转人员需要严格遵照授权和再授权制度，按资质执业。

（二）管理要点

麻醉科组织单元结构包括麻醉前评估和准备中心（或麻醉科门诊）、临床麻醉、麻醉后恢复室、麻醉科重症监护病房、麻醉科治疗（或疼痛诊疗）门诊、病房、教研室及实验室等部门。麻醉科人员数量与开展业务范围、手术医师数量、手术量及手术台周转情况相适配；根据需要配备并培训麻醉专科护士。麻醉后恢复室、麻醉科重症监护病房的麻醉医师数量、护士数量与床位数应相匹配。麻醉科是提高医院工作效率的枢纽学科和保障全行业医疗安全的关键学科，需要兼顾质量和效率。

1.麻醉安全与质量控制管理 麻醉安全与质量控制管理工作需要逐步强化并落实，制订可靠且可量化的指标、确定分析临床数据的方法等。明确质控指标并定期督导改进，定期分析质控相关数据，并针对存在的问题提出有效整改措施，进行持续改进。

2.提高工作效率 通过合理利用麻醉准备间和麻醉后恢复室，采取恰当的麻醉方式等方法，在保障患者安全的前提下缩短接台时间、加快手术周转，提高手术室运行效率，进而提高管理效益，完善手术室功能。

3.科室间沟通协作 作为平台科室，麻醉科应与手术科室、内科、重症医学科、医技科室以及职能处室加强沟通、密切协作；此外，麻醉科还参与全院多科室的无痛诊疗以及无痛医院建设，因此需强化与其他科室间的多学科合作，提高协作能力。

4.麻醉科信息管理系统 医院信息化程度已经成为评价综合医院等级的重要标志之一。完善手术麻醉信息管理系统，并与电子病历系统、检查检验、输血、病理和重症医学科等系统互联互通，实现手术患者在不同科室不同诊疗环节的信息共享，综合评判患者情况，提高围术期综合管理水平，保障医疗质量和安全，提升效率。

5.麻醉科药品管理 麻醉科临床用药涉及麻醉药品和精神药品，需要制订严格的麻醉科药品管理制度并督导落实，实行基数管理并定期核对，完善"一人一药一用"，加强管制类药品的全程管控并可溯源，并接受医院职能部门督导检查。建立药品安全性监测制度，记录药物相关不良事件并及时上报。

七、手术室管理

手术室是手术科室医师对患者进行手术诊断、治疗和抢救的重要场所，是医学技术与工程技术结合的产物，是医院外科最核心的部分。手术室运行状态体现了现代化医院的设施水平、医疗水平和管理水平。

医院手术部（室）应当具备与医院等级、功能和任务相适应的场所、设施、仪器设备、药品、手术器械、相关医疗用品和技术力量，保障手术工作安全、及时、有效地开展。

（一）业务特点

1.手术室工作的效率性 手术室是医院所有手术科室开展手术的主要平台，综合性大医院往往手术众多，对手术台的需求旺盛，因此要求手术室必须具备足够的高效率，以满足科室需要。具体表现在：手术间和手术台分配的高效率，确保空间上不闲置，时间上不空置；手术室工作人员的工作高效率,确保单位工作时间的高产出,为手术室的快速运行保驾护航。

2. 手术室工作的条理性 手术室是医院各类仪器、设施、器械、物品、医疗用品等物资种类最为复杂的地方,又是全院各手术科室开展手术的集中地点,因此工作千头万绪,稍不留意,就可能遗漏重要环节,这就要求手术室工作必须极具条理,无论是各种物资的存放和使用,还是手术室工作人员的工作内容,都必须进行精确安排,做到合理、细化、具体。

3. 手术室工作的安全性 手术中的患者身体极为脆弱,对外界抵抗力低,因此对手术室工作的安全性要求极为严格,一方面是手术室环境的严格消毒无菌,另一方面是手术室工作人员的安全有效操作,既要采取一系列安全防范措施预防患者身上出现安全问题,又要制订一系列预案在患者发生安全问题后进行及时补救,尽可能避免或减少患者的生命健康损失。

4. 手术室工作的服务性 相对于知识技术密集程度高的临床医技科室而言,手术室工作以服务为主,包括手术间和手术台的卫生清理、手术间和手术台的分配、各类手术用物资的准备、术中的物品递送以及根据术中临时需要随时提供的各类服务等,因此对于手术室工作人员应加强培训,提升其服务意识,增强其服务技巧。

(二)管理要点

1. 规范手术室设置与布局 手术室应当设在医院内便于接送手术患者的区域,宜邻近重症医学科、手术科室、病理科、输血科(血库)、放射科、消毒供应中心等部门或有便捷通道通往上述部门,周围环境安静、清洁,以避免污染,减少噪声。应当设立急诊手术患者绿色通道。手术间的数量应当根据医院手术科室的床位数及手术量进行设置。手术室的建筑布局应当遵循医院感染预防与控制的原则及建筑规范,做到布局合理、分区明确、标识清楚,并符合功能流程合理和清洁、污染区域分开的基本原则。

2. 重视手术的安排及组织 手术室的配置和运营费用非常高昂,手术室空间和时间相对于手术科室需求往往供不应求,因此做好手术的安排及组织工作,提高运营效率至关重要。手术安排和组织的注意事项包括以下几方面:充分做好术前准备工作,包括医师技术准备、患者生理心理准备、手术室物品和人员准备等,确保每一例拟进行的手术都能按时开展;手术室、麻醉科和手术科室之间沟通畅通;严格执行查对制度,确保患者及手术部位正确;严格按手术安排时间准点手术;根据手术安排表及手术进程,做好接台手术协调及安排工作。

3. 加强手术室流程管理 手术室流程标准的建立是以活动为导向,分析手术室的具体特点,围绕手术患者安全和手术部位感染预防和控制,并结合流程管理的主要构成要素(人流、物流、信息流等)制订各种管理流程。具体流程管理如下。

(1)手术室工作流程:以手术的基本流程为主线,以提高手术室效率为目的,制订各环节工作流程,如手术患者转交接工作流程、手术部位识别流程、手术安全核查流程等。

(2)物品管理工作流程:根据医疗消毒供应中心管理规范和手术部位感染预防控制规范,制订各环节精细化工作流程,如一次性无菌物品管理流程、应急手术器械包的处理流程等。

(3)手术部位感染监测流程:根据医院手术部位感染预防控制等相关规范性文件要求,制订手卫生、无菌物品、消毒液及物品表面采样细节工作流程,如术后平面卫生消毒流程、地面清洁流程等。

八、重症医学科管理

(一)业务特点

1. 重症医学科的概念 重症医学科(intensive care unit,ICU)是对因各种原因导致一个或多个器官与系统功能障碍、危及生命或具有潜在高危因素的患者,及时应用系统、连续、高质量的医学监护和诊疗技术进行综合救治的科室,是医院集中监护和救治重症患者、应对重大突发公共卫生事件重症救治的专业科室。ICU 是实践重症医学理论的载体，更是专门对重症患者开展监护与治疗的场所，并通过实践不断丰富完善重症医学的理论体系。

2．重症医学科的特点 以综合性重症患者救治为重点，独立设置，床位向全院开放。目前在各医院中也有设在相关科室内开展本科重症患者治疗的科室和病房，主要分为心脏重症监护治疗病房（CCU）、呼吸重症监护治疗病房（RICU）、外科重症监护治疗病房（SICU）和新生儿重症监护治疗病房（NICU）等。

3．重症医学科的诊疗条件要求 ①人员组成要求具有相应资质、训练有素的医生和护士，有高度的应变能力，善于团队配合。其中医师人数与床位数之比应不低于 0.8∶1，护士人数与床位数之比不低于 3∶1，可根据需要配备适当数量的医疗辅助人员。②先进的监测设备和高精尖治疗设备，进行动态、定量的监测，及时反馈病情并进行相应的诊疗。③综合性强，涉及多专业的先进理论和技术，对危重患者进行综合性、多学科合作的有效治疗和护理。

（二）管理要点

1．规范科室设置和布局 重症医学科病房的病床数量应根据医院等级和实际需要设置，以最低不少于医院病床总数的 2%～5% 为宜。床位使用率以 75% 为宜，全年床位使用率平均超过85% 时，应该适度扩大规模。

位置选择以方便患者转运、检查和治疗为原则，以接近手术室、医学影像学科、检验科和输血科（血库）等为宜。

医疗区域、办公区、医疗辅助用房区域、污物处理区域和医务人员生活辅助用房区域等有相对的独立性，以减少相互干扰且便于控制医院感染。ICU 的整体布局应当考虑到收治传染性疾病重症患者的需求，医院感染防控是 ICU 的一项极其重要的内容。

重症医学科每床使用面积不少于 15 平方米，床间距不少于 2.5 米；每个病房最少配备一个单间病房，使用面积不少于 18 平方米，用于收治隔离治疗患者。正压和负压隔离病房的设立，可以根据患者专科来源和卫生行政部门的要求决定，通常配备负压隔离病房 1～2 间。鼓励在人力资源充足的条件下，多设计单间或分隔式病室。

2．加强出入科管理 重症医学科病房为阶段性治疗单元，床位有限，而危重监护对于病情危重的患者至关重要，各个学科都可能需要使用，必须加强出入科管理。应制订重症医学科患者的转入、转出标准，由具有相应资质的医师对患者病情进行充分评估后决定患者的转入和转出。患者转入前，重症医学科医师应积极参与患者诊治，对术前会诊患者，要协助专科医师充分评估手术风险，完善术前准备，其中存在心脑肺肾等重要器官基础疾病的患者，请相应专科会诊；对危重抢救患者，重症医学科医师要参与抢救。患者转入后，主管医师应加强与原科室医师和患者家属的沟通，积极诊治，缩短危重监护时间。拟转出重症医学科的患者，应由主治医师及原科室医师共同评估作出决定。患者转出时，主管医师和主管护士应与原科室医师和护士进行交接。患者转出后如有病情变化，重症医学科医师随时会诊，必要时可转回重症医学病房。

3．注重重症护理 三分治疗七分护理，危重患者护理工作尤为重要。要加强护理人员配置，在科室内开展本科重症患者治疗的科室和病房应当参照综合性重症医学科管理，并体现一定的专科重症特点。重症医学科设护士长 1～2 名，全面负责 ICU 的护理工作。要加强护理人员专业培训，掌握重症医学的基本技能要求，掌握重症监护的各种专业技术，具备良好的医患沟通与心理护理等能力。

要加强护理管理：按需设岗，实行护士岗位能级对应管理；实行护士长带班制或组长带班制；实行弹性排班，护士长每日根据工作量合理调配人力；对患者实行责任制整体护理，责任护士对患者的病情观察、治疗、心理护理、健康教育、康复指导等一体化负责，实行全面、全程、连续管理；实行无陪护制度，严格执行探视管理制度，预防医院感染的发生。

4．多学科诊疗模式 重症医学科患者往往具有多系统疾病，其疾病疑难程度和复杂程度都很高,应当加强多学科合作并建立相应的流程,加强多学科诊疗和联合会诊。

多学科诊疗应当注意:①医疗管理职能部门组织保障,确保多学科联合会诊的及时性。一般在会诊申请24小时之内安排,如遇产妇、病情危急者,及早安排为宜;②参与人员应当为相关专业副主任医师及以上级别的医师,保障会诊质量;③医院感染管理科、影像科、检验科、药剂科、病理科、康复医学科等科室和部门积极参与,有效配合临床诊疗工作;④给予绩效考核政策保障,鼓励医师积极参与。

九、康复医学科管理

康复医学科是在康复医学理论指导下,应用功能评定和物理治疗、作业治疗、言语治疗、心理治疗、传统康复治疗、康复工程等康复医学诊断和治疗技术,为患者提供全面、系统的康复医学专业诊疗服务的临床科室。2011年,卫生部印发《综合医院康复医学科建设与管理指南》(卫医政发〔2011〕31号)、《综合医院康复医学科基本标准(试行)》(卫医政发〔2011〕47号),要求进一步加强对康复医学科的建设和管理,规范服务,逐步提高康复医疗服务水平。2021年,国家卫生健康委员会等八部委联合印发《关于印发加快推进康复医疗工作发展意见的通知》(国卫医发〔2021〕19号),强调了加快推进康复医疗工作发展对全面推进健康中国建设、实施积极应对人口老龄化国家战略、保障和改善民生具有重要意义。

(一)科室特点

1. 诊疗内容针对患者的个体功能障碍及其整体健康状态 康复医学强调从身体结构与功能、活动和参与三个不同层面评定患者的个体功能,并结合环境因素和个人因素综合考量其整体健康状态。2001年世界卫生组织颁布的《国际功能、残疾和健康分类》(ICF)提供了可用于所有健康领域的康复医学框架。

2. 科室内部采取跨专业康复团队工作模式开展工作 康复医学科常采用多专业联合组成康复团队的方式进行工作,团队领导者通常为康复医师,成员包括物理治疗师、作业治疗师、言语治疗师、康复护士、假肢与矫形器师等,还有可能包括心理治疗师、文体治疗师、社会工作者等,中国的康复团队还包括中医治疗师。

3. 与其他临床科室之间采取跨学科团队工作模式开展工作 综合医院康复医学科须面向全院有功能障碍的患者,强调与相关临床科室之间的合作,以跨学科团队工作模式开展工作。在疾病早期规范开展康复诊疗,可以有效避免或减轻患者功能障碍、提高生活自理能力和生活质量、降低家庭与社会的负担。因此,针对康复医学相关重点病种,必须强调早期康复介入工作。

4. 医院与其他康复机构之间以网络模式开展工作 康复医学干预须从伤病早期延续至患者回归社会或家庭,是一个相对漫长的过程,急性期康复一般需要1~2周,在综合医院内进行,其后的数周至数月时间,患者需转往下级医院、康复专科医院、社区卫生医疗机构等继续治疗。综合医院康复医学科与其他康复医疗机构之间以组成康复医疗网络的模式开展工作,不同综合医院的康复医学科会根据自身特点建立相应的康复医疗网络。

(二)管理要点

1. 根据《综合医院康复医学科建设与管理指南》(卫医政发〔2011〕31号)、《常用康复治疗技术操作规范(2012年版)》(卫办医政发〔2012〕51号),建立健全适合本机构的康复诊疗制度以及切实可行的技术操作规程和质量控制标准。

2. 根据《四肢骨折等9个常见病种(手术)早期康复诊疗原则》(卫办医政发〔2013〕25号),建立适合本机构的相关临床科室—康复医学科跨学科团队工作制度及早期康复介入制度,包括专科人员、联系方式、绿色通道、规范流程及会诊转诊机制等。

3. 根据《脑卒中等8个常见病种(手术)康复医疗双向转诊标准》(卫办医政函〔2013〕259号)

要求,综合医院康复医学科应与康复专科医院与社区卫生服务中心建立双向转诊机制,实现康复网络分层级医疗、分阶段康复,使患者在疾病的各个阶段均能得到适宜的康复治疗服务,提高医疗资源利用效率。

4. 应建立康复治疗突发事件应急预案,包括但不限于烫伤/电灼伤、跌倒/坠床、癫痫、晕厥、呼吸心搏骤停、再次骨折、误吸/窒息等。

十、交叉学科管理

"交叉学科"是一种两门或两门以上学科因在研究对象、研究范围和研究方法等方面有重合关系而产生和发展起来的学科系统,包括介入血管外科、超声介入科、放射介入科、肿瘤放射科等。

(一)科室特点

1. 多学科性 交叉学科是由至少两个科室整合而成,其科室既具有原来科室的各自特征,又包含融合衍生而成的新特征。要求医师既要继承原有学科中科学有效的诊治理念,又要摆脱习惯思维的束缚,更新知识结构和学术思想,用新的学科思路指导自己的诊治行为。

2. 实践性 交叉学科都是在医疗实践中根据临床医疗需要逐渐发展进化而来的,因此其本质上是一门实践科学,其所具备的理论和方法都是实践总结的结果。同理,只有被临床实践证实为安全有效的技术和方法才可以升华为交叉学科的理论,并应用于临床。

3. 探索性 交叉学科是新兴学科,很多理论和方法尚处于探索阶段,也需要不断进行科学探索来完善学科理论体系和方法体系,因此要求从事交叉学科的医务人员有积极探索的精神,并具备创新性思维和胆识。

(二)管理要点

1. 严格技术准入制度 由于学科特点,交叉学科所采用的技术和方法往往比较新颖,临床案例较少,无多少经验可循,具有较大风险,应当严格把关,从理论推演、伦理支持、法律和政策许可、实践验证等角度多方审查。

2. 加强学科专业知识培训 由于交叉学科往往是由原属不同科室的医护人员组合而成,因此其知识结构往往比较单一,亟须加强培训。一方面要加强其所不具备的专业知识的学习,另一方面,要增进对学科交叉衍生而来的新理论、新技术、新方法的学习,以适应新兴学科的快速发展。

3. 完善激励探索机制 交叉学科是新兴学科,也是医院培植特色学科、提高核心竞争力的机会,应当在保证医疗安全的前提下推动医师在新技术、新业务上开拓进取、迎难而上。

第六节 医技科室管理

一、医技科室管理特点与管理要点

随着科学技术的高速发展,高科技含量的医疗仪器、设备广泛应用于医疗活动中,有效促进了医疗技术水平和医疗质量的提高。医技科室在疾病的诊疗过程中的作用日益重要,其医技质量高低与医院整体水平密切相关,也直接影响着医院的运行效率。

医技科室包括药剂科(详见第十一章"医院药事管理")、检验科、医学影像科(放射科、超声诊断科、核医学科等)、病理科、输血科、消毒供应中心和营养科等。

医技科室的共同特点有:①技术专业化,相对独立;②为临床诊疗提供客观依据,同时也对临床工作有日趋增强的指导作用;③技术发展既高度综合又高度分化,新兴边缘学科不断出现;④服务方式由辅助检查逐渐加入治疗职能;⑤投入成本高;⑥对仪器设备的依赖性日趋增多;

⑦多学科人才需求日益增加,质量控制技术发展不断进步。

医技科室质量管理一直是医疗质量管理中的难点和重点,提高管理质量要着重做好以下工作。

1．加强标准化、规范化建设,提高诊疗质量

（1）开展工作合法化:目前国家卫生健康委员会不断加强管理,先后出台了一系列相关法规和指南。依法开展工作是提高医技管理工作质量的前提和保证。

（2）职责制度规章化:制订、完善和落实适应各医技科室自身工作特点的工作制度和人员职责,并以绩效考核保证规章制度和人员职责的落实。

（3）常规操作规范化:根据医技科室的发展特点,制订规范可行的技术操作常规。

（4）质量控制标准化:根据医院实际情况,参照国内外有关标准,制订、完善医技科室各专业质量标准和评价指标,以便在实际工作中监督控制,评价工作质量。

2．强化服务意识,以患者为中心 医技科室在布局设置、工作流程、诊疗质量、服务意识上,都必须坚持以患者为中心、以为临床服务为首要责任的服务宗旨,为临床提供方便、快捷的服务,并将其作为衡量服务质量的重要标准,辅助协调发展医院的医教研工作。

3．加强人才队伍建设,提高技术人员素质 要培养专业知识丰富、了解临床特点、精通专业技术和擅长科室管理的新一代医技人才。这些人才除接受过正规高等院校教育外,还应加强继续医学教育、多学科交叉融合等,不断更新知识。

4．加强部门沟通与联动,多方助力能力提升

（1）建立医疗工作例会制度,加强临床与医技的信息共享、问题研讨,促进服务水平和医疗质量提升。

（2）对重点、疑难、危重抢救患者坚持随访制度,了解诊断符合情况,跟踪治疗效果。

（3）定期向临床科室发放征求意见书,依据临床提出的问题认真研究改进工作。

（4）对危重、疑难、诊断不清等重点患者及时组织科内讨论,向上级医院咨询,申请会诊。

（5）通过参与会诊、临床病例讨论、死亡病例讨论等形式,与临床医师和其他医技科室医师沟通交流,获得诊断符合信息,提高诊断水平。

5．积极开展新技术、新业务 医技科室应不失时机地利用客观条件,与临床或相关科室开展技术协作,通过新技术准入后,为患者提供更多的咨询、检查、诊断、治疗和康复手段。

6．加强考核管理 建立健全医院医疗质量管理委员会、医技质量管理检查组和科室质量管理小组三级质量管理和监控体系,并根据医院实际情况,制订和完善各医技科室质量衡量标准和评价指标,定期进行质量监测和考评。

二、检验科管理

检验科是指对人体的血液、尿液或其他体液等标本进行细胞学、生物学、化学、免疫学或微生物学等检验,从而对疾病的预防、诊断和治疗提供相关信息的实验室。根据检验项目和检测技术的特性,检验科通常下设临床血液和体液实验室、生化实验室、免疫实验室、微生物实验室和分子生物学实验室。检验科是临床医学与基础医学之间的桥梁,为加强临床实验室管理,提高临床检验水平,保证医疗质量和医疗安全,《医疗机构临床实验室管理办法》《医学实验室 - 安全要求》等规定均对实验室管理提出了要求。

（一）检验科的职责

1．在医院的领导下,按照安全、准确、及时和保护患者隐私等原则开展临床检验工作。

2．及时、准确地完成门诊、急诊、住院患者以及体检人员的相关检测,提供临床检验结果的解释和咨询服务。

3．严格执行各项规章制度、遵守检验仪器操作规程和检验项目标准操作规程,定期校准检验仪器,保证检测系统的完整性和有效性。

4.对开展的临床检验项目进行室内质量控制,并参加经行政管理机构认定的室间质量评价机构组织的临床检验室间质量评价。

5.遵守生物安全管理制度和安全操作规程,并维护和保持实验室环境。

6.开展临床教学和科研工作,对科室工作人员、实习和进修人员等进行培训和继续教育。

7.向临床科室普及检验知识、介绍新的检验项目及临床意义、参加临床疑难病例的讨论,配合完成临床医疗工作。

8.具备条件的实验室,参加国际质量认证。

(二)检验科的特点

1.检验科由多个亚专业学科组成,检测项目较多,有些检测分析的完成需要多学科工作人员的共同努力,因此需要各工作人员具有团队意识、发挥各学科优势。

2.检验科的工作是联系各部门协调运作的纽带。检验科应与临床科室密切联系、互相协作,共同提高临床检验质量,并通过开展新项目等措施,更好地满足患者日益增长的诊疗需求。

3.检验科是辅助诊疗的重要环节,检验科应综合考虑本实验室人员、环境、检验设备和试剂、检验前及检验过程等影响因素,保证检验质量。

4.检测系统自动化和智能化不断提高,使检验流程不断优化,检测效率不断提升。

5.检验科工作人员常接触一些传染性标本或强酸、强碱、易燃易爆及有毒性化学试剂,因此工作中应严格按照操作规程,注意生物安全。

(三)检验科的管理

1.一般管理

(1)实验室应制订文件化程序,对人员进行管理并做好记录存档(资质、职责等),以证明其满足要求。

(2)实验室应评估和确定工作空间的充分性和适宜性,合理分配开展工作的空间,确保实验室员工、患者的健康和安全。

2.质量管理

(1)实验室设备、试剂和耗材管理

1)实验室应使用符合国家有关规定的检验仪器、试剂和耗材。

2)实验室应制订文件化程序,严格执行临床检验项目标准操作规程和检验仪器标准操作规程,定期对检验仪器、检验项目及直接或间接影响检验结果的设备进行校准和维护。

(2)质量控制

1)实验室应参考相关国家/行业标准建立质量控制程序,对开展的检验项目进行质量控制,绘制质控图并定期评审质控数据。当出现失控时,应及时查找原因,采取纠正措施并记录。

2)实验室应参加由国家卫生健康委员会认定的室间质量评价机构组织的临床室间质评。对于室间质评不合格的项目,应及时查找原因,采取纠正措施并记录。

3)对于尚未开展室间质评的检验项目,实验室可通过与其他实验室进行比对,以确定检验结果的可接受性。如果比对不可行,实验室应对检验项目进行方法学评价,包括准确性、精密度和线性范围等。

(3)检验标本及检验报告

1)实验室应制订文件化程序用于指导标本的采集、接收或拒收等其他管理,如对于不合格标本进行拒收、对于接收或拒收的标本进行记录、对于检测后标本按要求进行保存等。

2)实验室应规定标本的检验时限,保证检测结果的准确性。对于急诊标本应尽快分析。

3)实验室应建立危急值的报告制度,制订检验项目的危急值清单,对危急值进行及时报告并记录。

4）实验室应规定检验报告的内容和格式,制订程序以保证检验结果的正确转录。检验报告应包括解释检验结果所必需的信息。

3. 安全管理

（1）实验室的设计与应用安全

1）实验室的设计应符合相关安全标准,并与生物安全防护级别相适应。

2）实验室应明确仪器设备、用电等安全的管理制度,规范使用行为,对温箱、冰箱等设备进行每日监控并记录。

（2）实验室的生物安全

1）实验室应对工作人员进行岗前安全教育,并每年进行健康监测、生物安全培训及考核。

2）实验室应按照生物安全防护级别配备必要的设施和个人防护品,保证工作人员的正确使用。

3）实验室应对易燃易爆、强腐蚀性等危险品按有关规定分别设库,单独贮存,双人双锁,并有完善的登记和管理制度。

4）实验室应制订病原微生物标本、传染性标本以及菌种的采集、储存等制度。

5）实验室应按照有关规定加强医院感染的预防和控制工作。

6）实验室应明确消毒技术规定、规范消毒行为,对实验室环境、实验仪器等按规定进行消毒处理。

7）实验室应对医疗废物进行管理,规范医疗废物处理行为。

8）实验室应制订生物安全事故的应急预案。

检验科是医院开展日常工作的基础性科室。在日常管理中,检验科应保证检验质量,并注重实验室的安全管理。此外,还应加强与临床科室的沟通,开展检验新项目,提高临床检验水平,为临床各种疾病的诊治提供重要依据。

三、医学影像科管理

医学影像科是指在医疗实践中能给临床提供各种影像学诊断资料和放射治疗的医技科室。包括 X 线诊断、CT 诊断、磁共振成像诊断、核医学、超声诊断、心电诊断、脑电及脑血流图诊断、神经肌电图、介入放射学和放射治疗等专业。医院通常在放射科中设立普通 X 线检查、各种造影检查、计算机断层扫描（computed tomography, CT）、磁共振成像（magnetic resonance imaging, MRI）、数字减影血管造影（digital subtraction angiography, DSA）等检查室。随着医疗技术越来越成熟,业务需求越来越细化,部分医疗机构逐步细分检查项目,并单独设置相关学科,完善临床检查检验需求。

（一）医学影像科的任务和特点

1. 提供双重服务 以患者为中心,面向临床为医务人员及患者提供双重服务。

2. 以提供各种影像学资料及分析结果作为其工作的主要内容 根据临床医师的要求显示人体内的组织器官甚至各组织器官的不同层面图像,可以提供形态学变化、显示功能性改变及代谢性的变化。

3. 须借助仪器设备开展工作 医学影像科高值设备比较集中,控制仪器设备的性能状态,对保证医学影像质量很重要。

4. 具有诊疗、技术两大人才系列 医学影像科的诊断、治疗与技术人才是科室工作正常进行的重要保证。

5. 部分专业具有临床化趋势 随着影像技术范围的不断拓展,逐渐从单纯提供某种方法的非临床科室演变为可兼做某些特殊治疗的科室,呈现出"临床化趋向",如介入超声、介入放射、核素治疗等治疗技术。

6. 信息化程度较高 影像存储与传输系统(PACS)及放射信息系统(RIS)在三级甲等医院已普遍应用,并正在向中小医院普及。

(二)医学影像科室管理要点

1. 放射科管理要点 放射科的管理主要包括人员管理、设备管理和医疗流程管理三个部分,且须建立相应的管理制度以达管理目标。

(1)人员管理:主要涉及医生、技师、护理和登记室人员。国家法规对放射从业人员有具体要求,如CT、MR等大型设备上岗证,定期体检。医生的职业培训相对成熟规范,而放射科技师的培训较为薄弱,应引起放射科管理者足够的重视,结合专业学会的指导与培训,加以完善;护理人员的管理与培训,需要结合放射科自身的特点进行。

(2)设备管理:设备的性能、状态对放射科工作质量有重要的影响。购置设备应当有相关的制度确保充分论证,选择性能先进、符合医院需求、价格合理的设备;设备的安全使用与日常维护也需要相关制度来保证。

(3)医疗流程管理:放射科的主要工作环节包括患者预约登记、进行相应的影像检查、影像资料的判读与影像报告的生成和发放。影像与报告的质量控制和整体流程的快速顺畅是管理的两大主线,同时患者的检查安全、相关的防护也是不能忽视的管理内容。

2. 超声诊断科的管理要点 超声诊断利用超声波在人体内的反射、散射等特性进行成像,已经发展成为现代医学影像的重要技术,具有无创伤、无电离辐射、可以实时动态观察等特性,诊断方法简单快捷,必要时还可用于床旁和手术中。因此,超声诊断应用范围广泛,涉及临床各专业。

(1)科室设置和检查室布局根据医院具体情况进行配置:如为了方便住院患者检查,可在病房楼设置超声检查室以减少患者移动及等待。检查项目应当以服务临床工作为出发点,可以结合临床实践开展新的诊疗项目。

(2)实行24小时急诊及床旁超声检查制度:对需要进行急诊超声检查的患者,可随时进行检查。对于行动不便、危重、不适宜移动的患者,可进行床旁超声检查。检查后可以即刻提供口头报告,半小时内提供正式书面诊断报告。

(3)检查操作和诊断报告应当由具有资质的医生进行审核、发出:超声检查医师应当遵循相应的技术操作规范进行操作。检查过程中,图文工作站留取典型图像并存档。发现患者出现疑似"超声危急值"表现后,超声医师要仔细核查,且确保仪器设备运行正常,同时无其他影响因素时,需立即将报告结果第一时间告知相关临床科室,并出具超声危急值报告,同时做好登记工作。

(4)超声检查图文报告存储于数字化超声工作站:建立汇集超声图片、超声报告、病理检查结果及手术记录相结合的阳性病例数据库。安排专人对检查资料进行随访和回顾性分析,并对疑难病例及误诊病例进行全科大讨论。

(5)建立以科主任为组长的质量控制小组,设置专门的质量安全员:质量控制小组定期对超声医师及工作站内超声诊断报告进行抽查,做好质量管理和持续改进工作。质量安全员负责定期对超声设备、工作环境进行检查并记录仪器运行情况,建立节假日交接班记录制度。

3. 核医学科的管理要点 核医学科是将放射性核素和核射线应用在诊治疾病、生物医学理论研究方面的学科,其目的和任务是科学、合理地应用放射性核素解决其他方法难以解决的临床问题。

(1)严格遵照法律法规:随着显像剂和设备的进步,核医学在分子影像学、个性化医疗及诊疗一体化方面日益发挥着越来越重要的作用,其益处远远大于其产生的危害,并且其危害是可以预防的。国家对各类核医学操作制定了相应的法规和标准,保证核医学实践的正当化、防护最优化,并制定了个人剂量限值。核医学诊疗过程中涉及的放射性药物的使用、管理、处置等一系列过程都要在环保、卫生和公安行政管理部门的严密监控之下。相关的法律法规有《核医学辐射防护与安全要求》(HJ 1188—2021)及《放射治疗放射防护要求》(GBZ 121—2020)等。

核医学科开展工作必须"三证"俱全,包括《辐射安全许可证》《放射诊疗许可证》和《放射性药品使用许可证》。

(2)规范人员设置:人员设置应根据符合开展的项目种类及规模;放射性工作人员至少每两年接受一次体检;实行定期个人剂量检测和备案。

建议有护士专门负责放射性药物的管理和使用;医学工程技术人员数与大型影像设备数相符合;专人负责核医学相关设备的操作和维护。

建议执业医师负责影像诊断与核素治疗,至少包括1名具有核医学副高级以上技术职务任职资格的医师。可由检验专业人员负责放射免疫分析工作。

开展正电子药物生产项目的,建议应具备核物理技术人员和放射化学技术人员。

(3)规范房屋和设施:符合国家环境保护标准、职业卫生标准、医院感染控制和放射防护要求;设立控制区、监督区、非放射区。

诊疗设备包括:单光子发射计算机断层显像仪(single-photon emission computed tomography,SPECT)、单光子发射计算机断层 /X 线计算机断层显像仪(single-photon emission computed tomography/computed tomography,SPECT/CT)、正电子发射计算机断层显像仪(positron emission tomography,PET)、正电子发射计算机断层 /X 线计算机断层显像仪(positron emission tomography/computed tomography,PET/CT)、正电子发射计算机断层 / 磁共振显像仪(positron emission tomography/magnetic resonance imaging,PET/MRI)、医用回旋加速器、放射免疫分析检测设备等。

(4)加强培训与考核:工作人员应当接受放射防护和有关法律知识培训,如根据相关规定需获得《辐射安全与防护培训合格证书》《放射工作人员培训证》以及《放射工作人员证》;SPECT 及 PET 等大型设备操作人员需取得大型医用设备上岗证。

制订本科室规章制度,完善各项工作记录,严格进行质量控制,并定期进行安全培训与考核。

重视与临床科室的业务交流,参加院外学术交流,发展核医学事业。

4. 放射治疗科管理要点 放射治疗学近年发展迅速,已经成为治疗恶性肿瘤的重要手段之一。放射治疗所需的设备,包括医用直线加速器、^{60}Co 治疗机、深部 X 线治疗机、后装治疗机、定位机和放射线剂量仪等。

(1)首先要明确诊断,了解病理性质及病期,制订治疗方案;放射治疗期间要密切观察病情变化;放疗结束,对疗效作出评价,定期随诊。

(2)加速器及后装治疗工作质量必须达到照射部位准确率、机器使用完好率、治疗单填写优良率、剂量测量准确率均为100%。

(3)定位工作质量要求图像清晰,废片率 <5%,定位准确,各种参数准确无误。

(4)放射物理工作质量要求剂量测量误差、等剂量曲线和设计参数、升床距离等数据误差均 <5%。

(三)医学影像科的质控管理要点

1. 技术与质量管理

(1)抓好基础质量:努力提高医技人员的自身素质,加强培训。完善、落实各项规章制度。建立健全质量管理组织。制订各专业相关的工作质量标准。

(2)控制环节质量:抓住关键环节,如实施检查前、检查治疗过程中的环节控制;对各项结果的重点控制;坚持岗前培训及三级检诊制度。

(3)终末质量反馈:加强质量控制,定期检查、审核报告单质量。坚持随访制度,重视临床信息反馈。

2. 设备购置与利用效益 在仪器设备的购置上,进行广泛的调查论证,坚持质量性能先进、售后服务好、价格合理的原则。在选择设备时,充分研究购置计划、资金来源、设备条件、临床需求、具体型号的选择、维修的条件以及投资回收等情况,必要时要组织同行评议论证。

提高仪器设备的使用率,充分发挥设备使用价值,以获得较好的经济效益。同时防止违反医疗原则的不必要的检查,造成医疗资源的过度消耗或浪费。

3. 质量管理要点　CT、MRI、DSA、超声诊断和介入放射检查的图像可相互配合、相互补充、相互印证,正逐渐发展成一门新兴的医学影像学科,在其质量管理中要注意以下几点。

(1)图像质量:不断提高甲级片率,降低废片率。

(2)住院患者 CT、MRI、DSA 诊断与病理诊断符合率在 90% 以上,漏误诊率 <1%。大型 X 线机诊断检查阳性率≥50%,CT 检查阳性率≥60%。

(3)诊断报告单书写质量合格率在 90% 以上。

(4)在规定时限内完成各项检查及报告的发出。

四、病理科管理

病理科负责对取自人体的器官、组织、细胞、体液及分泌物等标本,通过大体检查和显微镜下观察,运用免疫组织化学、特殊染色、电子显微镜以及分子生物学检测等技术进行分析,结合患者的临床资料,作出疾病的病理诊断。具备条件的病理科还应开展尸体病理检查。

病理诊断关系到患者的治疗选择和预后判断,是医院重要的诊断科室。2009 年 3 月,卫生部颁布《病理科建设与管理指南(试行)》,要求加强对病理科的建设,增加人员,配置设备,改善条件,健全制度,严格管理,逐步建立规范化的病理科。

(一)病理科任务

1. 完成活体组织、细胞、体液及分泌物的病理学检查,确定病理诊断,为临床治疗选择和预后判断提供可靠依据。

2. 对死亡患者进行尸体解剖,通过全面检查明确死亡原因。

3. 积累病理资料,参与临床病理讨论,不断提高病理诊断水平。

4. 承担研究生、实习生、住培生、进修生等人员的教学培训任务。

5. 积极配合临床,进行临床病理学和实验病理学相关研究工作。

6. 根据临床需求,积极开展与诊断、治疗和预后相关的新技术和新项目,提升医疗质量。

(二)病理科特点

1. 技术复杂,应配备有医师、技术人员和辅助人员等　医师按照每百张病床 1～2 人配备,承担教学和科研任务的医疗机构应适当增加。

2. 工作场所要求高,应当集中设备,统一管理　二级综合医院病理科应当设置标本检查、常规技术室、病理诊断室、细胞学制片室和病理档案室;三级综合医院病理科还应当设置接诊工作室、标本存放室、快速冰冻切片病理检查与诊断室、免疫组织化学室和分子病理检测室等,还可设置尸体解剖室、淋浴室等。

3. 仪器设备多　既有经典的脱水包埋机、石蜡和冰冻切片机、染色封片机、光学显微镜、荧光显微镜及电子显微镜等,也有现代分子病理学所需的实时聚合酶链反应(real-time PCR)仪、流式细胞仪、测序仪、激光共聚焦显微镜等。

(三)病理科管理要点

1. 落实各项规章制度及工作人员职责

(1)规章制度是质量的基本保证

1)查对制度:充分利用信息系统,严格核查标本接收、登记、编号、取材、染色、镜检和诊断等一系列环节,防止标本丢失和错号的发生。

2）仪器保管维护及资料管理制度。

3）预诊、主诊和审核三级诊断制度。

4）科内会诊制度。

（2）认真落实各级医师、技术人员和辅助人员的工作职责。

2．制订各项工作质量标准

（1）石蜡和冰冻切片、特殊染色和免疫组化切片质量标准。

（2）活检、冰冻、细胞学和尸检诊断质量标准。

（3）分子病理学检测质量标准。

3．建立质量管理小组　开展质量保证活动，积极参与室间质控评估。

4．坚持密切联系临床　坚持随访和临床病理讨论制度，重视临床信息反馈。

五、输血科管理

1．管理依据　我国从20世纪90年代开始逐步建立了以《中华人民共和国献血法》为代表的一系列法律、法规体系。医疗机构临床用血应遵从临床输血相关的法律法规，主要包括《医疗机构临床用血管理办法》《临床输血技术规范》等。

2．管理原则　医疗机构应当加强临床用血管理，建立并完善管理制度和工作规范，并保证落实。医疗机构临床用血必须遵守下列管理原则。

（1）临床用血必须由卫生行政部门指定的血站供给，不得自行采集。

（2）遵守合理、科学的原则，不得浪费和滥用血液资源。

（3）积极推行按血液成分输血。

（4）执行检查制度，不符合国家规定标准的血液不得用于临床。

（5）应急临时采血，必须依法确保采血用血安全。

3．管理组织　根据上述法律法规的要求，医疗机构法定代表人为临床用血管理第一责任人。二级以上医院和妇幼保健院应当设立临床用血管理委员会，负责本机构临床合理用血管理工作。主任委员由院长或者分管医疗的副院长担任，成员由医务部门、输血科、麻醉科、开展输血治疗的主要临床科室、护理部门、手术室等部门负责人组成。医务、输血部门共同负责临床合理用血日常管理工作。

4．输血科（血库）设置

（1）根据临床输血业务需求设置输血科或血库。

（2）设置要求：三级综合医院、三级肿瘤医院、三级心血管病医院、三级血液病医院等用血量较大的各级各类医院应设置输血科；三级中西医结合医院、三级儿童医院、三级传染病医院、二级肿瘤医院、二级综合医院等应设置血库，用血量较小的医院可与检验科合并设置。

5．输血科（血库）的任务　输血科或血库在医院临床用血管理委员会的架构内，在医院行政部门的指导和授权下，实施具体的输血管理工作，具体包括以下内容。

（1）建立临床用血质量管理体系，推动临床合理用血。

（2）制订临床用血储备计划，根据血站供血的预警信息和医院的血液库存情况协调临床用血。

（3）血液预订、入库、储存、发放工作。

（4）输血相关免疫血液学检测。

（5）参与推动自体输血等血液保护及输血新技术。

（6）参与特殊输血治疗病例的会诊，为临床合理用血提供咨询。

（7）参与临床用血不良事件的调查。

（8）根据临床治疗需要，参与开展血液治疗相关技术。

（9）承担医疗机构交办的有关临床用血的其他任务。

6.制订规范的临床输血工作程序 见图7-1。

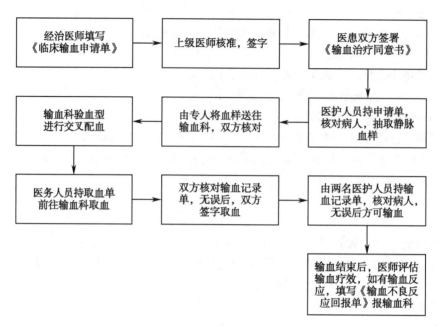

图7-1 临床输血流程

7.血液库存预警 建立血液库存的动态预警机制,是指为提高血液应急保障能力,积极防范和及时处置各种风险因素,迅速、高效、有序、安全地满足日常临床用血的需求,保证正常医疗秩序和医院安全,用血医疗机构根据预警级别在临床采取相应的调控措施。

六、消毒供应中心

消毒供应中心(central sterile supply department,CSSD)是医院内承担各科室所有重复使用诊疗器械、器具和物品清洗、消毒、灭菌以及无菌物品供应的部门。2016年12月,国家卫生和计划生育委员会发布《医院消毒供应中心 第1部分:管理规范》等10项卫生行业标准的通告,对医院消毒供应中心的管理、技术操作和监测提出了标准要求。

(一)业务特点

1.供应品种繁多,涉及科室广,使用周转快 消毒供应中心面向全院所有临床、医技科室,还要根据各科室需要保障随时取用,应采取集中管理的方式,对所有需要消毒或灭菌的重复使用的诊疗器械、器具和物品由消毒供应中心负责回收、清洗、消毒、灭菌和供应,故要求具备快速、合理、有序周转的特性。

2.对灭菌消毒工作要求严格 医疗物品直接使用于患者身体,患者身体对外界抵抗力脆弱,尤其是手术或有开放性伤口的患者。如果医疗物品消毒灭菌不彻底,不仅容易引起感染,还会因为消毒供应中心具有大批量供应的特点而造成全院性暴发感染。因此,各类物品的消毒灭菌工作必须严格遵守《医院消毒供应中心 第1部分:管理规范》的各项要求。

(二)管理要点

1.科室布局和设置 应遵循医院感染预防与控制的原则,遵守国家法律法规对医院建筑和职业防护的相关要求,进行充分论证。应建在四周环境清洁、无污染源、接近临床科室、方便供应且相对独立的区域。严格区分污染区、生活区、清洁区、无菌区,可采用由"污"到"净"的流水作业方式布局,工作间通风良好,墙壁、地面光滑,污洗间有返溢式地漏,污水应集中至污水处理系统。污染物与清洁物品、无菌物品严格分开。

人员配置根据医院内规模、业务量及消毒供应中心的工作量和各岗位需求,科学、合理地配置具有执业资格的护士、消毒员和工人。500张床位以上的综合医院,消毒供应中心人员总数按工作人员数:床位数=(2.5~3):100配置;500张床位以下的医院及专科医院应根据门诊量、手术台次等进行人员配置。一般以医院每80张床位设1名消毒供应中心护士,护士长应具备护师以上职称。消毒供应中心人员要求护士数量占总人数的三分之一以上,消毒供应中心人员应保持相对稳定;消毒员在专科知识培训的基础上,需持有国家质检部门定期培训后颁发的"《中华人民共和国特种设备作业人员证》(作业项目:快开门式压力容器操作)",在有效期内持证上岗。

医院应根据消毒供应中心的规模、任务及工作量,合理配置清洗消毒设备及配套设施。设备设施应符合国家相关规定。配备自来水、热水、软水、纯水等水供应和水处理设备,去污、手工清洗池、超声清洗装置、干燥设备等冲洗工具,灭菌器及相应的监测设备,无菌物品存放设施及运送器具以及相应劳保用品、防护用品等,必要时宜配置有害气体浓度超标报警器。

2. 加强流程管理 应在院领导或相关职能部门的直接领导下开展工作。消毒供应中心面向全院各临床医技科室供应种类繁多、数量庞大的医疗用品,所涉环节众多、区域广阔,所供应物品的质量及供应是否及时与医疗质量息息相关,因此须考虑周全,细节上尤须谨慎,故而建立布局合理的消毒供应中心及详尽、完善的消毒供应中心工作流程,将烦琐的工作细化、固化,可降低错误的发生,提高供应质量。

3. 严格落实规章制度 为确保消毒供应中心工作科学、规范开展,医疗管理部门应加强制度建设,根据国家卫生和计划生育委员会2016年发布的《医院消毒供应中心 第1部分:管理规范》《医院消毒供应中心 第2部分:清洗消毒及灭菌技术操作规范》《医院消毒供应中心 第3部分:清洗消毒及灭菌效果监测标准》及国家卫生健康委员会2018年发布的《医疗消毒供应中心基本标准(试行)》《医疗消毒供应中心管理规范(试行)》等相关法律法规制定医院《消毒供应中心工作制度》《消毒供应中心人员职责》《物品洗涤制度》《包装制度》《物品管理制度》《质量监测制度》《一次性用品管理制度》及《消毒供应中心医院感染管理制度》,并严格执行。

七、临床营养科管理

临床营养科是对各种原因引起的营养失调及营养代谢病的患者通过营养检测和评价进行营养诊断,并负责和指导住院患者营养治疗的业务科室。国家卫生健康委员会于2022年3月发布《临床营养科建设与管理指南(试行)》,以指导和加强临床营养科的规范化建设和管理,促进临床营养学的发展,提高营养诊疗水平,保证医疗质量和医疗安全。

(一)临床营养科任务

1. 营养筛查与评估、营养诊断、营养治疗、营养宣教的实施与监督。
2. 根据临床需求,参与特殊、疑难、危重及大手术患者会诊,或加入多学科会诊(MDT)团队。
3. 按需提供医疗膳食、肠内与肠外营养建议或处方。
4. 规范管理、监督肠外营养执行。
5. 规范管理医疗膳食业务。
6. 规范指导特殊医学用途食品使用。
7. 制订并组织实施本机构的临床营养相关工作规范。

(二)临床营养科特点

1. 人员构成复杂,必须配备与医院规模相适应的医师、技师、护士、厨师、配餐员等。
2. 临床营养技术人员要求高,既要有系统临床知识的学习、临床实践的培训和营养学基础理论与专业知识,还要具备相应的食品卫生知识和对全院治疗饮食管理和实施的能力。

3. 厨师和配餐员流动性较大，必须不断地进行岗位培训。

（三）临床营养科管理要点

1. 科室管理

（1）人员编制：临床营养技术人员与床位比不少于 $1:(150\sim200)$，营养医师占专业人员的比例≥50%，有完整的人才梯队。炊事员和病床的比例不低于 $1:50$。科室负责人应具备营养专业或医学专业学历背景及副主任医师以上职称。

（2）财务管理：要求做到收支平衡，账物相符。在满足住院患者营养需要的前提下，由营养医师、管理员及采购员共同做好成本核算。

（3）物资管理：应由掌握烹调食品卫生知识的炊事员负责食品的采购验收和物资保管的工作；应具备主食库房、副食库房、杂品库房、冷库、熟食库。

（4）卫生管理：营养科的卫生管理直接影响患者的饮食质量和身体健康。

1）环境卫生：应采取食品卫生"五四"制中的四定办法，即定人、定物、定时间、定质量，划片分工，包干负责。

2）食品卫生：厨房应具备必要的设备，如防蝇、洗涤、污水排放等；操作间布局要合理，做到生熟分开，成品半成品分开，食物与杂物分开，避免交叉污染；一般用具用碱水洗净即可，但餐具、切熟食的用具须用煮沸法、蒸汽法或电子消毒法消毒；饭菜要烧熟煮透，现烧现吃，尽量不要凉拌菜，尽量不要食用扁豆。

3）个人卫生：做到"四勤"（勤洗手、勤洗澡理发、勤洗衣服被褥、勤换工作服），上岗人员必须持有卫生防疫部门颁发的健康证。

（5）安全管理：防火、防盗、防事故。

2. 保障膳食质量管理要点

（1）有完整明晰的膳食医嘱执行路径。

（2）做好食谱设计。

（3）有合理的膳食供应制度，配送食物有保温措施，在盛装后能在 40 分钟内送至病房。

（4）建立质量检查制度

1）服务质量检查：住院患者治疗膳食就餐率≥90%，患者对医院膳食满意度≥85%。

2）膳食的质量检查：建立食物尝检制度。

3）卫生质量检查。

3. 临床营养质控标准管理要点

（1）工作效率目标

1）治疗膳食完成率：各种治疗膳食配送的符合率均应达到100%。

2）营养门诊：每周不少于2个单元。

3）住院患者营养治疗率应达到100%。

4）住院患者就餐率达到80%以上。

5）患者对医院膳食不满意率小于20%。

6）医院膳食种类大于14种。

7）肠内营养制剂的应用种类不少于10种。

（2）业务管理目标

1）各项规章制度齐全，如查房制度，会诊制度，值班和交接班制度，医院感染管理制度，食品卫生相关制度，工作人员职业道德、行为规范与考核制度等。

2）对各级人员进行岗位培训。

3）按照"住院患者的各类膳食的适应证和膳食应用原则"，为住院患者提供适合其治疗需要的膳食。

4）营养医师应定期查房，参与临床病例讨论，书写重点患者营养病历记录，对住院患者实施营养评估，开展营养风险筛查，负责特殊、疑难、危重及大手术患者的营养会诊，提供各类营养不良/营养失衡患者的营养支持方案。

5）开展营养与健康宣传教育服务：开展出院患者膳食营养指导；为临床医护人员提供临床营养学信息；参加住院患者座谈会，听取并征求患者及家属的意见。

6）建立科室质量与安全管理小组，专人负责质量管理工作：制订质量与安全管理制度、岗位职责、诊疗规范与质量安全指标，加强重点患者全程营养诊疗服务的监控管理，定期评价质量，促进持续改进。

本章小结

医疗管理是指医院医疗系统活动全过程中进行的组织、计划、协调和控制，使之经常处于应有状态，并对变化了的客观环境有较快的适应性，达到最佳医疗效果和医疗效率的目的。本章主要介绍了医疗管理的概念、基本原则、医疗管理核心制度、门诊管理、急诊管理、住院诊疗管理、临床科室管理、医技科室管理等内容。

思考题

1. 医疗管理的基本属性是什么？
2. 医疗管理的基本原则是什么？
3. 如何将医疗质量安全核心制度有效落实到日常医疗管理工作中，并实现闭环管理？
4. 门诊服务管理应该从哪几个方面进行？
5. 住院诊疗服务管理的措施有哪些？
6. 手术室的业务特点和管理要点有哪些？
7. 交叉学科的管理要点有哪些？
8. 检验科的主要功能是什么？
9. 医学影像科的任务和特点是什么？
10. 消毒供应中心的功能有哪些？布局有哪些要求？

（付　卫）

第八章 护理管理

护理管理是医院管理工作的重要组成部分,也是护理工作中的重要内容。护理管理运用管理学的科学理论和方法指导护理管理实践,通过研究护理管理的规律,对护理管理工作中涉及的诸多要素进行综合统筹,使护理系统实现最优运转,进一步提高护理工作效率和质量。护理管理将新的管理理论引入护理领域,进一步促进了护理学科的发展。

第一节 护理管理概述

一、护理概念及模式

(一)护理概念

护理(nursing)一词是由拉丁文"Nutricius"演绎而来,原为抚育、扶助、保护、照顾残疾、照顾幼小等含义。早期的护理活动主要是对老幼和患者的家庭式照顾,随后护理活动逐步从家庭走向社会。

对护理的定义,由于历史背景、社会发展、环境和文化以及教育等因素的不同,人们有不同的解释和说明。纵观护理发展历史,其概念和内涵随着其理论研究和临床实践的发展,逐步从简单的"照料、照顾"向纵深方向拓展和延伸。以下为具有代表性的护理和护士定义。

1973年,国际护士会(International Council of Nurses,ICN)对护理的定义是:护理是帮助健康的人或患病的人保持或恢复健康,或者平静地死去。

1987年世界卫生组织(WHO)指出:"护士作为护理的专业工作者,其唯一的任务就是帮助患者恢复健康,帮助健康的人促进健康。"

我国于2008年颁布实施的《护士条例》中明确规定:护士是"履行保护生命、减轻痛苦、增进健康职责的卫生技术人员"。护士在执业过程中应当遵守法律、法规、规章和诊疗技术规范的规定,尊重、爱护患者,保护患者隐私,参与公共卫生和疾病预防控制工作,参加医疗救护。

(二)护理模式

护理模式(nursing model)是指在临床护理工作中,根据护理人员的数量和工作能力等设计出合理的工作分配方式,以满足患者的护理需求,提高护理工作质量和工作效率。随着社会的发展和医学技术的不断进步,护理服务的理念、任务、工作范围不断发生变化,护理模式由以疾病为中心的个案护理,进而转为谋求以工作为中心的功能制护理,而后逐渐发展为以患者为中心的责任制护理(表8-1)。

1. 个案护理 个案护理(case nursing)又称"专人护理"或"特别护理",是由一名护理人员在其上班时间内为一名患者提供护理服务。这种方式所需护理人力多,对护士的能力和水平要求高。

2. 功能制护理 功能制护理(functional nursing)是指定每一名护理人员负责某项工作,是以工作任务为中心的分工方式。根据工作任务,将护士分为"治疗护士""配药护士""生活护理护士""主班护士"等来完成各自护理工作。功能制护理的工作模式类似于流水作业,是以疾病为中

表 8-1　护理模式的发展

时间	护理模式
1890 年	产生了个案护理工作模式,主要用于对特殊人群的护理,如重症护理、麻醉后护理、大手术护理等
1940—1960 年	随着工业化大生产中流水作业管理方式的发展,功能制护理工作模式应运而生,较好地解决了第二次世界大战期间及战后阶段欧美地区护理人员严重短缺的问题
1950—1960 年	出现了小组护理工作模式,经过长期的实践和完善,日本护理学者于 20 世纪 90 年代将其发展为固定小组护理工作模式
1955 年	美国护理学者莉迪亚·霍尔于提出了责任制护理工作模式。20 世纪 70 年代,责任制护理工作模式在美国明尼苏达大学医学院开始施行,通过在临床实践中不断修正、补充和完善,逐渐在美国条件较好的医院中推行,并逐步推广到欧洲
1978 年	随着医学模式的转变,Planetree 研究所率先提出以患者为中心的责任制护理工作模式(整体护理),经过多年的发展,已成为美国医学会认可并推荐的护理工作模式
1980 年	美国波士顿大学护理研究院李士鸢博士将"以患者为中心的责任制护理工作模式"的有关理论引入我国,之后在我国开始试点实施整体护理
2010 年	卫生部提出优质护理服务的核心就是提倡责任制整体护理,这对促进临床护理工作模式改革,丰富护理内涵,突出护理专业特点,提高和保证临床护理服务质量起到积极的作用,责任制整体护理模式延续至今

心,将护理活动分解成若干任务,根据各个护理人员的工作能力进行分工,各项任务由专门的护理人员承担。虽然分工明确、易于组织管理和节省人力,但是易造成护士一味以完成工作任务为中心,机械刻板,护士往往只熟悉自身的工作内容,不能掌握患者护理的整体性,缺少与患者的沟通交流,较少考虑患者的心理社会需求,较难掌握患者的全面情况,无法做到对患者全面、连续、整体的护理服务。对于患者而言,他接受不同护理人员片段式的护理,难以得到高质量护理服务。

3. 小组制护理　小组制护理(team nursing)指将护理人员分成若干组,每组 3~4 人,由一位业务水平和组织能力较强的护士担任组长,负责为一组患者提供护理。小组成员可以有护师、护士、护理员,在组长带领下负责为本组患者制订和实施护理计划、评估护理效果。该模式有利于不同层次的人员发挥工作积极性和新护士学习及成长,护理过程较功能制护理连续,但也存在一定的不足:①若成员间沟通不良,则反而影响护理工作质量;②护理成本较高,需要人力多,组长需在沟通、协调和监督上花费大量时间;③对患者护理的整体性和连续性较差。

4. 整体护理　整体护理(total care)是责任护士对其所负责的患者实施的护理评估和护理计划包括患者的生理、心理、社会、文化、精神等方面的需要,其核心的内容为责任制整体护理。责任制护理(primary nursing)是依据护理人员的能力、经验、技术和知识,以及患者的护理需要,将患者分配给护士负责实施全面、系统和连续的整体护理。主要目的是促使护理人员接近患者,与患者建立良好的关系,负责为患者提供生活照顾、病情观察和治疗、健康指导、心理支持等护理服务。每一位患者都有一个相对固定的责任护士为其提供整体性、连续性、协调性和个性化的护理服务。责任制护理有利于增强护理的责任感,增进护士与患者建立良好的关系,有利于医护更密切地合作。

在责任制护理模式下,责任护士的职责主要包括根据对患者的护理评估正确实施照护、治疗、病情观察、健康指导等护理工作;负责参与和联系与患者相关的医疗工作;参加医师的查房并报告所负责患者的情况;负责与患者家属沟通;负责联络患者出院、转院及转到其他医疗机构等。

5. 延续性护理 随着医疗及护理学科的发展，护理模式也随着发生适应性改变。慢性病发病率增高，心脏起搏器等新技术的广泛应用，使得护理工作不再局限于患者住院期间，工作场所不再局限于医院，延续性护理应运而生。延续性护理模式（transitional care model，TCM），旨在利用一切可能的资源，纵向延伸护理服务的时间，横向拓宽照护层次，以满足患者自医院回归家庭和社会后的健康需求，目前尚无统一的概念框架。其在慢性病领域应用最为广泛，范围涵盖心脑血管疾病、呼吸系统疾病、精神疾病、糖尿病、肿瘤等，可以改善患者出院后的健康状况，预防不良事件的发生，减少不必要的卫生资源浪费。在应用时需注意，多机构、跨专业地协作，护患双方有效沟通。

二、护理管理概念与职能

（一）护理管理的概念

护理管理是促使护理人员提供高质量护理服务的过程。世界卫生组织对护理管理（nursing management）的定义是："护理管理是指为了提高人们的健康水平，系统地发挥护士和相关人员的潜在能力，或者运用设备、环境及社会活动的过程。"护理管理以提高护理质量和工作效率为目的。

（二）护理管理职能

是管理职能中计划、组织、领导、控制4个方面在护理管理实践活动中的应用。上述各职能是一个整体，次序非一成不变，多项职能常同时进行。既相互联系、相互影响，又互为条件、共同发挥在护理管理中的作用。

三、护理管理的发展趋势

护理工作在保证医疗质量、促进医患关系和谐发展等方面发挥着越来越重要的作用。随着社会经济的发展和人民群众对健康服务需求的不断提高，护理管理的发展趋势也应与之呼应。

（一）信息化管理

随着信息技术在医疗领域的深度应用，未来护理管理应结合信息系统的建立及大数据的挖掘和应用。将信息化工具应用于护理管理与临床护理工作可以减轻护理管理者和临床护理人员的工作负担，提高工作效率，提升护理质量；把计算机技术与护理管理有机结合，把开发利用信息系统与全面实现人、财、物信息的数字化管理相结合，对促进护理学科发展具有重要意义。目前，我国医院在护理信息系统的建立和使用方面取得显著成效，尤其是在护理工作模式的转变、护理质量管理、人力资源管理、物资管理、网络教育培训等方面，为推进数字化医院建设提供了方法、积累了经验。未来的护理信息化管理将着重于构建系统化、多功能、广覆盖的数字化信息网络平台。在护理管理方面，建立护理管理信息系统，包括护理质量管理、护理人力资源管理、护理科研、护理教学管理、考核评价等；在临床工作方面，建立临床护理信息系统，如预警系统、护理电子病历系统、医嘱管理系统、药品管理系统、费用管理系统等临床护理记录系统以及掌上电脑（PDA）移动护士工作站等；在患者安全管理方面，运用信息化手段，从身份识别、用药安全、供应室无菌物品信息全流程追踪管理系统、自动包药机等方面保证患者安全。通过信息技术平台促进医联体护理服务信息共享与业务协同，加强信息安全防护体系建设等也是护理管理未来的发展重点。

（二）弹性化管理

弹性化管理是现代管理发展的重要趋势。单一固定的组织系统和管理模式已不再适用于当今日益变化的社会环境。未来的管理体制和模式应趋于灵活且富有弹性。护理管理的弹性化主要表现为以下几方面。

1.因地制宜的管理模式 随着护理工作范围从医院延伸到社区，从患者扩大至健康人群，护理管理的工作模式和内容也要随之转变。

2.人性化的管理方法 人是弹性管理的核心，现代管理更强调用"柔性"方法，尊重个人的价值和能力，提供个人自我管理和自我提升的空间，充分调动员工的工作积极性。护理管理者应树立以人为本的管理理念，构建多元的护理组织文化，适应不同护士管理的需求，以最大限度地发挥管理效益。

3.弹性化的激励方案 以护士需求及职业发展为导向进一步完善绩效评估体系，建立科学的弹性化激励方案，进一步提高护士的工作积极性和职业满意度。

（三）管理队伍专业化

护理管理队伍的专业化水平是决定管理效果的重要因素，"专业化"主要体现在三个方面。

1.完善的管理体制 在医院护理管理改革中，要培养和建设一支管理能力强、综合素质优的护理管理专业化队伍。以护理管理职能为导向，按照"统一、高效、精简"的原则，建立完善的责权统一、职责明确、精简高效、领导有力的护理管理体制及运行机制。

2.管理的科学性 为了适应日益变革的护理管理体制和履行多元的护理管理者角色，护理管理者需从经验型管理转向科学型管理，注重国内外先进理论或模式的学习和应用，创新管理理念，推动多学科知识的交叉以及跨学科的团队合作。

3.依法依律进行管理 卫生法律法规是医疗护理工作顺利开展、医患双方合法权益的重要保障，护理管理者应进一步增强法治观念，掌握并运用各项法规，健全护理管理制度，在保障患者安全的同时也能够维护护士的合法权益。

（四）人才培养国际化和精准化

为了适应经济发展及人类活动全球化趋势，国内护理人才培养需要具有国际化视野，加强护理领域的国际交流与合作，有助于推动我国护理事业的持续发展。管理者应积极创造条件供有发展潜力的护士深造、参与国际会议交流，更好地学习和借鉴国内、外先进的护理理论、临床护理实践和管理技能。随着医学科学技术的飞速发展和新兴边缘学科的不断出现，我国临床医学专业的内部分工也日趋精细，临床护理工作也日益向专科化方向发展，注重拥有某特定临床专科领域的知识和技能专科护士的人才培养，以适应护理学科专业化、护理方向精准化的发展趋势。

（五）护理人力使用科学化

按照社会主义市场经济体制的要求，通过市场机制来促进护理资源的合理配置和有效利用。管理者要进一步强化护士分层级管理模式，优化人力资源配置，充分、全面发挥各层级护士的能力，全面保障护理安全，提升护理质量。同时，健全以聘用制和岗位管理制为主要内容的用人机制，完善岗位设置管理，积极推行公开招聘和竞聘上岗制度，从而促进人才成长发展和合理的人才流动。此外，护理管理者还应建立以服务质量、服务数量和服务对象满意度为核心、以岗位职责和绩效为基础的考核和激励机制，以科学的管理方法促进护士的工作积极性，提高工作效率。

第二节 护理组织管理与人力资源管理

一、护理组织管理

（一）组织结构的原则

组织结构是有计划、有目的、有条理和有规律的架构。在医院护理管理中，确定的组织结构应当遵循以下原则，才能充分发挥组织能力，提高管理效率。

1.统一命令原则 为避免多人指挥和无人负责的现象,提高管理效果,组织机构的设置须有利于统一指挥。每位员工仅对一位上级管理人员负责,即一个人只能接受一位领导的命令和指挥,否则就会出现混乱局面,使下级无所适从,影响组织目标的实现。设置的每个部门均须有助于组织目标的实现。各部门和岗位的分目标必须服从组织的总目标。如病房、门诊、急诊、供应室、手术室等护理单位均须成为有助于完成全院护理总目标的分组织。

2.专业分工与协作原则 要提高管理的效能,就需要有分工和协作。分工是根据组织的任务、目标按专业进行合理分工,使各部门明确各自的工作,以及完成工作的手段、方式和方法。分工是实现组织目标的需要,但要更好地实现组织的目标,还必须进行有效的协作。协作是各项工作顺利进行的保障,将全部工作划分成各种专业化的服务,再分派到群体或个人,形成不同的部门。例如,医院护理任务可按内、外、妇、儿等专业及消化、呼吸、内分泌、心血管等亚专业划分成不同病房;也可按急性期、恢复期等不同时期的住院患者划分病房。护理工作依此分派到群体或个体,使不同的人员在各自岗位上发挥应有的作用。

3.管辖幅度原则 管辖幅度指管理人员有效地监督、指挥、管辖其直接下属成员数量的限度。有效的监督及管理只有在合理的管辖范畴下才能实现,此原则要求所设置的组织部门或岗位管辖范畴要适宜。管辖范畴受工作的性质、类型、特点,工作人员的素质、技术水平、经验,管理者的能力等因素影响。如果管理范畴过宽,管理的人数过多,任务范围过大,使护理人员接受的指导控制受到影响,管理者则会感到工作难度较大;如果管理宽度过窄,又会使管理者不能充分发挥作用,造成人力浪费。

4.集中原则 即责权统一原则。组织中对承担任务部门或人员,应赋予相应的职权。即拥有什么样的职位,就应拥有相应的权力,权力是完成任务的必要工具,而有多大的权力,就应负多大的责任。遵循这一原则,对上级来说有一个正确的授权问题,上级对下级授予的职权不应大于或小于下级的职责。有权无责会助长瞎指挥和官僚主义,有职无权或权限太小,又会束缚了管理人员的积极性、主动性。正确的职权分配要求上级只掌握总的权限,将其他权限逐级分配给下级,既统一领导,又分级负责。

5.管理层次原则 将组织的职权、职责按上下级关系划分。凡是组织都有层次结构,组织越大往往层次越多。指令和命令必须通过组织层次逐层下达,上级指挥下级、下级听从上级指挥,组成垂直等级结构,实现统一指挥。但如果层次过多,上、下级之间的信息沟通就会受到影响。组织中的层次应越少越好,命令路线越短越好。护理组织可划分为"护理部—科护士长—护士长—护士"的垂直四级结构。

(二)护理组织结构类型

护理组织管理是运用现代管理科学的组织理论,研究护理系统的结构和人的管理。通过组织设计,建立恰当的工作模式,把人员的分工和协作、时间和空间的连接等各个环节合理地组织起来,形成一个有机的整体。常见的护理组织结构(nursing organization structure)包括以下几种基本类型,即直线型、职能型、直线职能型以及矩阵型。

1.直线型组织结构 该种结构都有一个纵向的权力线,从组织上层逐步到组织基层,即命令与服从的关系,如图8-1。

2.职能型组织结构 该种结构是在各级领导之下,按照专业分工设立管理职能部门。各职能部门在分管业务范围内直接指挥下属,如图8-2。

3.直线职能型组织结构 该种结构综合了直线型组织形式和职能型组织形式的优点,有效避免了这两种形式的不足,为目前医院中广泛采用的组织结构,如图8-3。

4.矩阵型组织结构 该种组织结构将目标管理与专业分工管理相结合,在直线职能结构的基础上又增加了横向领导系统,在职能机构方面按业务管理性质分设,如图8-4。此种组织形式常应用于有较多科研任务、业务复杂的医院和创新性的工作。

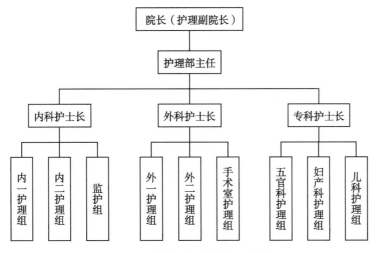

图 8-1　直线型组织结构示意图

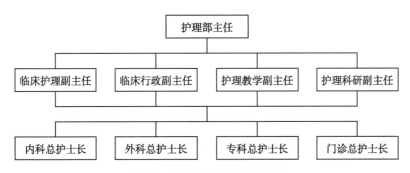

图 8-2　职能型组织结构示意图

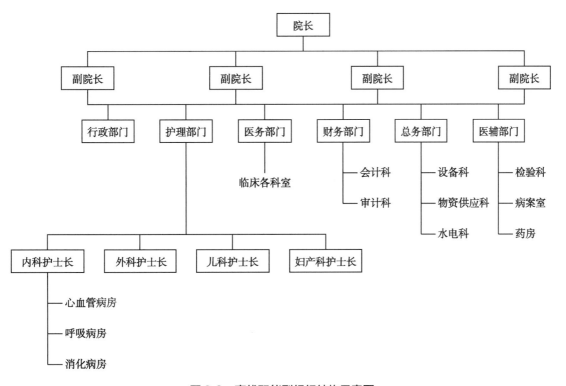

图 8-3　直线职能型组织结构示意图

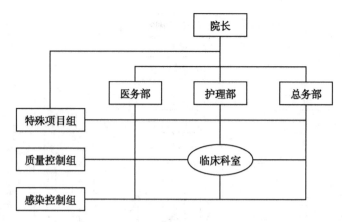

图 8-4　矩阵型组织结构示意图

5. 其他

（1）团队（team）：团队是为了实现某一目标而由相互协作的个体组成的正式群体。构成团队的基本要素包括：目标、人、定位、权限及计划。团队合理利用每一个成员的知识和技能进行协同工作，解决问题，达到共同目标。团队较传统的组织结构更具有优势，反应更迅速，可以创造团队精神，促进成员之间的合作，提高员工的士气，促进成员参与决策，增强民主气氛，提高工作绩效，可作为传统组织结构的补充。

（2）委员会（committee）：委员会是由不同部门的专业人员和相关人员组成的、研究各种管理问题的组织结构。委员会常与上述组织结构相结合发挥功能，主要起咨询、合作、协调作用。委员会的组成一般考虑：①成员应具有高度的个人意愿，即使命感及充足的时间和精力等；②应由具有不同工作经验及教育背景的成员组成，如护理职称评定委员会应有临床护理专家、护理行政管理者等组成。委员会的优点是：可以集思广益；防止权力过度集中；利于沟通；能够代表集体利益；有一定的权威性，易获得群众信任；能够促进管理人员的成长。其不足在于时间成本较高，职责分离，有些参与讨论的成员不负责执行决议或承担的责任少，不利于落实组织决定。

（3）网络组织（network organization）：网络组织是一个由活性结点的网络连接构成的有机的组织系统。这里的网络不仅指"互联网"，也指相互关联而没有中心的特定形态。网络组织结点可以由人、团队、部门及组织构成，信息流驱动网络组织运作，网络组织协议保证网络组织的正常运转，网络组织通过重组来适应外部环境，通过网络组织成员合作、创新来实现网络组织目标。网络组织中不存在必然的上下级，只有独立的"结点"，边界模糊，具有开放性、流动性和灵活性。

有良好的组织结构，才能有高效率的管理和高质量的服务。医院护理工作需要有组织地实施，有专业分工、团队协作。特别是随着医院的发展，现代化、专业化、信息化程度的不断提高，科学合理的组织结构是实现护理发展目标的基础。

（三）医院护理组织系统

国家卫生健康委员会发布的《三级综合医院评审标准（2020 年版）》指出，扁平化护理管理体系可有效提高管理效率。医院应当建立与医院规模、任务和组织目标相适应的护理管理体系，实行三级或者两级管理层级。

1. 医院护理管理组织架构　根据 1986 年卫生部发布的《关于加强护理工作领导理顺管理体制的意见》的规定，要求县级及以上医院都要设立护理部，实行院长领导下的护理部主任负责制。根据医院的功能和任务，建立完善的护理管理体系，三级医院实行院长（分管副院长）领导下的护理部主任、科护士长、护士长三级负责制或护理部主任（或总护士长）、护士长二级负责制。护理部主任或总护士长由院长聘任，副主任由主任提名，院长聘任。护理部主任全面负责医院护理工作,各科主任与护士长是专业合作关系。一般 30～50 张病床的病区或拥有 5 名以上护士的独立护理单元设护士长 1 名。护理任务重、人员多的护理单元,可增设副护士长 1 名。

2. 护理部的职能 护理部是医院内部机构设置中的一个中层技术和行政职能部门。在院长或主管护理的副院长领导下,负责全院护理管理工作。它与行政、医务、教学、科研、后勤管理等职能部门并列,相互配合,共同完成医院各项工作。护理部的管理职能包括:制订并落实医院护理工作长远规划、年工作计划及培训计划;设定护理岗位,制订和实施人力资源调配方案;培养选拔护理管理人员,组织和参与护士考试考核录用、职称晋升工作;建立健全护理工作制度、各级各类和各岗护士职责等;建立健全护理质量管理体系等。

二、护理人力资源管理

人力资源(human resource)是人类社会进步中最重要、最富有活力的资源。著名未来学家约翰·奈斯比特就曾经断言:“在信息社会,人力资源是任何组织富有竞争力的利刃。”人力资源的素质、结构和创造力不仅是社会进步和经济增长的决定力量,在一个专业的发展中,专业人员的整体素质、潜能也同样发挥着关键作用。护理是一门关于维护和促进人的健康的专业,护理的基本属性是医疗活动,但它具有专业性、服务性的特点,并以其专业化知识和技术为人们提供健康服务,满足人们的健康需要。护士的专业水平、整体素质以及潜能的发挥,不仅是专业发展的动力,而且与医院患者安全、医疗质量、患者对医院服务的满意程度关系密切。护理人力资源管理的水平,已经成为直接影响医院医疗质量和服务水平的重要因素。

护理人力资源管理(nursing human resource management)是管理部门以实现“以患者为中心”的护理服务目标为核心,从经济学角度来指导和实施护理人力与护理岗位匹配的管理活动过程。护理人力资源管理主要包括人与岗位的匹配、人与人的科学匹配、人的需求与工作报酬的匹配三方面的工作。恰当的护理人力资源管理可以使组织中每个护理人员的长处都能得到发挥并取得最好的护理工作绩效,进而最大限度提高组织效率。

护理人力资源具有以下特点:①需要一定的培养周期;②护理人力资源是有情感、有思维的资源;③护理人力资源的组合是可以不断变化的。

我国护理队伍庞大,随着卫生事业的发展,护理队伍发展迅速。2021 年国家卫生健康委员会发布数据显示,我国注册护士总数已超过 470 万人,分布于各类医疗卫生机构,是卫生人力资源管理中不可忽视的部分。护理人力资源是医院生存和发展的重要组成部分,护理人力资源管理的水平直接影响医院的医疗质量和服务水平,加强护理队伍的建设和护理人力资源管理,是医院管理的一个重要方面。

(一)护理人力资源管理的内容

现代人力资源管理的核心功能在于通过识人、选人、用人、育人和留人,实现人力资源的吸引、保留、激励和开发。具体说来,护理人力资源管理包括以下几个方面的内容。

1. 人力资源规划 人力资源规划是医院护理人力资源管理的首要任务,主要包括两个层面的规划,即医院护理人力资源总体规划和子系统规划。总体规划是根据医院发展战略进行的医院护理人力总体需求与供给预测、人力资源规划的定期评价与调整等;子系统规划主要包括护士的更新规划、晋升规划、培养发展规划和配备规划等。

2. 招聘 是组织吸引足够数量具备应聘条件的个体并与具体工作岗位匹配的过程。护士招聘活动的关键是寻求足够数量具备护理岗位任职资格的申请人,以使组织在人员选择上具有更大的自主性,通过保证护士整体队伍质量来实现护理服务安全的目的。同时为了吸引人才,组织也必须在薪酬、培训开发、管理风格、组织文化等多个方面对应聘者产生吸引力。

3. 培训与开发 护士培训是根据组织和人员两方面的共同需要,采取多种方式对人员进行培训,是人力资源管理的重要工作内容,对帮助护士在工作岗位上保持理想的职业态度、知识水平、业务技能和工作能力,高效率完成护理工作任务,促进个人职业的全面发展和自我实现具有积极的现实意义。护士开发的主要工作内容包括:分析护理人力资源现状,有效利用护理人力资源;按照护士个人需求采取不同的激励措施;为护士提供个人发展空间,充分发挥护士职业成长的主观能动性,使护士职业潜力达到最大化发展;稳定高素质护士队伍;引导护士将个人发展目标与医院的发展目标相结合。

4. 绩效管理 绩效管理是人力资源管理的一个中心环节,是指根据各岗位职责,对相应岗位人员的工作作出评价,不仅注重最终的组织目标实现和绩效达成情况,更重视管理过程中对员工的指导和反馈,以提高护士个人和部门工作的整体效力。绩效管理的结果是组织和部门管理人员对护士作出奖惩、培训、调整、升迁、离退、解雇等人事决策的重要依据。

5. 薪酬管理 是指在组织内建立合理的护士薪酬管理制度及管理机制,根据各级护士的岗位、资历、工作能力、工作表现和绩效等因素制订科学合理、具有吸引力的个人工资和奖金的分配措施。此外,采取有效措施为护士提供健康安全的工作环境,按照国家劳动政策提供相应的医疗保险、养老保险、劳动保护和福利也是人力资源管理的内容。

6. 员工关系管理 员工关系管理是人力资源管理的一项重要内容,所涉及的主要内容包括员工参与管理、员工的满意度测量、员工流动管理、组织文化建设、争议处理机制、员工援助计划等。它所关注的重点是如何通过妥善处理好组织和员工之间的关系来确保组织目标的实现和长期发展。

(二)人员配置与排班

1. 医院护理人员的编配 护理人员配备是否合理,直接关系到医院的工作质量,更直接影响到护理质量、患者安全。护理人员的编配,是指对护士和其他相关人员进行恰当有效的选择,以充实组织机构中所规定的各项职务,完成各项护理任务。《护士条例》规定,医疗卫生机构配备护士的数量不得低于国务院卫生主管部门规定的护士配备标准。因此,护理管理者要在有限的内部经费限制下,合理配置护理人员,最大限度地满足患者的需要。

(1)编配原则:除遵循人员管理的基本要求外,还应遵守下述原则。

1)科学配置、满足护理需要的原则:护理管理者应根据医院规模和床位数、国务院卫生主管部门要求的床位与护理人员比例等具体护理环境与要求,在分析护理业务的种类和服务对象需求的基础上对护理组织人员的数额与组织任务进行科学配置。

2)能级对应原则:护理人员的配置与医院规模、科室性质、护理人员的资历、服务对象的数量等密切相关。护理管理者在配置人员时,应做到人员的资历、能力、素质与所担负的工作职务和岗位要求相适应,以保证护理工作的质量和运转速度。

3)结构合理原则:护理人员编配不仅要考虑数量,而且要考虑人员群体的结构比例。护理人员队伍中各类护理人员都应有合理的比例。

4)优势定位原则:优势定位包括两个方面的内容:①根据个人的优势和岗位的要求,选择最有利于发挥个人优势的岗位;②管理者根据个人特长,将其安置在最有利于发挥其优势的岗位。

5)动态调节原则:当医院体制机构、护理人员或岗位的数量或要求、服务对象发生变化的时候,护理管理者需适时地调整护理人员配置,包括引进新的护理人员等,始终保证每个护理岗位上都配置有与工作能力相符合的护理人员。

6)成本效率原则:护理管理者应重视护理人员的能级对应,做到人尽其才,提高组织效率。同时,根据护理工作任务和工作量的变化及时调整护理人员配置,也是提高工作效率、降低人员成本的重要途径。

(2)护理人员的编配方法

1)比例配置法:指按照医院的不同规模,通过床位与护士数量的比例(床护比)、护士与患者数量的比例（护患比）来确定护理人力配置的方法。这是目前我国常用的医院护理人力资源配置方法之一。卫生行政主管部门的相关政策和规定，对医院的护士数量作了基本要求，被用作比例配置法的计算依据。《三级综合医院评审标准（2020年版）》中提出，临床护理岗位护士数量占全院护士数量不低于95%，同时增加了"不同级别护士配置占比"指标。

2）工作量配置法：指根据护理人员所承担的工作量及完成这些工作量所需要消耗的时间来配置护理人力资源的方法。工时测量法、患者分类法是常用的工作量配置法。

护理工时测量法是国内医院第一种系统测定护理工作量的方法。首先应界定护理工作项目，通常包括直接护理项目和间接护理项目，通过自我记录法或观察法测算护理工作项目所消耗的时间，应用公式计算护理工作量以及护理人力配置的理论值。护理工作包含直接护理、间接护理及相关护理活动。直接护理是指任何需要与患者直接接触或需要患者在场才能进行的护理，即每日直接为患者提供的护理服务的护理活动。间接护理为直接护理项目做准备，即与患者相关但却不与之直接接触的护理活动。应用工时测量法测算护理人力需求的公式：

护士人数 =（定编床位数 × 床位使用率 × 每位患者平均护理工时数 / 每名护士每日工作时间）× 机动系数。

每位患者平均护理工时数 = 每位患者直接护理工时 + 每位患者间接护理工时 + 每位患者其他工时；

每位患者直接护理工时 = $\sum$（每项操作平均工时 × 该项操作24h内发生的频数）；

每位患者间接护理工时 = $\sum$（每项操作24h所需的总时数 / 每项操作涉及的患者数）；

每位患者其他工时：除了直接护理工时、间接护理工时以外的时间，如巡视病房需要的时间等。

患者分类法是根据患者、病种、病情等来建立标准护理时间，通过测量和标准化每类患者每天所需的直接护理时间和间接护理时间，得出总的护理需求或工作量，从而预测护理人力需求。包括原型分类法、因素型分类法、原型与因素型混合法三种：①原型分类法，是根据患者对护理的需求将患者分为三类或三类以上。我国的分级护理属于原型分类法，根据患者病情和生活自理能力，将患者分为特级护理、一级护理、二级护理和三级护理四类。该法简便易行，但对患者分类过于宽泛，在准确反映患者个体的实际护理需求方面受限。②因素型分类法，选定发生频率高、花费时间长的护理操作项目，测量每一项目所需的护理时数。根据每个患者每天每班所需护理项目及其频数，计算所需护理时数并分配护士。此方法考虑了患者的个体化需求，不足在于每项护理活动标准时间的确定较复杂，且标准时间会因操作水平的提高而动态变化。③原型与因素型混合法，兼具原型和因素型分类法的优点。梅迪库斯（Medicus）法是混合法中颇具代表性的一种，它采用原型分类法对患者进行分类，但分类依据不是护士主观判断，而是由主管护士选取能反映患者需求的护理操作项目进行护理活动工时测定，由计算机根据患者的具体情况进行权重处理后将患者划分到相应的类别，从而配置护理人力。优点是各医院、病房可根据自己的工作特点决定影响工作量因素，计算简便；缺点是计算机模式中护士结构固定，影响其灵活性。

2. 排班方法 排班（scheduling）是体现人员管理功能的一种方式，是护理管理者根据人员管理情况和工作计划，以每天及每班护理工作需要为基础分配护理人员的过程。如果人员管理的目标是为了能顺利完成护理任务而安排适当的护理人员，那么排班就能有效地决定部门或者病房内护理人员的工作时数。即便是有充足的护理人员配备，如果排班不合理，也不能达到人力资源的有效利用。

（1）排班目标

1）提供持续性的照护，使患者获得最佳护理服务。

2）实现人力使用的最大效果，以最少的人力完成最多的工作，同时要避免护理人员工作负荷过重或闲置。

3）力求让每位护理人员都得到公平的待遇,对同一级工作人员的节假日安排要遵循一定的原则。

4）提升护理人员的工作满意度,激励护理人员专业技能的发挥。

5）维护排班的弹性和机动性,提供应对紧急情况的排班模式,避免人力过多或不足的情形发生。

（2）排班原则

1）以患者需要为中心合理安排人力,保证护理工作的安全性、连续性。

2）根据护理人员的不同层次结构来排班,实现能职对应。其基本原则是:高职称护士承担专业技术强、难度大、疑难危重患者的护理工作;低年资护士承担常规患者的护理工作。这样可以从职业成长和发展规律的角度保证护理人才培养和临床护理质量。

3）掌握工作规律,实行弹性排班,保证护理工作量与护理人力相一致。

4）尽量避免长期连续的工作（如连续工作超过5天,一班工作12小时以上）。

5）鼓励护理人员参与排班,尽量满足护理人员学习、工作、生活需要;当患者所需照顾与护理人员需求发生冲突时,应优先考虑患者的需求。

6）节假日备机动护理人员,做好应急准备。

7）周末或节假日可适当减少护理人员,但要确保患者得到持续的照顾;同时考虑护理人员排班的公平性。

8）勿将"排班"作为奖惩工具,避免增加护理人员紧张度,降低工作积极性。

9）排班必须依据劳动法、医院及护理部的政策和规定实施。

（3）排班类型

1）周排班法:以周为周期的排班方法称为周排班法。国内许多医院都采用周排班方法。周排班的特点是对护士的值班安排周期短,有一定的灵活性,护士长可根据具体需要对护士进行动态调整,做到合理使用护理人力。一些特殊班次,如夜班、节假日班等可由护士轮流承担。缺点是周排班法较为费时费力,且频繁的班次轮转会影响护士对住院患者病情的连续了解。

2）周期性排班法:又称为循环排班法,一般以四周为一个排班周期,依次循环。其特点是排班模式相对固定,每位护士对自己未来较长时间的班次可以做到心中有数,从而提前做好个人安排,在满足护理工作的同时兼顾了护士个人需要。周期性排班可以为护士长节约大量的排班时间,排班省时省力。这种排班方法适用于病房护士结构合理稳定,患者数量和危重程度变化不大的护理单元,以满足护士的个性化需要。

3）自我排班法:是一种班次固定,由护士根据个人需要选择具体工作班次的方法,一般先由护士长确定排班规则,再由护士自行排班,最后由护士长协调确定。这种由护士共同参与的排班方法体现了以人为本的思想,适用于护士整体成熟度较高的护理单元。自我排班为护士提供相互交流的机会,并促使护士长的权力下放,有助于培育护士主人翁意识和责任感。在自我排班的过程中,护士长要对全体护士进行教育,让大家了解排班方针,明确责任以及每个人的决定对排班的整体影响。

4）功能制护理排班:指按功能制护理工作模式进行排班,即根据流水作业方式对护士进行分工,如"办公室护士""总务护士""治疗护士""巡回护士"等,再将护理工作时间分为白班、早班、中班、前夜班、后夜班等,各班护士根据分工不同承担相应的工作,如治疗班、护理班、抽血班等。其优点是分工明确,工作效率较高;缺点是岗位和职责不分层级,班次不连续,交接班频繁,不利于护士全面掌握患者的整体情况。

5）整体护理排班:指按整体护理工作模式进行排班。主要理念是以患者为中心,护理排班紧紧围绕为患者提供全面、整体、连续的优质护理进行。在整体护理排班模式下,责任护士对患者全面负责,根据患者疾病情况和个人特点,以护理程序方式为其提供照护,从工作模式上保证了护理服务的整体性、全面性和连续性。

6）弹性排班：是在周期性排班的基础上，根据临床护理人力和患者病情特点、护理等级比例、床位使用率进行各班次人力合理配置。增加工作高峰时间人力，减少工作低峰时间人力，以达到人力资源的充分利用，缓解人力不足和避免人力浪费。该方式具有班次弹性和休息弹性，能较好地体现以人为本的原则，保质、保量完成工作及合理安排护士休假等优点，尤其适用于手术室、急诊室及重症监护室。

7）APN 连续性排班：APN 是以下英文表达的首字母——A（a.m）代表日班，P（post meridiem）代表小夜班或下午班，N（night）代表大夜班。这种排班是将一天 24 小时分为连续不断的 3 个班次，即 A 班（8:00～15:00）、P 班（15:00～22:00）、N 班（22:00～8:00），并对护士进行分层级管理，各班时间可根据不同科室具体专科患者及护理特点进行调整。APN 排班的优点是：①减少了交接班次数及交接班过程中的安全隐患；②加强了 P、N 班薄弱环节中的人员力量，降低了安全隐患；③在 A 班和 P 班均有高年资护士担任责任组长，对疑难、危重患者的护理进行把关，充分保证了护理安全；④有利于护士更好地安排自己的工作、生活，避开上下班的高峰；⑤增强了护理工作的连续性，有利于服务患者。主要不足为：①夜班时间较长，护士可能疲劳；②不适用于护理人力资源不足的科室。

8）护士排班决策支持系统：是基于软件排班的方法。护士排班决策支持系统是以管理学、运筹学、控制论和行为科学为基础，以计算机技术、模拟技术和信息技术为手段且具有智能作用的人机系统，结合每天 24 小时和每周 7 天的排班问题，给出弹性排班图和决策支持系统的结构。利用信息技术建立排班系统一般可分为 5 个步骤：①护理管理者明确护士排班相关因素及约束条件，根据实际需要确立目标；②计算机工作人员根据管理者提供的排班约束条件和目标，运用计算机技术建立数学模型；③求解模型和修改方案；④检验模型和评价解答；⑤方案实施和不断修改，最终确立模型。排班前护士根据需要在相关网页中输入想要参与的班次（一般 4 周为一周期），提交后计算机自动生成本周期每个护士的班次。

（三）护士职业生涯管理

护士职业生涯管理是指护士个人和组织对职业历程的规划、职业发展的促进等一系列活动的总称，包括职业生涯决策、设计、发展和开发等内容。职业生涯管理分为个人的职业生涯管理和组织的职业生涯管理，个人的职业生涯管理是以实现个人发展的成就最大化为目的的，组织职业管理的最终目的是通过帮助员工的职业发展，以求组织的持续发展，实现组织目标。

1. 护士职业生涯规划　护理职业路径（career ladder of nursing）是组织为本单位护士设计的自我认知、成长通道的管理方案。良好的护理职业路径不仅能激发护士的工作热情，开发护士的工作潜能，还有利于吸引和留住优秀护理人才。护士职业路径的选择是以个人评估和环境评估的结果为决策依据制订的，发展方向不同，其发展要求和路径也就不同。如果选择的路径与自己和环境不相适应，就难以达到理想的职业高峰。此外，护士职业发展还受到外在条件、组织需求、机遇等多种因素的限制，这就需要个人对自己的职业定位进行调整。可见，职业发展途径的选择是个人条件和环境条件有机结合的结构。

2. 职业生涯发展的责任

（1）组织和管理者在护士职业生涯发展中的责任：护士职业生涯发展与组织密切相关。首先，护士个人职业发展以组织为依存载体，没有组织，就谈不上个人职业生涯发展；其次，护士与护理工作是医疗卫生机构正常运转的核心要素，护理业务的发展依赖于护士个人的职业发展。组织和护士个人的职业生涯发展是相互依存、相互作用、共同发展的关系，管理者有必要对护士进行职业生涯管理。

（2）护士个人职业生涯发展中的责任：从护士的职业发展途径可以看出，护士在职业发展中可以在临床护理、护理管理、护理教育等方面发展。在临床护理发展方面，不仅可得到职称的晋升，还可以有选择地发展专科方向，如重症监护室专科护士等；在护理管理发展方面，可以成长为护士长、护理部主任等管理人员；在护理教育发展方面，可以成为临床带教老师、学校护理老师等。护士在进行职业生涯发展规划时，要首先进行自我分析和职业定位，明确自己希望从哪一条途径发展，适合从哪一条途径发展，能够从哪一条途径发展，然后立足日常护理工作，培养职业责任感和敬业精神，出色地完成本职工作，寻找和获得职业生涯发展的有关信息，对自己的职业发展和适应性进行调整，找到理想和现实的结合点，从工作中奠定职业发展的基础。

（四）护理继续教育

护理继续教育（continuing education of nursing）是继护士在学校的专业教育之后，以学习新理论、新知识、新技术和新方法为主的一种终身护理教育。最根本的目的是通过继续教育可以使护理工作者在整个职业生涯中，保持高尚的护德护风，不断提高专业工作能力和业务水平，紧跟护理学科的发展。《护士条例》规定，医院管理者应保证护士接受培训。医院护理继续教育有以下基本要求。

1. 建立并完善护士培训制度　根据本医院护士的实际业务水平、岗位工作需要以及职业生涯发展，制订、实施本医院护士在职培训计划，加强护士的继续教育，注重新知识、新技术的培训和应用。护士培训要以岗位需求为导向、岗位胜任力为核心，突出专业内涵，注重实践能力，提高人文素养，适应临床护理发展的需要。

2. 加强新护士培训　实行岗前培训和岗位规范化培训制度。岗前培训应当包括相关法律法规、医院规章制度、服务理念、护德护风以及护患沟通等等内容；岗位规范化培训应当包括岗位职责与素质要求、诊疗护理规范和标准、责任制整体护理的要求及临床护理技术等，以临床科室带教方式为主，在医院内科、外科等大科系进行轮转培训，提高护士为患者提供整体护理服务的意识和能力。

3. 加强专科护理培训　根据临床专科护理发展和专科护理岗位的需要，按照国家卫生健康委员会和省级卫生行政部门要求，开展对护士的专科护理培训，重点加强重症监护、急诊急救、血液净化、肿瘤等专业领域的骨干培养，提高专业技术水平。

4. 加强护理管理培训　从事护理管理岗位的人员，应当按照要求参加管理培训，包括现代管理理论在护理工作中的应用、护士人力资源管理、人员绩效考核、护理质量控制与持续改进、护理业务技术管理等，提高护理管理者的理论水平、业务能力和管理素质。

第三节　护理质量管理

一、护理服务的质量特性

医院护理管理的重要任务是提高护理质量，因此护理管理的重要组成部分就是护理质量管理，护理质量的高低直接影响医院质量的控制。护理质量管理（nursing quality management）是指按照护理质量形成的过程和规律，对构成护理质量的各要素进行计划、组织、领导、协调、控制，以保证护理工作达到规定标准、满足和超越服务对象需要而对护理质量实行的控制和改进的过程。

（一）护理质量管理的基本原则

1. 以患者为中心原则　患者是医疗护理服务的中心，故强调无论是临床护理工作流程设计、优化，护理标准制定，还是日常服务活动的评价等管理活动中都必须打破以工作为中心的模式，建立以尊重患者人格，满足患者需求，提供专业化服务，保障患者安全的文化与制度。

2. 预防为主原则　树立"第一次把事情做正确"的理念，对形成护理质量的要素、过程和结果的风险进行识别，建立应急预案，采取预防措施，降低护理质量缺陷的发生。

3. 全员参与原则 因各级护理管理者和临床一线护士的态度和行为直接影响着护理质量，故护理管理者必须重视人的作用，对护士进行培训和引导，增强护士的质量意识，使每一位护士能自觉参与护理质量管理工作，充分发挥全体护士的主观能动性和创造性，不断提高护理质量。

4. 循证决策原则 有效的决策必须以充分的数据和真实的信息为基础。护理管理者要充分运用循证方法和统计技术，一方面要基于科学的证据，另一方面要对护理质量的结构、过程及结果进行测量和监控，分析各种数据和信息之间的逻辑关系，寻找内在规律，比较不同质量控制方案优劣，以避免决策失误。

5. 持续改进原则 持续改进是指在现有服务水平上不断提高服务质量及管理体系有效性和效率的循环活动。要强化各层次护士，特别是管理层人员追求卓越质量的意识，以追求更高的过程效率和有效性为目标，主动寻求改进机会，确定改进项目。

（二）护理质量管理的基本标准

1. 护理质量标准 是依据护理工作内容、特点、流程、管理要求、护士及服务对象的需求和特点制定的护士应遵守的准则、规定、程序和方法。护理质量标准由一系列具体标准组成，如在医院工作中，各种条例、制度、岗位职责、医疗护理技术操作常规均属于广义的标准。根据管理过程结构分为要素质量标准、过程质量标准和终末质量标准：①要素质量标准，是指构成护理工作质量的基本元素。要素质量标准既可以是护理技术操作的要素质量标准，也可以是管理的要素质量标准，每一项要素质量标准都应有具体的要求。②过程质量标准，是各种要素通过组织管理所形成的各项工作能力、服务项目及其工作程序或工序质量，它们是一环套一环的，协调的护理服务的体系能保障提供高效、连贯的护理服务。如入院出院流程、检查流程、手术患者交接等都涉及过程质量标准的建立。③结果质量标准，是指患者所得到护理效果的综合质量。它是通过某种质量评价方法形成的质量指标体系，如患者对护理工作满意率。

2. 制定护理质量标准的原则 护理质量标准制定原则包括：①客观性原则，没有数据就没有质量的概念，促进定性标准向可计量的指标转化。②科学性原则，制定护理质量标准既要符合法律法规和规章制度要求，又要满足患者的需要，任何疏忽、失误或处理不当，都会给患者造成不良影响或严重后果。应以科学证据为准绳，在循证的基础上按照质量标准形成的规律结合护理工作特点制定标准。③可行性原则，从临床护理实践出发，根据现有护士、技术、设备、物资、时间、任务等条件，制定切实可行的护理质量标准和具体指标，制定的标准值应基于事实又略高于事实，是经过努力才能达到的。④严肃性和相对稳定性原则，在制定各项护理质量标准时要有科学的依据和群众基础，一经审定，必须严肃认真地执行。因此，需要保持各项标准的相对稳定性，不可朝令夕改。

二、护理质量管理体系

国家卫生健康委员会发布的《三级综合医院评审标准（2020 年版）》指出，应建立扁平化护理管理体系，建立护理质量与安全委员会；通过护理管理委员会，定期研究护理质量问题、推进护理质量改进；根据国家法律法规、行业标准、指南，制订护理制度、工作常规和操作规程，持续更新护理质量评价标准，对医院护理质量实行全程管控，健全的管理体系是保证护理质量持续改进的前提和关键。护理质量管理体系是指实施护理质量管理所需的组织结构、程序、过程和资源，是建立护理质量方针和质量目标并为实现该目标而持续进行的体系，它在护理质量管理中具有指挥和控制的作用。护理质量管理体系的基本任务主要有：建立质量管理体系，进行质量教育，制订护理质量标准以及进行全面质量控制。

（一）护理质量管理体系的基本要求

在建立护理服务质量管理体系前，首先应明确护理服务在整个医院医疗服务的组成部分，护理服务本身特点及实现过程对质量管理体系的基本要求和约束力。作为护理具有服务这个共性和特殊性的组织来说,其质量管理体系应满足以下要求:①体系的整体优化;②充分满足患者对护理服务的需求;③树立预防为主,持续改进的理念;④确保通用性和实用性;⑤强调过程的概念;⑥要满足护理服务质量特性的要求;⑦要满足护理服务实现过程对质量体系的基本要求。

护理质量管理体系的设立应遵循6个基本原则:①实用性和规范性;②全员性、全过程性和全方位性;③完整性和严密性;④先进性和渐进性;⑤系统协调性;⑥一致性。

(二)护理质量管理体系的建立

护理质量管理体系是医院质量管理体系的一部分,应与医院质量管理体系同步建立。护理质量管理体系的建立其重要程序及内容应包括领导决策、建立组织及职责界定、质量体系的策划、体系的设计、调整组织和资源配置、质量体系文件的编写。

1. 领导决策 建立质量管理体系,首先要统一医院管理者的认识,明确建立和实施质量管理体系的目的、意义、作用和方法。在此基础上结合组织的实际找出护理质量存在的主要问题,作出决策。然后选择合适的人员负责策划,制订工作计划并组织实施。

2. 护理质量管理组织的建立 建立护理管理组织是推行护理管理体系的组织保障,根据医院现有的体制,将护理质量管理组织分为三层,即护理质量管理领导小组、护理质量监控小组和科室(护理单元)质量活动小组。

3. 护理质量管理体系的策划 质量管理体系的策划主要有统一认识、培训骨干两项工作。

4. 护理质量管理体系的总体设计 具体包括收集相关资料、确定护理质量方针和质量目标、对现有的质量体系和文件进行调整、对质量管理体系提出总体的设计、总体设计的修改和确定。

5. 调整组织机构及资源配置 调整组织机构和资源配置要根据护理单元对患者护理服务的功能进行调整和加强资源配置。

6. 文件的编制 护理质量管理体系文件是对质量方针、质量目标、组织结构、职责职权、质量管理体系要素等的详细描述。编制质量管理体系文件是建立健全和实施质量管理体系的一个重要环节,是整个计划的细化设计,是开展护理质量管理的基础,也是质量管理体系审核、评价的依据。质量管理体系文件应体现科学性、先进性、可操作性和经济性,便于管理控制。

(三)护理质量管理体系的实施

1. 准备阶段

(1)开展系统培训:质量管理体系文件编写完成后,应对全体成员进行教育培训,使各级护理人员对质量管理体系有深入理解,知道体系运行机制及自己在体系运行中的职能。培训分两部分:一部分是对护理管理者、督导组成员进行全面、系统的质量管理体系文件培训,一部分是护理质量管理人员对各级护理人员进行基本知识培训。

(2)印刷和发放体系文件:要求护理部、督导组成员和科护士长、护士长等管理人员每人有一套完整的体系文件。

调整与配置人员和资源:如将编写小组分配到各护理单元、配备相应的仪器、设备等。

2. 加强组织协调 在质量管理体系文件执行中,会因体系设计不周、计划项目不全、体系情况变化等原因而出现各种问题,应在部门之间、人员之间不断地进行协调,及时纠正偏差,以保证护理质量管理体系的有效运作,这都应由护理部组织协调。

3. 建立信息反馈系统 只有确保信息流通,分析处理及时准确,才能使整体质量保持在一个稳定的状态中。质量管理体系产生的质量信息分层次、分等级进行收集、整理、储存、分析、处理和输出,反馈到各执行或决策部门来提供决策的依据。

4. 质量管理体系评价与审核 对质量管理体系的运行,应有充分的证据予以证实。应在一定的时间内,对质量管理体系运行的过程和结果,组织有关人员进行评价与审核。通过评价,修改质量管理体系文件,使质量管理体系运行更有效。

5. 质量改进　质量改进的关键是预防问题的出现，其目的是向护理对象提供高价值的服务，提升护理对象和其他相关方的满意度。为保护护理对象及其他相关方的利益，为提高各项活动和过程的效果及效率，护理管理者应增强质量意识，把不断改进和提高护理质量作为护理管理工作的重中之重。

（四）护理质量管理方法

常见的护理质量管理方法有 PDCA 循环、追踪法、六西格玛和临床路径等。其中 PDCA 循环是护理质量管理最基本的方法之一，被广泛应用于护理管理的各项工作中。主要体现在以下四个方面：①应用在护理质量管理中，对优质护理服务的推行起到了正向推动作用，有效地提升护理工作质量和患者满意度。②应用在护理安全管理中，在保障患者生命安全、保障护士职业安全方面起到积极作用。③应用在护理业务信息管理中，保证了护理记录、电子病历等护理业务信息的及时、客观、真实、完整，为医疗纠纷提供了准确可靠的法律依据，保证了患者和医护工作者的合法权益。④应用在护理人力资源管理中，促进了护理人力资源管理的科学化，保证护理管理的高效率。

三、护理成本管理

护理成本是指在给患者提供诊疗、监护、防治、基础护理技术及服务的过程中物化劳动和活劳动的消耗。在护理管理中，对护理成本全方位控制十分重要。护理成本控制是按照既定的成本目标，对构成护理成本的一切耗费进行严格的计算、考核和监督，及时揭示偏差，并采取有效措施，纠正偏差，使成本被限制在预定的目标范围之内的管理行为。开展成本控制的目的就是防止资源的浪费，使成本降到尽可能低的水平，并保持低水平成本运营。因此，了解护理成本构成是掌握护理成本控制方法的基础。

（一）护理成本构成分析

1. 工资　护士分布在医院 75% 以上的科室，占医院卫生技术人员的一半以上，因此是医院人力成本控制的重点。研究证实护理人力不足是导致护理风险的重要因素，专科护士、高年资护士及高学历护士能确保高品质的照护，有效降低成本。因此，控制人力成本不应以裁减护士或是聘用低薪资浅的护士为手段。在实际工作中可采用以下几种方法控制护理人力成本：①成立应急护士库；②实施兼职制或部分工时制；③聘用辅助人员，承担部分患者日常生活照顾；④应用患者分类系统，改善护理人力配置；⑤应用信息化技术优化工作环境及流程，提高工作效率。

2. 仪器与设备　做好医疗设备、设施和仪器的维修、保养和管理，不仅为治疗、抢救患者提供物质保证，还可以延长它们的使用寿命，节约成本。

3. 供应物品　指各护理单元从设备处、总务处或供应室领出的所有消耗性物品，如床单、被套、输液器和注射器等。护理管理者应实施信息化管理，杜绝供应物品的过期和浪费。

4. 其他人力成本　属于预期发生的支出成本，如奖金、在职进修培训费用、护理学术交流费用、慰问金、活动费等。虽然这类成本不完全是由护理管理者来制订的，但护理管理者应该了解它们的支付方式，提高护士的工作积极性。

（二）护理成本控制方法

护理成本控制包括编制护理预算，将有限的资源适当地分配给预期的或计划中的各项活动；开展护理服务的成本核算；进行护理成本分析，实施实时动态监测和管理，利用有限资源提高护理服务质量。成本预算是计划，也是前馈控制，是成本控制的最常用的方法；成本核算是过程控制，即对医疗护理服务过程中所花费的各种开支，依照计划进行严格的控制和监督，并正确计算实际的成本；成本分析是反馈控制，即通过实际成本和计划成本的比较，检查成本计划的落实情况并提出改进措施。

成本控制是成本管理的核心。从医院护理管理角度,首先要使全体护士逐步建立"费用观念",参与成本管理,自觉减少耗费,使人为浪费减少到最低程度;其次要通过制订规章制度使护理人员的护理活动制度化和规范化,制度是控制成本的一种手段;再次要建立奖惩机制,通过检查、分析、对比,对于成本控制好的予以奖励,调动人员的积极性。

(三)护理成本效益评价

实施护理成本控制,是为了降低成本,提高护理工作效益。护理效益包括社会效益和经济效益。在经济社会中,提高经济效益是护理服务追求的目标之一,护理的经济效益可以分为直接效益、间接效益和潜在效益。常用的评价方法有成本效益分析、成本效果分析等。

本章小结

护理管理是根据护理工作的规律和特点,对工作要素(人员、技术、设备、信息、空间等)进行科学的计划、组织、协调和控制,使护理系统达到最佳运转,促进护理工作质量的持续改进,提供高质量护理服务的过程。本章介绍了护理管理的概念、职能及发展趋势,重点阐述了护理人力资源管理和护理质量管理。

思考题

1. 护理管理的弹性化主要表现在哪几方面?
2. 常见的护理组织结构类型有哪些?
3. 护理人力资源具有哪些特点?
4. 护理质量管理的基本原则有哪些?
5. 控制护理人力成本的方法有哪些?

(张 欣)

第九章　医疗质量管理

医疗质量直接关系到人民群众的健康权益和对医疗服务的切身感受。持续改进质量，保障医疗安全，是卫生事业改革和发展的重要内容和基础，对当前构建分级诊疗体系等改革措施的落实和医改目标的实现具有重要意义。《医疗质量管理办法》《三级医院评审标准（2020 年版）》《国务院办公厅关于加强三级公立医院绩效考核工作的意见》和《关于加强二级公立医院绩效考核工作的通知》等文件，明确规定了建立完善医疗质量管理长效工作机制，创新医疗质量持续改进方法，科学评价医疗质量的指标内容。

第一节　医疗质量管理概述

一、医疗质量概念与构成要素

（一）概念

1. 质量概念　质量（quality）一词来自拉丁文，即本性的意思。质量是指产品和服务的优劣程度，它是满足规定和顾客潜在需要的特征总和。

质量的含义可以分成几个层次：符合性质量，以符合标准的程度作为衡量依据，"符合标准"就是合格的产品质量；适用性质量，以适合顾客需要的程度作为衡量的依据，质量是"产品在使用时能够成功地满足用户需要的程度"；满意性质量，即一组固有特性满足要求的程度，它不仅包括符合标准的要求，而且以顾客及其他相关者的满意为衡量依据，体现"以顾客为关注焦点"的原则；卓越性质量，顾客对质量的感知远远超出其期望，使顾客感到惊喜，质量意味着没有缺陷。

2. 医疗质量概念　美国医疗质量管理之父 Avedis Donabedian 在 20 世纪 60 年代提出了卫生服务质量的三维内涵，即结构质量、过程质量和结果质量。他提出医疗服务质量应该是用最小的危险、最小的成本使患者获得最适当的健康状态，这个观念至今仍被广泛接受。美国原国会技术评估办公室（Office of Technology Assessment，OTA）在 1988 年提出，医疗服务质量是指利用医学知识和相关技术，在现有条件下，医疗服务过程增加患者期望结果（恢复身心健康和令人满意）和减少非期望结果方面所达到的程度。美国医疗机构评审委员会将医疗质量定义为：对于特定的服务、过程、诊断及临床问题，遵守良好的职业规范，达到预期的结果。美国医师学会的定义为：对患者的健康产生适当的改善，强调健康改善与疾病的预防，及时适宜地提供服务，患者能够参与治疗结果的评估。北欧学者 Christian Gronoos 教授于 20 世纪 80 年代初在消费者研究理论基础之上提出了顾客感知服务质量的概念。服务质量属于一个主观范畴，取决于顾客对服务质量的期望（即期望服务质量）同实际服务效果（即体验的服务质量）之间的比较。我国在《医疗质量管理办法》中将医疗质量定义为：在现有医疗技术水平及能力、条件下，医疗机构及其医务人员在临床诊断及治疗过程中，按照职业道德及诊疗规范要求，给予患者医疗照顾的程度。

综上所述，医疗质量（quality of medical care）指医疗服务过程、诊疗技术效果以及生活服务满足患者预期康复标准的程度，主要包括诊断的正确、及时、全面，治疗的及时、有效、彻底，诊疗时间的长短，医疗工作效率的高低，医疗技术使用的合理程度，医疗资源的利用效率及经济效益,患者的满意度(对医疗服务与生活服务)等,是医疗技术、管理方法及其经济效益的综合体现。

3. 医疗质量安全核心制度 根据《医疗质量管理办法》,医疗质量安全核心制度是指在诊疗活动中对保障医疗质量和患者安全发挥重要的基础性作用,医疗机构及其医务人员应当严格遵守的一系列制度,主要包括十八项核心制度。

(二)医疗质量的构成要素

医疗质量的三级结构,即结构质量、环节质量和终末质量。按层次对构成医疗质量的各个环节进行有效的控制是医疗质量管理的主要方法。医疗质量的三级结构是密切联系、相互制约和相互影响的。结构质量贯穿于质量管理的整个过程,终末质量是结构质量和环节质量的综合结果,对结构质量和环节质量起反馈作用。

1. 结构质量 结构质量是由符合质量要求、满足医疗工作需求的各要素构成的,是保证医疗质量正常运行的物质基础和必备条件。结构质量的高低直接影响甚至决定整体质量,故成为管理重点,也是医疗服务的基础质量。医疗结构质量要素通常由人员、技术、物资、规章制度和时间等基本要素组成。

(1)人员:人员是医疗质量要素中的首要因素,其素质的高低对医疗质量起决定性作用,它包括医院人员的政治思想、职业道德和工作作风等方面。

人员管理既要重视医疗护理专业人员,也不能忽视职能部门的管理人员和后勤保障人员,并且要保证人员数量充足,结构合理。

(2)技术:一般指管理技能和医疗技术,其实质是"人"运用"医疗技术"为"患者服务"。各种技术均有其质量指标来评价工作的优劣程度。技术质量是指在医疗技术上以最小的消耗取得最大的医疗效果。

(3)物资:物资是医院存在的基础,也是医疗质量的基础。如果没有物资这个物质基础,要提高基础医疗质量就是"无源之水""无本之木"。医院是由客观存在的物质构成的有形体,医院物资、药品器材的供应、设备的完好和先进程度是医疗质量的保证基础。

(4)规章制度:规章制度是医疗质量管理的基础和行为准则。不论是直接参加医疗服务还是间接参与医疗服务,都需要有一套完整的工作制度来规范工作人员行为。医疗服务是一项很严密的工作,对于每一个参与医疗服务活动的人员,都应该有相应的任务分工和责任要求,以使每个工作人员任其职、尽其责,共同完成医疗服务工作。医疗规章制度包括病例书写制度、查房制度、查对制度、医嘱制度、会诊制度、转院制度、转科制度、病例讨论制度、病房管理制度、护理工作制度、抗生素使用制度、医院感染管理制度等与医疗护理活动直接相关的制度,也包括门诊部、急诊室(部)、住院部、检验科等不同医疗活动场所的工作制度,也包括科室主任、护士长、主任医师、副主任医师等不同岗位的工作职责等。规章制度用于规范医院的工作流程,规范医疗人员的工作行为并作为医疗质量的评价标准。

(5)时间:又称时限,是实施医疗过程的及时性、适时性和准时性的体现。医疗质量的高低与时间有着密切关系,同时合理利用时间也是提高医疗服务效率的主要方法。

根据目前医疗质量管理的实际需要,结构质量在五要素的基础上进一步扩展,使医疗质量要素更加符合医院医疗质量管理发展的需要。扩展后的结构质量可分为10大要素:①医院编制规模;②人员结构,包括人员资历、能力、梯次、知名度与人员素质;③卫生法规、规章制度、技术标准及其贯彻执行情况;④资源,包括医疗设备的先进程度、技术状态和物资供应(药品、器材等);⑤医院文化、思想作风和医德医风教育;⑥医院地理位置与交通情况;⑦医院绿化环境与医院建筑合理程度;⑧医院信息化建设;⑨为患者服务的意识和服务理念;⑩医院卫生经济管理。

医疗质量各要素之间是相互依靠、相互制约的,必须通过有效的组织管理,使各个要素有机地组合,以保证基础医疗质量的作用和效率最大化。

2. 环节质量 环节质量是指医疗服务全过程中的各个环节的质量,又称过程质量,包括从患者门(急)诊就诊到住院治疗、出院等各个医疗环节的质量。广义的环节质量还包括从医院职能部门到科室,从技术服务到生活服务的各个部门,从医疗到科研、教学、后勤、行政等方面的工作质量。它体现了医院质量的形成是各方面工作综合作用的结果,医疗服务中每一个环节的质量都会直接影响整个医院的质量,了解和掌握每一个环节的具体内容,将其分解到最小单元,才能真正达到环节质量管理的目的。

理解医疗环节质量的内容首先要明确医疗服务的过程。过程的划分一般是根据医疗服务的组织结构和患者的就医流程进行。前者通过医院的组织形式对医疗质量进行管理,后者是在以患者为中心的思想指导下,进行医疗质量过程策划,以便使医疗工作更加适合于患者的需求。患者就医流程:门诊就医流程一般是挂号、候诊、就医、检查、取药或治疗、收费。住院就医流程大体可分为:就诊、入院、诊断、治疗、疗效评价及出院六个阶段。

基于上述医疗服务过程,环节质量根据不同的工作部门和性质,有着不同的质量要求。主要包括:①诊断质量,指诊断相关的质量,包括入出院诊断符合率、手术前后诊断符合率、临床诊断与病理诊断符合率等;②治疗质量:指一切治疗工作的实施质量,如医疗措施的决断和治疗方案的选定,手术、抢救、用药以及各种与医疗相关的处置;③护理质量:指对患者的基础护理和专科护理,以及各种护理技术操作和医疗用品灭菌的质量等;④医技科工作质量:包括放射科、病理科、特诊科、检验科、核医学科等的各种诊断性和治疗性的操作质量;⑤药剂管理质量:主要指药品的采购、保管、领发、供应工作质量;⑥后勤保障质量:包括水、电、气、暖的供应和后勤生活物资的供应等;⑦经济管理质量:主要包括医疗经费成本核算、资金使用、医疗收费标准执行以及经济效益分配等。

3. 终末质量 终末质量不仅包括患者在诊疗结束时的医疗质量,也包括对患者的随访。医疗终末质量管理主要是以数据为依据来综合评价医疗终末效果和效益,从而发现并解决质量问题。因此,医疗终末质量是评价质量的重要内容。终末质量通过不断总结医疗工作中的经验和教训,不断改进过程质量和结构质量,促进医疗质量不断上升。

传统的终末质量的评价指标有入院及出院诊断符合率、确诊时间、病程长短、医疗费用、治疗结果、院内感染率、有无并发症等。应用这些统计指标,可以为医疗质量管理的计划、决策、服务内容、评价以及改进提供依据,从而更好地为患者服务。

二、医疗质量管理特点与基本原则

医疗质量管理指按照医疗质量形成的规律和有关法律、法规要求,运用现代科学管理方法,对医疗服务要素、过程和结果进行管理与控制,以实现医疗质量系统改进、持续改进的过程。

(一)医疗质量管理特点

医疗质量管理具有以下五个方面的特点。第一,技术质量与功能质量管理并重,两者是密不可分、相互交织的综合体。其中技术质量指提供给患者"什么",而功能质量是指"如何"向患者提供服务。第二,医疗质量管理受到医院规模、区域资源规划以及患者经济承受能力等诸多因素的影响。第三,医疗质量管理是一个动态的过程,不只是单纯的终末质量考核与评估,医院质量还更多地体现在医院服务的准备阶段和实施过程。医疗质量管理必须注重每一个环节质量的控制,才能实现优质的整体质量。第四,医疗技术的复杂性,病种、病情的复杂性使医疗质量的分析与管理具有一定的难度。第五,必须调动医护人员的主动性、质量责任意识和责任心。

(二)医疗质量管理原则

1. 患者满意原则 质量是反映某种产品或某项服务工作优劣程度的指标,而医疗质量的优劣性则主要体现在患者的满意度上。医疗服务的对象是患者,患者是质量的最终鉴定者和评价者,患者满意才说明医疗质量高。患者满意原则是医院追求的最高标准。一切为了患者、为了一切患者是现代医院质量管理发展的结果。

2. 标准化原则 标准是衡量事物的准则、榜样、规范，是对重复性事物和概念所作的统一规定。医疗活动的各个环节必须有相应技术、服务标准规范、控制和协调，否则医疗工作不能连续有序地进行。

（1）标准是医疗活动的依据：标准涵盖了医疗活动的各个方面，如医疗技术操作标准、危重症抢救标准、管理标准等。医疗操作的所有活动都要按照标准进行，通过管理实践标准，并通过标准化的管理提高医疗质量。

（2）标准实现必须依赖真实可靠的数据：进行医疗活动全面的综合性评价要实行定性与定量相结合的管理方法，用数据评价、分析和评估，总结标准的管理效应，以真正发挥标准化管理的作用。

（3）标准须有较明确的目的性：在医疗过程中，标准必须落实到各具体科室、医疗组和个人。

3. 持续改进原则 随着患者自我意识的提高，患者医疗服务的需求会不断提高，医院作为医疗服务的主体，为了及时满足患者的需求，就需要对医疗服务、质量以及繁杂的程序进行改进，直到患者满意为止。医院应建立全员参与、覆盖临床诊疗服务全过程的医疗质量管理与控制工作制度，医疗质量管理是医疗管理的核心，医院是医疗质量管理的第一责任主体，应当全面加强医疗质量管理，持续改进医疗质量，保障医疗安全。

4. 全员参与的原则 全员参与质量管理是现代质量管理的重要组成部分，它要求医院各个部门的人员全过程主动参与质量管理计划的制订和控制的过程。医务人员是质量管理的直接决策者和控制者，把患者从进入医院大门到出院全部过程都纳入质量管理的范围。全员、全部门、全过程的质量管理要求每个医务人员对每个患者的每个医疗环节履行自己的职责，否则就会影响到医疗质量。

5. 预防为主的原则 通过科学设计，针对医疗过程中的风险环节，规范诊疗和护理行为，有效预防医疗风险，保障医疗安全；并辅以检查作为质量管理和控制的必要手段，对医疗过程进行监督，对存在的问题及时反馈，保证医疗活动的有效开展。

三、医疗质量管理体系

医院质量管理体系是指医院为了达到既定的医疗服务安全和质量目标，在组织上、制度上和物质技术条件上对医院的组织结构、工作程序、服务流程、安全重点和管理资源进行优化配置，以保障医院提供医疗服务安全和质量达到预期要求的系统。

（一）组织机构与职责

根据《医疗质量管理办法》等政策文件和国内外有关学者研究，医院医疗质量管理体系由多层次的组织机构承担并履行相应职责，从而加强医疗质量管理，规范医疗服务行为，全方位保障医疗安全。

合理、完整的管理组织是做好医疗质量管理工作的前提。医疗机构医疗质量管理实行院、科两级责任制。医疗机构主要负责人是本机构医疗质量管理的第一责任人；临床科室以及药学、护理、医技等部门（以下称业务科室）主要负责人是本科室医疗质量管理的第一责任人。大多数医院的医疗质量组织机构应该包括院级医疗质量管理委员会、科室医疗质量管理工作小组、质量控制的职能部门和个体质量控制。

1. 院级医疗质量管理委员会 二级以上的医院应当成立医疗质量管理委员会，医疗质量管理委员会主任由医疗机构主要负责人担任，委员由医疗管理、质量控制、护理、医院感染管理、医学工程、信息、后勤等相关职能部门负责人以及相关临床、药学、医技等科室负责人组成，指定或者成立专门部门具体负责日常管理工作。主要职责有按国家医疗质量管理的有关要求，制订医院医疗质量管理制度并组织实施；组织开展医院医疗质量监测、预警、分析、考核、评估以及反馈工作，定期发布医院质量管理信息；制订医院医疗质量持续改进计划、实施方案并组织实施；制订医院临床新技术引进和医疗技术临床应用管理相关工作制度并组织实施；建立医院医务人员医疗质量管理相关法律、法规、规章制度、技术规范的培训制度，制订培训计划并监督实施；落实省级以上卫生行政部门规定的其他内容。

2．医院质量控制的职能部门　医院医疗管理相关的职能部门都应该参与到医疗质量管理过程中。医疗质量控制部门负责督促、协调相关职能部门对各科室的医疗质量进行资料收集、数据分析和反馈，定期或不定期地深入科室开展医疗质量的促进工作，调查核实医疗缺陷情况，将检查结果及时书面反馈至有关科室，并制订考评标准和质量控制方案。信息科及时准确地统计各科室终末质量及环节质量指标数据。感染控制部门对院内感染进行监测，分析原因并进行干预。

3．科室医疗质量管理工作小组　二级以上医院各业务科室应当成立本科室医疗质量管理工作小组，组长由科室主要负责人担任，指定专人负责日常具体工作。主要职责为贯彻执行医疗质量管理相关的法律、法规、规章、规范性文件和科室医疗质量管理制度；制订科室年度质量控制实施方案，组织开展科室医疗质量管理与控制工作；制订科室医疗质量持续改进计划和具体落实措施；定期对科室医疗质量进行分析和评估，对医疗质量薄弱环节提出整改措施并组织实施；对科室医务人员进行医疗质量管理相关法律、法规、规章制度、技术规范、标准、诊疗常规及指南的培训和宣传教育；报送科室医疗质量管理相关信息。

4．个体质量控制　医疗活动过程中，临床和医技科室的医务人员个人行为具有较大的独立性，个人素质、医疗技术水平对医疗质量影响较大，也是质量不稳定的主要因素，是医疗质量管理最基本的组织单位。个体思想素质、职业责任、敬业精神、业务水平、经验等影响着医疗质量管理水平。实施有效的管理，个体质量控制是最基本、最重要的管理手段，不仅需要制度规则、工作流程的约束，还需个人严格的自我约束和医务人员之间的相互监督。

（二）医院评审

医院评审是政府实施行业监管，医院提升医疗质量与安全的重要抓手，按照《医院评审暂行办法》等政策文件要求，根据医疗机构基本标准和医院评审标准，开展自我评价，持续改进医院工作，并接受卫生行政部门对其规划级别的功能任务完成情况进行评价，以确定医院等级的过程。医院评审遵循政府主导、分级负责、社会参与、公平公正等基本原则。

1．国外医院评审的进展　美国于1912年开始组建外科医师学会（American College of Surgeons，ACS），是最早开展医疗机构评审评价的组织。1917年ACS成立了医院评审委员会，开始撰写《医院认证最低标准》。1951年外科医师学会（ACS）、美国医学会（AMA）、美国医院协会（AHA）、美国医师协会（ACP）和加拿大医学会（CMA）共同组建美国医院认证联合委员会（Joint Commission on Accreditation of Hospital，JCAH），后于1987年改名为医疗服务机构认证联合委员会（Joint Commission on Accreditation of Healthcare Organizations，JCAHO）。1998年成立医疗机构认证国际联合委员会（Joint Commission International，JCI），JCI评审标准每三年修订一次，目前使用的是第7版，分为四大部分（参加评审的要求、以患者为中心的标准、医疗机构管理标准和学术型医学中心医院标准）、共12条评审要求、368条标准、1 266个衡量要素，已于2021年生效。

澳大利亚于1974年组建澳大利亚医院标准委员会，1988年更名为澳大利亚卫生服务标准委员会（Australian Council of Health-Care Standards，ACHS）。2005年成立附属机构ACHSI，ACHSI为澳大利亚以外的医疗机构提供认证服务。1996年ACHS启动评价和质量改进项目（Evaluation and Quality Improvement Program，EQuIP），四年为一个周期，目前使用的是第6版，采用EQuIP6标准，分为三大部分（临床、支持和公司法人），共计13条标准、47条准则（含16条强制性准则）、776条衡量要素，用于医疗机构的质量评估和改进计划，目的是支持卓越的护理和服务。

德国最具代表性的是德国医疗透明管理体系和标准委员会认证体系(KTQ)。KTQ 于 2001 年正式成立,有自己的培训学院、认证机构和顾问委员。KTQ 目前使用的 2021 年版 KTQ 手册,分为以患者为导向、以员工为导向、安全与风险管理、信息与交流、管理能力和质量管理六大部分,共计 48 条标准,279 条要素,遵循"以患者为中心,严格遵守 PDCA 原则"的宗旨。

2. 国内医院评审的进展 我国医院评审开始于 20 世纪 70 年代末,2002 年,卫生部实施"医院管理评价指南",在总结"指南"实施 3 年多经验的基础上,再次征求医院的意见并组织专家修订,于 2005 年恢复医院评审工作,2011 年制定等级医院评审实施细则。国家卫生健康委员会于 2020 年印发《三级医院评审标准(2020 年版)》(国卫医发〔2020〕26 号),是我国自 2011 年发布《三级综合医院评审标准(2011 年版)》(卫医管发〔2011〕33 号)以来,再次印发新的评审标准,按新政策和医改要求,强调利用信息化手段,目的在构建以"日常监测、客观指标、现场检查、定性与定量相结合"的评审工作模式。2020 年版的标准分为前置要求、医疗服务能力与质量安全监测数据、现场检查三个部分 101 节,共设置 448 条标准和监测指标,强调医院的社会属性和公益责任,凸显了医院的法治意识和安全意识。

第一部分前置要求,若医院在评审周期内发生一项(评审前置条款)及以上情形的,则需延期一年评审。共分为依法设置与执业、公益性责任和行风诚信、安全管理与重大事件 3 节,25 条评审前置条件。

第二部分医疗服务能力与质量安全监测数据,重点监测以下五大方面指标,分别为资源配置与运行数据指标、医疗服务能力与医院质量安全指标、重点专业质量控制指标、单病种(术种)质量控制指标、重点医疗技术临床应用质量控制指标。此部分共涵盖 74 节 240 条监测指标,且在评审综合得分中的权重不低于 60%。

第三部分现场检查,聚焦于医院功能与任务、临床服务质量与安全管理、医院管理三大方面,共有 24 节 183 条具体监测指标,与 2011 版 354 条指标相比,极大提高了工作效率和客观性,在评审综合得分中的权重不高于 40%。

第二节　医疗质量管理理论与方法

一、医疗质量管理理论

1. 服务质量模型(service quality model,SERVQUAL 模型)　美国市场营销学家 Parasuraman、Zathamal 和 Berry 最早提出 SERVQUAL 理论,核心是"服务质量差距模型",具体指服务质量取决于用户所感知的服务水平与用户所期望的服务水平之间的差别程度,也称为"期望 - 感知"模型。SERVQUAL 模型分为有形性、可靠性、保证性、响应性和移情性五个维度。有形性主要指企业在服务过程中展现出的外部条件,是服务质量中最基础的评价维度;可靠性主要体现企业在服务过程中实现对用户承诺的程度;保证性主要反映企业满足用户需求的能力;响应性主要侧重为用户提供服务的及时性;移情性是加分项,强调满足不同个性化需求的能力。国内外学者基于 SERVQUAL 模型,开发量表,测量患者感知服务质量与期望质量的差距,评估医院服务质量,从而帮助医院管理者识别服务质量存在的问题及根源,不断提高医院服务质量水平。

2. 结构 - 过程 - 结果模型(structure-process-outcome model,SPO 模型)　美国学者 Donabedian 于 1966 年首次提出,医疗质量是由结构、过程和结果三者组合而成,要以最小的危险和最低的成本给患者最适宜的健康状态。结构 - 过程 - 结果模型强调结构质量影响过程质量,而过程又影响结果质量的动态过程,被广泛应用到医院质量评价研究中,详细阐述参见第一节中相关结构质量、环节质量和终末质量内容。

二、医疗质量管理方法

《医疗质量管理办法》中将医疗质量管理工具的含义界定为，医疗机构为实现医疗质量管理目标和持续改进所采用的措施、方法和手段，如全面质量管理（TQC）、质量环（PDCA 循环）、品管圈（QCC）、疾病诊断相关分组（DRG）绩效评价、单病种管理、临床路径管理等。

结合医改相关政策文件和国内外学者对医疗质量管理方法的研究进展，本节着重介绍PDCA 循环、全面质量管理、品管圈、病种医疗质量管理、临床路径、六西格玛、追踪方法学、失败模式和影响分析等医疗质量管理的方法。

（一）PDCA 循环

PDCA 循环是将质量管理分为四个阶段，在质量管理活动中，要求把各项工作按照作出计划、计划实施、检查实施效果，然后将成功的措施纳入标准。

PDCA 循环，也称质量环，最早由美国统计学家休哈特提出，1950 年美国质量管理专家戴明将其带到日本，并广泛应用于全面质量管理工作中，故又称"戴明环"。

PDCA 循环作为一种较为科学的工作程序，反映了质量管理活动的规律，是提高产品质量的重要方法，是保证质量体系有效运转的基本方式。它包括四个阶段、八个步骤。PDCA 循环的四个阶段为计划（plan）、执行（do）、检查（check）、行动（action）；八个步骤为找问题、找原因、找要因、订计划、执行、检查、总结经验和提出新问题（图 9-1、图 9-2）。

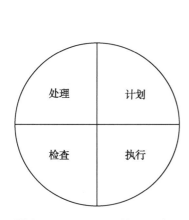

图 9-1　PDCA 循环的四个阶段

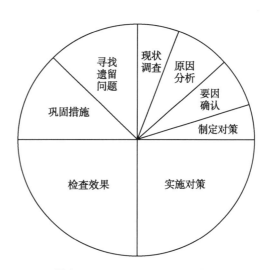

图 9-2　PDCA 循环的八个步骤

PDCA 循环具有以下特点。

1. 大环套小环，小环保大环，互相促进，推动大循环。医院整体、医院内部科室、各诊疗小组以至个人都有自己的 PDCA 循环，大环套小环，小环里面又套更小的环，大环是小环的母体和依据，小环是大环的分解和保证。各级部门的小环都围绕着医院的总目标朝着同一方向转动，通过循环把各项工作有机地联系起来，彼此协同，互相促进，推动医疗质量的持续改进（图 9-3）。

2. 不断前进、不断提高，阶梯式上升。PDCA 循环就像楼梯一样，一个循环运转结束，医疗质量就会提高一步，然后再制订下一个循环，再运转，再提高，不断前进，不断提高，使医疗质量呈阶梯式的提升（图 9-4）。

3. 任何提高质量的项目或活动的成功开展，都离不开医院每个员工的参与。

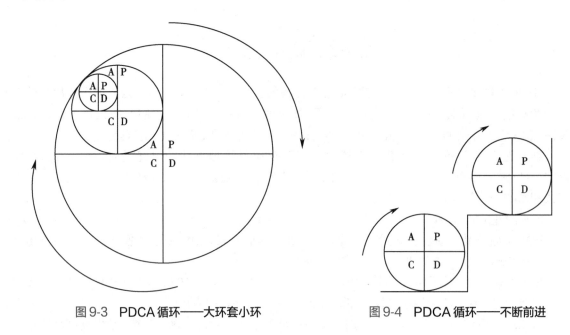

图9-3　PDCA 循环——大环套小环　　　　图9-4　PDCA 循环——不断前进

（二）全面质量管理

美国质量管理专家阿曼德·费格保在 1950 年出版的《全质量控制》（*Total Quality Control*）一书中，第一次提出"全质量控制"的概念，这也是"全面质量管理"的前身。全面质量管理（total quality management，TQM）是指一个组织以质量为中心，以全员参与为基础，系统地整合组织内资源，实现通过让用户满意和本组织所有成员及社会受益而达到持续改进的管理途径和过程。

全面质量管理是一种全面、持续、系统的质量改进方法，需遵循八大原则，分别是以顾客为中心、领导的作用、全员参与、过程方法、系统管理、持续改进、事实决策和供方互利，核心理念是全员参与到质量管理的过程中。

（三）品管圈

品管圈是由日本学者石川馨在《现场与 QC》杂志的发刊词中提出，以现场领班为核心，组成一个圈，共同学习品管手法，使现场工作成为质量管理的核心，从而开启了日本的品管圈管理。品管圈（quality control circle，QCC）是指由相同、相近或互补的工作场所的人们组成数人一圈的小圈团体（又称 QC 小组，一般 6 人左右），通过全体合作与集思广益，按照一定的活动程序、活用品管手法，来解决工作现场、管理等方面所发生的问题。20 世纪 90 年代，我国台湾地区的医疗机构正式将品管圈理念引入到医院质量管理中，自 1993 年开始，我国大陆地区开始试点推行品管圈管理，目前大部分医院将品管圈应用于不同的质量部门，包括护理部、手术部等与医院质量管理相关的科室，并取得了明显成效。

品管圈的基本步骤是基于 PDCA 循环的工作程序来开展的，主要包括以下几个步骤（图9-5）。

1. 选定主题　首先圈员们组织召开圈会，通过头脑风暴等方式列出工作中的问题点，采用投票等方法，选定主题，一般一个品管圈在一期活动中只选择一个主题。

2. 拟定计划　一般以周为单位，圈员们按时间顺序来拟定活动计划，以一个完整的 PDCA 循环来分配时间；采用绘制甘特图来明确活动进度。

3. 现状把握　采用流程图、排列图等手法收集数据，为了解问题现状、严重程度、设定目标提供依据。

4. 设定目标　以"完成期限 + 目标项目 + 目标值"的表达方式来明确目标值，常用的计算公式为：目标值 = 现况值 − 改善值 = 现况值 −（现况值 × 改善重点 × 圈能力）。

5. 解析目标　本步骤非常关键，一般以问卷调查、头脑风暴等方法找出要因。圈员们通力合作、集思广益，采用鱼骨图、系统图和关联图等手法，多角度去查找问题原因。

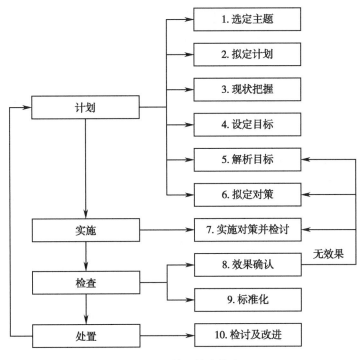

图 9-5　**品管圈的实施步骤**

6. 拟定对策　针对上一步骤所确定的要因,圈员们根据可行性、经济性、圈能力等指标进行打分,按照"80/20"原则选定对策。

7. 实施对策并检讨　对策拟定后,圈员们分工协作落实各项对策,收集数据动态监测效果,采用直方图进行检讨,运用 PDCA 循环记录对策实施的整个过程,若发现有效果,则进入下一步骤。

8. 效果确认　目的是确认实施品管圈的效果,可采用柏拉图、柱状图、雷达图等方法,表示有形效果和无形效果。

9. 标准化　是品管圈实践经验的总结,通过建立作业标准书将有效的对策标准化。

10. 检讨及改进　在每一圈活动完成后,确定改进问题,以下期持续进行 PDCA 循环。

（四）病种医疗质量管理

病种医疗质量管理(medical quality management of disease entities)主要涉及单病种质量管理和病例组合质量管理。

1. 单病种质量管理　单病种质量管理(medical quality management of single-disease entity)是一种标准化的、以病种(或手术)为单位而进行的全程医疗质量管理的方法。它以明确诊断标准的单一疾病(或手术)种类为一个质量评价单位,通过对疾病诊疗全过程,包括诊断、检查、治疗、治疗效果以及医疗费用等,实施标准化控制,达到提高医疗质量和促进医疗资源合理利用的目的;具有相同疾病(或手术)诊断名称的一类患者运用相同指标进行医院间比较,可反映各医院诊疗能力、技术水平和费用等的差异性。

目前我国正在推行国家三级公立医院绩效考核工作,单病种质量控制属定量指标,作为质量安全部分的重要国家监测指标之一,成为各大医院关注的重点。纳入考核的单病种通过如下四个考核指标评价,分别为:①单病种例数(人):考核年度内符合单病种纳入条件的某病种出院人数之和,指标导向为监测比较;②平均住院日(天):考核年度内符合单病种纳入条件的某病种出院患者平均住院时间,指标导向为逐步降低;③次均费用(元):考核年度内符合单病种纳入条件的某病种出院患者平均住院费用,指标导向为监测比较;④病死率(%):考核年度内符合单病种纳入条件的某病种出院患者死亡人数占同期同病种出院人数的比例,指标导向为逐步降低。

2. 病例组合质量管理 病例组合(case-mix)是指对一些相互联系但又有区别的患者各方面特征的归类分组,这些特征包括患者病情、疾病预后、治疗难度、治疗必要性以及医疗资源消耗强度等方面。病例组合质量管理(medical quality management of case-mix)是通过病例组合,根据病例的分组特征、疾病转归、医疗资源消耗等进行的一种标准化的医疗质量管理方法。病例组合可以反映医疗机构的工作强度以及救治疑难、危重病例的技术水平。

由于不同的医疗服务提供者之间收治患者的数量和类型不同,难以直接比较,为了解决这个问题,早在1913年便产生了病例组合的概念。国际上对病例组合的研究主要兴起于20世纪70年代末和80年代初,最初研究的目的主要是针对医疗质量的评价,用于解释、处理不同质量医疗产出的潜在因素。到1983年,随着美国在老年医疗保险中实施诊断相关组合预付费制,进一步促进了各种病例组合的研究工作。西方发达国家在病种质量管理方法的研究和实践方面做了大量的研究工作。目前已形成了疾病诊断相关分组(diagnosis related groups, DRG)付费、患者管理分类(patient management categories, PMC)、计算机病情指数(computerized severity index, CSI)、急性生理与慢性健康评价指标(acute physiology and chronic health evaluation, APCHE)等多种病种病例组合方法,对医疗费用的控制和医疗质量管理起到了一定的作用。

我国目前开展按DRG付费和基于大数据的按病种分值付费(diagnosis intervention packet, DIP)两项医保支付方式改革试点,这不仅仅是国家深化医改的重大战略部署,也是医疗保障制度自身发展完善、不断提高基金使用效率的必然要求。按DRG付费是以主要诊断和主要治疗方式,年龄、性别、并发症和伴随疾病、出院转归和住院时间等信息为关键变量,将临床诊疗过程相近、医疗资源消耗相似的出院患者归类到同一个诊断相关组,以组为单位打包确定医保支付标准。按DIP付费是利用大数据将疾病按照"疾病诊断 + 治疗方式"组合作为付费单位,医保部门根据每年应支付的医保基金总额确定每个病种的付费标准。按DRG付费和按DIP付费都是通过打包定价的方式,促进医疗机构转变运行机制,促使医疗服务提供方主动控制成本,为参保群众提供健康所需要的最适宜的服务。

(五)临床路径

临床路径(clinical pathways, CP)主要指医院里的一组人员共同针对某一病种的监测、治疗、康复和护理所制订的一个有严格工作程序、有准确时间要求的照顾计划,以减少康复的延迟及资源的浪费,使患者获得最佳水平的医疗服务质量。临床路径的实施主要包括准备阶段、制订路径、实施路径、改进路径、监测及评价几大步骤,后四个步骤是基于PDCA原理循环往复,不断改进,不断提高,逐步使临床路径的内容更全面,项目更合理,更符合临床科室的工作实际,更加满足患者需求,不断提升医院的医疗管理质量水平。

(六)六西格玛

德国数学家卡尔·高斯提出的正态分布曲线是六西格玛的基础。六西格玛在工业和商业中的应用最早起源于移动通讯设备,20世纪80年代已有一套检查质量的方法,其检验标准是每千例产品中的错误数量,被誉为六西格玛之父的工程师比尔·史密斯提出每百万产品中的错误率作为更严格的检验标准。六西格玛(six sigma)一般步骤包括定义阶段(define)、测量阶段(measure)、分析阶段(analysis)、改进阶段(improve)、控制阶段(control)。六西格玛也广泛应用在医疗管理中,用于提高医疗与护理质量、减少用药差错、改善医疗耗材库房的质量管理效率、打造医院的核心竞争力等方面。

(七)追踪方法学

追踪方法学(trace methodology, TM)是一种过程管理方式,起源于美国,目前成为国内外医院评审中广泛使用的评价方式。具体是经由接受过专门培训的专家使用特殊的追查方式去检视和感受患者所接受过的医疗服务质量。评价专家沿着患者接受过的诊疗与服务的科室进行访查,同时从患者的角度实地了解服务流程和效果,以确定患者的安全、权利及隐私是否真正受到保障。追踪方法学可分为个案追踪和系统追踪两大类型:个案追踪法需按照患者的病案记录,并随机抽取1位特定患者,考察所有医疗服务过程,并对其提供的治疗、服务及护理进行分析。系统追踪会跨越整个医院的特定过程,系统追踪是在个案追踪的基础上实施的。

(八)失败模式和影响分析

失败模式和影响分析(failure mode and effects analysis)最早起源于美国军方,之后应用于飞机和汽车制造业,重点是判断流程中可能出现的错误,以及这些错误可能产生的影响,并评估这些影响的严重性,根据严重程度进行有针对性的预防,是一种分析潜在风险并避免其发生的管理工具。失败模式和影响分析一般按照以下步骤开展:首先由团队讨论产生差错的可能性、错误的性质及其影响,并按照"失败模式和影响分析"量表进行打分来决定"风险优先分值"(risk priority score);团队成员随后根据"风险优先分值"从高到低进行资源分配,并制订解决方案,在错误发生之前进行干预;核心是团队回答三个问题——哪些方面可能出现问题?问题出现的原因是什么?这些问题最终的影响是什么?

三、医疗质量管理工具

根据国内外学者研究,目前较为常用的医疗质量管理工具有因果分析图、流程图、分层图、排列图、控制图、散布图、直方图、关联图、系统图和过程决策程序图等,医院可以根据需求和目的,因地制宜选择相应的管理工具。

1. 因果分析图　因果分析图又称鱼骨图、石川图、特性要因图、树枝图,可以帮助进一步寻找影响质量的具体原因,是用于考虑并展示已知结果与其潜在原因之间关系的一种工具。通过分析和表达因果关系,识别症状,分析原因,寻找措施,促进问题的解决。分析质量问题产生的原因要从大到小,从粗到细,一级一级地往下探寻。每一级原因都用箭头标明,一直到找到管理措施的原因为止。

绘制步骤:①明确、扼要地确定结果;②规定可能原因的主要类别;③画图(结果在右边,主要的各类原因在左边);④寻找所有下一层次的原因画在主枝上,并继续发展下去;⑤从最高层次的原因中识别和选取对结果有最大影响的原因,对其进行进一步的工作,如收集数据、采取控制措施等(图9-6)。

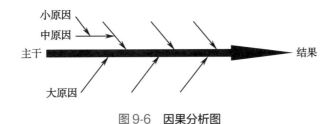

图9-6　因果分析图

2. 流程图　流程图是指通过特定的流程图例,展示医院各项工作程序和医疗服务的完整过程,较为直观、形象。流程图一般分为文件流程图、数据流程图、系统流程图和程序流程图等类型(图9-7)。

流程图绘制需要注意以下几个方面:明确流程的目的和类型,决定图的起点、流向和终点,确定流程图的要素,反映质量管理过程的真实情况。

3. 分层图　分层图是指根据不同的目的将搜集来的数据按其性质、来源、影响因素等加以分类和分层进行对比研究的方法。分层原则是同一层的差异尽量小,不同分类层之间差异尽量大,这样才能达到分类对比分析的目的。

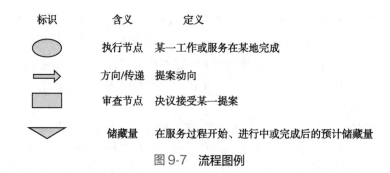

图9-7　流程图例

　　对管理过程搜集来的数据，因其信息量大且复杂，只能通过分层，方能显示出事件的本来面目，揭示其内在联系，找到问题的症结并采取相应的措施。分层是质量管理中十分重要的基础性工作，许多方法与图表都是以分层为纲目。层次分析法已成为管理决策的重要方法。

　　数据分层不能随意进行，通常应根据分析的目的，按一定的标志，将性质、条件相同的数据归集在一起。对同一层次内的数据波动幅度宜小，而层与层之间的差别宜大。此外，分层宜细些，一般可分3～4层，分层过粗会丢失许多有用信息，所作分析也缺乏深度。

　　医疗质量中进行分层的标志，通常有以下几种：①按医疗对象分：如病种、病例、病情、性别、年龄、职业、医疗保险类型等。②按医疗过程分：如诊断、治疗、护理、医技、门诊、住院等。③按质量内容分：如资源、质量、效率效益、服务态度、病历、处方等。④按时间分：如年度、季度、月份等。⑤按人员素质分：如政治表现、文化程度、技术职称、专著论文等。⑥按质量因素分：人员、经济、设备、技术、体制和管理等。

　　4. 排列图　排列图又叫帕累托图、柏拉图、主次因素排列图、主次因素分析图，根据"关键的少数和次要的多数"原理而制作的一种能找出影响质量主要因素的简单有效的方法，它把影响质量的因素按其对质量影响程度的大小顺序用图排列起来，以找出其主要原因，目前在品管圈设计中广泛应用（图9-8）。

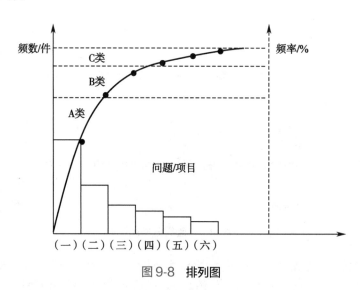

图9-8　排列图

　　排列图的一般绘制步骤为：①选择要进行分析的项目；②确定分析用的度量单位；③确定用于分析数据的时间周期；④按量值递减顺序从左至右在横坐标上列出项目；⑤在每一个项目上标出长方形，其高度表示该项目的度量值；⑥自左至右累加每一项目，计算累计百分数，画累计频数线；⑦确定主要因素及质量改进的最关键项。

　　5. 控制图　控制图又称管理图，是建立在数理统计学基础上的，用于区分由异常或特殊原因所引起的波动和过程固有的随机波动的一种工具（图9-9）。它是用来区分质量波动究竟是由于偶然原因引起的,还是由于系统原因引起的,从而判断质量过程是否处于控制状态的一种工具。换句话说,控制图是反映质量产生过程中是否存在异常原因影响的一种有效工具。因为它的用法简单,效果良好,便于掌握,控制图在质量管理方法中可起到核心作用。

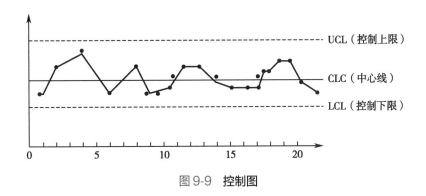

图 9-9　**控制图**

在一定意义上讲,"质量管理始于控制图,终于控制图"。控制图上一般有三条线:在上面的一条线叫控制上限,用符号 UCL 表示;在下面的一条线叫控制下限,用符号 LCL 表示;在中间的一条线叫中心线,用符号 CLC 表示。把被控制的质量特性值变化以点的形式描绘在图上。如果相关特征值全部落在上下控制限内,那么就判定质量处于控制状态,否则就认为质量存在异常因素,需要查找原因,并采取相应措施。

其功能是:①诊断:评估过程的稳定性,发现和控制异常原因所引起的质量波动;②控制:决定某一过程何时需要调整,何时需要保持原有状态;③确认:确认某一过程的改进。

使用程序:①选择控制特性;②选择合适的控制图;③确定分组原则、样本大小、抽样间隔;④收集并记录至少 20～25 组数据,或使用已有的数据;⑤计算各分组样本统计量;⑥根据分组样本的统计量计算控制界限;⑦绘制控制图并标出各组的统计量;⑧研究控制界限外的点,并标出异常原因的状态;⑨决定下一步的行动。

6. 散布图　散布图又称相关图,用来发现和确认两组相关数据间的预期关系,是一种研究成对出现的两组相关数据间关系的图示技术。绘制步骤为:①从两组相关的数据中收集对应的数据(30 个以上);②标出 X 轴和 Y 轴;③找出最大值和最小值,并标定坐标值;④描点;⑤研究点分布的形态,找出相关关系的类型和程度(图 9-10)。

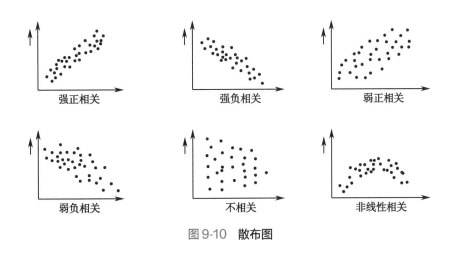

图 9-10　**散布图**

7. 直方图　直方图是用一系列等宽不等高的长方形来表示数据,其宽度表示数据范围的间隔,高度表示在给定间隔内数据的数目,变化的高度形态表示数据的分布情况,适用于数字数据分布状态分析。直方图能够显示波动的形态,直观地传达有关过程情况的信息,帮助决定在何处集中力量进行改进。绘制步骤为:①收集数据;②确定数据极差;③确定直方图的组数和每组的宽度;④按数据值比例画横坐标;⑤按频数值比例画纵坐标;⑥按纵坐标画出每个矩形的高度(图9-11)。

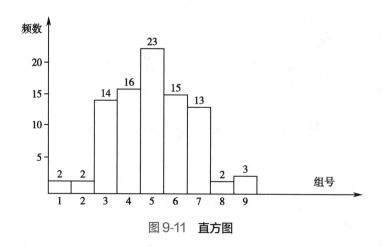

图9-11　直方图

8. 关联图　关联图是一种用以表示各个相关要素间的因果关系的连线图,利用关联图可综合分析多个因素间的复杂关系,从而找出解决问题的途径或对策,是从因果关系的角度整理语言文字资料的一种方法。绘制步骤为:①提出认为与问题有关的全部因素或项目;②用确切而简明的词汇表达各主要因素(使用卡片);③尽量把关系比较密切的卡片放在一起分析,并用箭头把各因素的因果关系联系起来,画出关联图;④根据图形,统观全局,进行分析讨论,并检查有无遗漏或不够确切之处,复核认可各因素及其相互间的因果关系;⑤归纳并提出关键项目和工作重点,确定从何入手解决问题,并拟订措施计划;⑥关联图中出线多或只出不进的事项为主要原因,进线多或只进不出者为主要结果;进出皆多者为主要关节(图9-12)。

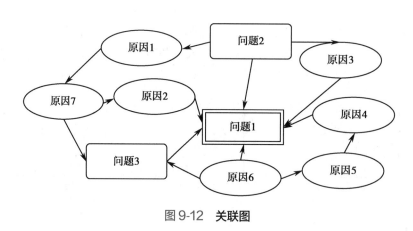

图9-12　关联图

9. 系统图　系统图是一种系统地寻求达到目的的最佳的方法,把达到目的所必需的手段、方法按系统逐级展开并绘制成图,然后从图中找出问题的重点和实现目的的最好手段和方法。该方法能够明确质量管理和质量改进活动中的重点,改善实施效果。绘制步骤为:①明确目的、目标,并用文字形式明确地记录在卡片上;②根据目的、目标的要求,自上而下或自下而上地集思广益,提出各种手段、方法和措施,直至能采取行动为止;③对手段、方法和措施进行评价;④列出各种手段和措施;⑤把手段和措施系统化;⑥按评价后确定的手段、方法,画出展开图;⑦制订实施计划(图9-13)。

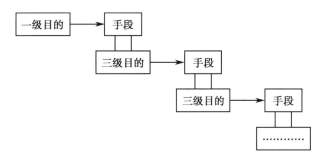

图 9-13 **系统图**

10. 过程决策程序图 过程决策程序图（process decision program chart，PDPC）法是运筹学中的一种方法，其工具就是 PDPC。所谓 PDPC 法，是为了完成某个任务或达到某个目标，在制订行动计划或进行方案设计时，预测可能出现的障碍和结果，并相应地提出多种应变计划的一种方法。这样在计划执行过程中遇到不利情况时，仍能按第二、第三或其他计划方案进行，以便达到预定的计划目标（图 9-14）。

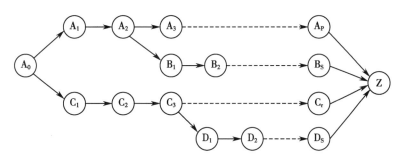

图 9-14 **过程决策程序图**

过程决策程序图是一种随事态的发展，对可能推想出各种结果的问题确定一个过程，使计划达到令人满意的结果的方法，就是在计划阶段，预先对各种可能发生的不利情况加以估计，并提出对应措施，保持计划的灵活性，做到有预见性、预防性。绘制步骤为：①确定目标；②召集有关人员进行讨论，提出解决方案；③选取有必要研究的事项；④在实施事项时，提出预计的结果；⑤对事项按时间、工时、难易程度、负责部门、负责人等加以识别、区分、标示；⑥对性质不同的内容，据其相互关系决定其先后顺序；⑦在实施过程中，定期召集有关人员对 PDPC 计划进行检查、补充、改进，以免出现新问题影响计划的实施。

11. 近似图解法 近似图解法又称 KJ 法，是启发人的思维、集中人的智慧、锻炼人的思考能力和辅助质量管理决策的一种方法。它的基本做法是就未来要解决或未知领域的问题，收集与之有关的事实、意见或设想的资料，并利用其相互间的"亲和性"做成归类合并图，从中找出应解决的问题或明确问题的形态。绘制步骤为：①确定对象（主题、用途）；②搜集语言资料；③把搜集的所有资料都写成卡片；④把杂乱无章的卡片，依据自己的思路，按照内容在某点的相似性进行分类；⑤把同类的卡片集中起来，并写出分类卡片或标题卡片；⑥组间，再根据"亲和性"做第二层标题卡，以此类推并作图，以适当方式标出组间的相互关系；⑦根据不同的目的，选用上述资料卡片，整理出思路，并制订对策，列出报告。

12. 箭条图 箭条图法又称矢线图法或双代号网络图法，是计划评审法在质量管理中的具体运用，是使质量管理的计划安排具有时间进度内容的一种方法。它有利于从全局出发、统筹安排、抓住关键线路，集中力量，按时或提前完成计划。箭条图适用于制订质量管理计划和质量改进计划。绘制步骤为：①调查工作项目，把工作项目的先后次序，由小到大进行编号；②用箭条"→"代表某项作业过程，如0→①、①→②等，箭杆上方可标出该项作业过程所需的时间数，作业时间单位常以日或周表示；③画出箭条图；④计算时间，并找出关键路线（图9-15）。

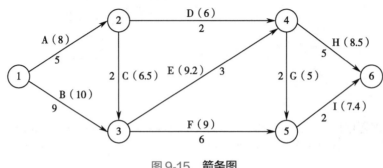

图9-15　箭条图

第三节　医疗质量评价

医疗质量评价就是有组织、有计划地对医疗活动中的客观事物的核实或事物性质的分析，判定被评价对象是否符合事先规定标准或要求的活动，它是医疗质量管理的重要一环，也是一项复杂的工作。因此，如何建立科学的、客观的、准确的医疗质量评价体系，是医院质量管理的一项主要任务。

一、医疗质量评价内容与原则

1. 医疗质量评价内容　Donabedian 提出医疗服务质量受医疗机构的组成结构、医疗服务流程和医疗结果三者的综合影响，他提出好的医疗服务应该是以最小的风险和最低的成本为患者提供最适宜的服务。Donabedian 提出了较为完善的从结构、过程和投入方面对质量进行评价的模式，最重要的是结果质量的测量，这也是医院绩效评价强调的方面。医疗质量的三级结构是密切联系、相互制约、相互影响的，医疗质量的结构质量主要反映的是医疗服务的规模和能力水平，结构质量评价的是各类资源的静态配置关系与效率，是资源相对稳定的物质或组织特性。过程质量评价的目的主要是反映医疗工作和医疗行为的过程活动，并评价它们的顺序和协调性，主要包括患者诊疗过程的规范、诊疗操作常规、与诊疗相关的医疗规章制度的落实情况等。医疗结果质量主要指患者经过全部或阶段性疗程后对其医疗服务活动的质量评价，是整个医疗服务过程质量的全面反映，也是对医疗机构结构与运行最终质量的测定，是医疗质量评价的基础和重点。结果质量的评价主要分为临床结果质量评价和生命质量评价两个大类。

医疗服务机构认证联合委员会（JCAHO）提出用 9 个维度对医疗服务质量进行评价：功能性产出、适宜性、效率、尊重与关心、安全、连续性、效果、及时性、可获取性。Victor Sower 等人（2001）在 JCAHO 所提出的医疗服务质量评价的基础上提出了医院关键质量评价，他们认为医院的服务质量应该从关心与尊重、效果与连续性、适宜性、信息、效率、饮食、第一印象、配送等 8 个方面进行评价。

2. 评价单位　医疗质量评价单位是对医疗质量评价对象的具体化，它规定了质量评价的各项指标的规定范围以及目标所要达成的程度。

评价的对象可以是医疗服务体系、医院、业务科室、医疗小组或医务人员，也可以是病例、病种或病例组合，也可以是一种疾病的诊治过程或结果。事实上，任何一项与医疗质量有关的活动，都可以进行评价。

3. 医疗质量评价原则　主要包括以下几方面。

（1）科学性：所制订的质量评价标准、方法应该是科学的，特别是有些数据能经得起时间的考验，数据要经过统计学处理，每一项评价标准都是科学的。

（2）先进性：质量评价的标准、方法及整个体系具有先进性，吸收了国内外质量评价的最新成果。

（3）可行性：质量评价体系符合中国医院情况，被评价单位接受。

（4）简便性：评价指标简单，容易采集和分析。

（5）可比性：评价对象和相关的指标具有可比性，属于同一类对象和指标的评价。

（6）政策性：质量评价体系符合党和国家的基本政策，符合有关卫生法规要求，符合我国卫生事业发展的总方针。

（7）经济性：质量评价的经济性是一个热点问题，质量管理必须注意质量成本。

（8）公正性：医疗质量评价必须公正，数据的获取和分析严格按照程序执行。

二、医疗质量评价指标

本主要依据《国务院办公厅关于加强三级公立医院绩效考核工作的意见》和《关于加强二级公立医院绩效考核工作的通知》等文件，具体阐述绩效考核中医疗质量相关指标与指标含义，为提高医院质量管理提供参考。

（一）三级公立医院质量评价指标

依据《国家三级公立医院绩效考核操作手册（2022版）》，三级公立医院绩效考核指标体系中，包含一级指标4个（医疗质量、运营效率、持续发展和满意度）、二级指标14个、三级指标55个（定量50个，定性5个）、新增指标1个。本部分详细阐述医疗质量指标，共有二级指标4个，三级指标24个（国家监测指标10个），其中定量指标22个，定性指标2个。

1. 功能定位指标

（1）门诊人次数与出院人次数比：定量指标，是指考核年度门诊患者人次数与同期出院患者人次数之比。指标的意义在于引导三级公立医院收治疑难复杂和危急重症患者，逐步下转常见病、多发病和疾病稳定期、恢复期患者，城市三级综合医院普通门诊就诊人次占比逐步降低。指标导向为监测比较。

（2）下转患者人次数（门急诊、住院）：定量指标，是指考核年度三级公立医院向二级医院或者基层医疗机构下转的患者人次数，包括门急诊、住院患者。指标的意义在于三级医院应当根据功能定位，重点收治疑难复杂疾病和疾病的急性期患者，将适宜患者向下转诊，以提高医疗资源利用效率。指标导向为逐步提高。

（3）日间手术占择期手术比例：定量指标，是指考核年度出院患者施行日间手术台次数占同期出院患者择期手术总台次数的比例。指标的意义在于保障医疗质量与安全的前提下，符合条件的三级医院稳步开展日间手术，逐步扩大日间手术病种范围，逐年增加日间手术占择期手术的比例，缩短患者等待住院和等待手术时间，提高医疗服务效率。指标导向为监测比较。

（4）出院患者手术占比：定量指标、国家监测指标，是指考核年度出院患者施行手术治疗台次数占同期出院患者总人次数的比例。手术和介入治疗的数量尤其是疑难复杂手术和介入治疗的数量与医院的规模、人员、设备、设施等综合诊疗技术能力及临床管理流程成正相关，鼓励三级医院优质医疗资源服务于疑难危重患者，尤其是能够提供安全有保障的高质量医疗技术服务。指标导向为逐步提高。

（5）出院患者微创手术占比：定量指标、国家监测指标，是指考核年度出院患者实施微创手术台次数占同期出院患者手术台次数的比例。指标意义在于引导医院开展微创手术，合理选择微创技术适应证、控制相关技术风险促进微创技术发展。指标导向为逐步提高。

（6）出院患者四级手术比例：定量指标、国家监测指标，是指考核年度出院患者施行四级手术台次数占同期出院患者手术台次数的比例。指标意义在于引导医疗机构应当开展与其级别和诊疗科目相适应的手术，三级医院重点开展三、四级手术。指标导向为逐步提高。

（7）特需医疗服务占比：定量指标，由特需医疗服务量占比和特需医疗服务收入占比两部分体现。考核年度特需医疗服务量（特需门诊患者人次数和享受特需医疗服务的出院人数）占同期全部医疗服务量（门诊患者人次数和出院人数）的比例，不含急诊和健康体检人次；考核年度特需医疗服务收入（特需门诊医疗服务收入和住院患者特需医疗服务收入）占同期全部医疗服务收入的比例。指标意义在于控制公立医院特需服务规模，提供特需服务的比例不超过全部医疗服务的10%。指标导向为监测比较。

2. 质量安全指标

（1）手术患者并发症发生率：定量指标、国家监测指标，是指考核年度择期手术患者发生并发症例数占同期出院的手术患者人数的比例。预防手术后并发症发生是医疗质量管理和监控的重点，也是患者安全管理的核心内容，是衡量医疗技术能力和管理水平的重要结果指标之一。指标导向为逐步降低。

（2）Ⅰ类切口手术部位感染率：定量指标、国家监测指标，是指考核年度发生Ⅰ类切口手术部位感染人次数占同期Ⅰ类切口手术台次数的比例。指标意义在于监测Ⅰ类切口手术患者发生手术部位感染的频率，反映医院对接受Ⅰ类切口手术的患者医院感染管理和防控情况。指标导向为逐步降低。

（3）单病种质量控制：在本章第二节"二、医疗质量管理方法"部分中已介绍。

（4）大型医用设备检查阳性率：定量指标，是指考核年度大型医用检查设备的检查报告阳性结果（人次）数占同期大型医用设备检查人次数的比例。指标意义在于对已经购置的大型医用设备使用情况、使用效果应定期评价，促进大型医用设备科学配置和合理使用。对于大型医学影像设备要开展医疗质量管理工作，定期进行影像诊断与手术、病理或出院诊断随访对比，统计影像诊断与临床诊断的符合率。指标导向为监测比较。

（5）大型医用设备维修保养及质量控制管理：定性指标，是指考核年度大型医用设备在医院使用期间的维修保养和质量控制管理状况。该指标要求医疗器械使用单位应当建立大型医用设备管理档案；应当按照大型医用设备产品说明书等要求，进行定期检查、检验、校准、保养、维护，大型医用设备必须达到计（剂）量准确、辐射防护安全、性能指标合格后方可使用；应当按照国家法律法规的要求，建立完善大型医用设备使用信息安全防护措施，确保相关信息系统运行安全和医疗数据安全。大型医用设备使用人员应当具备相应的资质、能力，按照产品说明书、技术操作规范等使用大型医用设备。医疗器械使用单位发现大型医用设备不良事件或者可疑不良事件，应当按照规定及时报告医疗器械不良事件监测技术机构。指标导向为监测比较。

（6）通过国家室间质量评价的临床检验项目数：定量指标、国家监测指标，是指考核年度医院临床检验项目中通过国家卫生健康委临床检验中心组织的室间质量评价项目数量。该指标反映实验室参加室间质评计划进行外部质量监测的情况，体现实验室检验结果的可比性和同质性，同时为临床检验结果互认提供科学依据。指标导向为逐步提高。

（7）低风险组病例死亡率：定量指标、国家监测指标，是指考核年度运用DRG分组器测算产生低风险组病例，其死亡率是指该组死亡的病例数占低风险组全部病例数量的比例。该指标体现医院医疗质量和安全管理情况，也间接反映了医院的救治能力和临床诊疗过程管理水平。指标导向为逐步降低。

（8）优质护理服务病房覆盖率：定量指标，是指考核年度医院已经开展优质护理服务的病房总数占医院全部病房总数的比例。指标意义在于要求各级各类医院要深化优质护理、改善护理服务。指标导向为逐步提高。

3．合理用药指标

（1）点评处方占处方总数的比例：定量指标，是指考核年度点评处方占处方总数的比例。点评处方包括点评门急诊处方和点评出院患者住院医嘱两部分。指标意义在于促进医疗机构建立处方点评制度，填写处方评价表，对处方实施动态监测及超常预警，登记并通报不合理处方，对不合理用药及时予以干预。门急诊处方抽样率不应少于总处方量的1‰，且每月点评处方绝对数不应少于100张；病房（区）医嘱的抽样率不应少于出院病历数的1%，每月点评出院病历绝对数不应少于30份。指标导向为逐步提高。

（2）抗菌药物使用强度（DDDs）：定量指标、国家监测指标，是指考核年度通过成人抗菌药物的平均日剂量（defined daily doses，DDDs）分析评价抗菌药物使用强度。DDD作为用药频度分析单位，不受治疗分类、剂型和不同人群的限制。DDDs可反映不同年度的用药动态和用药结构，某抗菌药物DDDs大，说明用药频度高，用药强度大，对该药的选择倾向性大。指标导向为逐步降低。

（3）门诊患者基本药物处方占比：定量指标，是指考核年度门诊患者处方中使用基本药物人次数占同期门诊诊疗总人次数的比例。指标意义在于提升基本药物使用占比，引导公立医疗机构科学设置临床科室基本药物使用指标，基本药物使用金额比例及处方比例应当逐年提高。指标导向为逐步提高。

（4）住院患者基本药物使用率：定量指标，是指考核年度出院患者在住院期间医嘱中使用基本药物的总人次数占同期出院总人次数的比例。指标意义和导向同门诊患者基本药物处方占比。指标导向为逐步提高。

（5）基本药物采购品种数占比：定量指标，是指考核年度医院基本药物配备使用品种数量占比及配备使用金额占比。指标意义在于引导公立医院全面配备优先使用国家基本药物，强化医疗机构基本药物使用管理，以省为单位明确公立医疗机构基本药物使用比例，不断提高医疗机构基本药物使用量。公立医疗机构根据功能定位和诊疗范围，合理配备基本药物，保障临床基本用药需求。药品集中采购平台和医疗机构信息系统应对基本药物进行标注，提示医疗机构优先采购、医生优先使用。指标导向为逐步提高。

（6）国家组织药品集中采购中标药品使用比例：定量指标，是指考核年度国家组织药品集中采购中标药品用量与同期医疗机构同种药品用量的比例。指标意义在于引导医院使用国家组织药品集中采购中标药品，促进药品集中采购机制和以市场为主导的药品价格形成机制的探索完善。指标导向为逐步提高。

4．服务流程指标

（1）门诊患者平均预约诊疗率：定量指标，是指考核年度门诊患者预约诊疗人次数占总诊疗人次数的比例。指标意义在于推进预约诊疗服务的要求，引导三级医院逐步增加用于预约的门诊号源，增加预约诊疗服务比例，优先向医联体内基层医疗卫生机构预留预约诊疗号源。指标导向为逐步提高。

（2）门诊患者预约后平均等待时间：定量指标，是指门诊患者按预约时间到达医院后至进入诊室前的等待时间。指标意义在于引导三级医院推行分时段预约诊疗和集中预约检查检验，扩大分时段预约诊疗和集中预约检查检验比例，力争预约时段精准到30分钟，缩短患者按预约时间到达医院后等待就诊的时间，优化预约诊疗流程，避免门诊二次预约导致重复排队的情况。指标导向为逐步降低。

（3）电子病历应用功能水平分级：定性指标、国家监测指标，是指评价医疗机构以电子病历为核心的信息系统的应用水平。从系统功能实现、有效应用范围、数据质量三个维度对医疗机构电子病历及相关临床系统的应用水平进行评价。指标意义在于将信息化作为医院基本建设的优先领域，到2022年，全国三级公立医院电子病历应用水平平均达到4级。指标导向为逐步提高。

（二）二级公立医院质量评价指标

依据《国家二级公立医院绩效考核操作手册（2022版）》，二级公立医院绩效考核指标体系中，包含一级指标4个（医疗质量、运营效率、持续发展和满意度评价）、二级指标10个、三级指标28个（均为定量指标，国家监测指标21个）。本部分详细阐述医疗质量指标，共有二级指标4个，三级指标13个（国家监测指标8个，均为定量指标）。

1. 功能定位指标

（1）出院患者手术占比：定量指标、国家监测指标，该指标定义与三级公立医院中一致。指标意义在于住院患者手术占比情况可以反映二级医院的技术能力和水平，根据风险性和难易程度不同，将手术分为四级，其中二级手术指有一定风险、过程复杂程度一般、有一定技术难度的手术；三级手术指风险较高、过程较复杂、难度较大的手术。二级医院重点开展二、三级手术。

（2）出院患者微创手术占比：定量指标、国家监测指标，该指标定义与三级公立医院中一致。推荐县级医院住院患者微创手术比例≥20%。

（3）出院患者三级手术占比：定量指标、国家监测指标，是指考核年度出院患者施行三级手术人数占同期出院患者手术人数的比例。指标意义在于引导医疗机构开展与其级别和诊疗科目相适应的手术。二级医院重点开展二、三级手术。

2. 质量安全指标

（1）手术患者并发症发生率：定量指标、国家监测指标，该指标定义与三级公立医院中一致。

（2）低风险组病例死亡率：定量指标、国家监测指标，该指标定义与三级公立医院中一致。

3. 合理用药指标

（1）抗菌药物使用强度（DDDs）：定量指标、国家监测指标，该指标定义与三级公立医院中一致。有关规定明确二级综合医院住院患者抗菌药物使用强度不超过40DDDs，口腔医院不超过40DDDs，肿瘤医院不超过30DDDs，儿童医院不超过20DDDs（按照成人规定日剂量标准计算），精神病医院不超过5DDDs，妇产医院（妇幼保健院）不超过40DDDs。

（2）基本药物采购金额占比：定量指标，是指考核年度医院基本药物采购金额数占医院同期采购药物金额总数的比例。指标意义在于促进医院优先配备、使用基本药物，提高基本药物使用比例。指标导向为逐步提高。

（3）国家组织药品集中采购中标药品金额占比：定量指标，考核年度国家组织药品集中采购中标药品金额数占同期医院同种药品采购金额总数的比例。指标意义在于促进公立医疗机构配备和合理使用中选药品，切实保证用量。指标导向为逐步提高。

（4）重点监控药品收入占比：定量指标，是指考核年度医院重点监控药品收入占同期药品总收入的比例。指标意义在于要求各省级卫生健康行政部门和中医药主管部门，在第一批国家重点监控合理用药药品目录基础上，制订省级重点监控合理用药药品目录并公布。各级卫生健康行政部门、中医药主管部门和各医疗机构要建立完善药品临床使用监测和超常预警制度，加强药品临床使用监测和绩效考核。指标导向为监测比较。

（5）重点监控高值医用耗材收入占比：定量指标，是指考核年度医院高值医用耗材收入占同期耗材总收入的比例。指标意义在于加强高值医用耗材规范化管理，明确治理范围，将单价和资源消耗占比相对较高的高值医用耗材作为重点治理对象。指标导向为监测比较。

4. 医疗服务指标

（1）电子病历应用功能水平分级：定量指标、国家监测指标，是指医疗机构以电子病历为核心的信息系统的应用水平。从系统功能实现、有效应用范围、数据质量三个维度对医疗机构电子病历及相关临床系统的应用水平进行评价。指标意义在于促进二级公立医院按时参加电子病历系统功能应用水平分级评价。指标导向为逐步提高。

（2）省级室间质量评价临床检验项目参加率与合格率：定量指标，是指考核年度医院参加和通过省级（本省份）临床检验中心组织的室间质量评价情况。由两部分组成：①室间质评项目参加率：考核年度医院参加本省份临床检验中心组织的室间质评的检验项目数占同期医院实验室已开展且同时本省份临床检验中心已组织的室间质评检验项目总数的比例。②室间质评项目合格率：考核年度医院参加本省份临床检验中心组织的室间质评成绩合格的检验项目数占同期医院实验室参加本省份临床检验中心组织的室间质评检验项目总数的比例。指标意义在于促进各地实现医学检验、医学影像、病理等专业医疗质量控制全覆盖。指标导向为逐步提高。

（3）平均住院日：定量指标、国家监测指标，是指考核年度医院平均每个出院者占用的住院床日数，亦称出院者平均住院日。平均住院日是衡量医院医疗资源利用情况和医疗服务能力，集中体现运行效率、医疗质量和医院管理的综合性指标之一。指标导向为逐步降低。

三、医疗质量评价方法

根据国内外学者的研究进展，从宏观和微观两个层面阐述医疗质量评价方法。宏观层面，主要指涉及指标数量较多、内容复杂、评定范围较广，且从综合角度考核医院整体医疗水平的评价方法，如三级结构质量评价法、满意度评价法等；而微观层面则指指标数量较少，一般有详细评审流程、涉及统计分析的具体方法，如 TOPSIS 法、Ridit 分析法和综合指数法等。

（一）宏观层面

1. 三级结构质量评价法　基于医疗质量的内容，从基础结构、实施过程和医疗效果三方面去综合评估医疗质量。其中基础质量包括人、财、物、时间、技术五大要素，过程质量主要指医疗活动的整个开展过程，效果质量为医疗活动结束后的指标控制。三级结构质量评价法，主要适用于质量分层评价，促进医疗活动的事前控制和环节质量控制。

2. 质量方针目标评价法　基于目标管理的原理，通过制订阶段性目标的方式，有利于提高医疗质量，强调责任、考核和效果。质量方针目标评价法主要适用于目标明确、各部门联系紧密的医疗机构。

3. 医院分级管理评价法　按照医院功能、级别、编制、标准等具体情况，对医院进行全面管理，医院需结合自身特色和实际情况进行分级管理。

4. 患者满意度评价法　满意度可分为住院患者满意度、职工满意度、社会满意度等内容，患者由医疗质量的被动转为主动。在三级公立医院和二级公立医院绩效考核评价指标中，满意度评价作为四个一级指标之一，均涵盖患者满意度和医护人员满意度两个二级指标。该方法适用于以患者为中心、注重患者就医体验的医疗机构。

5. 病种评价法　该方法是重要的群体质量评价层次，以病种为科室质量的重要单元，主要病种的医疗质量可代表医院的整体质量水平。病种评价法主要适用于病种种类齐全、体系较为成熟的医疗机构。

6. 病例评价法　主要以病历和其他医疗记录作为资料，按诊疗过程和结果进行判断，将实际结果与预期结果相比较，用来判定医疗质量的好坏。该方法适用于有较为完整的病历记录，严格执行医疗过程中的规章制度和诊疗规范的医疗机构。

7. 病种病例综合评价法　该方法综合了病种评价法和病例评价法的优点，主要根据患者病情、诊断和治疗情况的不同分成若干个不同的组别，较为科学地反映医院医疗质量、工作效率及卫生资源利用的实际情况。该方法适用于规章制度完善、病种齐全的医疗机构。

8. SERVQUAL 评价法　SERVQUAL 为英文"service quality"（服务质量）的缩写，该方法基

于期望 - 感知理论，从消费者角度评价服务质量，测量消费者对所提供服务的期望质量和实际感知质量之间的差距，该方法能较好地了解患者满意度，测量医疗服务质量水平，从而发现医疗服务存在的问题与薄弱环节，促进医疗服务质量的不断改善。

9. 标准化患者法　标准化患者（standardized patient，SP），又称为模拟患者，指正常人或患者经过标准化、系统化培训后，能准确表现患者的实际临床问题。匿名标准化患者（unannounced standardized patient，USP）的方法被欧美国家研究学者广泛应用在门诊医疗质量评估中，国内运用标准化患者大多数侧重于医学生的培养，较少将标准化患者法运用于评价医疗服务质量。该方法优势有：记录全面，通过录音、访谈等方式，全面获得诊疗过程的定性、定量资料；真实性，医生不了解评估过程，可有效避免"霍桑效应"；准确性高，标准化患者经过培训后较少受自身、环境原因的影响，且通过录音设备的使用避免回忆偏误；可比性较高，病例都是常见并且标准化的，可以比较不同形式及地区医生的服务质量。

10. 基于风险调整的医疗质量评价方法　风险调整（risk adjustment）是指依据患者个体属性差异的相关信息进行统计学分析，解释其可能的健康结果，并根据个体差异预测其医疗结局的发生概率与卫生医疗资源的消耗等。由于患者彼此间的健康素养、个人状况、药物敏感程度、合并症和并发症等因素都不尽相同，且收治医院服务能力提供也不一样，因此，患者在经过医疗机构治疗后会产生不同的医疗结局。患者层面的影响因素对结果造成的影响，并不完全属于医疗服务提供的责任，如果不对这些混杂进行合理的排除，则会对医疗质量评估结果造成不合理的偏差。因此，统计患者医疗不良结局的指标如果不经过风险调整缺乏公正性，经过风险调整后的标准化率（standardized rate，SR）是相对科学的评价方法。不仅能对患者进行疾病风险预测，判断风险因素，强化预防措施，还能够通过数据驱动的精准分析，找出和解决管理中的瓶颈问题，有效促进医院的精细化管理。

（二）微观层面

1. TOPSIS 法　TOPSIS 法是系统工程有限方案目标决策分析常用的一种分析方法，基本思想是将原始指标数据通过特定公式进行归一化处理后得到最优向量和最劣向量，计算出评价对象各指标到最优和最劣的距离，最终得出待评价对象与理想值的接近程度作为评优的依据。目前广泛应用于医疗质量综合评价、临床路径效果评价、患者满意度评价、DRG 的医院绩效评价等方面。

2. Ridit 分析法　Ridit 分析法是通过一定形式的数据转换，将有序分类转变为连续性计量资料，应用条件是每组样本量要足够大，且在对多组间每两组一一比较无法实现时，用于分析有序分类资料。Ridit 分析法不仅能用于纵向比较不同时期治疗效果，还可以横向比较同一时期不同科室的治疗效果。

3. 层次分析法（analytic hierarchy process，AHP）　基本原理是将决策分解成目标、准则、方案等层次，在此基础之上进行定性和定量分析的决策方法。层次分析法主要适用于具有分层交错评价指标的目标系统，在医疗卫生领域中，较多应用于医疗设备使用周期和售后服务质量的评价方面。

4. 综合指数法　最初用于衡量经济效益，目前是评价医院管理水平的常用方法，基本原理是通过对医院指标进行同趋势化处理，再按同类指标指数相乘、异类指标指数相加的方法进行指数综合及排序以发现医院近年来的医疗质量情况。综合指数法主要适用于分析回顾性资料，较多应用于如环境、营养和体质与体格发育的评价等预防医学领域。

5. 秩和比法（rank sum ratio，RSR）　是结合参数与非参数检验，统计描述与统计推断互补的统计方法，基本原理是通过对原始数据进行秩代换得到无纲量秩，再对秩运用非参数公式对各评价对象计算加权秩和比。目前广泛应用于多指标综合评价医疗质量、统计预测预报、统计质量控制等方面。

本章小结

医疗质量是医院管理的核心与重点，学习和应用好医疗质量管理的理论与方法是医院管理者需要掌握的必修课程。本章重点介绍了医疗质量管理的基本概念、医疗质量管理的内容、医疗质量管理的理论与方法，结合《医疗质量管理办法》《三级医院评审标准（2020 年版）》《国务院办公厅关于加强三级公立医院绩效考核工作的意见》和《关于加强二级公立医院绩效考核工作的通知》等政策文件，详细介绍了医院评审标准，绩效考核中医疗质量指标的定义、意义和导向。

思考题

1. 医疗质量管理的方法有哪些？
2. 医疗质量评价指标有哪些？
3. 医院质量管理的常用工具有哪些？
4. PDCA 循环的四个阶段、八个步骤具体指什么？
5. 医疗质量的构成要素有哪些？

（钱东福）

第十章 医疗安全管理

医学是一门尚未被完全揭示的科学,也是一门经验学科,而人体又是一个复杂的系统,人类迄今为止对许多疾病的认识还不够深入彻底,从而不可避免地在医疗活动中存在相当程度的风险和医疗不安全问题。医院作为一个具有高风险特点的组织机构,如何降低医疗风险是确保医疗安全、提高医疗质量的前提。我国政府在《中共中央 国务院关于深化医药卫生体制改革的意见》中提出"为群众提供安全、有效、方便、价廉的医疗卫生服务"的总体目标,同时强调医疗服务的首要任务是安全。由此可见,保障医疗安全管理是医院管理中的重中之重,医疗安全的核心目标是保障患者安全。

第一节 医疗安全管理概述

一、医疗安全及相关概念

医疗安全管理(medical safety management)是指围绕医务人员在实施医疗行为、患者在接受医疗服务过程中不受任何意外伤害所进行的全部管理活动。

(一)医疗风险

风险是指在某一特定环境下和特定时间段内,发生某种损害的可能性。也就是对人类生命、健康、财产或者环境安全产生的不利后果的可能。

医疗风险(medical risk)是指医患双方在医疗过程中发生的风险。即医患双方在医疗过程中遭受损失的可能性。这种损失可以是患者遭受的伤害,也可以是医务人员遭受的伤害,以及医院为索赔付出的代价和医院市场份额的丢失。

医疗风险首先具有不确定性,风险是否发生、风险发生的时间以及风险产生的结果都具有不确定性。其次,医疗风险具有客观性和普遍性,由于医疗工作的特殊性使得医疗风险始终存在于医疗服务过程中,即所有的医疗过程都是风险和利益并存的,即使是极为简单的临床活动,也会有风险存在。比如卫生材料及药物的过敏反应。医疗工作中必须最大限度地降低与防范风险才能保证医疗安全。

(二)医疗安全

安全是指人类生产过程中,将系统运行对人类的生命、财产、环境可能造成的损害控制在人类能接受水平以下的状态。简而言之,绝对的安全是指不受威胁,没有危险、危害、损失的状态,而医疗服务没有绝对的安全。医疗安全(medical safety)是指医务人员在提供医疗服务过程中,对可能发生的不必要伤害减少并控制在可接受水平以下的状态。这种可接受的水平是指在医疗服务过程中,不因医疗失误或过失而发生患者死亡、残疾及躯体组织、生理功能和心理健康受损事件。广义的医疗安全是指在医疗服务过程中没有发生医疗安全(不良)事件。

(三)医疗安全(不良)事件

1. 医疗安全(不良)事件(medical safety adverse events)**概念** 2018年5月,中国医院协会发布《医疗管理 医疗安全(不良)事件管理》(T/CHAS 10-4-6—2018)团体标准,涵盖范围、规范性引用文件、术语和定义、关键要素、要素规范等 5 部分核心内容，其中对医疗安全（不良）事件（medical safety adverse events）的定义是在临床诊疗活动中和医疗机构运行过程中，任何可能影响患者的诊疗结果、增加患者痛苦和负担并可能引发医疗纠纷或医疗事故，以及影响医疗工作的正常运行和医务人员人身安全的因素和事件。

2. 医疗安全（不良）事件分类 中国医院协会发布《医疗管理医疗安全（不良）事件管理》（T/CHAS 10-4-6—2018）团体标准中，参考借鉴国际不良事件严重度评估分级（Severity Assessment Code，SAC）的方法，根据事故发生频率和严重程度综合打分，结合我国《医疗事故处理条例》《医疗质量安全事件报告暂行规定》和《中国医院评审实务》等相关内容，明确医疗安全（不良）事件按照事件影响后果的危险程度分为四个级别：一类为警讯事件（sentinel event），是指患者非预期的死亡，或是非疾病自然进展过程中造成的永久性功能丧失。二类为不良后果事件（adverse consequences event），指在疾病医疗过程中因诊疗活动而非疾病本身造成的患者机体与功能损害。三类为无后果事件（non-consequences event），虽然发生了错误事实，但未给患者机体与功能造成任何损害，或有轻微后果而不需任何处理可完全康复。四类为隐患事件（potential adverse event），由于及时发现，错误在实施之前被发现并得到纠正，未造成危害的事件。上述"无后果事件"与"隐患事件"程度较轻，而"警讯事件"与"不良后果事件"强调"因诊疗活动而非疾病本身转归"，没有明确体现事件的严重程度和医方责任的性质。

二、患者安全目标

目前对患者安全尚未有一个世界性认可的标准定义，由于研究背景和目的不同，各学术研究和组织机构都有其各自的定义。世界卫生组织提出患者安全是医疗卫生领域的一门新兴学科，随着医疗系统日益复杂和医疗机构中患者伤害的增加而出现，其目的在于预防和减少医疗过程中给患者造成的风险、错误和伤害。世界卫生组织指出，在提供安全和高质量的卫生服务过程中，患者安全是加强医疗卫生系统可持续发展目标下实现有效全民健康覆盖的先决条件。患者安全作为全球的卫生重点，世界卫生大会通过关于患者安全的决议，将每年 9 月 17 日定为世界患者安全日。世界卫生组织自 2004 年发起"世界患者安全联盟"开始，通过发布与实施"全球患者安全挑战"（Global Patient Safety Challenge）项目促进各国改善医疗卫生安全，以提高患者安全并减少患者伤害，制定的技术指南和规范也为各国、国际组织提供战略指导，多次呼吁成员国密切关注患者安全，全球共同努力积极保障患者安全。

世界卫生组织指出，患者安全的目标在于通过关注关键领域来促进以可持续的方式改善患者安全，改善患者感受、预防和减少医疗过程中给患者造成的风险、错误和伤害。患者安全已经成为严肃的全球公共卫生问题，目前国内外各组织针对患者安全目标都进行了权威编制和动态调整，以中国医院协会患者安全目标为例，其编制以循证为基础，遵循实用性、可行性、可操作性、可测量性、可实现性和国际可比性的原则，参考典型国家和地区的实践经验及国际患者安全相关研究的系统测量与评估方法，广泛听取医院管理者、一线医护人员、卫生行政部门领导及专家学者建议，进行患者安全目标的持续改进和动态调整。

（一）JCI 与患者安全

美国医疗机构评审联合委员会（Joint Commission on Accreditation of Healthcare Organization，JCAHO）是美国国内实施医疗机构评审的专业组织。在对美国医院评审过程中，JCAHO 建立了完善的实践经验和理论体系。JCI（Joint Commission International）是 JCAHO 下设的国际医疗卫生机构认证联合委员会 / 国际联合委员会，是一个独立的非营利性、非政府机构。JCI 由医疗、护理、行政管理和公共政策等方面的国际专家组成。患者安全是 JCI 所有工作的中心，JCI 的宗旨是通过提供教育、咨询服务以及国际评审，不断提高世界范围内的医疗护理服务质量和安全。JCI 评审的核心价值是降低风险、保证安全和医疗质量的持续改进。JCI 国际患者安全目标（international patient safety goals，IPSG）于 2007 年成为国际医院联合委员会评审标准的一部分（简称 JCI 标准）。JCI 标准主要针对医疗、护理过程中最重要的环节，例如患者获得医疗护理服务的途径和连续性、患者的健康状况的评估、医院感染的预防与控制、患者及其家属的权利及健康教育，同时也重视公共设施及平安管理、员工资格与培训、质量改良、医院领导层协调合作以及信息管理等。JCI 医院评审第七版中的患者安全目标如下。

1. 正确识别患者；
2. 改进有效沟通；
3. 改进高警示药物使用安全；
4. 确保手术的部位正确、术式正确及患者正确；
5. 降低医疗相关感染的风险；
6. 降低患者跌倒伤害风险。

（二）中国医院协会患者安全目标

中国积极响应世界卫生组织世界患者安全联盟工作，为进一步推动我国医疗质量的持续改进，切实保障患者安全，提高医院管理水平，在国家卫生健康委医政医管局的指导下，中国医院协会自 2006 年起连续发布 7 版《患者安全目标》，结合我国当前医疗质量和安全管理工作的实际，在历年患者安全目标的基础上进行修改编制。中国医院协会作为我国医院的行业组织，秉承"汇集行业智慧、推动行业发展"的理念，致力于推进医院医疗质量与患者安全管理体系建设，其于 2022 年 8 月公布了《中国医院协会患者安全目标（2022 版）》，具体目标包括如下内容。

1. 正确识别患者身份；
2. 确保用药与用血安全；
3. 强化围手术期安全管理；
4. 预防和减少医院相关性感染；
5. 加强有效沟通；
6. 防范与减少意外伤害；
7. 提升导管安全；
8. 加强医务人员职业安全与健康管理；
9. 加强孕产妇及新生儿安全；
10. 加强医学装备及医院信息安全管理。

三、医疗安全主要影响因素

（一）医学与医学技术因素

1. 人体的复杂和医疗技术本身的局限性　人体是相当复杂的巨系统，同时由于人是生命体，对活的机体的研究受到诸多的限制，到目前为止，医学科学尚有许多领域未取得真正的理论突破，仍然处于经验科学阶段，医疗活动中具有高风险性和诸多不确定因素。因此，医疗意外等医疗风险是不可避免的。比如，癌症患者使用可能会产生毒副作用的化疗药物，该化疗药物尽管对治疗癌肿效果较好，但药物毒性对人体伤害的问题现代医学不能解决。

2. 疾病的严重性和病情的复杂性　由于疾病的复杂与严重程度，致病因素在不同环境中发生改变，疾病的发病率和病种多样性呈逐年上升趋势，现有的医疗技术发展往往滞后于疾病发展，不能达到满意的治疗效果或不能挽救患者的生命，或由于病情或患者体质特殊而导致患者死亡或残疾等意外情况发生。比如心肌梗死患者可能会因与疾病有直接关系的心律失常而死亡。

3. 诊断和治疗措施可能产生并发症　由于医学科学技术的发展，检查和治疗的手段越来多，同时并发症的内在风险也在增加，比如内脏器官组织活检可能会导致出血，有时需要进行手术止血。

（二）医疗管理因素

1. 不严格执行医疗法规和诊疗常规 不依法行医、不贯彻落实规章制度、不按照技术操作规程工作是导致医疗安全（不良）事件的重要原因。医疗法规和诊疗常规是对医务人员工作行为的科学规范和要求，它不仅可以保证医疗质量，而且还起到规避风险的作用。诊疗常规的缺乏会导致诊疗工作的盲目性和随意性，从而增加医疗风险。由于医务人员之间存在临床实践经验和技术水平的差异，客观上会造成对某些疾病诊治水平的差异。特别是高新技术的规范应用，如缺乏规范化管理，就会使患者受到不必要的伤害。有些医院经营，过度追求经济效益、过度服务也增加了医疗风险和患者安全问题。

2. 医院系统性失误 一般的规律是，系统越复杂、系统要素联结越紧密，这个系统就越容易发生事故。因此，为了保证安全必须设法使系统更可靠。医院系统性失误（hospital system errors）是指医院行政管理人员的各种决策、决定与行动的失误。有时行政管理人员的用意良好，但事后证明是一种错误的决定。医院系统性失误不仅对一线医护人员的医疗护理安全和患者安全构成直接的负面影响，而且可以间接引发医务人员的临床失误或违规行为。因此，有时看似简单的医务人员个人错误，背后可能潜藏着系统性安全问题。另外，由于行政管理人员在医院中的领导地位，决定了医院系统性失误的影响具有广泛性，即大部分甚至全体医护人员的诊疗行为都会受到系统性失误的影响。医院是一个开放的、高度复杂的系统。医疗安全（不良）事件很少由单一因素或一个人所导致。一些医疗安全问题可能是由医院自身的问题所造成。如医院文化中没有体现患者至上或把患者的安全作为一种组织使命、医院为了降低成本导致医护人员配置不足，诊疗护理设备设施陈旧，医院缺乏有效的报告、监测和评价系统等。

3. 仪器和设备功能失常 医疗设备应有专人负责，定期检查和维护并做好记录，使其始终处于正常运行状态，尤其是抢救设备，如呼吸机、除颤器、麻醉机、体外循环机、喉镜、吸痰器等如果出现故障，可能导致抢救失败。实验设备故障可导致检查报告有误，错误的报告会使临床医师判断错误，最终导致不良后果。

（三）医务人员因素

1. 医务人员的医疗技术水平是影响医疗安全因素之一 医务人员的医疗技术的提高是减少医疗风险的重要因素，医护人员需要认真学习专业理论知识外，还要不断地积累临床经验，提高技术水平，才能减少诊疗过程中的过失导致的医源性损害。

2. 医务人员因疏忽大意或过于自信等而违背了医疗卫生法律法规、诊疗护理规范和常规，从而导致工作失误 疏忽大意过失是指医务人员应当预见自己的行为可能发生危害患者的结果，因为疏忽大意而没有预见，以致发生了这种危害后果。疏忽大意过失有三个特点：第一，医务人员没有预见自己的行为会造成患者死亡或身体残疾和器官功能障碍的结果；第二，根据医务人员的技术和职业要求，其应当预见而没有预见自己的行为会发生危害患者死亡或身体残疾和器官功能障碍的结果；第三，应当预见而没有预见的原因是医务人员的疏忽大意。疏忽大意经常是由于疲乏、厌倦、过劳和紧张等使注意力不集中而产生。

过于自信过失是指行为人已经预见其行为可能会导致对患者有危害的结果，但基于侥幸心理而自信凭借自己的技术、经验，有利的客观条件能够避免，因而导致判断上和行为上的失误，致使危害结果发生。过于自信过失有两个特点：第一，医务人员已经预见到自己的行为可能会发生危害患者的结果，这是过于自信过失的前提；第二，医务人员自信对所预见的危害结果可以避免。医务人员既不希望也不放纵结果的发生，只是对危害结果的发生持否定态度。

3. 沟通无效也是医疗安全（不良）事件的常见原因 在外科手术部位错误、给药错误、治疗延误等不良事件中，沟通无效被认为是最频繁的原因。有效沟通是指及时、准确、完整、毫不含糊、易于被对方明白。有效沟通能减少失误，促进患者对自己病情了解，从而改善患者安全。沟通形式可以是书面的、电子的或口头的等，最容易出错的沟通是口头和通过电话下达的医嘱和传达检查结果。

4. 对患者安全意识和责任心的影响 医务人员对患者安全意识和责任心不强，违背了医疗护理常规或相应规章制度或没有遵守患者相应的权利，如患者的知情权、参与权和选择权等。

5. 医生不合理用药，尤其是滥用抗菌药物致医院感染等。

（四）患者因素

患者因素是指在医疗安全（不良）事件发生过程中，主要是由患者自身问题引起的医疗安全事件。由于医学的专业性强，存在未知性、特异性等特点，再加上医疗信息的不对称，患者对医疗知识缺乏了解，不能正确理解疾病的发生和发展，可能存在患者依从性不佳等问题；同时患者如果在诊治过程中采取不合作的态度或不健康的生活方式等会增加医疗过程中的风险。在诊治过程中，医务人员可能需要患者遵照医嘱配合诊治，需要患者改变一些不良的生活方式，需要患者在饮食上配合治疗等，如果患者没有按照医嘱执行就可能产生一定的风险。比如视网膜部分脱离的患者在实施手术前在行动和饮食方面要遵照医嘱要求，如卧床、禁辛辣饮食等，如果患者不遵照医嘱，则可能发生视网膜完全脱离，也将影响手术效果。

四、医疗安全管理的发展状况

虽然医学领域不断取得突破，医学知识也不断拓展，但仍有很多可能引起严重后果的患者安全事件在世界范围内的医疗机构中发生。不良事件不仅是患者及其家属的不幸，而且也会对医务人员和医院造成深远的负面影响。当前中国医疗安全工作面临诸多挑战，各类不安全事件在医院时有发生，给患者造成痛苦甚至危及生命。上述情况表明，医疗安全与风险管理是现代医院管理的重要内容。

2004 年世界卫生组织（World Health Organization，WHO）正式成立了"全球患者安全联盟"，呼吁各成员国关注并解决患者安全问题，敦促各成员国提高患者安全意识，并在政治上承诺加快制订患者安全政策和推进患者安全实践。中国改革开放以来，伴随着卫生改革发展的深入，医院管理工作在探索中不断前进，医疗服务体系逐步健全，医疗质量和医疗安全管理进一步加强，医院管理政策不断完善。

2010 年《中华人民共和国侵权责任法》颁布，明确了医院在医疗侵权中，适用过错责任原则，医疗事故将完全纳入民事侵权诉讼领域，医疗事故的处罚力度和医疗诉讼量将大幅增加，医院和医务人员势必面临更大的职业风险，这将促使医务人员更加注重医疗质量和医疗安全。2011 年卫生部制定的《三级综合医院评审标准实施细则（2011 年版）》中，在"患者安全"方面也作了明确而详细的要求。2020 年 5 月 28 日，十三届全国人大三次会议表决通过了《中华人民共和国民法典》，同时废止了《中华人民共和国侵权责任法》。民法典中《侵权责任编》的第六章在原侵权责任法的基础上，进行了较小调整，进一步明确了"医疗损害责任"。将"医疗机构及其医务人员"的表述调整为"医疗机构或者其医务人员"，即无论是医疗机构的过错或者医务人员的过错造成患者损害的，都由医疗机构依法承担相应的侵权赔偿责任，更好地平衡了受害患者、医疗机构和全体患者三者之间的利益关系，有利于医学科学的进步以及医药卫生事业的发展。

2015 年起，为系统、全面且客观地分析我国医疗服务与质量安全状况，国家卫生健康委员会连续编制《国家医疗服务与质量安全报告》，从地域、机构、专业、病种、技术等多个维度对我国医疗质量安全水平进行客观、量化地分析和描述，这些指标可以与国际对标对表，同时也可以比较区域间、医疗机构间的质量水平和差异，为持续改进、提高医疗质量明确方向和目标，同时也以公开发布的方式向社会传递我国医疗质量安全取得的成效。

2016年《医疗质量管理办法》颁布,在高度凝练总结我国改革开放以来医疗质量管理工作经验的基础上,充分借鉴国际先进做法,重点从制度层面进行顶层设计和保障约束,创新医疗质量持续改进方法,进一步规范医疗服务行为,更好地维护人民群众健康权益,保障医疗质量和医疗安全,不断提升医疗质量管理的科学化、精细化和医疗服务的同质化水平。国家卫生健康委员会也不断强调随着医药卫生体制改革工作推进过程,加强医疗安全管理和风险防范相关管理,充分运用信息化手段加强日常管理和监督检查,建立健全医疗安全评价和监管体系,确保各项制度措施的落实到位和医疗安全良好文化氛围的营造。

中国医院协会连续多年举办中国医院大会,强调保证医疗质量和患者安全是医疗管理的永恒主题,也是卫生健康事业改革和发展的重要内容和基础,截至2022年,共发布了9版《患者安全目标》,发布中国医院协会《医院质量安全管理》团体标准,《涉及人的临床研究伦理审查委员会建设指南》《中国医院协会关于加强医疗机构感染预防与控制工作的倡议书》等内容,从不同维度加强行业自律、完善行业标准,促进医疗服务质量和安全的进一步探讨和提升。充分强化目标导向和意识提高下的医疗质量安全管理水平,完善管理组织架构和工作体系以推动医疗质量安全的持续改进,同时做好广泛宣传并培育质量安全文化。通过上述法律法规、制度文件的颁布以及各项活动的实施,对于保障医疗质量和医疗安全、促进患者安全发挥了重要作用。

第二节　医疗安全保障

由于所有的医疗过程都伴随着风险,医疗工作中必须最大限度地降低与防范风险才能保障医疗安全。医疗质量的设计、控制与持续的改进等质量管理活动是保障医疗安全的基本的、重要的措施。此外,在医疗服务工作中,以下几个方面将有利于降低或规避医疗风险、提高医疗安全水平。

一、规章制度和医疗常规落实

医院应当落实《医疗质量管理办法》《医疗质量安全核心制度要点》要求,建立首诊负责制度、三级查房制度、会诊制度、分级护理制度、值班和交接班制度、疑难病例讨论制度、急危重患者抢救制度、术前讨论制度、死亡病例讨论制度、医疗查对制度、手术安全核查制度、手术分级管理制度、新技术和新项目准入制度、危急值报告制度、病历管理制度、抗菌药物分级管理制度、临床用血审核制度、信息安全管理制度等十八项医疗质量安全核心制度,这是在诊疗活动中发挥保障医疗质量和患者安全重要的基础性作用,医疗机构及其医务人员应当严格遵守的一系列制度,《三级综合医院评审标准(2020年版)》中也对核心制度的落实及组织全员培训进一步提出规范要求。与此同时,预防及控制感染有关制度、各种医疗技术操作常规等也是防范医疗风险所必需的。随着医学科学技术的发展和医院管理水平的提高,规章制度、操作规范以及各种医疗常规的内容不断发展和更新,特别是新开展的和侵入性的医疗护理技术操作,在无行业规范的情况下,医院应统一标准、制定规范,并在以后的实践中不断总结完善。

下面以危急值报告制度、查对制度在患者身份识别中的应用、有创及侵入性诊疗安全措施规范为例说明相关规章制度和诊疗规范的落实问题。

(一)危急值报告制度

"危急值"(critical values)是指一个危及生命的医技检查结果。当某项或某类检验异常结果达到危急值时,表明患者可能正处于有生命危险的边缘状态,临床医生需要及时得到该信息,以便迅速给予患者有效的干预措施或治疗,挽救患者生命。

"危急值"信息可供临床医生对生命处于危险边缘状态的患者采取及时、有效的治疗，避免患者出现严重后果，失去最佳抢救机会；"危急值"报告制度的制定与实施，明确核心制度规定下的"危急值"选择标准、记录规范、具体管理流程、项目报告范围、报告登记及处理程序，制订可能危及患者生命的各项检查、检验结果危急值清单并定期调整，确保危急值信息传递各环节无缝对接和关键要素可追溯；医疗机构认真组织学习"危急值"报告制度，纳入质量考核内容并进行落实情况的有效督察，增强医技工作人员的主动性和责任心，提高医技工作人员的理论水平，增强医技人员主动参与临床诊断的服务意识，促进临床、医技科室之间的有效沟通与合作；医技科室及时准确的检查、检验报告可为临床医生的诊断和治疗提供可靠依据，能更好地为患者提供安全、有效、及时的诊疗服务。

危急值报告制度：根据国家卫生健康委员会印发《医疗质量安全核心制度要点》，该定义是指对提示患者处于生命危急状态的检查、检验结果建立复核、报告、记录等管理机制，以保障患者安全的制度。各级各类医疗机构实施危急值报告制度的基本要求如下。

1. 医疗机构应当分别建立住院和门急诊患者危急值报告具体管理流程和记录规范，确保危急值信息准确，传递及时，信息传递各环节无缝衔接且可追溯。

2. 医疗机构应当制订可能危及患者生命的各项检查、检验结果危急值清单并定期调整。

3. 出现危急值时，出具检查、检验结果报告的部门报出前，应当双人核对并签字确认，夜间或紧急情况下可单人双次核对。对于需要立即重复检查、检验的项目，应当及时复检并核对。

4. 外送的检验标本或检查项目存在危急值项目的，医院应当和相关机构协商危急值的通知方式，并建立可追溯的危急值报告流程，确保临床科室或患方能够及时接收危急值。

5. 临床科室任何接收到危急值信息的人员应当准确记录、复读、确认危急值结果，并立即通知相关医师。

6. 医疗机构应当统一制订临床危急值信息登记专册和模板，确保危急值信息报告全流程的人员、时间、内容等关键要素可追溯。

（二）查对与患者身份识别措施

医疗查对制度：在医疗工作中，为了确保各项医疗行为的正确性、规范性，保证患者的医疗安全，在发药、服药、输液、输血等诊疗行为的前、中、后必须遵守三查八对制度，其中三查指操作前、操作中和操作后查。八对指核对患者姓名、床号、药名、剂量、浓度、时间、用法、药品有效期。

患者身份识别是指医务人员在医疗活动中对患者的身份进行查对、核实，以确保正确的诊疗护理用于正确的患者的过程。它是临床诊疗护理活动中最常见、最基本的环节，也是各项诊疗护理活动中最重要的关键环节。患者身份的准确识别是保证医疗安全的前提，正确的患者身份识别是医疗安全的保障，执行不到位将直接导致差错事故的发生。为保障患者的安全，提高医务人员对患者身份识别的准确性，医院应制定患者身份识别制度和程序。

根据国家卫生健康委员会印发《医疗质量安全核心制度要点》，该定义是指为防止医疗差错，保障医疗安全，医务人员对医疗行为和医疗器械、设施、药品等进行复核查对的制度。其基本要求指出：①医疗机构的查对制度应当涵盖患者身份识别、临床诊疗行为、设备设施运行和医疗环境安全等相关方面。②每项医疗行为都必须查对患者身份。

为无名患者进行诊疗活动时，须双人核对。用电子设备辨别患者身份时，仍需口语化查对。③医疗器械、设施、药品、标本等查对要求按照国家有关规定和标准执行。

1. 医护人员在各类诊疗活动中，必须严格执行查对制度，至少同时使用两种患者身份识别方式，如：姓名加住院号或姓名加门诊号或姓名加腕带。

2. 病情危重、意识障碍、新生儿、围术期患者必须按规定使用"腕带"标识。所谓腕带是指环绕于患者手腕的身份标示环状物。

3．护士在为患者使用"腕带"标识时，实行双核对，若损坏需更新时同样需要经两人核对。佩戴"腕带"标识应准确无误，注意观察佩戴部位皮肤无擦伤、血运良好。

4．"腕带"记载信息包括患者姓名、性别、年龄、住院号、床号、科别、诊断、过敏史等。在进行各项诊疗操作前认真核对患者腕带信息，确认患者身份。根据患者的病情（如普通、危重、手术患者、新生儿等），腕带可采用不同的颜色。

5．介入治疗或有创治疗活动、标本采集、给药、输血或血制品、发放特殊饮食前，实施者必须亲自与患者或其家属进行沟通，严格执行查对制度。医护人员应让患者或家属陈述患者姓名，并至少同时使用两种患者身份识别方法，患者或家属自己陈述可以预防医患沟通失误，以确保正确的诊疗护理用于正确的患者。

（三）有创和侵入性诊疗安全措施规范

人体外科手术和侵入性诊疗操作，是指涉及皮肤切开或穿刺、开放性外科手术、经皮抽吸术、特殊注射、活体组织检查、经皮心血管诊断和治疗、腹腔镜检查和手术、内镜检查和手术等，不包括静脉穿刺和静脉输液。

手术患者、手术部位和手术移植物的失误虽然不是常见的医疗不良事件，但是，这类事件一旦发生，则极具破坏性和灾难性。在患者实施外科手术等有创诊疗操作时，为了确保正确的操作，医院应该提供详细的安全工作程序和管理制度，认真贯彻落实国家颁布的《手术安全核查制度》及相关规章制度，全面推广和严格执行手术安全核查工作。防止手术患者、手术部位、术式及移植物发生错误。其中，正确的手术部位包括正确的手术体侧（如左侧还是右侧）和准确的解剖部位。

1．严格履行知情同意手续　履行知情同意手续是最基本的患者安全工作程序。外科手术等有创和侵入性诊疗操作知情同意书提供随时可用的患者身份的识别信息和手术的关键信息，包括手术原因和手术指征、手术存在的风险、手术部位、手术体侧、手术名称、手术简要描述等，由患者、患者监护人或患者授权代理人签署。

填写和签署外科手术等有创和侵入性诊疗操作知情同意书是一个知情同意过程。因此，一方面，患方签署人必须具备决定能力，另一方面，为了帮助患者作出决定，医生必须向患者提供完整的诊疗和手术信息，保证患者自愿作出决定。而且患者必须是自愿参与知情同意过程。术前签字绝不是走形式，而是真正意义上接受手术治疗。在签字之前要保证做到医生交代清楚、患者知情，并在术前知情同意书上注明这两点。

2．手术部位标记　术前在患者身体上作出手术部位标记可以清楚、准确地指明实施手术操作的具体部位，而且手术部位的标记必须达到适当的精确度。医院应规定在什么情况下允许手术患者拒绝在其身体上标记手术部位，以及什么情况下可以不做手术部位标记，如经口腔和肛门施行的内镜或其他侵入性诊疗操作。医院也应统一规定手术部位标记的方法和内容，手术部位的标记应当在手术视野准备完成后依然可见。

为了避免混淆，不得在任何非手术部位做标记，除非有另外的特殊诊疗护理需要。

3．进入手术室之前的患者安全程序　通常在手术前1小时至患者进入手术室期间实施患者安全工作程序。

首先，护士请患者自己口头陈述下列信息：姓名、出生日期、患者所理解的将要实施手术的身体部位。需要强调的是，一定是患者自己陈述，在患者不能自己陈述的情况下，可由患者的家属或法定代理人陈述。护士根据手术知情同意书、手术部位标记和身份标示腕带核对确认。完成核对确认后，与手术室护士交接并填写病房与手术室对接单，无误后方可进入手术室。其间护士必须保持和患者在一起，直到患者进到手术室方可离开。

4．手术室内的患者安全程序　通常在手术操作开始前需要完成手术信息最终共同确认和验证医学影像资料。①手术信息最终共同确认：在手术操作即将开始前，参与手术的医护人员对患者的相关信息做最后的核对确认,包括手术患者、手术部位、术式和手术植入物等信息。此过程不需要患者参与,由一名医护人员陈述,其他参与手术的人员逐一口头确认正确后方可进行手术。该过程要予以文字记录。②验证医学影像资料:为了规避手术部位差错和手术失误,确保患者安全,手术前还需要执行手术的外科医生最后验证医学影像资料信息和手术患者是否一致,标识是否正确,另一位医护人员做第二次验证。

对于不在手术室实施的有创性或侵入性操作,上述过程则需要在操作地点完成,如在病室进行胸腔穿刺。

二、医疗安全管理组织

医疗安全管理组织是指医疗质量与安全管理等部门或医疗风险管理委员会(办公室)。该组织分为决策层、管理层、执行层和操作层,由院长、医务科长(处长)、感染科科长、护理部主任、重点临床科主任和专职的主任、科员等成员组成。医疗安全管理组织除了接待投诉、处理事故与纠纷以外,重要的职责是统筹和监督医疗风险活动,研究如何降低医疗风险、化解医疗风险。其管理人员要对医疗风险的原因和发生过程进行研究,重点关注管理体制、管理决策与行为、医疗流程、操作规范、质量查评等方面有无缺陷漏洞,医疗规范是否标准,流程是否复杂易致操作失误,医务人员技术及综合素质是否得到培训、提高以及是否遵守规章制度等,及时发现问题并投入力量解决问题,制定有成效的规范和标准来规避风险、降低风险,提高医疗安全水平。即医疗安全组织工作重点是发现并改正系统缺陷,不断改进管理水平,尽可能给医务人员提供必要的支持,从根本上降低医疗风险,保障医患双方的安全,而不是强调个人处罚。

培训医务人员、提高医务人员的综合素质也是医疗安全管理组织的重要职责。因为医务人员是医疗活动的主体,是降低医疗风险的基本要素。他们的综合素质提高、医疗行为的规范以及全员参与意识,对降低医疗风险、保障医疗安全具有举足轻重的作用。医院应经常开展专业知识培训、法律法规培训和职业道德教育。医务人员的技术水平及修养提高后,一些并发症可以避免,许多危急病情能够安全度过,许多复杂问题能及时妥善处理。另外还应培训医务人员正确对待医疗风险和医疗效果的关系。临床医生在决定进行某项检查或治疗时,必须明确其所存在的风险,严格掌握适应证和禁忌证。对新的治疗方法或检查手段必须查阅文献资料,根据已发表的研究成果、专业经验,了解该方法的潜在风险和患者所获得的可能效果,并进行评估。当效果大于风险时,建议患者接纳风险,接受治疗或检查。反之,则不主张患者进行这种风险大的检查或治疗。

三、医疗安全(不良)事件报告与监测

为建立健全医疗质量安全事件报告和预警制度,指导医疗机构妥善处置医疗质量安全事件,推动持续医疗质量改进,切实保障医疗安全,2011 年《卫生部关于印发〈医疗质量安全事件报告暂行规定〉的通知》(卫医管发〔2011〕4 号),2016 年 11 月颁布的《医疗质量管理办法》和《三级综合医院评审标准》,要求医疗机构需建立明确的不良事件上报制度,并鼓励医务人员采用多种方式积极上报临床诊疗过程中的不良事件。各医疗机构根据相关文件指导,建立和完善院内医疗(安全)不良事件报告制度流程和管理系统等,加强对医疗安全(不良)事件的主动监测和预警。

(一)医疗安全(不良)事件报告和学习系统

医疗不良事件报告是衡量患者安全最常用的工具,世界各地的患者安全计划对安全事件报告和学习系统寄予厚望。WHO 基于不良事件报告和学习系统准则草案提出《患者安全事件报告与学习系统》,旨在基于患者安全事件报告系统下开发安全事件数据库,用于分析特定类别伤害

的发生频率、描述某类事件或总体趋势、探索潜在风险的存在原因，从而找到降低患者风险的解决方案。这也为患者安全事件开发了一种新监测模式和方法，有助于识别伤害类型集群并发现患者新风险源。英国国家医疗服务体系（National Health Service，NHS）也开发多种途径来将患者安全方面的信息传递给医疗服务提供者、政策制定者和公众，其中最知名且被广泛使用的是国家报告和学习系统（National Reporting and Learning System，NRLS），该系统收集来自一线医务人员的不良事件报告，旨在强化责任制、患者安全文化和共享学习。中国医院协会积极响应 WHO 世界患者安全联盟工作，自 2006 年起持续发布《中国医院协会患者安全目标》，并承担卫生部不良事件报告系统的维护和数据分析工作；2007 年起各级医疗机构逐步探索并先后建立院内不良事件报告系统，2017 年国家卫生计生委建立并发布了"国家患者安全报告和学习系统"（National Patient Safety Reporting and Learning System），该系统具有公益性、传播性、创新性、引领性、辐射性、带动性、自愿性和非惩罚性，面向全国医疗机构、医务人员、患者及家属、公众提供报告和学习工具，逐步形成符合中国国情的患者安全目标，推进我国患者安全工作，为决策部门提供政策依据。

（二）非惩罚性的医疗安全（不良）事件上报

医疗安全（不良）事件报告系统是医院一项常规制度，是发现安全事件和质量问题的主要来源。通常将所有自愿报告的患者安全事件称为"事件报告（incident reporting）"，它依赖于当事者提供详细的信息，报告的主要来源是直接参与或主导事件的广泛一线人员（如护士、药剂师、医生、管理人员等），也包括患者和家属。患者安全事件自愿报告与主动的监管方法如现场检查、触发工具、图表检查相结合，能很好地识别和梳理患者安全威胁，完善相关制度流程，持续改善医疗安全环境。根据《国家医疗服务质量与安全报告》显示，我国医疗机构医疗质量安全不良事件发生情况与国际相关数据比较，在识别和报告率上还有一定差距，国家也出台相应政策文件引导，在《2021 年国家医疗质量安全改进目标》中提出"提高医疗质量安全不良事件报告率"。进一步提示医疗机构重视患者安全文化建设的导向作用，将患者安全理念融入医务人员日常行为中，促进院内建立畅通、非惩罚的医疗不良事件报告制度，坚持"鼓励主动上报"和"非惩罚性"的原则，构建良好的患者安全文化氛围，持续提高医务人员识别与防范医疗质量安全不良事件的意识和能力，鼓励医务人员主动发现和上报医疗质量安全不良事件，引导患者及家属主动参与医疗安全（不良）事件管理。

四、医务人员的有效沟通

医务人员之间、医患之间的有效沟通可以保证信息通畅、准确，避免临床失误和医疗纠纷产生，保证患者安全。

（一）特殊情况下的医务人员之间的有效沟通

为了保证患者的安全，医务人员沟通应以书面文书的形式进行，特别是医嘱。口头医嘱尤其容易出错，应尽可能地避免使用口头医嘱。但在实施紧急抢救的情况下，必要时可口头下达临时医嘱，但护理人员应对口头临时医嘱完整复述确认，两个人核查后方可执行，之后要对口头医嘱及时补记。对接获的非书面的患者"危急值"或其他主要的检查或检验结果时，接获者必须规范、完整、准确地记录患者的识别信息、检查或检验结果和报告者的信息，复述确认无误后方可报告给经治医生或值班医生，并做好记录。

（二）医务人员与患者之间的有效沟通

医务人员与患者保持有效的沟通应作为医疗程序中一项重要的工作。《中华人民共和国侵权责任法》第五十五条指出：医务人员在诊疗活动中应当向患者说明病情和医疗措施。需要实施手术、特殊检查、特殊治疗的，医务人员应当及时向患者说明医疗风险、替代医疗方案等情况，并取得其书面同意；不宜向患者说明的，应当向患者的近亲属说明，并取得其书面同意。医院应建立相应的制度，如病情交代和解释制度，让患者或家属了解病情和诊治过程，明明白白检查，明明白白治疗，使患者配合诊治，让患者和家属理解医生的治疗措施和治疗过程中可能出现的不良反应及并发症。医生要提供有关的信息，保证患者是自愿作出的决定。患者向医生了解有关病情和诊治等情况，医生也必须耐心地解释。比如医生在手术前应该向家属交代与手术有关的问题，如手术指征、手术风险等。

五、患者参与患者安全

（一）患者参与患者安全

2004 年，世界卫生组织首次提出"患者参与患者安全"（patient for patient safety，PFPS）行动计划，并于 2006 年成立患者安全工作小组，作为保障患者安全的重要策略之一推动患者参与项目的实施。中国医院协会发布的《患者安全目标》也将患者参与患者安全作为十大目标之一。患者参与患者安全作为患者的基本权利之一，在患者的诊疗、护理、康复中逐步得到充分的重视，也被倡导作为督促医疗安全的一种重要方式。WHO 世界患者安全联盟倡导的患者参与患者安全，其目标和宗旨是：代表患者的心声，建立患者和患者安全倡导者、医疗服务消费者与提供者共同参与的国际网络，倡导患者安全，协助医疗服务提供者减少和避免危害患者健康的一切医疗过失。它强调患者和消费者是医疗服务工作的中心，希望患者自身积极参与一切相关工作，在推动患者安全运动中发挥积极作用。2014 年，WHO 在日内瓦召开"全球患者与家庭参与行动框架"专家论证会，会议形成患者与家庭参与专家共识，指出患者参与应是包括患者及其家属、卫生服务提供者、政策制定者、研究者和社区等在内的共同参与，患者参与患者安全逐渐向多维度、多内涵的框架和形式发展。

（二）患者的作用

要提供医疗服务，医务人员就必须与患者直接接触，即患者必须作为参与者出现在医疗服务过程中。在患者参与医疗服务过程中，如果患者不遵照医嘱或不配合医生的诊疗将会增加医疗风险，导致临床失误，这是患者的负面作用。此外，患者参与在某些诊疗环节中显得尤为重要，比如输血、化疗给药、手术部位的确定等，若在化疗给药前，仅采用传统单向查对流程或依靠条码扫描技术来核对患者信息，当遇到语言不通、高龄患者、精神异常患者等情况时，容易出现漏洞，使查对流于形式，增加给药错误的风险。相反，如果患者能在诊治过程中发挥积极的作用将会降低医疗风险，有利于诊治的效果。比如患者能否清楚、准确地述说疾病的发生发展过程，在很大程度上影响医生的诊断，患者主动配合治疗将有利于治疗效果。值得重视的是患者和家属还可以帮助医务人员发现或避免临床失误，比如患者根据药物的颜色形状等外观提醒护士是否给药正确，比如患者家属有时会发现患者病情加重或有异样表现要求医护人员查看病情。如果医务人员忽视、误解、低估和拒绝患者的要求，可能会发生医疗事故。因此，医务人员应当重视患者及家属提出的与疾病有关的每个陈述和建议。

（三）患者培训

为了更好地发挥患者的积极作用，增进医疗安全，有必要对患者和家属进行培训。

1. 对患者及家属进行制度教育和规定教育 比如提供印刷品、医疗环境中的直接提示或标识等使患者了解医院的制度和规定；护士向新入院患者讲解病房制度和要求；教育患者如何配合诊治；教育患者建立合理的期望值。

2. 对患者进行风险教育 由于人体的复杂、医疗技术手段的限制和个体的差异，很多疾病的治疗并不能达到治愈的效果，治疗的成功与否也会因人而异。一些医学手段在诊治疾病的同时也会对人体带来一定程度的伤害，比如化疗和放疗作为治疗癌症的方法，在杀伤癌细胞的同时对人体正常组织细胞也造成伤害,甚至可导致患者死亡;介入治疗作为一种创伤小、见效快的治疗手段仍然有感染、出血等并发症的存在。因此,不仅医务人员要充分认识医学的复杂和诊治过程中的各种风险,而且患者或其家属也需要充分了解,以便使患者配合诊治,最大限度地降低医疗风险,保障医疗安全。

3. 提供健康知识教育,提高患方参与能力　特别是对慢性病患者,医患之间可以采取共同参与型的医患关系,鼓励患者积极参与疾病的医疗护理活动,这种参与意味着医患双方的合作。患者参与诊断,共同制订治疗方案和护理计划,讨论医疗风险,一起观察与监测病情及治疗效果。

4. 鼓励患者和家属成为增进医疗安全的合作者　医务人员不仅要重视患者及家属提出的对疾病有关的每个陈述和建议,而且要鼓励患者向医务人员询问各种问题和提出各种意见、建议及忧虑。医院也有责任帮助患者学会怎样跟医务人员进行沟通与交流。国外发达国家的经验值得借鉴,如英国国家患者安全局制定了一种问药卡,用来鼓励和帮助患者就药物治疗问题如何向医务人员沟通交流,该"问药卡"包括以下五个问题。

（1）这种药的主要作用是什么?

（2）这种药我将用多少天?

（3）我什么时间用和怎样用这种药?

（4）在用这种药物期间,我应当避开其他药物、饮料、食物或活动吗?

（5）这个药可能有什么危险或副作用? 如果发生在我身上,我应当做什么?

美国医疗机构评审联合委员会(JCAHO)还研究一种"患者说出来举措"(speak up initiatives),指导患者在什么情况下应当和医务人员沟通什么内容,为患者提供了一种适用的促进"患者参与患者安全"框架,下面列举其中的几条供医院参考。

（1）如果你有什么疑问或忧虑,请说出来;如果你不理解请说出来。

（2）关注您正在接受的诊断、预防、治疗和护理活动,并且确保您正在接受正确的诊断、预防、治疗和护理措施。

（3）学习你所患疾病的诊疗护理知识。

（4）请求您所信任的一位家庭成员或朋友作为您的患者权益保护人。

（5）了解您正在用什么药物和为什么用这个药。

第三节　医院感染管理

医院感染与医院的建立相依并存,同时也随着医学科学的进步与发展而不断改变自身的特点。预防和控制医院感染是保障医疗安全的一项非常重要的工作,医院感染不仅关系到患者的安全,也关系到医务人员的健康。2006 年世界患者安全联盟在报告中指出:全球每年有数以亿计的患者在接受医疗服务时发生感染而使其治疗、护理变得更加复杂,导致一些患者病情加重,不得不延长住院时间,有些患者出现长期残疾,还有些患者因此而死亡。医院感染不仅给患者的健康带来危害,而且使医疗费用增加、住院日延长,以及对卫生资源造成浪费。因此,如何控制医院感染、降低感染的发病率是医院管理中的一项重要内容。

一、医院感染概念与分类

（一）医院感染概念

医院感染(hospital infection/nosocomial infection)是指住院患者在医院内获得的感染,包括在住院期间发生的感染和在医院内获得出院后发生的感染,但不包括入院前已开始或者入院时已处于潜伏期的感染。医院工作人员在医院内获得的感染也属医院感染。

广义地讲,医院感染的对象包括住院患者、医院工作人员、门急诊就诊患者、探视者和患者家属等,这些人在医院的区域里获得感染性疾病均可以称为医院感染,但由于就诊患者、探视者和患者家属在医院的时间短暂,获得感染的因素多而复杂,常难以确定感染是否来自医院,故实际上医院感染的对象狭义上讲主要是住院患者和医院工作人员。

临床诊断主要依据临床资料、实验室检查及其他检查和临床医生判断。在进行诊断时应注意以下几点。

1. 对于有明确潜伏期的疾病,自入院第一天算起,超过平均潜伏期后所发生的感染即为医院感染。医院感染多数在患者住院期间发病,但潜伏期较长的病可在医院感染,于出院以后发病,比如乙型病毒性肝炎,如在医院内感染,发病往往在出院以后。对于入院前在家中受感染或在社会上受感染处于潜伏期的患者,在入院后发病的,不属于医院感染。

2. 对于无明确潜伏期的疾病,发生在入院48小时后的感染即为医院感染。

3. 若患者发生感染直接与上次住院有关,亦为医院感染。

4. 在原有医院感染的基础上,出现新的不同部位的感染或在原有感染部位已知病原体的基础上,又培养出新的病原体,这些均为医院感染。

5. 新生儿在分娩过程中和产后获得的感染,亦为医院感染。

6. 医务人员在医院工作期间获得的感染。

下列情况不应看作医院感染:①在皮肤、黏膜开放性伤口或分泌物中只有细菌定植,而无临床症状和体征者;②由损伤产生的炎性反应或由非生物性刺激,如化学性刺激或物理性刺激而产生的炎症等;③新生儿经胎盘获得的感染,如单纯疱疹病毒、弓形体、水痘病毒或巨细胞病毒等,在出生后48小时内出现感染指征,不应认为是院内感染;④患者原有的慢性感染在医院内急性发作。

(二)医院感染的分类

按其病原体来源分类:从医院感染预防和控制的角度,一般根据引起医院感染病原体的来源不同进行分类,将医院感染分为外源性感染和内源性感染。

1. 外源性感染　外源性感染(exogenous infection)也称为交叉感染,是指感染的病原体来自患者身体以外的地方,包括从患者到患者、从患者到医院员工和从员工到患者的直接感染,或者通过污染物品、医院环境对患者和员工的间接感染,也可通过吸入污染的空气或飞沫发生呼吸道感染。外源性感染的发生多与管理水平有关,故相对容易预防和控制。

2. 内源性感染　内源性感染(endogenous infection)也称自身感染,是指感染的病原体来自患者自身的某个部位。病原体来自患者自身体内或体表,在正常情况下对人体无感染力,但当病原体的寄居部位改变、数量改变、患者的局部或全身免疫功能下降、肌体内菌群失调情况下则可能发生感染。如因病长期使用抗菌药物、免疫抑制剂或激素等,患者全身抵抗力降低,即可引起自身感染;术后来自自身皮肤的葡萄球菌使手术切口感染;另外由于长期使用抗菌药物等造成菌群失调症,使一些部位的耐药菌异常增殖而发展成为一种新的感染,如致病性大肠杆菌肠炎等。内源性感染较难预防。

按感染发生部位分类:根据感染部位医院感染共分12类,即下呼吸道感染、手术切口感染、泌尿道感染、胃肠道感染、血液感染、皮肤和软组织感染、骨与关节感染、生殖道感染、中枢神经系统感染、心血管系统感染、眼耳鼻咽喉和口腔感染、全身感染。这是统计分析常用的分类方法。

按感染的病原体分类:医院感染的病原体可分为细菌、真菌、病毒、支原体、立克次体、衣原体、螺旋体和放线菌等。目前我国医院临床检验项目还是以细菌检验为主,医院感染65%是由单一病原体引起的,20%是由两种以上病原体混合感染引起的。

另外,如根据感染人群的不同可分为患者发生的感染和医务人员的感染。

二、医院感染的流行病学特点

（一）医院感染的三个环节

1.感染源 医院感染的感染源主要是患者、带菌者或自身感染者、感染的医务人员、污染的医疗器械、污染的血液及血液制品、环境储源和动物感染源（如老鼠）。

2.感染途径 医院感染的感染途径主要有以下几种。

接触传播：为医院感染最常见的也是最重要的感染方式。包括直接接触感染和间接接触感染。直接接触感染是指病原体从感染源直接传播给接触者，如患者之间、医务人员与患者之间、医务人员之间都可以通过手的接触而感染病原体，患者的自身感染也可认为是自身直接接触感染，如病原体从感染的切口进到身体其他部位，粪便中的革兰氏阴性杆菌传递到鼻咽部。间接接触感染是指病原体从感染源排出后，经过某些感染媒介如医务人员的手、医疗仪器设备、病室内的物品等传播给易感者。其中医务人员的手是最主要的传播媒介。因为医务人员的手经常接触各种感染性物质及污染物品，很容易再经接触将病原体传播给患者或物品以及其他的医务人员。我国卫生部于 2009 年 12 月 1 日颁布实施了《医务人员手卫生规范》，2019 年修订发布了《医务人员手卫生规范》（WS/T 313—2019），这对加强医务人员的手卫生、预防医院感染起着重要作用。

经飞沫感染：是指咳嗽、打喷嚏或谈话时排出的病原体传染至其他人。如 2003 年流行的严重急性呼吸综合征（SARS）即为经飞沫感染。因飞沫在空气中的悬浮时间短，播散距离一般小于 1 米。

空气传播：以空气为媒介，空气中带有病原微生物的微粒子，随气流流动，当患者吸入这种带病原微生物的气溶胶后而发生感染。如肺结核等呼吸道疾病多经空气传播。

医源性感染：是指在医疗服务中，因病原体传播引起的感染。如污染诊疗器械、设备、血液及血液制品、药品、输液制品、一次性医疗用品等引发感染。

3.易感人群 病原体传播到宿主后是否引起感染取决于病原体的毒力和宿主的易感性。医院的易感人群有机体免疫功能严重受损者，如恶性肿瘤、造血系统疾病、糖尿病、慢性肾病及肝病患者。

（二）医院感染的分布特点

医院感染发病率与医院的级别、性质、床位数有关。医院等级越高，床位数越多，医院的感染发病率越高。教学医院高于非教学医院，大医院（1 000 张床以上）高于小医院（500 张床以下）。其原因主要是级别高的医院、教学医院和大医院收治的患者病情重而复杂，有较多的危险因素和侵入性操作。

科室分布中，我国医院感染的发病率以内科最高，其次为外科与儿科，五官科最低。内科中以血液病和肾病最高，外科以神经外科和胸外科最高。

医院感染的高危病室有各种类型的 ICU、新生儿病房、抢救室、神经外科病房、烧伤科病房、心胸外科病房、呼吸科病房、血液科病房、肾病科病房等。

（三）医院感染的主要部位

各国医院感染的主要部位有所不同，中国医院感染的主要部位依次是下呼吸道、上呼吸道、消化道、泌尿道、外科切口部位和皮肤，这些部位的感染占整个医院感染的 90%。美国医院感染的主要部位依次为泌尿道感染、外科切口部位感染、肺部感染、菌血症。

（四）医院感染的病原学特点

1.引起医院感染的病原体主要是革兰氏阴性菌 约占 60%，革兰氏阳性菌次之，约占 20%，真菌感染约占 15%，但所占比例有上升趋势。在革兰氏阴性菌中，主要为大肠埃希菌、克雷伯菌属、铜绿假单胞菌、不动杆菌属和肠杆菌属。革兰氏阳性菌中主要是金黄色葡萄球菌、表皮葡萄球菌、肠球菌等。

2．引起医院感染的病原体主要为条件致病菌　如铜绿假单胞菌、不动杆菌属、大肠埃希菌、凝固酶阴性的葡萄球菌成为医院感染的主要病原体。致病菌占少数，如金黄色葡萄球菌、鼠伤寒沙门菌等。

3．不同部位的感染其常见的病原体不同　全国医院感染监测网的资料表明：引起下呼吸道感染的常见菌为铜绿假单胞菌、不动杆菌属、克雷伯菌属、白假丝酵母菌、金黄色葡萄球菌；引起消化道感染的常见菌为白假丝酵母菌、柠檬酸杆菌属、克雷伯菌属、肠球菌属和其他菌；引起泌尿道感染的常见菌为大肠埃希菌、肠球菌属、白假丝酵母菌、肠杆菌属和克雷伯菌属；引起外科手术切口感染的常见病原体为大肠埃希菌、金黄色葡萄球菌、肠球菌属、铜绿假单胞菌、克雷伯菌属；引起菌血症常见菌依次为大肠埃希菌、凝固酶阴性葡萄球菌、金黄色葡萄球菌、克雷伯菌属和不动杆菌属。

但是，引起医院感染的病原体随着时间的变化而变化，包括细菌的种类、毒力和耐药性等，因此曾经不致病的细菌也可能引起医院感染。医院感染的病原体也有地区的差异，不同地区、不同医院、同一医院的不同科室，医院感染的病原体，以及病原体对抗菌药的敏感性都会不同，有其自身的特点。因此，外地、外院的经验仅供参考。医院自身进行监测的结果最具指导意义。

三、医院感染管理的发展状况

由于医院感染直接影响医疗质量和患者的安危，因此它已经成为世界普遍关注的问题。美国在 20 世纪 50 年代即开始了医院感染的研究，60 年代美国疾病控制与预防中心组建了由 8 所医院参加的医院感染监测试点工作，在取得经验后，于 70 年代成立了世界上第一个由 80 所医院组成的全美医院感染监测系统，并取得了显著的成效。通过监测，基本揭示了医院感染的规律和特征，提出了控制感染的具体措施，使医院感染率明显下降，并一直维持在 5% 左右的水平。20 世纪 80 年代以后，美国疾病控制与预防中心不断总结医院感染的经验，对其监测方法在全国综合性监测的基础上又提出了目标监测，即 ICU 监测、新生儿监测和外科患者监测。通过深入广泛的监测，对医院感染的控制起到了极其重要的作用，尽管新的危险因素不断增加，但美国医院的感染率一直控制在较低的水平。其他发达国家如英国、瑞典、日本、西班牙等对医院感染也开展了相应的工作，其发病率控制在 10% 以下。

医院感染的监控工作在发展中国家起步较晚。中国有组织地开展医院感染管理工作始于 20 世纪 80 年代，虽然起步较晚，但发展迅速，到 20 世纪 80 年代中期即组建了全国医院感染监控系统，开始了医院感染的监控试点工作。到 20 世纪 90 年代中期，已经发展成为由全国各省、市、区医院组成的全国性的医院感染监测系统。为了解我国医院感染的基本特征和医院感染发病率，全国医院感染监控管理培训基地每年组织全国医院感染监控网络中的各个医院进行医院感染现状调查。医院感染在各地区、国家之间的发病率不同，这与当地的经济、医学发展水平有关，也与是否重视医院感染的预防与控制有关。

我国医院感染管理事业的发展与依法治国的法治建设是分不开的。二十多年来，随着法治建设的不断加强，国家颁布实施了一系列的规范医疗机构和医务人员行为的法律法规和规范。卫生部于 1988 年 11 月颁布《建立健全医院感染管理组织的暂行办法》及《医院消毒供应室验收标准（试行）》，1994 年颁布《医院感染管理规范（试行）》，2001 年颁布实施《医院感染诊断标准》，2006 年颁布实施《医院感染管理办法》，从管理层面进一步明确了医院在预防控制医院感染方面的责任、义务和应当遵循的原则。自 2003 年以来，针对医院感染管理重点部门和关键环节的预防和控制，制定印发了一系列的医院感染预防与控制相关技术性规范，包括医院手术部（室）、血液透析室管理规范,外科手术部位感染、导管相关血流感染、导尿管相关尿路感染预防与控制技术指南,内镜、口腔诊疗器械清洗消毒技术规范,多重耐药菌医院感染防控指南等。2006 年年底,卫生部成立医院感染预防与控制专业标准委员会,相继制定颁布了医院消毒供应中心、医务人员手卫生、医院感染监测、隔离、消毒技术、空气净化等 8 项行业技术标准。《三级医院评审标准(2020 年版)》中强调,医院感染管理组织要定期开展风险评估并持续改进诊疗流程,定期通报医院感染监测结果并加强横向比较。中国医院协会为进一步落实医院感染管理和监督工作,加强医院感染防控管理评估工作,结合新形势、新要求,编制修订的《中国医院协会医疗机构感染预防与控制能力评估标准(2021 年版)》,有助于医疗机构对于医院感染防控管理工作实际的查漏补缺和能力提升。

经过四十余年的发展,我国无论从各级卫生行政部门的重视程度、相关行业协会、各级医院领导的支持力度,还是广大医务人员对医院感染管理的认知程度都得到显著提高,医院感染管理专职人员的专业素质不断提升,许多医院已经形成了具有较高业务素质的医院感染管理专业队伍,为医院感染预防与控制工作的落实提供强有力的保证。

四、医院感染原因

医院感染原因主要包括以下几个方面。

(一)医院管理问题

管理制度不健全或制度执行不严格、医院不重视医院感染工作、医务人员对医院感染的危害性认识不足等都可能发生医院感染。在医院日常诊疗工作中,很少对医务人员和住院患者做系统的带菌检查,若消毒隔离制度执行不严、无菌观念淡漠,导致医疗器械等消毒不彻底、医护人员防护措施不到位、接触污染物后未清洗消毒就处置下一个患者等现象发生,极有可能引起医务人员或住院患者发生医院感染。

由于各种诊疗、护理活动都离不开医务人员的双手,如果手卫生不良,即可直接或间接导致医院感染的发生。医务人员手卫生状况不良主要有两个原因,一是有些医务人员对手卫生的重要性及意义认识不够,没有严格执行手卫生要求;二是医院手卫生设施不够完善方便,甚至缺乏,影响了医务人员手卫生的依从性。

另外探视制度不严格,对探视者不加管理,随意出入病房,可由探视者自身携带的致病菌或其带入的污染物品引起医院感染的发生。

(二)不合理使用抗菌药物

抗菌药物的不合理使用可导致患者抵抗力降低,正常菌群失调,抗药菌株增加,从而提高了医院感染的可能性。有研究表明,抗菌药物的使用与耐药性细菌的产生有明显的关系,抗菌药物会影响正常菌群的生态平衡,耐药菌株增加,从而降低机体抵抗力,增加易感性。

近年来,国内外医院应用的抗菌药物品种繁多且用量大,多为 2~3 种抗菌药物联合使用,使用不合理的现象屡见不鲜。主要表现在:①无明显指征用药,使用抗菌药物治疗一般伤风感冒的患者,使得患者抵抗力下降;②广谱抗菌药物局部应用,容易产生抗药菌株;③用药配伍不当,使菌群失调、耐药菌株增加。

(三)某些诊治手段和方法增加了医院感染的机会

由于医学技术的发展,一些手段和技术在诊疗的同时也带来了医院感染的问题,介入诊疗,透析治疗,监护设备和呼吸治疗仪,各种导管、插管技术等应用在一定程度上增加了医院感染的机会,如气管插管在操作过程中若操作不当容易导致患者发生细菌感染以及细菌侵袭,而患者在进行插管治疗时还需要接受一定的抗感染治疗,存在降低患者抵抗力、增加易感性的可能,最终也会导致患者发生医院感染的疾病。

（四）医院建筑布局不合理或硬件设施缺乏

如果医院建筑布局不合理和消毒隔离的硬件设备和设施不达标，将不利于开展消毒、灭菌及隔离工作，容易导致空气流通不畅，发生空气污染。在医院的环境中，空气污染也可能导致疾病传播。病原体在室内的存活时间普遍较长，部分细菌的存活时间甚至 >15 天，如沙门菌、溶血性链球菌等，水痘病毒也极易在空气中传播。若因医院建筑布局的不合理或硬件设施的缺乏，导致医院无法按照《医院隔离技术规范》的要求，对相关疾病患者执行空气隔离措施，容易导致普通患者、医务人员发生医院感染。

五、医院感染监测与防控

（一）医院感染监测的基本概念

1. 医院感染监测　是指长期、系统、连续地收集、分析医院感染在一定人群中的发生、分布及其影响因素，并将监测结果报送和反馈给有关部门和科室，为医院感染的预防、控制和管理提供科学依据。

2. 医院感染散发　是指医院感染在某医院或某地区住院患者中历年的一般发病率水平。历年是指情况大致相同的年份。历年的一般发病率水平可因医院、时间、感染部位的不同有所差异。

3. 医院感染流行　是指某医院、某科室医院感染发病率显著超过历年散发发病率水平，其差异具有统计学意义。

4. 医院感染暴发　是指在某医院、某科室的住院患者中短时间内发生 3 例以上同种同源感染病例的现象。

（二）医院感染监测分类

根据医院感染监测的范围不同，医院感染监测分为全院综合性监测和目标性监测。

1. 综合性监测　是连续不断地对所有临床科室的全部住院患者和医务人员进行医院感染及其有关危险因素的监测，包括各科室感染情况、人体各部位感染情况、各种危险因素、病原体及耐药情况、消毒灭菌效果等。通过综合性监测可以了解医院感染的总体情况，并早期发现潜在的医院感染。这种方法的不足是费用成本高和劳动强度大，没有明确的管理目标。

2. 目标性监测　是针对高危人群、高发感染部位等开展的医院感染及其危险因素的监测。如针对 ICU 的感染情况进行监测、外科手术切口感染情况监测、高危新生儿医院感染监测、血液透析相关感染监测、抗菌药物临床应用与细菌耐药性监测等。目标性监测适合于全院综合监测已经开展两年以上、医院和医务人员具有一定的医院感染监测意识的医院。目标监测持续时间应不少于 6 个月。目标监测有利于发现感染相关问题，采取针对性干预措施，并通过监测对干预措施的效果进行评价，以实现改进医务人员的诊疗行为，最终降低感染发生率的目标。

（三）医院感染监测内容

医院感染的监测内容根据监测目的和监测方法不同而异，通常包括以下几个方面。

1. 医院感染病例监测　包括医院感染发病率、发病部位、各科室发病率、高危因素、病原体特点及耐药性等监测。

2. 消毒灭菌效果监测　对消毒、灭菌效果定期进行监测，灭菌合格率必须达到 100%。

3. 环境卫生学监测　包括对感染高风险科室的空气、物体表面和医护人员手的监测。

4. 目标性监测　医院在全院综合性监测的基础上开展目标性监测。

监测的资料应定期进行汇总、分析，利用监测资料评价干预措施的效果，寻找新的危险因素并预测医院感染发展趋势。医院还应每年对监测资料进行评估，开展医院感染的漏报调查，以掌握真实的医院感染情况。

（四）医院感染防控

医院感染的预防与控制应以医院感染监测的资料为依据，以医院感染管理为手段而组织实施。医院感染预防与控制措施主要有以下几个方面。

1.建立健全医院感染管理组织和规章制度 根据《医院感染管理办法》的规定，住院床位总数在100张及其以上的医院应当设立医院感染管理委员会和独立的医院感染管理部门，住院床位总数在100张以下的医院应当指定分管医院感染管理工作的部门。医院感染管理委员会的主任委员由医院院长或者主管医疗工作的副院长担任。医院感染管理委员会和医院感染管理部门应当履行相应的职责，制定并落实医院感染管理的规章制度和工作规范，有效预防和控制医院感染。

2.加强医院感染管理知识的培训 医院感染的预防和控制贯穿于整个医疗活动中，需要所有医务人员和医院感染管理专业人员共同努力和配合，需要他们具备优良的职业道德、高度的责任心、扎实的医院感染学基本理论和基本技能、较强的管理能力，才能预防和控制医院感染的发生，确保医疗安全和医疗质量。

医院感染知识的培训对象包括医院管理人员、医院感染专职（兼职）人员、医务人员、工勤人员，以及患者、陪护、探视人员。医院针对不同的对象制订相应的培训内容和培训计划。由于医疗活动需要患者、陪护及探视家属的配合与支持，因此对他们也需要进行医院感染的科普教育，增加卫生观念，规范他们在医院的行为。

3.加强消毒、灭菌及隔离工作 消毒、灭菌和隔离工作是医院感染预防与控制的关键措施之一，是消灭传染源、切断传播途径和保护易感人群的重要手段。医务人员必须要认真执行消毒隔离制度，严格执行无菌操作。医院应将消毒隔离与无菌操作作为基本理论、基本知识、基本技能的重要内容进行强化教育与训练。

（1）消毒、隔离的基本概念：消毒（disinfection）是用物理或化学方法杀灭或清除传播媒介上的病原微生物，使其达到无害化的过程。消毒分预防性消毒和疫源地消毒。

预防性消毒是指对可能受到病原微生物污染的物品和场所进行的消毒。

疫源地消毒是指对存在或曾经存在传染源的场所进行的消毒。疫源地消毒又分随时消毒和终末消毒，前者是在疫源地内存在传染源时进行的消毒，后者是传染源离开疫源地后对疫源地进行的一次彻底消毒。

隔离（isolation）又称隔离预防，是指采用各种方法、技术防止感染因子从患者和携带者传播给他人的一种措施。

区域隔离（area isolation）是指将感染源（患者或病原携带者）安置在指定地点或特殊环境中，使他们与普通患者分开，并对指定的地点或特殊环境及时消毒处理，以防止疾病的传播和不同病种间交叉感染。

标准预防是指对医院所有患者、医务人员和进入医院的人员采用的一种预防措施。

（2）消毒隔离管理：医院消毒、灭菌管理的核心内容是根据《消毒管理办法》《医院消毒卫生标准》《医疗机构消毒技术规范》（WS/T 367—2012）《医院感染管理办法》等法规，建立消毒药械准入制度；根据医院的实际情况制定消毒灭菌过程及结果监测、消毒灭菌效果监测、消毒灭菌操作流程等标准化制度，并对医务人员进行消毒灭菌相关知识和技能的培训，正确应用消毒灭菌方法。

医院隔离的基本要求，首先是在建筑设计和服务流程方面应满足医院感染控制的要求，布局合理、标识清楚，具有隔离预防功能，防止医院交叉感染，防止病原微生物扩散和污染环境；其次，根据国家的法律法规，遵循"标准预防"的原则，制定并落实隔离制度，严格探视管理，切断感染链；再次，加强医务人员隔离和防护知识培训，掌握常见传染病的传播途径、隔离方式、防护技术和操作规程，配置并正确使用防护用品；最后，对隔离措施进行监督、检查和指导，保证隔离措施有效实施。

4. 强化手卫生的管理

（1）手卫生定义：手卫生（hand hygiene）包括医务人员洗手、卫生手消毒和外科手消毒。洗手是指医务人员用肥皂（皂液）和流动水洗手，去除手部皮肤污垢、碎屑和部分致病菌的过程。

卫生手消毒是指医务人员用速干手消毒剂揉搓双手，以减少手部暂居菌的过程。

外科手消毒是指外科手术前医务人员用肥皂（皂液）和流动水洗手，再用手消毒剂清除或者杀灭手部暂居菌和减少常居菌的过程。

（2）手卫生对医院感染的影响：手卫生不当可直接引起医院感染。保持洗手的习惯和提高医务人员良好的依从性，可使各种微生物的感染率降低。国外报道，严格的手卫生措施可以降低 30% 的医院感染。有资料表明，婴儿室的婴儿自出生至出院的感染率高低与接触婴儿护士的手是否经过消毒有明显关系，护士接触婴儿前不洗手婴儿的感染率为 2.65%，洗手后婴儿的感染率降为 1.24%。另外还有大量的研究表明，感染与医务人员缺乏依从性和工作量过大有关系，主要体现在医务人员的手卫生的坚持上。有调查显示，在高峰时医务人员接触患者前洗手的仅为 25%，而非高峰时间相对充裕时坚持洗手的为 70%，监测结果是高峰时期住院患者发生感染的机会是平时的四倍。由于经手接触传播是导致病原微生物在医患之间交叉感染的主要途径，通过正确的手卫生可以显著减少手上携带的病原体，有效控制医院感染。手卫生是预防与控制医院感染，保障患者和医务人员安全最基础、最有效和最经济的措施。

（3）手卫生的管理措施：制定相应的手卫生管理制度，配备便捷的手卫生设施，加强手卫生效果监测，提高工作人员手卫生的依从性。对医务人员进行手卫生的知识与方法的培训，正确掌握洗手操作规程，保证洗手效果。为了解手卫生的效果，医院应每季度对医院感染重点科室的工作人员手消毒效果进行监测。手卫生合格的判定标准为，卫生手消毒的监测细菌菌落总数应$\leqslant 10CFU/cm^2$，外科手消毒监测的细菌菌落总数应$\leqslant 5CFU/cm^2$。

5. 合理使用抗菌药物　医院必须控制抗菌药物的使用和实行合理的用药制度，拟订抗菌药物使用指导方案，对医务人员进行抗菌药物使用基本知识培训教育，使其严格掌握抗菌药物应用指征、配伍禁忌，防止剂量不足和超剂量使用，严格执行《抗菌药物临床应用指导原则（2015 年版）》中关于抗菌药物分级管理的要求，确定医生开取非限制级、限制级及特殊类抗菌药物处方的权限。管理人员要对抗菌药物的使用情况进行监督监测。

6. 加强重点部门和重点环节的感染管理　医院供应中心是对用过的污染用具消毒和提供灭菌器械的关键科室，消毒、灭菌的质量至关重要，供应中心的工作状况直接影响医院感染问题，应加强管理。此外，产房、母婴同室、烧伤病房、重症监护室、血液透析室、注射输液室、内镜室等也是医院感染管理的重点科室，重点科室的工作、介入诊疗和带有损伤性的诊疗工作都是医院感染管理的重点环节，这些部门的工作必须严格执行消毒隔离制度、严守操作规程，管理人员要做好监督、监测工作。

7. 合理布局各科室　科室合理布局便于消毒隔离，空气流通，不仅可以降低医院感染发生率，而且为患者和医务人员创造良好的环境。

第四节　医疗事故管理

保障患者安全和避免不良事件是当今医院面临的最富挑战的任务之一。虽然医学技术水平不断提高、医学知识不断拓展，医务人员一直秉承治病救人的优良传统。但危害患者的不良事件仍在世界范围内的医疗机构中发生。不良事件不仅是患者及其家属的不幸，也会对医务人员和医院造成深远的负面影响。因此，医院的所有人员都应不断地致力于预防不良事件的发生以及促进患者安全（patient safety）。本节将阐述最严重的医疗不良事件——医疗事故。

一、医疗事故界定

（一）医疗事故的定义及构成要件

《医疗事故处理条例》将医疗事故定义为："医疗机构及其医务人员在医疗活动中，违反医疗卫生管理法律、行政法规、部门规章和诊疗护理规范、常规，过失造成患者人身损害的事故。"

医疗事故的构成要件必须具备以下几个方面。

1. 医疗事故的主体必须是合法的医疗机构及其医务人员　医疗机构是指依据国务院 2022 年修订的《医疗机构管理条例》，取得"医疗机构执业许可证"的机构。医务人员是指依法取得执业资格的医疗卫生技术人员，如医师、护士、药师、技师等。

2. 医疗事故发生在医疗活动中　医疗活动是指依法取得执业许可证或执业资格的医疗机构和医务人员借助其专业知识、技术、仪器设备及药物等手段和措施，为患者提供救治、检查、诊断、治疗、护理、康复、预防，以及为此服务的后勤和管理活动的总和。未取得执业许可证的医疗机构或未取得执业资格的医务人员，以及医务人员在医疗机构之外行医造成患者人身损害的，不属于医疗事故，而按非法行医论处。

3. 医疗机构及其医务人员主观上具有过失　医疗事故（medical negligence）是医务人员的"过失"行为造成的，而不是"故意"伤害，过失是指行为人应当预见自己的行为可能会发生一定的损害结果，因疏忽大意而没有预见，或已预见而自信能够避免。故意是指医务人员已预见到可能会发生不良后果，但不采取积极措施阻止，或者希望、放任这种不良后果的发生，就构成医疗故意。医疗事故不是故意，而是过失，两者有本质的区别。

4. 过失行为和损害后果之间存在因果关系　虽然存在损害后果，但是医疗机构和医务人员并没有过失行为，不能判定为医疗事故；虽然存在过失行为，但没有给患者造成伤害结果，也不应视为医疗事故。如某外科医生在手术中因操作过失，割断大动脉血管，造成患者大出血死亡，这种因果关系是明显的。但是在某些情况下，由于病情复杂或存在假象，要确定因果关系很困难，必须凭借技术鉴定或尸体解剖才能判断。

（二）不构成医疗事故的情形

在医疗活动中，由于许多不良后果是在医务人员的医疗行为不存在违法、违规的情况下发生的，因此，《医疗事故处理条例》规定有下列情形之一的，不属于医疗事故。

1. 在紧急情况下，为抢救垂危患者生命而采取紧急医学措施造成不良后果　在患者处于生命危险的紧急情况下，抢救工作具有时间的紧迫性、诊断措施和抢救条件的限制性，医务人员为了抢救患者而采取的救治措施所造成的不良后果，不应当构成医疗事故，否则将不利于挽救患者。

2. 在医疗活动中由于患者病情异常或者患者体质特殊而发生医疗意外　前已述及，所谓医疗意外是指由于病情或患者体质特殊而发生难以预料和防范的不良后果。医疗意外所致的患者死亡、残疾或功能障碍的不良后果虽然发生在诊疗护理过程中，但是不良后果的发生是医务人员难以预料和防范的，或者是由他们不能抗拒或不能预见的原因引起的。

3. 因不可抗力造成不良后果　在医疗活动中，不可抗力所造成的不良后果有两种情况：一是疾病的自然转归所致。对于病情重笃、慢性病晚期衰竭或疑难危重患者，医务人员尽管利用各种医疗手段、采取各种治疗方案竭尽全力救治患者，但绝大多数情况下不可抗力的死亡等不良后果在所难免；二是患者发生了现有医学科学技术条件能够预见，但却不能避免和防范的不良后果的并发症。这种不良后果的发生与医护人员存在医疗过失无因果关系。如果医务人员为了救治患者，对所采取的医疗措施可能出现的不良后果已经履行了告知义务，患者及其亲属也履行了知情同意手续，而且医务人员已针对预料到的不良后果制订了相应的防范措施，但仍然发生了不良后果，这种不良后果不属于医疗事故。

4．无过错输血感染造成不良后果　根据《中华人民共和国献血法》的要求，使用血液及血液制品前，医疗机构及其医务人员必须对患者或其亲属进行输血风险教育，详细交代使用血液及血液制品可能发生血源传播性疾病、输血反应等情况，方可使用血液及血液制品。医务人员在给患者提供血源时，按照供血的有关规定进行检验，输血操作无误，而且输血前已履行了相应的告知义务，患者及家属充分知情同意，即使输血出现了不良后果，医院及医务人员不承担责任。

5．因患方原因延误诊疗导致不良后果　在医疗活动中，由于患者不配合诊治，延误诊疗工作而造成不良后果的，不属于医疗事故。如患者不如实反映病情、病史，不按医嘱服药或私自服药，不接受必要的检查和处置等。患者及其家属的故意或过失行为使患者受到伤害，患者的伤害与医务人员的行为没有因果关系。

6．经患者同意后实施试验性诊疗发生不良后果　在许多教学及科研医院，常有经过国家有关部门批准，用于临床试验的诊治仪器、药物试剂等在患者身上试用，但试用必须按有关规定进行，必须向患者说明使用目的及可能产生的副作用和不良后果，必须征得患者本人同意，并签订协议。经患者签字同意后进行试验诊疗而发生不良后果的，医院及医务人员不承担责任。

（三）医疗事故分级

1．医疗事故的等级　根据对患者人身造成的损害程度，《医疗事故处理条例》将医疗事故分为四级。

一级医疗事故：造成患者死亡、重度残疾的；

二级医疗事故：造成患者中度残疾、器官组织损伤导致严重功能障碍的；

三级医疗事故：造成患者轻度残疾、器官组织损伤导致一般功能障碍的；

四级医疗事故：造成患者明显人身伤害的其他后果的。

2．医疗事故分级的作用　医疗事故的分级对公正、公平地处理医疗事故具有重要意义。第一，医疗事故的分级直接涉及对患者的赔偿。《医疗事故处理条例》第四十九条规定了医疗事故的赔偿首先考虑的是医疗事故的等级。第二，医疗事故的分级涉及卫生行政部门对医疗事故的事权划分。根据《医疗事故处理条例》第三十八条规定，对患者死亡或可能为二级以上医疗事故的行政处理，应当由医疗机构所在地的县级卫生行政部门移送上一级人民政府卫生行政部门处理。第三，医疗事故的分级涉及卫生行政部门对发生医疗事故的医疗机构和有关医务人员的行政处罚，《医疗事故处理条例》第五十五条对此作了相关规定。

二、医疗事故防范

发生医疗事故后，在给患者造成身心损害的同时，也给医疗机构和医务人员带来不良影响。因此，医院应坚持预防为主的原则，重点从以下几个方面防范和规避医疗事故的发生。

（一）加强医务人员的法制教育和职业道德教育

导致医疗事故的直接原因是医疗机构及医务人员违反了医疗卫生管理法律、行政法规、部门规章和诊疗护理规范、常规。因此，加强医务人员的法制教育和职业道德教育，使医务人员知法、遵法、恪守医疗服务职业道德是保障医疗安全、防范医疗事故的重要措施。

1．定期开展医疗卫生管理法律法规宣传教育工作　医院要定期组织医务人员认真学习《中华人民共和国执业医师法》《中华人民共和国献血法》《医疗机构管理条例实施细则》、药品管理等法律、法规，特别是要加强《医疗事故处理条例》《中华人民共和国侵权责任法》及其相关配套文件的培训和学习，使医务人员学法懂法，自觉规避和防范医疗风险。

2．加强诊疗护理规范和常规的培训　诊疗护理规范、常规是长期医学实践经验的科学总结，是医疗护理技术科学化、标准化、规范化的体现，是确保医疗质量、防范医疗事故的重要措施。随着医学科学的发展和医疗实践经验的不断积累，诊疗护理常规和操作规范也在不断修订、不断充填和完善,因此诊疗护理规范和常规的培训需要长期不断地进行,医院及各部门应结合自身实际,制订教育培训制度和计划,相关行政部门做好监督管理工作。

3.加强职业道德教育　不重视职业道德教育可能会造成医务人员责任心不强,工作不认真,这是医疗事故的重要隐患。把职业道德教育纳入医院的文化建设中,如果每个医务人员把提供优质服务视为工作的自然方式和最重要的规范之一,养成防范医疗风险和提高医疗质量的工作习惯,就能够形成质量安全文化。

(二)建立医疗服务质量监控机制

为了保障医疗安全,有效预防医疗事故的发生,《医疗事故处理条例》对医疗机构的医疗服务质量的监控工作作了相关规定。医院应根据其规模和等级,设置独立或兼职医疗服务质量监控部门或医疗安全管理组织。对不能单独设置的,医院应当配备专职或兼职人员负责医疗服务质量和安全监控工作,保证责任落实到部门,责任落实到人。医疗服务质量监控部门的主要工作有以下几点。

1.制订医疗质量监控工作计划和工作制度,建立质量监控指标体系和评价方法。

2.定期或不定期组织检查、考核和评价指标完成情况,提出改进措施。

3.监督医院各科室和医务人员对各项医疗法规、诊疗护理规范和常规的执行情况,向医院负责人和科室提出合理化建议。

4.负责医疗服务投诉,提供医疗纠纷和医疗事故处理程序等有关知识的咨询服务。

5.负责医疗事故、医疗纠纷的处理及法律诉讼工作。

(三)建立预案制度

《医疗事故处理条例》第十二条规定:"医疗机构应当制定防范、处理医疗事故的预案,预防医疗事故的发生,减轻医疗事故的损害。"预案是事先制定的一系列应急反应程序,明确应急机制中各成员部门及其人员组成、具体职责、工作措施,以及相互之间的协调关系,预案在其针对的情况出现时启动。预案包括预防医疗事故预案和处理医疗事故预案。

在预防医疗事故预案中要明确领导机构和具体工作部门,做到分工具体,责任明确。如在院长的领导下,医疗服务质量监控部门负责医疗质量的日常监督管理,科教部门负责医务人员教育和培训工作,党团组织负责医务人员的职业道德教育工作。各部门各司其职,互相协调、互相配合,共同承担医疗事故防范工作。医疗事故防范工作应纳入医院目标管理中,对容易引起医疗事故的部门和工作环节进行重点管理。

处理医疗事故预案也要明确领导机构和工作部门,明确医疗事故发生后各部门的职责和应采取的措施。第一,要建立医院内部报告制度,如发生医疗事故或出现可能引发医疗事故的医疗过失行为后,有关医务人员要立即向科室负责人报告,科室负责人向医疗服务质量监控部门或安全管理组织报告,监控负责人应立即向主管院长报告,主管院长应及时向县级卫生行政部门报告。第二,组织最强的技术力量及时采取有效的治疗措施,防止损害的后果扩大。第三,做好患者及亲属工作,防止矛盾激化。第四,开展调查,分析原因,提出改进措施,防止类似事件发生。

三、医疗事故处理

(一)医疗事故解决途径

《医疗事故处理条例》中明确了解决医疗争议的三条途径,即医患双方当事人可以自愿选择协商解决,不愿协商或协商不成的,医患双方当事人可以向卫生行政部门申请行政调解,也可以向人民法院提起民事诉讼,解决医疗事故争议。

1.自愿协商解决　医疗事故争议发生后,医疗机构可以与患方通过协商的形式,达成谅解协议,自行协商解决。这是有效解决医疗事故和纠纷争议的重要的可行办法。大量医疗事件的争议可以通过医患双方自愿协商形式获得解决，这可以有效缓解社会矛盾，及时处理医患双方争议。

医患双方自愿协商解决时应共同遵守以下原则。

（1）真实自愿、诚实信用的原则：任何一方不能强迫或勉强另一方必须通过协商途径解决，也不能采取欺骗、胁迫、乘人之危等方式使另一方接受协商内容或对协商内容发生误解。

（2）平等、公平的原则：在协商的过程中，双方地位、权利平等，承担的民事责任应当合理，要考虑实际履行的能力，不能显失公平。

（3）合法原则：协商必须符合《医疗事故处理条例》等法律法规的要求，不能因双方协商而违反法律规定，也不能损害国家和社会的公共利益、侵犯他人的合法权益。

通过自愿协商解决的医患双方应填写《协商解决协议书》，其主要内容包括医疗机构与患者的基本情况、患者简要诊疗经过、医患双方共同认可的事件性质以及发生不良后果的原因分析、医患双方共同认可的经济赔偿数额及给付时间和方式、医患双方涉及该医疗事件有关权利义务及履行的责任、协议签订及生效时间、医患双方盖章签字等。

协商解决也应当在卫生行政部门的管理和监督下进行，因此《医疗事故处理条例》规定，医疗机构应当自协商解决之日起 7 日内向所在地卫生行政部门作出书面报告，并附具协议书。这样做既有利于医疗事故争议双方合理合法地解决争议，保证发生医疗事故的医疗机构和医务人员承担相应的行政法律责任，又可以避免和防止患方以"私了"为由，向医疗机构无理施压，提出过分要求。

在协商解决过程中，双方对是否是医疗事故或伤害程度发生争议时，可以共同向负责组织医疗事故技术鉴定的医学会提出鉴定申请，根据鉴定结论再协商解决。

2. 申请行政调解 《医疗事故处理条例》规定，发生医疗事故争议后，医患双方都可以向卫生行政部门提出处理申请。医疗事故处理申请是指医疗事故争议的双方当事人，以自己的名义请求卫生行政部门依照行政程序处理医疗事故争议，依法保护其合法权益的行为。

当事人向卫生行政部门提请医疗事故争议处理的申请书应当载明申请人的一般情况、有关事实、具体请求和理由，并且规定当事人自知道其身体健康受到损害之日起 1 年内，可以向卫生行政部门提出处理申请。超出该规定时限提出申请的，卫生行政部门不予受理。对符合《医疗事故处理条例》规定的，卫生行政部门则予以受理，需要进行医疗事故鉴定的，卫生行政部门委托医学会组织医疗事故技术鉴定，该鉴定的结论可作为行政调解的依据。

3. 向人民法院提起民事诉讼 根据《医疗事故处理条例》的规定，医患双方可以不选择上述两种解决途径，而是向人民法院提起民事诉讼。如果医患双方只向人民法院起诉，不向卫生行政部门提出医疗事故争议处理，并且当事人的起诉符合人民法院受理民事案件的条件，人民法院应当及时受理。如果当事人既向人民法院起诉，又向卫生行政部门提出医疗事故争议处理，应当由人民法院受理，卫生行政部门不予受理，如果卫生行政部门已经受理的，应当终止受理。通过司法途径处理主要依据《中华人民共和国民事诉讼法》《中华人民共和国侵权责任法》《中华人民共和国民法典》和《最高人民法院关于审理人身损害赔偿案件适用法律若干问题的解释》中的相关条款。

4. 医疗纠纷人民调解委员会调解途径 医疗纠纷人民调解委员会是专业性人民调解组织，如果医患双方认定存在医疗事故，并且双方愿意向医疗纠纷人民调解委员会提出申请进行调解，也可以作为医疗事故的解决途径之一。

不论通过哪种途径解决医疗事故争议，在解决的过程中，若医患双方对医疗事件性质的判定不清楚或认定存在分歧，均需要进行医疗事故技术鉴定。

（二）医疗事故技术鉴定

由于医疗服务的特殊性，医疗过程中出现不良后果和医患争议在所难免。为客观、科学、公正地处理医疗事故，切实保护医患双方的合法权益，促进医学科学的发展，《医疗事故处理条例》对医疗事故的技术鉴定作了相关规定。

1. 医学会负责组织医疗事故技术鉴定　医学会是一个独立存在的医学专业性社会团体，由其组织医疗事故技术鉴定，体现了医疗技术鉴定结论的专业性、准确性、独立性和相对合理及公正性。

2. 医疗事故技术鉴定机构的设置与分工　医疗事故技术鉴定为两级鉴定终结制，即首次鉴定和再次鉴定。设区的市级地方医学会和省、自治区、直辖市直接管辖的县或者县级市地方医学会负责组织本地区医疗事故争议的首次技术鉴定。省、自治区、直辖市医学会负责本行政区域内当事人因对医疗事故争议首次技术鉴定不服而提起的再次鉴定。对于疑难医疗事故争议、复杂医疗事故争议和在全国具有重大影响的医疗事故争议，必要时由中华医学会直接组织鉴定，既可以是首次鉴定，也可以是再次鉴定，即中华医学会不受鉴定级别的限制。

3. 具备条件的专家组成医疗技术鉴定专家库　负责组织医疗事故鉴定的各级医学会要建立医疗事故技术鉴定专家库。

4. 医疗技术鉴定组从专家库中随机抽取专家组成　为了体现医疗事故鉴定的公平与公正，参加医疗事故鉴定的相关专业的专家，由医患双方在医学会主持下从专家库中随机抽取。这种规定不仅体现了鉴定工作的公正性和客观性，而且有利于提高社会和医患双方对鉴定工作的信任度，有利于实施回避制度。

（三）医疗事故的处理与赔偿

1. 对责任人的处理　医疗机构发生医疗事故的，由卫生行政部门根据医疗事故等级和情节，给予警告；情节严重的，责令限期停业整顿直至由原发证部门吊销执业许可证，对负有责任的医务人员依照《中华人民共和国刑法》关于医疗事故罪的规定，依法追究刑事责任；尚不够刑事处罚的，依法给予行政处分或者纪律处分。

对发生医疗事故的有关医务人员，除依照前款处罚外，卫生行政部门并可以责令暂停6个月以上1年以下执业活动；情节严重的，吊销其执业证书。

2. 医疗事故的赔偿　《中华人民共和国侵权责任法》第五十四条规定：患者在诊疗活动中受到损害，医疗机构及其医务人员有过错的，由医疗机构承担赔偿责任。

医疗事故在医疗事故争议中，赔偿通常是最核心的问题。在确定应当赔偿数额时，应根据《医疗事故处理条例》第四十九条和第五十条的规定一并考虑，具体计算赔偿金额。《医疗事故处理条例》第四十九条规定医疗事故赔偿应当考虑下列因素。

（1）医疗事故的等级；

（2）医疗事故过失行为在医疗事故损害后果中的责任程度；

（3）医疗事故损害后果与患者原有疾病状况之间的关系。

无论采取哪种途径解决医疗事故赔偿，都必须考虑上述因素。具体赔偿数额是在考虑了上述因素的前提下，再根据第五十条的项目和标准来计算。医疗事故赔偿项目包括医疗费、误工费、住院伙食补助费、陪护费、残疾生活补助费、残疾用具费、丧葬费、被扶养人生活费、交通费、住宿费、精神损害抚慰金。

本章小结

医学技术的不断发展和新药的不断出现能帮助医院提供更加有效的医疗护理服务，但由于医疗服务的高风险性，医疗安全（不良）事件会不可避免地在医疗服务的实施过程中出现，医院管理者和医务人员需要不断加强安全管理降低医疗风险，保障医疗安全。本章主要阐述了医疗安全相关概念，医疗安全主要影响因素，患者安全目标，医疗安全保障措施，医疗安全（不良）安全事件报告与监测,医院感染管理有关内容,医疗事故如何界定,医疗事故的处理程序、技术鉴定要求以及处罚规定,医疗事故防范的具体措施等内容。

思考题

1. 医院感染监测分哪两类?
2. 什么是医疗安全(不良)事件? 临床上医疗安全(不良)事件主要有哪些?
3. 什么是"危急值",制定危急值报告制度有什么现实意义?
4. 如何界定医疗事故?
5. 为什么说医院系统性失误对医疗安全的影响具有广泛性?

(贾秀萍 陶红兵)

第十一章 医院药事管理

医院药事管理是医院管理的重要组成部分，是医疗机构对临床用药全过程进行有效的组织实施和管理，促进临床科学、合理用药的药学技术服务和相关的药品管理工作。医院药事管理活动为医院医疗服务提供强有力的保障和支撑。随着我国卫生健康事业的不断发展，医院药事管理活动日益完善，逐渐成为医院管理活动的重点研究领域。

第一节 医院药事管理概述

一、医院药学和医院药学服务

（一）概念

1. 药学和医院药学 药物（drug）是预防、治疗及诊断疾病，有目的地调节人的生理机能并规定有适应证或者功能主治、用法和用量的物质，药物直接关系到人类的生命和健康。而药学（pharmacy）是研究药物的来源、炮制、性状、作用、分析、鉴定、调配、生产、保管等的一门学科。医院药学（hospital pharmacy）隶属药学学科，是研究医院的药品供应、药学技术、药事管理和临床用药的一门科学。在医疗机构内，医院药学工作与临床工作紧密联系，主要针对临床医师和患者开展药事管理和药学技术服务工作，提供安全、合理、有效的药物治疗服务，并参与指导临床，为医院临床工作提供支撑。近年来，医院药学工作取得了突飞猛进的发展，已经从传统的单一供应型模式挣脱出来，逐渐向科技服务型转变。相应地，医院药学部门也由过去的单一药剂科逐渐发展成为由若干门类科室组成的药学部（所），使之更适应当今医院药学的发展需求。

2. 医院药学服务 医院药学服务（hospital pharmaceutical service）是医疗服务的重要组成部分，是医院药学部门和相关人员开展以合理用药为核心的临床药学工作，包括药事管理活动和药学技术服务。近年来，随着医院药学工作逐步从保障供应型向技术服务型拓展，医院药学服务的重心也从传统的以配方发药为主的封闭或半封闭窗口服务模式，转变为以患者为中心，以药品为手段，运用药学专业知识参与和促进临床合理用药，服务于医、护、患及公众的全方位药学服务模式。在此形势下，医院药学服务的内涵及模式也发生了很大转变。

（二）医院药学服务的发展

20 世纪中叶以前，医院药学服务内容主要是药品采购与分发、调剂和制剂，以保证临床药品供应为主。随着医学模式的转变和药物治疗的进展，医院药学服务发生了根本性的变革。

新中国成立后，我国的医院药学服务发展经历了"以调配为中心的时期—以制剂为中心的时期—以用药为中心的临床药学时期—以病人为中心的药学监护时期—以改善病人生活质量为目标的全程化药学服务时期"五个时期，而以改善病人生活质量为目标的全程化药学服务则是当前乃至未来医院药学服务发展的目标和重点，特别是随着国家关于促进"互联网＋医疗健康"政策的发布，我国互联网医院的建设和发展速度明显加快，医院药学服务作为医疗服务的重要组成部分，也快速向信息化、智能化发展，传统的医院药学服务模式即将进入智慧化发展的新阶段。因此，有必要加强对新时期医院药学服务重要性的认识，不断完善医院药学服务体系。

二、医院药事管理相关概念

（一）药事管理

药事管理（pharmacy administration）是指对药学事业的综合管理。它是运用管理科学的基本原理和研究方法对药学事业各部分的活动进行研究，总结其管理活动规律，并用以指导药学事业健康发展的社会活动。药事管理有宏观与微观之分。宏观的药事管理是指国家对药品及药事的监督管理，包括制定和执行国家药物政策与药事法律、法规、规章；建立健全药事管理体制与药品监督管理机构；药事相关活动人力资源管理；药事信息资源管理；绩效管理以及建立药业道德秩序等。微观的药事管理是指药事各部门内部的管理，包括医药生产、药学技术管理、药学信息管理、药学服务管理等工作。

（二）医院药事

医院药事（hospital pharmacy）泛指医院（医疗机构）中一切与药品和药学服务有关的事项。涉及医院中的药品采购、储存、保管、调剂、制剂；药品的临床应用、经济核算、质量监督；药学教学与科研管理；医院药学部门内部的组织机构、人员配备、设施设备和规章制度；医院药学部门与外部的沟通联系、信息交流等事项。如药学部门与医疗科室、护理部门及医生、护士和患者的沟通交流，与医院之外的药品生产企业、药品经营企业、药品检验部门和监督管理部门的业务联系等，统称为医院药事。

（三）医院药事管理

医院药事管理（hospital pharmacy administration/management）是指以服务患者为中心，对临床用药全过程进行有效的组织实施和管理，促进临床科学、合理用药的药学技术服务和相关的药品管理工作。主要包括药学部门管理和临床用药管理及相关的管理工作。其内容涵盖了法律、行政、技术和经济等管理内容。其特点是以患者为中心，研究保证患者药物治疗的安全、有效、经济以及与管理因素、环境因素之间的关系。医院药事管理属微观药事管理，受国家卫生管理和药品管理相关法律、法规和政策的指导。

三、医院药事管理特点和主要内容

（一）医院药事管理特点

医院药事管理具有专业技术性、政策法规性、管理综合性、信息智能性等特点。

1. 专业技术性 医院药事管理具有明显的药学专业特征。医院药事管理对象是药品和药学服务构成的专业技术系统，要进行药品管理和临床药学工作，必须具备扎实的药学学科专业知识与技能。此外，医院药事管理一系列活动，也要求医院药事管理部门和人员具备基本的管理学专业技术知识。

2. 政策法规性 医院药事管理活动要严格遵守国家相关法律法规和有关政策要求，科学严谨，依法管理，以保证药品质量，保障用药安全，维护民众身体健康和用药的合法权益。我国于1984年9月颁布了《中华人民共和国药品管理法》，2019年8月进行了第二次修订并于2019年12月1日起施行。《中华人民共和国药典》自1985年颁布后，每五年更新一版，2020年已更新至第8版。2011年1月卫生部修订并颁布了《医疗机构药事管理规定》，对医疗机构药事管理的有关内容作出明确规定。《中华人民共和国药师法》于2017年启动立法工作，已多次印发征求意见稿，颁布实施在即。这些法律规范均为医院药事管理活动提供法定依据。

3. 管理综合性 医院药事管理活动是药学这一自然科学与管理学等社会科学诸学科相互交叉、渗透而形成的一个知识领域，它的基础理论来自社会学、经济学、法学、教育学、卫生事业管理学等。这些学科在医院药学实践中相互交叉渗透、高度综合,从而形成规范的管理体系。

4. 信息智能性　随着医院信息化建设的不断发展,医院药品管理智能化和药品调剂自动化、特殊药品管理智能化监管等发展加快,医院药事管理活动各环节的智能化管理水平不断提高,已逐渐向药品从进到出全流程智能化管理转变,从而极大地改善了药品服务,提高了药事活动安全管理的精准性和可靠性。

（二）医院药事管理的主要研究内容

医院药事管理研究的内容很广泛,主要采用软科学的方法,从管理学角度研究医院药学实践中的人(药师、患者、医护人员等)、财、药品、药品信息等,包括医院药学部门的组织管理、人力资源管理;药品和药学服务质量管理、经济管理、信息化管理等。

1. 保证药品供应,服务临床工作　保证药品供应是医院药事管理最重要的基础性工作。医院药事管理部门要根据医院功能任务,结合实际需求,在征求临床服务需求基础上,制订并落实药品采购计划。医院药事管理和药物治疗学委员会在药品采购时要充分履行职责,发挥作用,确保药品供应顺利实现,保障医院临床服务。

2. 关注药品质量,确保用药安全　药品质量是医院药事管理工作的生命线,而用药安全更是药事管理工作的底线。医疗机构要建立质量监督网络,完善医院三级质量保障体系,对药事管理的所有环节严格按制度办事,确保万无一失;要建立经常性监督检查制度,规范开展药物不良反应监测工作;要加强临床用药指导,提高用药安全意识,加强对处方、医嘱的审核管理;要加强对医务人员培训和对患者指导,确保药品质量和用药安全制度贯彻实施。

3. 加强组织建设,规范人员管理　强化医院药事管理部门的组织建设,包括名称、组织机构、岗位设置与责权分工,合理组成医院药事管理和药物治疗学委员会等药学服务有关委员会。强化医院药事管理部门人力资源管理,按要求配置药师(临床药师)及其他药学专业技术人员,对各类专业技术人员的准入、执业规则、日常考核、继续教育、法律责任等进行规范管理。

4. 优化服务意识,提高工作效率　建立药品和药学服务质量管理体系,制定、修订药品和药学服务管理标准化文件,讨论最优化地提供药品和药学服务的系统和方法,创新药学服务模式,提升信息化水平,实现精细化管理,降低药事管理成本,减轻患者医药费负担,满足服务需求,提升服务效率。

5. 完善评价体系,促进创新发展　加强医院药品和药学服务的经济管理,做好预算控制、库存周转、价格管理、用药的经济分析评价、药学服务计量单位及绩效评价等药事管理环节,进行科学分析和综合评价。在不断总结经验基础上,通过药事管理服务的改革创新,推动医院药事管理高质量发展,从而进一步促进高水平医院建设,促进医药产业乃至整个健康事业发展,促进健康中国建设。

第二节　医院药事组织管理

一、医院药学部门

医院药学部门(pharmacy department)是医疗机构内提供药品供应和药学相关技术服务的部门,根据《医疗机构药事管理规定》的具体要求,三级医院设置药学部,并可根据实际情况设置二级科室;二级医院设置药剂科;其他医疗机构设置药房。药学部(药剂科)是负责医院药剂工作的重要职能部门,在三级医院中通常集药品供应与调剂、制剂生产与检验、临床药学实践与教育、药学科研和教学等工作为一体,是医院药事管理活动的主要载体。

（一）医院药学部门组织结构

医院药学部门一般设有药物配置部门、药物调剂部门(药房)、药品供应科室(药库)、药品检验部门(药品分析、动物实验等)、临床药学部门(药物监测、用药咨询等)、药学研究部门(药物评价、药理研究等)、药学信息中心(信息统计、资料处理等),有些医院还设有院内制剂部门(制剂室)。医院药学部门的设置主要根据医疗机构的等级、规模、功能等进行具体规划。其设置原则和依据有以下几点。

1. 管理层次 一个好的组织结构应当构建严格的层级,药学部(药剂科)主任对院长负责,药学部(药剂科)内各部门主管对主任负责。药学部(药剂科)领导通过各科室负责人(或部门主管)管理各个具体岗位的工作人员,履行岗位职责,做好药事管理各项工作。

2. 部门职能 药学部(药剂科)各部门根据医院实际需求按照职能进行划分,可分为基本的职能部门和派生的职能部门:直接参与临床用药和药学服务的科室(如门、急诊调剂室、住院调剂室、中药配方室、静脉用药调配中心、临床药学室、药学信息资料室等)为药剂科的基本职能部门;保障药品供应和支撑药学服务的科室(如药品库房、制剂房、药品检验室、药学研究室等)为派生的职能部门。

3. 职责权力 药学部(药剂科)各部门应根据业务活动的目标进行设置。组织中的每个部门和职务都必须完成规定的工作,并为此赋予相应的职责和权力。例如,药库的药师必须履行药品的采购、质量验收、保管和发放职责,也有权拒绝不符合规定的药品采购和请领要求。

(二)医院药学部门基本职责

由于医疗机构的功能定位和规模设置不同,药学部门的任务也不完全一致。其主要职责有以下几点。

1. 有效的管理 有效管理和明确的工作程序是顺利完成药事工作的基础。管理任务范围主要包括:制订目标、计划、进度表并落实;人事管理,设定岗位、明确职责权利和沟通方式;参与临床药物治疗与合理用药监管;建立和实施质量保证、质量控制、质量改进的管理体系和制度;建立口头和书面报告制度,上下沟通;预算、库存控制、清点检查药品及账目文件和记录管理等。

2. 保障合理的药物治疗 医院药学部门工作的核心是保证合理的药物治疗。药师应与医护人员共同制订治疗方案,收集患者信息,参与药物治疗方案的审核,开展药物使用评价研究;监测药品安全性,包括药品不良反应、用药失误与药物滥用;积极开展临床药学和药学监护;参与医院药事管理与药物治疗学委员会相关工作。

3. 药品调配与控制 负责医院所有药品(法律规范有特殊规定的除外)的采购、保管、调剂和质控,认真执行国家卫生和药品法律、法规的有关规定,严格处方制度,编写医疗机构处方集,通过静脉配置中心集中调配全肠道外营养和肿瘤化疗药物,确保药物治疗需要与安全。

4. 提供信息和开展患者用药教育 医院药学部门有责任为患者和医护人员提供科学准确的药品使用信息,并对患者进行用药教育。

5. 研究工作 根据临床需要积极开展医院药学相关研究工作,包括参与新药临床研究和药品疗效评价等工作。

6. 教学和继续教育 接受医药院校学生实习、药学人员进修、各级医疗机构药学技术人员培训、设立药学技术人员继续教育项目等。

二、药事管理与药物治疗学委员会

(一)医院药事管理与药物治疗学委员会的设立和人员组成

《医疗机构药事管理规定》明确要求:二级以上的医院应当设立药事管理与药物治疗学委员会,其他医疗机构应当成立药事管理组。药事管理与药物治疗学委员会(组)监督、指导本医疗机构科学管理药品和合理用药。

药事管理与药物治疗学委员会(组)设主任委员 1 名,原则上由医疗机构负责人担任;设副主任委员若干名,可由医疗机构药学部门和医务部门负责人担任;成员可由药学、临床医学、护理和医院感染管理、医疗行政、信息管理等相关人员组成。其中,三级医院药事管理与药物治疗学委员会委员应由具有高级专业技术职务任职资格的专家组成;二级医院的药事管理与药物治疗学委员会可以根据情况由具有中级以上专业技术职务任职资格的上述人员组成。其他医疗机构的药事管理组,可以根据情况由具有初级以上专业技术职务任职资格的上述人员组成。医疗机构药事管理与药物治疗学委员会(组)应建立健全相应的工作制度,日常工作由药学部门负责。

(二)药事管理与药物治疗学委员会的职责

医院药事管理与药物治疗学委员会的职责为:贯彻执行医疗卫生及药事管理等有关法律、法规及条例,审核制定本机构药事管理和药学工作规章制度并监督实施;制定本机构药品处方集和基本用药供应目录;推动药物治疗相关临床诊疗指南和药物临床应用指导原则的制定与实施,监测、评估本机构药物使用情况,提出干预和改进措施,指导临床合理用药;分析、评估用药风险和药品不良反应/药害事件,提供咨询与指导;建立药品遴选制度,审核本机构临床科室申请的新购入药品、调整药品品种或者供应企业和申报医院制剂等事宜;监督指导麻醉药品、精神药品、医疗用毒性药品及放射性药品等特殊药品的临床使用与规范化管理;对医务人员进行有关药事管理法律法规、规章制度和合理用药知识教育培训;向公众宣传安全用药知识。

药事管理与药物治疗学委员会定期召开,定期研究、协调和解决医疗机构内有关药事管理和药物治疗方面的问题。

(三)药事管理与药物治疗学委员会的作用

几乎所有的医疗机构都可能存在药物使用不当和药物使用效率低下的问题。在国外,药物和治疗学委员会(drug and therapeutics committee,DTC)是医院解决药物问题的最有效机构,其整合了所有药物使用相关人员,致力于促进药物的合理使用和提高药物的使用效率。我国药事管理与药物治疗学委员会主要作用包括:为药品管理提供全面建议;制定药物政策;评估处方集目录及遴选药品;制定(或修改)及实施标准治疗指南(standard treatment guidelines,STG);进行药物使用情况评估,以便发现问题;引入干预,改善药物使用;对确定的问题进行药物使用情况评估;处理药品不良反应和用药错误;向所有医务人员发布有关药物使用问题、相关政策及决定的信息等。

三、医院药学技术人员

医院药学技术人员是医疗卫生技术人员的重要组成部分,包括药学部门负责人、药师及医院药学实验技术人员。医院药学技术人员的资格准入、行为规范和执业规则等依据国家相关法律、法规规定进行。各级医疗机构应遵循功能需要,合理配置药学技术人员,形成合理、稳定的药学技术人员层次结构。

(一)药事法规中有关医院药学技术人员规定

《中华人民共和国药品管理法》规定,医疗机构应当配备依法经过资格认定的药师或者其他药学技术人员,负责本单位的药品管理、处方审核和调配、合理用药指导等工作。非药学技术人员不得直接从事药剂技术工作。

《中华人民共和国药品管理法实施条例》规定,医疗机构审核和调配处方的药剂人员必须是依法经资格认定的药学技术人员。

《医疗机构药事管理规定》规定,医疗机构药学专业技术人员不得少于本机构卫生专业技术人员的8%。建立静脉用药调配中心(室)的,医疗机构应当根据实际需要另行增加药学专业技术人员数量。医疗机构应当根据本机构性质、任务、规模配备适当数量临床药师,三级医院临床药师不少于5名,二级医院临床药师不少于3名。

（二）药学部门负责人

《医疗机构药事管理规定》指出，二级以上医院药学部门负责人应由具有高等学校药学专业或临床药学专业本科以上学历，并具有本专业高级专业技术职务任职资格者担任；除诊所、卫生所、医务室、卫生保健所、卫生站以外，其他医疗机构药学部门负责人应由具有高等学校药学专业大专以上学历，并具有药师以上药学专业技术职务任职资格者担任。

（三）药师

药师（pharmacist）是指依法取得药师资格，经注册在医疗卫生机构、药品上市许可持有人、药品生产企业、药品批发企业、药品零售企业等执业，负责药品管理、提供药学服务的专业人员。2017 年起，教育部、人力资源和社会保障部、国家卫生健康委员会、国家中医药管理局等部门有关人员和专家组成《中华人民共和国药师法》起草专家组，开始起草《中华人民共和国药师法（草案征求意见稿）》，至 2021 年已三次公开征求意见。医院药师管理即将有法可依。

（四）药学实验技术人员

药学实验的开展在医院药学研究与发展中具有重要的地位和作用。一般来说，医院药学实验技术人员开展的工作包括医院制剂质量检测、治疗药物监测（therapeutic drug monitoring，TDM）和药学实验设计与开展。

1. 任职资格　医院药学实验技术人员应由具有药学学士以上学位人员担任。

2. 医院制剂质量检测　药学实验技术人员应严格遵照国家颁布的相关法律法规及相关技术文件，如《中华人民共和国药典》（2020 版）对所在医院自行生产的制剂进行规范化的检测，包括药物有效成分的含量测定、微生物检测等。

3. 治疗药物监测　治疗药物监测对于药物在临床上的合理使用具有重要的指导作用。治疗药物监测主要是通过各种现代化测定手段（如高效液相色谱、酶联免疫等），定量分析生物样品中药物及其代谢产物的浓度，探索血药浓度安全范围，应用各种药动学软件计算最佳剂量及给药间隔等，实现给药方案的个体化。一般来说，毒性较大，治疗窗窄的药物需要进行治疗药物监测。

4. 药学实验设计与开展　医院药学研究领域涵盖了绝大部分药学研究的主要内容。医疗机构从事药学研究的人员可以根据自身情况进行研究选题，如医院制剂的研究、化学药物或中药的药效学与药动学研究、药物基因组学研究、药物经济学研究等。

第三节　医院药事管理主要内容

一、临床用药管理

（一）临床用药管理概述

1. 临床用药管理的发展过程　1966 年 Brodie 首次将用药管理（drug use management）作为药学部门业务工作的主流。他把用药管理定义为一个集知识、理解、判断、管理和伦理为一体的系统，该系统的目的在于保证药物使用的安全性。药师进行临床用药管理最重要和有效的方法，就是对药品的获得、处方、给药和使用过程全程进行监测和有效的管理。

20 世纪 60 年代，随着临床药学的兴起和发展，医院药师逐渐涉足临床用药领域。1985 年，美国退伍军人管理局首次提出"临床药学专家应该是在特殊患者护理中发挥重要作用的专家"。1990 年 Hepler 和 Strand 明确提出药学实践的宗旨是药学监护（pharmaceutical care），预示临床药学服务已经向药学监护转变。随着医改的不断推进，医院药学的发展面临诸多的挑战和发展机遇。制度的改革和经济的发展使得公众对于卫生服务的要求有了质和量的改变，"走出药房，面向临床，以患者为中心，合理用药为核心，服务患者"的药学服务理念已经形成。

当前,我国正深入推进"健康中国"战略实施,而 2020 年暴发的新型冠状病毒感染疫情,又对临床用药管理提出前所未有的机遇与挑战。在新的历史发展时期,推动药学服务转型,应鼓励支持药师更多地参与临床药物治疗、多学科会诊,为患者提供专业用药治疗方案,为慢病患者提供居家药学服务,鼓励开设合理用药咨询或药物治疗管理门诊,提高整体药学服务能力和水平,充分发挥药学服务在规范临床用药、内部成本管理、药品费用控制等方面的作用。

2. 临床用药管理的核心是合理用药　临床用药管理的基本出发点和目的是合理用药(rational use of drug)。合理用药最基本的要求是:将适当的药物,以适当的剂量,在适当的时间,经适当的途径,给适当的患者使用适当的疗程,达到适当的治疗目的。

1985 年在肯尼亚首都内罗毕召开的合理用药会议是全球促进合理用药工作起步的里程碑。20 世纪 90 年代后,国际药学界的专家已就合理用药的问题达成共识,给合理用药赋予了更科学、完整的定义:以当代药物和疾病的系统知识和理论为基础,安全、有效、经济、适宜地使用药物,就是合理用药。1993 年,世界卫生组织、基本药物行动委员会、合理用药国际网络共同制定了《医疗单位合理用药调研方法与评价指标》,以促进一些国家,尤其是发展中国家对合理用药的重视。我国于 2005 年 8 月由卫生部牵头,成立了合理用药国际网络中国中心组,并根据世界卫生组织发布的《医疗机构用药调查指南》制定了我国医疗机构合理用药指标,致力于推动我国临床合理用药。

合理用药应包括安全、有效、经济三大要素。安全、有效强调以最小的治疗风险获得尽可能大的治疗效益;而经济则强调以尽可能小的治疗成本取得尽可能好的治疗效果,合理使用有限的医疗卫生资源,减轻患者及社会的经济负担。

(二)临床不合理用药现状和分析

1. 临床不合理用药的主要表现　在临床实践中,不合理用药屡见不鲜,轻者可能造成治疗失败和给患者带来不必要的痛苦,严重者可能酿成医疗事故,造成药害事件,给当事人乃至社会带来无法弥补的损失。目前临床用药普遍存在的问题主要有以下几种情况。

(1)遴选药物不适宜:如特殊人群、儿童或老年人选用毒副作用过大的药物。

(2)无适应证用药:给患者使用不符合适应证或疗效不确切的药物。

(3)用法、用量不适宜:包括用药不足和用药过度,其中用药不足表现为剂量偏低而达不到有效治疗剂量或疗程太短而不足以彻底治疗疾病,导致疾病反复发作;用药过度表现为给药剂量过大、疗程过长、轻症用重药等。

(4)滥用抗菌药物:抗菌药物不合理使用与滥用现象会引起药物不良反应、丧失药物敏感性、增加疾病经济负担等诸多问题。有时多种抗生素应用,感染不仅未被有效控制,细菌耐药菌株更有可能因此增加,引发双重感染,导致疾病治疗更为棘手。

(5)联合用药不适宜:无必要在一个患者身上同时或相继使用两种以上的药物。

(6)药物剂型或给药途径不适宜:未经适当途径给药,如可以口服选用静脉给药的。

(7)用药差错:包括由于医生对患者病情把握不够而导致开错药,或药师原因而导致药品调配有误,或患者服药方式有误等。

(8)对药物不良反应认识不足:对于药物可能引发的不良反应存在一定程度的认识不足,这既源于对药物知识的主观缺乏,也可能源于药物应用中未能充分掌握潜在不良反应的客观局限性。

2. 导致不合理用药的因素　在临床用药的过程中,影响合理用药的因素很多,造成不合理用药的原因错综复杂,涉及医学、药学、管理、卫生经济政策、行为科学、社会因素、经济利益和社会伦理等诸多方面。导致不合理用药的因素主要有以下几个方面。

(1)**药品因素**:由于药品生产、存储和运输过程等因素而导致药品质量不合格。此外药品的安全性、经济性和便携性也对药物的临床不合理使用产生一定影响。

（2）医务人员因素：医师掌握着是否用药和如何用药的决定权，药师是合理用药的参与者和监督者。医师和药师的医药知识、临床用药经验、药物信息、职业道德和工作责任心等都会影响其临床用药的决策和行为。

（3）管理因素：对不合理用药行为缺乏强有力的行政管理和技术干预措施，监督力度弱。

（4）患者因素：患者积极配合治疗，遵照医嘱正确服药是保证合理用药的关键因素之一。患者不遵守医师制订的药物治疗方案的行为称为患者不依从性（non-compliance）。患者产生不依从性的原因主要有：对药物疗程期望过高，对药物不良反应缺乏了解，经济承受能力不足，滥用药物等。

（5）社会因素：包括人们健康观念和文化、患者所处地域经济状况和医疗水平、药品销售环节经济因素，以及某些广告的不恰当引导等，都会对药物的使用产生一定的影响。

3. 不合理用药的后果　不合理用药必然导致不良的结果，这些不良后果有的是单方面的，有的是综合性的；有些程度较轻，有些后果十分严重。归纳起来，不合理用药导致的后果主要有以下方面。

（1）延误疾病治疗：有些不合理用药直接影响到药物治疗的有效性，轻者降低疗效，重者治疗失败或得不到治疗。

（2）浪费医药资源：不合理用药可造成药品乃至医疗卫生资源（物资、资金和人力）有形和无形的浪费。

（3）导致药源性疾病：药物不良反应和药源性疾病都是药物引起的，差别在于对患者机体的损害程度。

（三）临床合理用药管理的实施

临床合理用药是维护患者用药安全、保障医疗活动顺利进行的重要环节。我国高度重视医疗机构合理用药问题，分别在制度层面上出台了《医疗机构药事管理规定》《处方管理办法》等，对医疗机构合理用药进行管理，也先后出台了《抗菌药物临床应用管理办法》《麻醉药品临床应用指导原则》《精神药品临床应用指导原则》《中成药临床应用指导原则》《糖皮质激素类药物临床应用指导原则》《新型抗肿瘤药物临床应用指导原则》等，对各类药物临床合理应用及相关指标进行指导和明确，有效地促进了药物的临床合理应用。临床合理用药措施主要包括以下几个方面。

1. 建立和完善临床合理用药相关管理组织和制度

（1）设立医院药事管理与药物治疗学委员会：医院药事管理与药物治疗学委员会是协调、监督医院内部合理用药，解决不合理用药问题的工作机构，对于促进药物的合理使用和提高药物的使用效率发挥着重要作用。

（2）成立医院处方点评工作小组：在医院药事管理与药物治疗学委员会的统一指导下，成立由医务、药剂等部门具有相应专业技术任职资格人员组成的医院处方点评工作小组，严格根据《中华人民共和国药品管理法》《处方管理办法》《医院处方点评管理规范（试行）》相关规定分别对处方、医嘱进行审核与点评。

（3）处方管理：医疗机构根据《处方管理办法》分别对医生处方权的获得、处方开具注意事项、处方的管理、精神麻醉药品处方的调剂等进行严格的监督管理，明确相应的法律责任。

（4）处方点评：药师根据《处方管理办法》《医院处方点评管理规范（试行）》相关规定，分别对处方中日期、患者年龄、诊断、药品品种、是否含抗菌药、是否含注射剂、国家基本药物品种数、药品通用名数、处方金额、处方医生、审核调配药师、核对发药药师、处方是否合理及存在问题进行点评汇总。

2. 及时制定相关技术文件，规范临床用药行为

（1）处方集的制定：根据《国家基本药物目录》和《中国国家处方集》，结合实际情况，制定本医疗机构的《基本药品目录》《医院处方集》等。包含的信息有药品品名、剂型、规格、价格、生产厂家、药品药理作用、临床应用、相互作用、不良反应、用药注意事项等，为临床医生提供翔实的药品信息，指导临床合理用药。

（2）临床用药指导意见的制订：参考卫生健康主管部门有关药物临床应用指导原则相关文件精神和各类疾病诊疗指南，结合实际情况，分别制订各临床科室相关药物临床应用原则及专科用药技术文件，规范临床合理用药。

3. 加强临床药学工作和用药控制

（1）参与临床药物治疗方案设计：药学专业技术人员应参与对重点患者实施治疗药物监测，指导合理用药；收集药物安全性和疗效等信息，建立药学信息系统，提供用药咨询服务。

（2）做好药物不良反应记录：医务人员做好药物不良反应记录，按规定上报药品监督管理部门和卫生健康主管部门。

（3）拒绝调配：药学专业技术人员发现处方或医嘱所列药品违反治疗原则时有权拒绝调配，并应及时报告本机构药学部门和医疗管理部门。

（4）新药临床研究：医疗机构开展新药临床研究必须严格执行国家卫生健康主管部门和国家药品监督管理部门的有关规定。未经批准，任何医疗机构和个人不得擅自进行新药临床研究。

4. 加强临床合理用药的监管

（1）医疗机构建立临床合理用药制度，规范医师、药师用药行为，强化对处方的监督管理，严格执行处方点评制度，将处方点评结果涉及的医师不合理处方行为和药师审核不到位等问题纳入绩效考核。

（2）卫生健康主管部门和药品监督管理部门也应强化行政监管职能，依法执法，对医疗机构的药事管理活动进行规范，对不合理用药带来用药安全隐患，甚至导致危害性事件发生的要追究责任。

二、医院药品及制剂管理

医院药品及制剂管理（management of drugs and preparations in hospitals）一般包括医院药品管理和医院制剂管理。

（一）医院药品管理

1. 医院药品管理的流程和目标　药品管理主要是指对医院医疗、科研所需药品的采购、储存、分配和使用的管理。从管理对象来分，可分为一般医疗用药、麻醉药品、毒性药品、科研用药品，特别是新药研究中受试药品和中药材（饮片）管理。从管理类型来分，可分为质量管理和经济管理。

医院药品管理的主要目标有：保证医疗、科研所需的药品供应及时、准确无误；执行药事法规，保证所供应的药品质量好，安全有效；符合医院经济、财务管理规定和制度，减轻患者和国家负担。

2. 药品采购管理　根据《国家基本药物目录》《处方管理办法》《中国国家处方集》等制订本机构药品处方集和基本用药供应目录，编制药品采购计划，按规定购入药品。具体做法包括以下内容。

（1）健全制度：医疗机构应当制订本机构药品采购工作流程，建立健全药品成本核算和账务管理制度，严格执行药品购入检查和验收制度；不得购入和使用不符合有关规定的药品。

（2）审核批准：医疗机构临床使用的药品必须经医院药事管理与药物治疗学委员会审核同意，由药学部门统一采购供应。核医学科可以自行调剂本专业所需的放射性药品。其他科室或者部门不得从事药品采购及调剂活动，不得在临床使用非药学部门采购供应的药品。

（3）进货渠道：医疗机构必须从具有药品生产、经营资格的企业购进药品。

（4）储存保管：医疗机构应当制定和执行药品保管制度，定期对库存药品进行养护与质量检查。药品库的仓储条件和管理应符合药品采购供应质量管理规范的有关规定。

（5）记录完整：必须有真实的、完整的药品购进记录。

3.药品库存管理 《中华人民共和国药品管理法》规定，医疗机构应当有与所使用药品相适应的场所、设备、仓储设施和卫生环境，制定和执行药品保管制度，采取必要的冷藏、防冻、防潮、防虫、防鼠等措施，保证药品质量。对易燃、易爆、强腐蚀性等危险性药品必须另设仓库，单独存放，并采取必要的安全措施。对麻醉药品、精神药品、医疗用毒性药品、放射性药品必须按国家有关规定进行管理，并监督使用。

4.药品供应管理 医院药学部（药剂科）为临床和有关科室做好药品的供应工作（包括医院制剂），根据其使用目的可分为调剂用、注射用、检查用、研究用和质量监督管理用等。分发的品种多、环节多、涉及的人员多，必须加强管理，保证供应药品及时准确无误，保证分发的药品质量合格。

（1）药品供应方式：由于医院规模、任务不同，药品供应方式也有所不同，主要有两种方式：一种是由药剂科的各部门向药库领取药品，按分工给临床科室供应；另一种方式是药剂科建立药品中心供应室，由中心供应室向临床科室供应。实行中心供应方式的基础是药品采取了单位剂量包装，形成单位剂量调配系统。

（2）住院患者药品管理：住院患者所用药品一般经由护理人员保管、分发。病区药品管理十分重要，是保证患者药物治疗的重要环节，药师必须加强监督检查和指导。具体措施为控制病区药品领用量和品种，建立病区药品领取程序、凭证制度，严格病区药品保管制度和加强使用管理。

（3）麻醉药品、精神药品、毒性药品的供应管理：医院是使用特殊管理药品集中的部门，医院药学部门和药师必须严格执行《麻醉药品和精神药品管理条例》的要求，进行供应管理。

（二）医院抗菌药物的管理

抗菌药物广泛应用于医疗卫生、农业养殖领域，在治疗感染性疾病、挽救患者生命、防治动物疫病、提高养殖效益以及保障公共卫生安全中，发挥了重要作用。抗菌药物作为目前医院日常应用量最大的抗感染药物，由于多种因素影响，仍然存在不合理使用甚至滥用现象，由此引发的细菌耐药问题日益突出，这不仅会使抗菌药物逐步失效，而且可能导致出现无药可治的多重耐药菌，细菌耐药已经成为全球公共健康领域面临的一项重大挑战，引起世界各国的高度关注。我国政府历来高度重视抗菌药物的合理使用问题，先后下发与抗菌药物使用相关的一系列文件和规定，建立抗菌药物监测网和处方点评监测网，对抗菌药物的合理使用起到了积极推动作用。

1.国家相关文件中对抗菌药物管理的规定 目前，我国抗菌药物临床用药现状不容乐观，存在品种较多、使用率和使用强度高、用药水平偏低、地区间差异较大和细菌耐药严重等一系列问题。近些年，国家卫生健康主管部门相继出台了一系列相关措施并逐渐加大了对抗菌药物临床合理用药的整治力度。2010年12月，卫生部联合食品药品监督管理局、工业和信息化部、农业部联合下发《全国抗菌药物联合整治工作方案》，在全国范围内开展抗菌药物临床应用专项整治活动，以行政干预为核心，加强医疗机构抗菌药物临床应用管理，规范抗菌药物临床应用行为，提高抗菌药物临床应用水平，促进临床合理应用抗菌药物，控制细菌耐药，保障医疗质量安全。2012年和2015年，国家卫生健康主管部门又先后制定（修订）并颁布了《抗菌药物临床应用管理办法》和《抗菌药物临床应用指导原则（2015年版）》，这是对我国多年来抗菌药物临床应用管理实践经验的提炼和固化，标志着我国抗菌药物临床应用管理迈入法治化和制度化轨道，为逐步建立抗菌药物临床应用管理长效机制奠定了基础。《抗菌药物临床应用管理办法》中重点规定了四个方面的内容：建立抗菌药物临床应用分级管理制度；明确医疗机构抗菌药物遴选、采购、临床使用、监测和预警、干预与退出全流程工作机制；加大对不合理用药现象的干预力度，建立细菌耐药预警机制；明确监督管理和法律责任。

2. 抗菌药物的分级管理 抗菌药物分级管理是医院抗菌药物管理的核心策略,有助于减少抗菌药物过度使用,降低抗菌药物选择性压力,延缓细菌耐药性上升趋势。《抗菌药物临床应用管理办法》按照 WHO 建议的分级方式,根据安全性、疗效、细菌耐药性、价格等因素,将抗菌药物分为三级:非限制使用级(unrestricted)、限制使用级(restricted)和特殊使用级(ID specialist)。

(1)非限制使用级抗菌药物:是指经长期临床应用证明安全、有效,对病原菌耐药性影响较小,价格相对较低的抗菌药物。非限制使用级抗菌药物应是已列入《国家基本药物目录》《中国国家处方集》和《国家基本医疗保险、工伤保险和生育保险药品目录》的抗菌药物品种。

(2)限制使用级抗菌药物:是指经长期临床应用证明安全、有效,对病原菌耐药性影响较大,或者价格相对较高的抗菌药物。

(3)特殊使用级抗菌药物:是指具有以下情形之一的抗菌药物。①具有明显或者严重不良反应,不宜随意使用;②抗菌作用较强、抗菌谱广,经常或过度使用会使病原菌过快产生耐药的;③疗效、安全性方面的临床资料较少,不优于现用药物的;④新上市的,在适应证、疗效或安全性方面尚需进一步考证的、价格昂贵的抗菌药物。

抗菌药物分级管理目录由各省级卫生健康主管部门制订,报国家卫生健康主管部门备案。由于不同地区社会经济状况、疾病谱、细菌耐药性的差异,各省制定抗菌药物分级管理目录时,应结合本地区实际状况,在三级医院和二级医院的抗菌药物分级管理上应有所区别。各级、各类医疗机构应结合本机构的情况,根据省级卫生健康主管部门制定的抗菌药物分级管理目录,制定本机构抗菌药物供应目录,并向核发其"医疗机构执业许可证"的行政主管部门备案。

医疗机构和医务人员应当严格掌握使用抗菌药物预防感染的指征。预防感染、治疗轻度或者局部感染应当首选非限制使用级抗菌药物。严重感染、免疫功能低下合并感染或者病原菌只对限制使用级抗菌药物敏感时,方可选用限制使用级抗菌药物。严格控制特殊使用级抗菌药物使用:特殊使用级抗菌药物不得在门诊使用;临床应用特殊使用级抗菌药物应当严格掌握用药指证,经抗菌药物管理工作组指定的专业技术人员会诊同意后,由具有相应处方权医师开具处方;特殊使用级抗菌药物会诊人员由具有抗菌药物临床应用经验的感染性疾病科、呼吸科、重症医学科、微生物检验科、药学部门等具有高级专业技术职务任职资格的医师、药师或具有高级专业技术职务任职资格的抗菌药物专业临床药师担任。

因抢救生命垂危的患者等紧急情况,医师可以越级使用抗菌药物。越级使用抗菌药物应当详细记录用药指证,并应当于 24 小时内补办越级使用抗菌药物的必要手续。

3. 抗菌药物的遴选原则 为规范抗菌药物购用,优化抗菌药物临床应用结构,提高抗菌药物临床合理应用水平,各级医疗机构应建立健全抗菌药物的遴选采购制度。

(1)流程管理:各级卫生健康主管部门对医疗机构抗菌药物的遴选和使用实行全流程管理,医院药事管理与药物治疗学委员会负责抗菌药物供应目录的遴选工作。

(2)遴选要求:对作用机制相同、抗菌谱相似的品种或品规,优先选用《中国国家处方集》《国家基本药物目录》《国家基本医疗保险、工伤保险和生育保险药品目录》收录的抗菌药物品种。清退存在安全隐患、疗效不确定、耐药严重、性价比差和违规使用的抗菌药物品种或品规。

(3)品规要求:严格控制抗菌药物购用品种、品规数量,保障抗菌药物购用品种、品规结构合理。二、三级综合医院,专科医院之间抗菌药物品种选择不尽相同;同一通用名称不同剂型或不同种类抗菌药物遴选数量有限制;具有相似或者相同药理学特征的抗菌药物不得重复采购。医疗机构抗菌药物采购目录(包括采购抗菌药物的品种、品规)要向核发其"医疗机构执业许可证"的卫生健康主管部门备案。

(4)临时采购:确因临床工作或特殊治疗需要,采购的抗菌药物品种和品规数量超过规定或采购品种在目录外的,需向核发"医疗机构执业许可证"的卫生健康主管部门提出申请,并详细说明理由,核准后按照一定的程序启动临时采购程序进行采购。

（5）动态管理：对抗菌药物供应目录进行动态管理，定期评估。如临床治疗中出现严重药物不良反应、存在安全隐患、疗效不确定、耐药性严重、性价比差的抗菌药物，临床使用量较小、并可以被替代的抗菌药物，临床使用中严重违反医院行风管理规定所涉及的抗菌药物，卫生健康主管部门和药品监督管理部门要求淘汰的抗菌药物应及时清退或更换品种、品规。清退或者更换的抗菌药物品种、品规原则上 12 个月内不得重新进入抗菌药物供应目录。新增和淘汰抗菌药物品种、品规均须经本医疗机构药事管理与药物治疗学委员会讨论通过。

4. 抗菌药物临床应用原则　抗菌药物的应用涉及临床各科，合理应用抗菌药物是提高疗效、降低不良反应发生率，以及减少或延缓细菌耐药发生的关键。抗菌药物临床应用是否合理，基于以下两方面：有无抗菌药物应用指征；选用的品种及给药方案是否适宜。

（1）抗菌药物治疗性应用的基本原则：①诊断为细菌性感染者方有指征应用抗菌药物；②尽早查明感染病原，根据病原种类及药物敏感试验结果选用抗菌药物；③对于临床诊断为细菌性感染的患者，在未获知细菌培养及药敏结果前，或无法获取培养标本时，可先给予抗菌药物经验治疗；④按照药物的抗菌作用及其体内过程特点选择用药；⑤综合患者病情、病原菌种类及抗菌药物特点制订抗菌治疗方案，制订治疗方案时应注意品种选择、给药剂量、给药途径、给药次数、疗程、抗菌药物的联合应用等问题。

（2）抗菌药物预防性应用的基本原则：①对于非手术患者抗菌药物的预防性应用，目的在于预防特定病原菌所致的或特定人群可能发生的感染，主要用于尚无细菌感染征象但暴露于致病菌感染的高危人群。用药时注意预防用药适应证和抗菌药物选择应基于循证医学证据；应针对一种或两种最可能细菌的感染进行预防用药，不宜盲目地选用广谱抗菌药或多药联合预防多种细菌多部位感染；应限于针对某一段特定时间内可能发生的感染，而非任何时间可能发生的感染；应积极纠正导致感染风险增加的原发疾病或基础状况。此外，对于普通感冒、麻疹、水痘等病毒性疾病；昏迷、休克、中毒、心力衰竭、肿瘤、应用肾上腺皮质激素等患者；留置导尿管、留置深静脉导管，以及建立人工气道（包括气管插管或气管切口）患者，原则上不应预防使用抗菌药物。②对于围手术期抗菌药物的预防性应用，目的是预防手术部位感染，包括浅表切口感染、深部切口感染和手术所涉及的器官 / 腔隙感染。围手术期抗菌药物预防用药，应根据手术切口类别、手术创伤程度、可能的污染细菌种类、手术持续时间、感染发生机会和后果严重程度、抗菌药物预防效果的循证医学证据、对细菌耐药性的影响和经济学评估等因素，综合考虑决定是否预防用抗菌药物。③对于特殊诊疗操作（主要指侵入性诊疗操作）患者抗菌药物的预防应用，原则上应严格按照《抗菌药物临床应用指导原则（2015 年版）》中针对特殊诊疗操作抗菌药物预防应用的建议进行操作。

（3）抗菌药物在特殊病理、生理状况患者中应用的基本原则：①对于肾功能减退患者抗菌药物的选用，首先应尽量避免使用肾毒性抗菌药物，确有应用指征时，需严密监测肾功能情况；其次，应根据感染的严重程度、病原菌种类及药敏试验结果等选用无肾毒性或肾毒性较低的抗菌药物；最后，是在使用主要经肾排泄的药物时，应注意根据患者肾功能减退程度，以及抗菌药物在人体内清除途径调整给药剂量及方法。②对于肝功能减退患者抗菌药物的选用及剂量调整，需要考虑肝功能减退对该类药物体内过程的影响程度，以及肝功能减退时该类药物及其代谢物发生毒性反应的可能性。③对于老年患者抗菌药物的应用，由于老年人组织器官呈生理性退行性变，免疫功能下降，一旦罹患感染，在应用抗菌药物时宜选用毒性低并具杀菌作用的抗菌药物；在接受主要自肾排出的抗菌药物时，应按轻度肾功能减退减量给药。④对于新生儿患者抗菌药物的应用，因新生儿期一些重要器官尚未完全发育成熟，在此期间其生长发育随日龄的增加而迅速变化，因此新生儿感染使用抗菌药物时，一是需注意应避免应用毒性大的抗菌药物，确有应用指征时，需进行血药浓度监测，据此调整给药方案，个体化给药，以使治疗安全有效；二是应避免应用可能发生严重不良反应的抗菌药物；三是在应用主要经肾排出的青霉素类、头孢菌素类等

β- 内酰胺类药物时需减量应用,以防止药物在体内蓄积导致严重中枢神经系统毒性反应的发生;四是注意使用抗菌药物时应按日龄调整给药方案。⑤对于小儿患者抗菌药物的应用,一是注意尽量避免使用氨基糖苷类等有明显耳、肾毒性的抗菌药物,必须应用时,需在治疗过程中严密观察不良反应,有条件者应进行血药浓度监测,根据结果个体化给药;二是糖肽类抗菌药物仅在有明确指征时方可选用,在治疗过程中应严密观察不良反应,有条件者应进行血药浓度监测,个体化给药;三是四环素类抗菌药物不可用于 8 岁以下小儿;四是喹诺酮类抗菌药物避免用于 18 岁以下未成年人。⑥对于妊娠期和哺乳期患者抗菌药物的应用,在妊娠期需考虑药物对母体和胎儿两方面的影响,避免抗菌药物对母体和 / 或胎儿可能产生的毒性作用和致畸作用;哺乳期患者接受抗菌药物时应充分考虑乳汁中药物浓度如何,可能出现的不良反应,哺乳期患者应用任何抗菌药物时,均宜暂停哺乳。

5. 抗菌药物临床应用管理 抗菌药物临床应用管理的宗旨,是根据《抗菌药物临床应用管理办法》的要求,通过科学化、规范化、常态化的管理,促进抗菌药物合理使用,减少和遏制细菌耐药,安全、有效、经济地治疗患者。

(1) 建立抗菌药物临床应用管理体系:各级医疗机构应建立抗菌药物临床应用管理体系,制定符合本机构实际情况的抗菌药物临床合理应用的管理制度。制度应明确医疗机构负责人和各临床科室负责人在抗菌药物临床应用管理的责任,并将其作为医院评审、科室管理和医疗质量评估的考核指标,确保抗菌药物临床应用管理得到有效的行政支持。管理体系应包括:①设立抗菌药物管理工作组;②建设抗菌药物临床应用管理专业技术团队;③制定抗菌药物供应目录和处方集;④制订感染性疾病诊治指南;⑤开展抗菌药物临床应用监测;⑥加强信息化管理,通过信息技术实施抗菌药物临床应用管理。

(2) 明确权限管理:各级医疗卫生机构应按照卫生健康主管部门相关文件要求,严格执行《抗菌药物临床应用指导原则(2015 年版)》中关于抗菌药物分级管理的要求,确定医生开取非限制级、限制级及特殊类抗菌药物处方的权限,并通过医院信息系统(hospital information system,HIS)进行严格管理。具有高级专业技术职务任职资格的医师,可授予特殊使用级抗菌药物处方权;具有中级及以上专业技术职务任职资格的医师,可授予限制使用级抗菌药物处方权;具有初级及以上专业技术职务任职资格的医师,可授予非限制使用级抗菌药物处方权。抗菌药物的调剂必须由取得相应执业资格并经过抗菌药物相关知识培训、考核通过的药师来完成处方的审核与调剂。

(3) 病原微生物检测:各级医疗机构应不断加强病原微生物检测工作,提高病原学诊断水平,根据临床微生物标本检测结果合理选用抗菌药物。因此,医疗机构需要不断提高微生物标本尤其是无菌部位标本的送检率和标本合格率,重视临床微生物(科)室规范化建设,提高病原学诊断的能力、效率和准确性,促进目标治疗、减少经验治疗,以达到更有针对性的治疗目的。

(4) 细菌耐药监测:细菌耐药监测有助于掌握临床重要病原菌对抗菌药物的敏感性,为抗感染经验治疗、耐药菌感染防控、新药开发及抗菌药物的遴选提供依据。医疗机构的临床微生物科室应对本医疗机构常见病原微生物(重点为细菌)的耐药性进行动态监测,在机构内定期公布监测数据并检测数据,定期报送地区和全国细菌耐药监测网。临床微生物科室应按照所在机构细菌耐药情况,设定重点监测耐药菌,定期向临床科室发布耐药警示信息,并与抗菌药物管理工作组和医院感染管理科室协作开展预防控制工作。抗菌药物管理工作组应根据本机构监测结果,提出各类病原菌感染治疗的抗菌药物品种选择建议,优化临床抗菌药物治疗方案。

(5) 预防医院感染:医院感染是影响抗菌药物过度使用与细菌耐药性增长恶性循环的重要因素。医疗机构抗菌药物管理工作组应与医院感染管理科室密切合作,制定手术部位感染、导管相关血流感染、呼吸机相关肺炎、导尿管相关尿路感染等各类医院感染的预防制度,纠正过度依赖抗菌药物预防感染的理念和医疗行为。通过加强全院控制感染的环节管理,如手卫生管理、加强无菌操作、消毒隔离和耐药菌防控、缩短术前住院时间、控制基础疾病、纠正营养不良和低蛋白血症、控制患者术中血糖水平、重视手术中患者保温等综合措施，降低医院感染的发生率，减少抗菌药物过度的预防应用。

（6）开展培训、评估和督查：各级医疗机构应不断加强医师、药师等相关人员抗菌药物临床应用和管理培训，提倡遵循《抗菌药物临床应用指导原则（2015 年版）》和基于循证医学证据的感染性疾病诊治指南，严格掌握抗菌药物尤其联合应用的适应证，争取目标治疗，减少经验治疗，确保抗菌药物应用适应证、品种选择、给药途径、剂量和疗程对患者是适宜的。医疗机构要评估抗菌药物使用合理性，并根据点评结果对不合理使用抗菌药物的突出问题及时处理，加强监督检查。各级卫生健康主管部门应将医疗机构抗菌药物临床应用情况纳入医疗机构考核指标体系，作为医疗机构定级、评审、评价的重要指标，对本行政区域内医疗机构抗菌药物使用量、使用率和使用强度等情况进行监测，依职权定期公布和上报。

（三）医院特殊药品管理

《中华人民共和国药品管理法》规定，国家对麻醉药品、精神药品、毒性药品、放射性药品实行特殊管理办法。因上述四类药品如管理不善或使用不当极易造成瘾癖、中毒或产生依赖性，危害人民健康，失之管理，就会发生流弊，危害社会治安。因此对这些药品必须实行有别于一般药品的特殊管理方式，如定点生产、定点供应、限量购买、控制进口等。由于历史上中国人民深受麻醉毒品的危害，所以新中国成立以来的数十年间国家对麻醉药品和精神药品一直实行特殊管理办法，以正确发挥防病治病的作用。早在 1950 年 11 月，经政务院批准，卫生部颁布了《管理麻醉药品暂行条例》及实施细则，对麻醉药品的品种范围、生产、供应和使用规定由卫生部设立或专门机构负责，其他任何单位或个人，均不得私自种植、制造和贩卖。此后又做了多次修改和补充规定。1978 年 9 月，国务院又重新修订颁布了《麻醉药品管理条例》，在颁发的通知中指出，麻醉药品具有双重性，用之得当，可治疗疾病，减轻患者痛苦；用之不当，就会成为瘾癖，起毒害作用。1987 年 11 月和 1988 年 12 月，国务院又先后颁布《麻醉药品管理办法》和《精神药品管理办法》，对两类药品依法进行管理。2005 年 8 月，国务院发布了新的《麻醉药品和精神药品管理条例》，并规定第一类精神药品的管理按麻醉药品有关规定进行。随后国家食品药品监督管理局相继发布《关于公布麻醉药品和精神药品品种目录的通知》《麻醉药品和精神药品生产管理办法》《麻醉药品和精神药品经营管理办法》《麻醉药品和精神药品运输管理办法》等一系列规范性文件。卫生部也分别发布了《麻醉药品、第一类精神药品购用印鉴卡管理规定》《医疗机构麻醉药品、第一类精神药品管理规定》《麻醉药品临床应用指导原则》《精神药品临床应用指导原则》等规范性文件，对我国麻醉药品和精神药品的临床规范性使用和管理起到了积极的推动作用。此外，国务院还在 1988 年 12 月发布了《医疗用毒性药品管理办法》，对毒性药品的定义、生产、供应和使用做了明确的规定。

1. 麻醉、精神药品管理　各医疗机构应根据《麻醉药品和精神药品管理条例》制定相应的管理制度，规定麻醉药品和精神药品的采购、使用和管理。

（1）医生处方资格的取得：使用麻醉药品和第一类精神药品的医务人员必须是取得主治医师任职资格，或按规定经麻醉药品和精神药品使用知识的培训、考核，经考核合格，并在医院注册从业的执业医师，才具有麻醉药品和第一类精神药品的处方权（资格）。有麻醉药品和第一类精神药品处方权的执业医师，停止在医院执业时，其麻醉药品和第一类精神药品处方权即被自动取消。

（2）处方量：具有麻醉药品和第一类精神药品处方资格的医生应严格遵守《处方管理办法》中的相关规定，严禁超量处方麻醉药品和第一类精神药品而造成药物滥用。住院患者麻醉药品和第一类精神药品为 1 日常用量，对于特别加强管制的麻醉药品，如盐酸哌替啶一张处方只能开一次常用量，仅限于医疗机构内使用。为门诊患者开具的处方分两种情况：有专用病历的和没有专用病历的。对有专用病历的患者，为其开具麻醉药品和第一类精神药品注射剂每张处方不得超过 3 日常用量，控、缓释制剂每张处方不得超过 15 日常用量，其他剂型每张处方不得超过 7 日常用量，对没有专用病历的患者开具麻醉药品和第一类精神药品注射剂时每张处方为 1 次常用量，且必须在医院内使用（所在科室护士签字，科室盖章），控、缓释制剂每张处方不得超过 7 日常用量，其他剂型每张处方不得超过 3 日常用量。

（3）麻醉药品和精神药品的管理：各级医疗机构是麻醉药品和精神药品临床应用管理的责任主体，必须对麻醉药品和第一类精神药品实行"五专管理"，即专人负责、专柜加锁、专用处方、专用账册和专册登记制度。麻醉药品和第一类精神药品处方保存期为 3 年，第二类精神药品处方保存期为 2 年，保存期满后经医疗机构主要负责人批准，登记备案后方可销毁。麻醉药品和精神药品在医疗机构使用时应符合法律法规的要求。加强信息化建设，鼓励有条件的地区实现区域内处方信息联网，重点关注麻醉药品和精神药品的处方用量和处方频次，避免同一患者在多个医疗机构、在同一医疗机构门诊和住院重复获取麻醉药品和精神药品。对癌性疼痛等需长期门诊使用麻醉药品和精神药品的慢性病患者，应当通过信息化或建立门诊病历等方式，详细记录每次取药的病情评估及处方情况。麻醉药品和精神药品的使用及回收管理要做到日清日结、账物相符。

2. 医疗用毒性药品管理 医疗用毒性药品主要是指具有较强毒性，且使用时的治疗剂量通常与人体中毒剂量相近的药品。这类药品若用量不合理或使用不当可能会直接造成人的中毒或死亡，因而要进行妥善管理。各医疗机构应该根据《医疗用毒性药品管理办法》的规定，制定相应的管理办法。规范医用毒性药品的存储、标示、处方审核及调配、处方的保管。医用毒性药品常采用部门基数备药请领方式，实行部门请领，药库购买验收后直接发放使用部门的三级管理制度。发放时实施双人验收、发放及专册登记。

3. 放射性药品管理 放射性药品是指用于临床诊断或者治疗的放射性核素制剂或者其他标记药物，按照医疗用途分类可以分为放射性诊断用药和放射性药两类。放射性药品因含有放射性核素，且能够放射出射线，需进行严格管理。1989 年国务院发布《放射性药品管理办法》，并于 2017 年进行了修订，对放射性药品的定义、品种范围、生产、经营、运输和使用等做了明确规定。

（四）医院制剂管理

1. 医院制剂的概念和特点 医院制剂（又称医疗机构制剂），是指医疗机构根据本单位临床需要经批准而配制、自用的固定处方制剂。医疗机构配制的制剂，应当是市场上没有供应的品种。医院制剂（医疗机构制剂）具有以下几个特点。

（1）由持有"医疗机构制剂许可证"的医院制剂部门进行生产和配制；

（2）生产条件要符合药品生产质量管理规范（good manufacturing practices，GMP）要求；

（3）制剂品种范围属国家或地方药品标准收载或经药品监督管理部门批准；

（4）制剂不投放市场，只供本院医疗使用。

2. 医院制剂的法律规定 根据我国《中华人民共和国药品管理法》及《中华人民共和国药品管理法实施条例》规定，医疗机构制剂需满足以下法律要求。

（1）实行"医疗机构制剂许可证"制度：医疗机构配制制剂，应当经所在地省、自治区、直辖市人民政府药品监督管理部门批准，取得"医疗机构制剂许可证"；无"医疗机构制剂许可证"的，不得配制制剂。"医疗机构制剂许可证"应当标明有效期，到期重新审查发证；"医疗机构制剂许可证"有效期为 5 年，有效期届满，需要继续配制制剂的，医疗机构应当在许可证有效期届满前 6 个月依据有关规定申请换发"医疗机构制剂许可证"。医疗机构变更"医疗机构制剂许可证"许可事项的，应向原审核、批准机关申请"医疗机构制剂许可证"变更登记；未经批准，不得变更许可事项。医疗机构终止配制制剂或者关闭的，"医疗机构制剂许可证"由原发证机关缴销。

（2）医疗机构制剂品种审批制度：医疗机构配制的制剂，应当是本单位临床需要而市场上没有供应的品种,并应当经所在地省、自治区、直辖市人民政府药品监督管理部门批准(法律对配制中药制剂另有规定的除外);医疗机构配制制剂,必须按照国务院药品监督管理部门的规定报送有关资料和样品,经所在地省、自治区、直辖市人民政府药品监督管理部门批准,并发给制剂批准文号后,方可配制。

(3)医疗机构制剂配置条件规定:医疗机构配制制剂,应当有能够保证制剂质量的设施、管理制度、检验仪器和卫生环境;医疗机构配制制剂,应当按照经核准的工艺进行,所需的原料、辅料和包装材料等应当符合药用要求。

(4)医疗机构制剂检验、使用规定:医疗机构配制的制剂应当按照规定进行质量检验;合格的,凭医师处方在本单位使用;医疗机构配制的制剂不得在市场上销售或者变相销售,不得发布医疗机构制剂广告;发生灾情、疫情、突发事件或者临床急需而市场没有供应时,经国务院或者省、自治区、直辖市人民政府的药品监督管理部门批准,在规定期限内,医疗机构配制的制剂可以在指定的医疗机构之间调剂使用;国务院药品监督管理部门规定的特殊制剂的调剂使用,以及省、自治区、直辖市之间医疗机构制剂的调剂使用,必须经国务院药品监督管理部门批准。

3.医院制剂使用管理

(1)使用期限:医疗机构制剂应按药品监督管理部门制定有效期的原则并结合剂型特点、原料药的稳定性和制剂稳定性的试验结果规定使用期限。

(2)完整的记录:制剂配发必须有完整的记录和凭证。制剂在使用过程中出现质量问题时,制剂质量管理组织应及时进行处理,出现质量问题的制剂应立即收回,并填写回收记录。

(3)不良反应报告:制剂使用过程中发现的不良反应,按照《药品不良反应报告和监测管理办法》要求实行逐级定期报告制度,医、护及药剂人员有责任、有义务报告不良反应,原则上为可疑即报。

三、临床药师制建设与临床药师管理

(一)临床药师制建设

1.概述 临床药师(clinical pharmacist)是指按照规定经医疗机构药师资格认定,具有系统临床药学专业知识与技能,掌握药物特点与应用,了解疾病与药物治疗原则,与医疗团队的其他成员合作,为患者提供优化药物治疗的药学专业技术服务,直接参与临床药物治疗工作的卫生技术人员。临床药师是依托临床药学的一种职业,是医药结合、探索药物临床应用规律、实施合理用药的药学专业技术人员。临床药师以其丰富的现代药学知识与医师一起为患者提供和设计最安全、最合理的用药方案,协助医生在正确的时机为患者处方正确的药物和正确的剂量,解决影响药物治疗的相关因素等方面遇到的问题,保障患者获得最优化药物治疗效果,在临床合理用药中发挥重要作用。

2.我国临床药师制建设的发展历程 我国自1994年起开始实施执业药师制度,2002年,卫生部颁发《医疗机构药事管理暂行规定》,明确提出"医院应逐步建立临床药师制"。2004年和2005年相继召开了"临床药师制和人才培养研讨会""临床药师制建设与实施工作研讨会"和"临床药师培训试点基地建设研讨会"等会议,明确了临床药学人才培养工作的基本思路,极大地促进了临床药师制在我国的发展。2007年卫生部开始开展临床药师制试点工作,进一步探索临床药师的职业定位、职责任务、工作模式及相关管理制度。2012年后,国家卫生行政部门牵头,先后出台了《临床药师管理办法》征求意见稿和《医疗机构药师管理办法》征求意见稿,进一步探索完善临床药师制建设,虽因种种原因,两个办法均未正式颁布,但经过多年的建设与发展,我国临床药师制建设取得了初步的成效:临床药师制建设思路基本清晰;临床药师参与临床合理用药工作内容与方式基本明确;临床药师工作的规范化基本建立。临床药师制的建设为临床合理用药提供了强有力的技术支持与保障。为进一步促进药师队伍管理和执业行为的规范化、制度化，2017年1月，我国正式启动《中华人民共和国药师法》立法工作，临床药师管理即将有法可依。

3.临床药师准入 从法律层面来讲，临床药师是执业药师或执业助理药师，必须满足相应的药师准入条件。《中华人民共和国药师法》（第三次征求意见稿，下同）规定，国家实行药师资格考试制度和药师执业注册制度。

药师资格考试分为执业药师资格考试和执业助理药师资格考试。

药师资格考试成绩合格的，取得执业药师资格或者执业助理药师资格，并获得相应的资格证书。

取得药师资格，在医疗卫生机构执业的，应当向所在地县级以上人民政府卫生健康主管部门申请注册；取得药师资格，在药品上市许可持有人、药品生产企业、药品批发企业、药品零售企业等执业的，应当向省级人民政府药品监督管理部门申请注册。未取得药师执业证书的，不得从事药师执业活动。

4.临床药师工作职责 《中华人民共和国药师法》规定，药师应当遵守药品研制、生产、经营、使用相关法律法规，按照安全、有效、经济、适宜的原则，依法履行本单位的药品质量管理、药学服务等职责，及时制止执业单位违反法律、法规、部门规章和专业技术规范的行为，并报告监督管理部门。临床药师还要履行以下职责。

（1）临床药师应当履行本单位的药品质量管理、处方和用药医嘱审核、药品调剂、合理用药指导与教育、药物治疗管理、药学信息服务等职责，促进合理用药；

（2）临床药师不得出具与自己执业范围无关或者与执业类别不相符的药学证明文件；

（3）临床药师不得利用职务之便，索取和非法收受患者、药品上市许可持有人、药品生产企业、药品批发企业、药品零售企业财物或者谋取其他不正当利益；

（4）临床药师发现药品质量问题，药品严重不良反应或者严重用药错误时，应当按照有关规定及时报告；

（5）临床助理药师应当在临床药师的指导下，按照执业注册内容，依法从事药品质量管理和药学服务工作。

5.临床药师的权利和义务 临床药师在执业活动中依法享有下列权利：在注册的执业范围内，开展药品质量管理、提供药学服务；按照国务院卫生健康主管部门和药品监督管理部门规定的标准，获得与本人执业活动相当的设备设施基本条件；从事药学研究、学术交流、参加专业学术团体；参加专业培训，接受继续教育；在执业活动中，人格尊严、人身安全不受侵犯；获得相应的劳动报酬，享受国家规定的工资、津贴和福利待遇；每年享受健康体检，从事接触危害性药物工作的药师，享受相关劳动保护；对所在的医疗机构的工作提出意见和建议。临床药师在执业活动中需履行下列义务：遵守法律、法规、部门规章和专业技术规范；热爱专业、爱岗敬业、尽职尽责，恪守职业道德，履行药师职责；尊重科学、钻研业务，按照国家有关规定接受继续教育，不断更新知识；尊重患者，保护患者隐私权，维护患者的知情权；开展健康教育，宣传合理用药；廉洁自律，维护药师职业荣誉和尊严；参加突发重大公共卫生事件的紧急救治。

（二）临床药师的管理

1.管理部门与权限 《中华人民共和国药师法》规定，国务院卫生健康主管部门负责全国医疗卫生机构药师的监督管理工作，国务院其他有关部门在各自职责范围内负责与药师有关的监督管理工作；县级以上地方人民政府卫生健康主管部门和药品监督管理部门按照职责分别管理本行政区域内的药师工作，县级以上人民政府有关部门在各自的职责范围内负责与药师有关的监督管理工作。

2.考核和培训

（1）国家建立临床药师定期考核制度：县级以上人民政府卫生健康主管部门按照药师执业

标准,对临床药师的业务水平、工作成绩、服务质量和职业道德进行定期考核,考核结果报送注册主管部门,并录入药师管理信息系统。临床药师考核不合格,需暂停执业活动三个月至六个月,接受培训和继续教育。暂停执业活动期满,再次进行考核,考核合格后允许恢复执业;考核不合格的,由县级以上人民政府卫生健康主管部门注销药师注册证书。

(2)国家建立临床药师表彰奖励制度:对在执业活动中职业道德高尚,事迹突出的;对药学专业技术作出显著贡献的;在自然灾害等严重威胁民众生命健康的紧急情况时敢于担当、无私奉献、表现突出的;长期在边远贫困地区、少数民族地区条件艰苦的基层医疗机构努力工作的,县级以上人民政府或省级以上卫生健康主管部门按照国家有关规定给予表彰和奖励。

(3)国家建立临床药师继续教育制度:委托相关机构承担继续教育的组织管理。医疗机构应依照规定和培训计划,为临床药师接受继续教育提供条件。

3.法律责任 临床药师在执业活动中,有下列行为之一的,需承担一定法律责任直至追究刑事责任。

(1)因工作失职而延误急危患者的抢救用药,或者未按照法律、法规或者规范规定履行药品管理职责,造成严重后果的;

(2)未按照规定审核处方和用药医嘱、药品验收而签署准予调配、配制或接受入库等药学文书,造成严重后果的;

(3)未按规定对药品质量进行监督和管理,造成严重后果的;

(4)出具与本人执业范围无关或者与执业类别不相符的证明文件的;

(5)隐匿、伪造或者擅自销毁药学文书及相关医疗文书的;

(6)泄露患者隐私,或损害患者其他合法权益,造成严重后果的;

(7)发生自然灾害、传染病流行、突发重大伤亡事故,以及其他严重威胁民众生命健康的紧急情况时,不服从卫生健康主管部门或者政府相关行政部门调遣的;

(8)发现严重用药错误或者严重药品不良事件,不按照规定报告的;

(9)出借、出租、抵押、转让、涂改药师注册证书的;

(10)其他违反法律、法规、技术操作规范,造成严重后果的。

本章小结

医院药事管理是医院管理的重要组成部分,也是药事管理系统中的关键子系统。本章主要介绍了医院药事管理的基本概念、主要特点及研究方向,医院药学部门基本组织结构,药事管理与药物治疗学委员会基本职责,医院药品管理的基本内容,医院制剂管理的相关内容,临床药师的准入、执业规则和监督管理等方面的内容,重点探讨医院药事管理的核心内容。

思考题

1. 医院药事管理的概念和主要特点是什么?
2. 简述医院药学部门的基本组织结构和主要职责。
3. 临床不合理用药主要表现在哪些方面?
4. 医院抗菌药物管理有哪些具体要求?
5. 简述临床药师如何准入?其执业规则主要有哪些?

(覃 凯)

第十二章　医院文化管理

医院文化是医疗卫生系统特有的行业文化，医院文化管理则是通过"管"加强对医院文化的梳理、凝练、深入和提升，属于医院管理不可或缺的一部分。医院外部的社会经济文化环境和发展环境不断发生着深刻的变化，要求医院自身发展必须与之相适应，除了不断提高医院的技术水平，自觉开展医院文化建设也是一项具有战略性的举措。

第一节　医院文化概述

一、医院文化概念

（一）文化概念

文化（culture）是人类在生息繁衍、生产劳动中改变自己、改变自然的过程中所创造的一种特殊产物。《现代汉语词典（第7版）》对文化是这样定义的："人类社会历史发展过程中所创造的物质财富和精神财富的总和，特指精神财富，如文学、艺术、教育、科学等。"

在中国，"文化"的概念渊源已久。"文化"一词最早出现在《易经》贲卦的卦辞中："观乎天文，以察时变；观乎人文，以化成天下。"西汉刘向在其《说苑》中提到"凡武之兴，为不服也；文化不改，然后加诛"。近代也有大量学者对文化进行了研究与定义，如梁启超在其《什么是文化》中提到"文化者，人类心能所开释出来之有价值的共业也"。胡适在其《我们对于西洋近代文明的态度》中提到"文化是一种文明所形成的生活的方式"。梁漱溟在《中国文化要义》中提出"以文字、文学、思想、学术、教育、出版等为文化"。毛泽东在其《新民主主义论》中也强调"一定的文化是一定社会的政治和经济在观念形态上的反映"。

在西方，"文化"一词最早来源于拉丁文"Culture"，它主要是指耕种、培养、练习、教育等，与自然存在的事物相对应。著名的英国人类学家爱德华·泰勒在其1871年出版的《原始文化》中第一次把文化作为一个中心概念提出来，并将其定义为"文化或文明，就其广泛的民族学意义来说，乃是包括全部的知识、信仰、艺术、道德、法律、习俗和任何人作为社会成员而获得的能力和习惯在内的复杂整体"。虽然现在看来该含义有一定的局限性，但它为后人对文化的研究奠定了一个非常好的基础。

（二）医院文化概念

医院文化（hospital culture）是社会文化中的一种亚文化，它是随着企业文化的兴起逐渐在医疗界被提出来的，是一种带有鲜明行业特点的文化。医院文化是指处于一定经济社会背景下的医院，在长期医疗服务过程中逐步形成和发展起来的日趋稳定的独特的价值观和医院精神，以及以此为核心而生成的道德规范、行为准则、理想信念、医院传统等，并在此基础上生成的医院服务意识、服务理念、经营战略等。它是医务人员在长期医疗工作实践中形成的一种既与民族传统文化相关，又有医疗行业特点的一种文化，是医院高层管理者与广大医护员工在加工服务产品的过程中所创造的观念形态文化、物质形态文化和制度形态文化构成的复合体。

医院文化既是社会文化在医疗卫生领域的拓展和延伸，又是具有医院特色的理论概念、框架结构、价值取向和个性特征。对医院文化的内涵需要从两方面来把握：广义的医院文化泛指特定群体在医疗及与之相关领域生产实践中所创造的物质财富和精神财富总和，而狭义的医院文化是指全体医护员工在医学实践、社会生活与交往等实践活动中形成的以人为核心的文化心态、观念形态和行为规范等。如果我们不能够深刻地认知医院文化，那么就无法把医院文化上升到医院管理的整体理念来考虑，也不能准确理解医院文化本身就是医院的重要资源的观点。

（三）医院文化管理概念

文化管理是一个组织为实现组织的共同理想，运用组织文化把组织成员凝聚起来，进行集体自觉的实践活动。医院文化管理是医院为实现全体医务人员、医院职工的共同理想，运用医院文化，使其进行集体自觉的集合医疗、教学、科研、预防、保健和创新为一体的实践活动。医院文化管理的关键在于把医院文化元素有效地运转起来，把文化的效能最大限度地发挥出来，继而为医院创造巨大的经济效益和社会效益。

不同的医院文化管理有不同的模式。每一家医院的文化都在复杂的生态环境中不断变化。在医院文化建设初步完成后，实施和管理医院文化是一个长期系统的工程，需要医院领导和全体员工的通力协作，共同努力、共同建设、共同实施，通过挖掘文化传统，不断文化创新，形成文化品牌，是实现文化管理的具体方法和途径。

二、医院文化建设现况与发展趋势

（一）医院文化建设现况

随着知识经济和经济全球化的发展等，医疗市场的激烈竞争态势越来越表现为文化的竞争，医院文化已经成为医院生存与发展的重要因素，没有强大的医院文化，没有卓越的医院价值观、医院精神等，再优秀的医院经营战略都无法获得成功。经过多年的医院文化建设发展，我国已形成一批具有鲜明内部文化特色的医院，在先进医院文化的熏陶下，各医院得以稳步发展。

1. 国外医院文化建设的研究进展 20 世纪 80 年代初，美国学者约翰·科特首先提出医院文化，并认为其由医院精神、医院管理、医院资源、医院组织、医院环境、医院服务及医院科技等文化构成。2003 年 Singer 等学者提出医院安全文化，并将其界定为医院在发展过程中形成的全体成员遵循的价值观念、共同意识、思想方式、行为规范及准则的总和。当前国外较多学者研究集中于该领域，并发现医院安全文化受制度因素、环境因素、管理因素、资源和设备因素的影响。

2. 国内医院文化建设的研究进展 20 世纪 90 年代初，我国医院管理者在借鉴西方企业文化理论基础上，开始不断探索与实践医院的文化建设。经过多年的医院文化建设发展，国内研究取得了一定成果。根据调查研究发现，不同学者提出加强党委政治领导、提升职工满意度和主人翁意识、举办多样化学习实践活动、发挥新兴媒体力量等建议，以打造文明先进的现代化医院，提升医院品牌价值。

3. 中国医院文化建设的主要问题

（1）对医院文化建设认识不够深刻：首先表现在医院管理者对医院文化建设的认识不足。虽然现在很多医院都在强调医院文化建设，但很多医院的管理者并不真正了解医院文化的内涵，也不能全面地认识到医院文化的内容，更难以明确医院文化的性质和作用，往往把医院文化狭隘地理解为职工的文化生活、文娱活动，视同为丰富职工业余精神生活建设的一些娱乐场所、设施和项目。另有一些管理者则认为医院文化是思想政治工作、医德医风建设的另一种表述。还有一部分领导认为医院文化就是刷贴标语、口号、警句、格言，容易牵强附会出一种文化表现形式就是文化的现象。

其次表现在职工思想观念存在偏差。随着社会主义市场经济体制的建立，人们的价值观念、道德行为在经济大潮的冲击下发生了深刻的变化。受市场经济中的一些负面思想的影响，有的医院出现某些见利忘义、推诿诊治的现象,这给医院形象带来了一定的负面效应。这种现象表明职工未能正确理解医院的社会效益与经济效益之间的关系,片面地追求经济效益,出现这种诊疗匆忙、不耐心、重量不重质、服务态度差、损害患者利益、引起患者不满的现象。

(2)医院文化建设形式化、缺乏个性和急于求成:医院文化建设浅尝辄止,医院文化表浅化、形式化,主要表现在如下四个方面:①简单地认为统一的标识或文艺会演、体育比赛、参观旅游等职工文体活动就是医院文化;②仅停留在提炼医院目标、宗旨、愿景等空洞的理论层面,缺乏与实际行动的结合;③就文化论文化,没有上升到管理层面,医院文化与医院管理"两层皮";④文化管理举措尚未深入到科室层面,大多停留在医院层面。综上这些形式化的做法,不仅得不到职工的支持和认同,而且容易适得其反,使职工产生抵触情绪。

医院文化建设缺乏个性,医院文化同质化、雷同化。医院之间互相模仿,"千院一面"是医院文化建设中存在的又一主要问题。有些医院文化往往采取"拿来主义"的办法,看到别的医院搞文化建设,自己也不甘落后,盲目跟风,一味照搬照抄,简单移植和克隆其他医院的做法,而不考虑本单位的实际情况,导致各家医院的文化表述和模式都十分相似,医院文化最终沦为应景的摆设,也无法发挥应有的功能和作用。

医院文化建设急于求成,医院文化功利化、短期化。一方面表现为过于盲目和急功近利,希望医院文化建设在短期内就能见效,给医院带来实际效益,而当医院文化建设的投入与产出不对等时,对医院文化建设的热情便随之减少,重视程度也随之减弱。另一方面表现为缺乏长远的战略目标和规划,往往随着医院领导者的更换,而影响医院文化建设的发展方向、重点和节奏,医院文化建设时而推进,时而停滞,缺乏持续性和稳定性。

(3)医院管理运营机制落后:先进的医院文化离不开现代化的管理运营机制。如今面对知识经济的到来、医学模式的转变和数字化信息化的挑战,医院必须将"引人才、建队伍、学理论、树文化、联网络、强能力、建标准、定制度"作为实现医院管理现代化的具体行动。这种以文化为管理手段是医院改革不断深化的结果,同时,先进的医院管理运营机制也是医院文化的一部分。在具体的文化建设上,大多数医院没有单独从事文化建设的科室,多数采用综合办公形式,再加上文化建设物资投入得不够,资金难以保障,使医院文化建设从理论指导、领导机制、运行机制到工作方法等诸多方面都呈现明显的落后局面。在现代医院中,宏观管理运营机制的先进性离不开医院文化建设,而先进的医院文化建设也离不开自身的管理运营机制的科学化。

(二)医院文化建设发展趋势

结合医院实际,我们可以从以下四个方面为医院文化建设的发展趋势开拓思路。

1. 医院文化建设与医院管理相融合 管理科学家丹尼尔·雷恩曾提道:"管理思想不是在没有文化的真空中发展起来的,管理人员往往会发现,他们的工作总是受到当前文化的影响。"从这个意义上讲,医院管理是建立在一定医院文化基础之上的。换言之,医院文化是医院管理工作的延伸与发展。医院文化渗透在医院管理的各个方面,体现在医院员工的一言一行、一举一动中。医院文化是医院管理的基本要素,他们的关系是局部与整体的关系;医院文化又是医院管理的重要手段,可以挖潜力、增效益、增凝聚力、出战斗力。公立医院一旦形成自己特有的文化氛围,不仅能丰富医院管理内涵,推动医院管理深化,更能促进医院管理的变革,为医院带来丰厚的效益及实现医院高质量可持续发展。

2. 医院管理者要有强烈的文化自觉意识 如何总结医院文化建设方面的优秀成果,将其凝练成行业文化的精华,已成为医院管理者迫切需要破解的课题。在医院文化建设中,医院管理者既是医院文化的设计者,也是医院文化的塑造者和传播者,没有医院管理者的设计和塑造就难以形成独具特色的现代医院文化。优秀的医院文化与优秀的医院管理者是相辅相成的,优秀的医院文化是在优秀的医院管理者的重视和参与下创建起来的。医院管理者所做的重要工作就是总结、创造、设计、管理和提升医院的文化,使之不断得到凝练和升华,使之成为提高员工素质和推动医院健康发展的无形动力。通过实实在在的日常工作,营造出激发职工内动力的医院文化,调动职工积极性,推进医院改革。

3. 医院文化建设要得到医院员工的认同 医院文化建设要靠大家,我们要把文化变成一种自觉行为、自我修养,使文化和我们的学历及我们所掌握的专业知识相匹配。我们不仅要加强医院文化建设,形成统一的价值体系,更要创造医院自己的价值观。医院文化建设需要一代代医院管理者和员工在运营医院的过程中营造、培养和发展,将医院文化渗透和贯穿到医院管理和为患者服务的全过程。优秀的医院文化,凝聚着员工们积极向上的思想观念、高度统一的行为准则、强烈的使命感责任感、全心全意的救死扶伤精神以及无私的奉献精神。全体员工们用凝聚力、向心力和团队精神等行为方式去表达他们对医院文化的认同。

4. 医院文化建设加强传承和创新 医院文化在不断发展中需要加强传承和创新,要根据医院特有的文化背景、当前所在的环境特点,制订发展战略,确立发展模式。医院文化建设是医院发展的润滑剂,只有不断地保持医院文化的生命力和活力,保持继承性和先进性,形成与其相适应的人文统一的和谐氛围,才能够促进医院更好地持续性发展,这是医院文化发展的必然要求。因此,在医院文化创新中,要始终把握先进医院文化的发展趋势,学习和借鉴国内外医院优秀的文化成果,在保有医院特有的文化与精神的同时,坚持与时俱进,不断提高医院文化的建设水平,积极推动医院高质量发展和现代化建设。

第二节　医院文化特点、功能与内容

一、医院文化特点

医院文化的特点可以归纳为以下六点。

(一) 时代性

医院文化是时代精神的反映和具体化,它是在一定的历史文化、现代科学技术和现代意识影响下,由医院管理学科形成和发展起来的最新成果,受当时当地政治、经济形势和社会环境发展变化的影响,具有明显的时代性。在卫生改革不断深入、人民生活水平日益提高的今天,医院文化不仅体现着社会主义的基本特征,而且充分体现当今改革开放年代的精神特征,渗透着现代医院经营管理的思想(图12-1)。

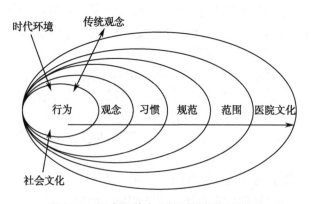

图12-1　研究医院文化的时代背景结构图

(二) 人文性

人文性是医院文化最显著的特征之一。医院的一切活动都是以人为中心,医院的服务对象是人,是身心患有疾病的人群。因此,医院强调以患者为中心,医院文化十分强调人的社会性。

医务人员具有较高的文化知识,工作岗位也具有一定高风险性,因此,医院文化强调在管理中要关心人、尊重人、信任人,强调激发人的使命感、自豪感和责任心。医院文化提倡群体精神、集体主义,提倡建立亲密、友善、互助、信任、上下亲和的关系,注重员工的自尊、自我实现等高层次的心理需求,并把这些带有"人文"色彩的信念、价值观等注入员工的心灵深处,在医院形成一种和睦相处、同舟共济的人际环境(图12-2)。

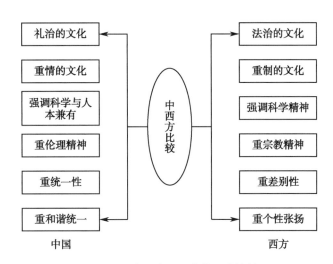

图12-2 中西方不同文化理念比较

(三)社会性

医院是一个小社会组织,是社会集体中的一个细胞,医院的生存和发展离不开它所处的社会大环境。因此,先进的医院文化必须追求与社会环境的和谐,医院应具备高度的社会责任感。在医院承担自己社会责任的过程中,医院员工在医院文化的熏陶和感染下,通过提供优质的医疗服务,与公众保持良好的公共关系,促进良好社会风气的不断形成,使医院与社会环境成为一个相互依赖、相互联系、相互作用的有机整体。

(四)继承性

医院文化是中华文化的一个重要组成部分,是现代文化的一个部分。继承优秀民族文化传统,借鉴各国文化精华,是医院文化的重要特征。一是继承社会主义的优秀文化传统和医学文化精华,毛泽东同志概括的以国际主义精神、毫不利己专门利人精神和技术精益求精为特征的"白求恩精神",是广大医务人员应该追求的最高精神境界,另外如"医乃仁术""无德不医""大医精诚""人命至重,有贵千金"等,都是中国医学文化的精华。二是继承本院的优秀文化传统。医院一代又一代医务人员在医疗实践中积淀的文化底蕴,以及医院各项文明建设和员工教育的成果在医院文化建设中起着重要作用,这在一些历史悠久的老医院尤为突出。三是借鉴各国医院文化的精华之处,融合到中国医院管理的医院文化建设中来。

(五)创新性

医院文化是在医疗实践和医院管理活动中长期培养形成和不断充实、发展起来的,创新是发展的源泉。继承是创新的基础,创新是继承的发展,离开了创新的继承就意味着停滞不前。先进的医院文化具有随着医院环境的变化而自我更新的强大再生力,它以无形的魅力推动和引导医院员工发挥他们的创新潜能,这种创新不仅是医疗技术和医疗服务的创新,更重要的是观念、意识及相关体制和制度的更新。创新既是时代的呼唤,又是医院文化自身发展的内在要求。

(六)传播性

医院是精神文明传播的窗口,知识密集,技术含量高,且与人民的生老病死紧密相连。一方面，医院通过其医疗活动，保障社会劳动生产力的健康；另一方面，以自己特有的医院文化向医院外部辐射，影响整个社会。这种传播和影响主要表现在：医院通过自己的良好形象、价值观念、发展目标、职业道德、医院精神、行为规范、院容院貌等影响患者，影响社会，对全社会的精神文明建设起丰富、促进和推动作用。

二、医院文化功能

医院文化的功能是指医院文化在医院工作和医院建设中所发挥的作用和效能。根据国内外学者对医院文化功能的研究及众多医院的实践，可以把医院文化的功能归纳为以下几点。

（一）导向功能

医院文化的导向功能是指其引导医院员工为实现医院目标而自觉地努力、主动适应不同层次人群的健康需求的作用。医院文化的深层内核是医院全体员工的共同价值观念，它不仅决定了人们的行为取向和对事物的取舍，以潜移默化的形式，影响着一定背景下的人们，而且对医院全体员工具有很强的感召力，这种感召力可以长期引导员工为实现医院的目标而自觉地努力，成为一种引导员工为医院的发展而奋斗的内在动力。

医院文化的导向功能一般通过以下四个方面来发挥和体现。一是定位价值目标。医院作为价值主体，是在为社会服务过程中实现自己的价值，同时，又在为人们健康服务中满足自己的需要。因此，医院的价值目标应定位在不断满足人们日益增长的医疗保健需求上。二是校准价值取向。医院每一个员工都必须用定位的价值目标来内化自己的价值观念，矫正自己的价值取向。三是制定规章制度。使价值取向明文化、确定化，从而起到导向作用。四是把价值观念转化为全体员工的共同信念、共同意志，把价值观念转化为现实医疗保健活动，这一转变是价值观念的外化，也是医院文化导向功能的最终体现。

（二）凝聚功能

医院文化的凝聚功能是指其把医院员工紧紧地联系在一起，同心协力，为实现共同的目标和理想，为了共同的事业而奋力拼搏、努力工作的作用。医院文化就像一种黏合剂，通过"认同感""亲切感""归属感""向心力"培养医院员工的群体意识，形成医院内部的和谐气氛，使全院员工自觉地树立爱院、兴院的意识和主人翁的责任感。当医院文化的核心，即价值观被员工认同后，就能从各个层次各个方面把千差万别的员工融合起来。

医院文化的凝聚功能一般通过以下五个方面发挥和体现出来：一是通过医院文化培养的群体价值意识；二是医院员工对医院目标的认同感；三是医院员工对人民健康事业的使命感；四是医院员工对医疗这一神圣职业的自豪感；五是医院员工对医院的归属感。

（三）激励功能

医院文化的激励功能是指其通过外部的刺激，包括精神和物质两方面，使医院员工产生出一种情绪高昂、奋发进取的力量的作用。共同的理想和共同的目标可以增强员工的荣誉感和责任感，具有强大的激励作用。医院文化的激励，与以往某些激励方式相比，它不再是一种简单手段，而是一种巧妙的艺术，医院文化所倡导的观念和宗旨，为员工提供了良好的激励标尺，通过积极向上的思想观念和行为准则，形成强烈的使命感，使员工从内心深处自觉地产生为医院拼搏的献身精神，从而促进医院的良好发展。

医院文化的激励功能一般通过以下三个方面发挥和体现出来：一是激发医院员工团结一致、奋发向上的精神状态；二是激发员工自觉工作的责任感，较大限度地调动人们的积极性；三是激发员工院兴我荣、为院争光的荣誉感（图12-3）。

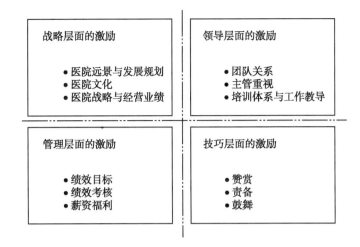

图 12-3　医院文化与激励制度

（四）协调功能

医院文化的协调功能是指其协调医院内部、医院和社会之间的关系，使医院内部协调统一、医院和社会之间和谐一致的作用。任何一个医院内部都存在着各种各样的矛盾冲突，存在着认识差异，每个员工的职位也存在一定差异，如职务、职称、文化程度、技术水平等有高低之分，能力有大小，观念思维上也有差异性，这时候就需要医院文化来调节，通过医院文化中体现的共同信念和目标使员工主动地自我约束，承担责任，主动交换意见和沟通思想，通过共同磋商，解决问题和冲突。在医院外部，医院文化的内容都是强调医院能够更好地为社会服务，这时候医院形象的塑造至关重要。社会不同人群有不同的医疗需求，而医院需要尽可能地调整自己，满足人们对医疗保健不断增长的需要，塑造良好的医院形象，协调医院与社会不断产生出的供需矛盾和其他矛盾。

医院协调功能一般通过以下两方面发挥和体现出来：一是主要通过平等协商、共谋发展的方式和同化作用来协调内部关系；二是通过沟通和主动收集、反馈社会信息，树立良好的医院公众形象和品牌的方式来协调医院与社会的关系。

（五）约束功能

医院文化的约束功能是指通过观念文化（思想观念）、道德文化（道德观念）、制度文化（规章制度）对医院员工的行为进行约束和规范的作用。现代医院文化作为一种全新的管理理念，促进了医院各项规章制度和管理规定的建立和完善。规章制度和管理规定是医院管理科学化和民主化程度的反映，是保证医疗教学、科研等工作正常运转并协调医院上下、内外之间关系以及调动各方面积极性和创造性的手段和前提，它是一种硬约束。在医院文化管理中，软约束和硬约束同样重要，从某种意义上讲，医院文化管理更偏重软约束。软约束产生的依据在于人的文化性与社会性。医院文化所形成的无形的行为准则，使员工们自觉地接受文化的规范和约束，自觉地依照价值观的指导进行自我管理和控制。

医院文化的约束功能一般通过以下两方面体现和发挥出来：一是基点为"良心"的内心信念，这是一种靠观念、靠自觉的内在约束力，即靠道德的力量来规范员工的行为；二是靠规章制度等强制力来规范员工的行为。

（六）辐射功能

医院文化的辐射功能是指医院文化一旦形成较为固定的模式，不仅在医院发挥作用，对本院职工产生影响，而且也会通过各种渠道对社会产生影响。医院是一个开放的系统，其成员不仅在内部从事活动，而且还要与外部环境进行交流。医院作为特殊的社会窗口，涉及面广、接触人群多、人际交往频繁、对社会辐射的面较大。优质的医疗服务和良好的医院风貌将产生一种强大的辐射作用，使医院的知名度和社会形象得以提高，产生良好的社会效应。从而有利于吸引患者来院就医，为医院创造经济效益；有利于医院向社会广招人才、吸引人才、留住人才，从而增强内在的发展实力；有利于取得社会公众、上级领导和有关部门对医院的理解、支持和帮助，从而促进医院的发展。

医院文化的辐射功能主要通过向社会提供优质的医疗服务和塑造良好的医院风貌形象从而给社会带来正外部性。

（七）保障功能

医院文化的保障功能是指在医院长期稳定的发展过程中，医院文化会从深层次上持续地发挥它巨大的作用，保障医院的稳定运行。医院作为社会上客观存在的实体，它不仅追求繁荣与成功，还要着眼于长期的稳定和发展。而伴随医院的发展，医院文化一直起着支持的作用。社会中，有很多企业文化为企业的持续稳定发展提供保障的案例，这是文化的相对稳定性决定的，而这一点同样适用于医院的发展，医院文化在医院发展的过程中同样起着保障的功能。

医院文化的保障功能一般通过以下两方面体现和发挥出来：一是医院文化会随着医院内外环境的变化而变化，它具有时代性的特点，在医院发展的不同时期会发挥不同的保障功能；二是通过医院文化的培育和熏陶，可以不断地提高医院员工素质，以文化理论育人、实践育人和环境育人，通过保障医院员工的主观能动性，从而保障整个医院的发展。

综上所述，医院文化的主要功能都是针对人的。人是医院的第一要素，是生产力各要素中最活跃的因素。因此，医院文化的功能是提高人的素质和觉悟，同化员工的思想方式、行为方式和道德观念，从而实现医院文化建设的目的。

三、医院文化内容

（一）医院文化结构

结构，是一个事物各个部分之间的配合和组织，如工程结构、文章结构、学科结构等。医院文化的机构属于学科机构的范畴。其结构的配合组织合理，它的概念、理论就清楚，内容论证、分析就明确，指导性就强，这一学科就站得住，立得起。医院文化的构成是分层的，一般分为表层物质文化、中层制度文化和深层精神文化（含心态文化）三个层次结构。目前认识比较统一的观点是将医院文化的构成分为四层，即表层物质文化、浅层行为文化、中层制度文化和深层精神文化。它由表及里，由浅入深，由外到里，由物质到理念，由具象到抽象，形成一个严密的、系统的、有机的、互相联系和相辅相成的结构（图12-4）。

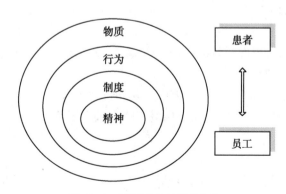

图12-4　医院文化的结构层次

1. 表层物质文化　表层物质文化又称显性文化。它是以医院的实体的物质形式表现出来。医院物质文化层的横向网络结构,是由医院各种物质条件要素构成的,如医院门诊、病房及各种辅助用房等建筑要素,医院的山水、亭台楼阁、道路花草等环境要素,医疗仪器设备要素,医疗和生活设施要素,运输救护车辆要素,文化体育设施要素,医院内部与外界相连的交通道路要素,医院能够物化的各种科学技术资料要素,各种文件档案资料要素,病案与图书情报资料要素,财务资料要素等,它们之间构成的有机联结的网络,成为医院工作的物质基础。

2. 浅层行为文化　浅层行为文化属于实践文化或现象文化。它是在医疗服务和医院生活中产生的活动文化。主要包括服务态度、服务技术、服务风尚及医院宣传、群体活动、文体活动中产生的文化现象。它是医院员工的精神风貌、医院形象和人际关系的动态体现,也是医院精神和医院价值观的折射。

3. 中层制度文化　中层制度文化又称方式文化。它是以医院的各种规章制度、规范和管理、行为准则表现出来。医院是一个技术密集程度较高的单位,同时也是一个经济实体,它要求员工的个体行为受到规范,成为具有共性和行动统一的文化。制度具有权威性,制度一经确立,就必须执行,对个体行为进行协调、控制。制度文化的特点是以技术"软件"(各种技术规范、岗位责任)、精神"软件"(各种管理制度、行为准则)而存在。它的横向网络结构包括:医院各种政治制度、经济制度、管理制度、技术操作规程、岗位责任制度等,它们之间的有机横向连接,构成医院文化中外化形态的行为基础。

4. 深层精神文化　深层精神文化属于思想意识形态。它是以医院员工的观念和行为直接表现出来的。精神文化主要包括医院员工的文化心理、道德规范、风俗习惯、经营哲学、精神风貌等,是物质文化与制度文化诸要素在人的精神和心理上的反映,又是以"人本性"为特征,是每个员工的思想、观念、行为的直接表述,诸如医院员工的理想信念、价值标准、精神面貌、服务理念、行为取向、工作态度,以及一般心理特征、行为习惯、生活方式等,这些要素的横向网络式有机联结,构成医院文化深层内化形态结构,往往表现为极稳定的状态,是医院文化的核心。

医院的物质文化、行为文化、制度文化、精神文化四个层次相互联结、相互影响、相互作用、相互渗透,共同构成了医院文化的整体结构,以实现医院文化功能。

(二)医院文化内容

有的学者将医院文化的内容归纳为"三个主义、三个精神、十个基本内容",即以社会主义、集体主义和革命人道主义为指导,以毫不利己、先人后己的精神,技术精益求精的精神和爱医院、爱患者、全心全意为人民健康服务的精神为宗旨。其基本内容是医院精神、服务文化、道德文化、思维文化、心理文化、管理文化、技术文化、环境文化、组织文化、制度文化等十个方面。"三个主义""三个精神"反映了中国医院文化的本质属性,属于医院文化的内涵。十项主要内容大致圈画出医院文化的范围,属医院文化的外延。另外有一些学者也提出医院文化的七要素说,即环境设施、组织结构、管理制度、人员素质、专业技术、风范礼仪、追求目标。前三个为硬件要素,后四个为软件要素,其中重点为后者。结合中国学者的研究,本文重点介绍医院文化的七项内容。

1. 医院价值观　医院价值观是一种以医院为主体的价值观念,是医院人格化的产物,是一个医院在经营过程中对经营目标的追求以及自身行为的根本看法和评价。

医院价值观决定了医院的基本特征,是医院文化的核心。作为医院群体的共同信念和价值追求的医院价值观,是医院在多年经营管理实践的基础上,对其经验进行理性的提炼加工而形成的。医院价值观的形成过程,是由经验上升为理念,由理念内化为信念,最终形成医院员工的共识。这个过程,既是价值形成的过程,也是群体价值的认同过程。

2. 医院哲学　医院哲学是医院全体员工所共有的对世界事物的最一般的看法,是医院在创造物质财富和精神财富的实践过程中表现出来的世界观和方法论。

医院哲学处于医院文化的深层结构中，它主导和制约着医院文化其他部分的发展方向。医院根据自身特点形成的哲学观，如物质和精神、局部与全局、眼前与长远、内部与外部、结构与功能、内容与形式、效率与效益、风险与竞争、市场与信息、人才与发展等，这些医院哲学观的基本思想，形成了医院进行各种医疗活动、处理各种关系和信息选择的总体观念和综合方法。

3. 医院精神　医院精神是全体员工在长期的医疗实践中逐步形成并为全体员工认可和遵循的群体意识，它表现为共同的价值取向、心理趋势、行为方式、精神风貌等，是激发员工奋发向上的无形力量，是医院发展的灵魂和动力。

医院精神是医院群体意识的展现，因而必须有坚实的群众基础，必须发动全体员工以个人在实际工作中的体验用精练的语言概括成"院训""院歌"等形式表达出来，使全体员工铭记于心，作为基本信念和行为准则。不同类型的医院，医院精神不同。相同类型的医院，由于其所处的环境和医疗实践活动的差别，医院精神也不尽相同。医院精神应突出医院的特色，但其基本内容应涵盖责任感与使命感、贡献感与开拓感、归属感与群体感、荣誉感与自豪感，使医院精神真正成为引导和凝聚全体员工共同奋斗的一面旗帜，对内起导向、激励、凝聚作用，对外起展示、吸引、辐射作用（图12-5）。

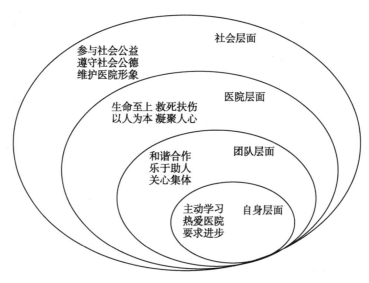

图12-5　医院精神导向功能发挥示意图

4. 医院道德　医院道德是医院员工的行为规范。它是从伦理上调整医院与社会、医院与医院、医务人员与患者、医院管理人员与被管理者、医院员工与员工之间关系的行为规范的总和。

医院的医疗活动是医院道德产生的基础，医院道德则对医院活动起规范、制约的作用，它规范、制约着医院活动的道德方向与道德责任。医院道德作为医院文化的子系统，具有丰富的内容和完整的体系，它是由医院道德理想、道德原则、道德规范和道德范畴等因素组成的统一体。医院的道德理想是"全心全意为人民服务"；道德原则是"社会效益第一""患者至上"；道德规范行为标准是"救死扶伤，实行革命的人道主义"；道德范畴是反映和概括医院活动中道德现象的一些基本概念，如医院及医院员工行为的善恶评判、义务责任、良心评价、荣誉和幸福观念等。医院道德既要有对所有医院进行约束的共性要求，又要有不同医院的个性特点。医院道德体系以为社会提供优质、便利、低廉的医疗服务为主要目的，努力满足人民日益增长的医疗卫生需求，同时使医院得到较快的发展，它与医院的工作目标相一致。

5. 医院制度　医院制度一般是指医院的规章和管理制度，是医院为了维护医院工作和生活秩序而制定的规划、程序、条例及法规、制度的综合。

医院制度是医院文化建设中不可缺少的方面,是完成各项医疗任务、实现医院工作目标的重要保证。它不仅是医院科学管理的反映,也是医院管理科学化和民主化程度的反映。随着社会和经济的发展,医院应遵循改革、创新、科学的原则,以系统论为指导,以医疗质量控制为核心,依照国家的法律、法规,卫生工作方针、政策和医疗工作的客观规律,结合医院实际,不断对医院制度进行修改和完善,通过制度建设,把科学管理变为全体员工的自觉行动,培养员工的质量意识、服务意识、程序意识、信誉意识和竞争意识等,充分发挥员工的积极性,使医院制度不仅对全体员工起到约束作用,而且更重要的是发挥其激励员工的积极作用。

6. 医院形象　医院形象是社会公众对医院总体的、概括的、抽象的认同度和评价。医院形象是医院文化的外化,是医院文化在传播媒介上的映射。

医院形象是通过医院自身的行为、服务、质量、信誉、环境等在社会公众中展示的图像和造型,是医院文化个性化的表现,它是由医院的集体风尚、经营风格和主要领导人的作风决定的。医院形象包括医疗质量形象、专科品牌形象、营销服务形象、管理人员形象、医务人员形象、公共关系形象、医院外表形象(院容院貌、建筑风格、病房环境等)。医院形象认识与评价的主体是全体公民大众,它是知名度与美誉度的统一。而知名度(认知度)是医院形象的前提,美誉度(满意度)是医院形象的基础。

换言之,医院形象是医院硬件设施、诊疗技术、管理水平、人才集聚、服务艺术等方面的综合反映,更是医院在社会、在患者心目中信誉度的具体体现。良好的医院形象是医院难以估价的无形资产,有助于医院赢得社会的信任,有助于提高医院的经营管理水平,有助于医院获得社会的广泛支持,有助于提高医院的竞争能力,有助于增强医院的凝聚力和吸引力。

7. 医院环境　医院环境是医院生存和发展所依赖的社会、自然和文化诸条件的总和,包括医院的外部环境和医院的内部环境。

医院的外部环境是指国家对医院发展的方针、政策、法规,以及社会发展、经济条件、道德风尚、市场情况、消费状况等。医院文化则是在这种环境中为了获得成功所必须采取的全部策略的体现,只有对不断变化的竞争环境反应敏捷并能够通过调整自身的经营策略和行为方式,以适应外部环境的变化,医院才能使自己的经营业绩不断增长。医院内部环境是指医院管理体制、运行机制、专科人才、技术资金、人文环境及物资环境等。就狭义的医院环境而言,医院的硬件,即医院的设施建设和环境的绿化、美化、亮化,是医院环境文化建设的重要内容。创造一个适宜于医疗需要和员工工作生活需要的医院环境,是医院文化形成和发展的最基本的要素。

第三节　医院文化建设

一、医院文化建设意义

医院文化建设(hospital culture construction)是一项涉及价值观念整合、经营理念创新、管理流程再造和团队精神构建的系统工程。

医院先进文化是中国特色社会主义文化的组成部分。当卫生体制改革不断深入,医院全面引入竞争机制、步入市场,它的功能、发展目标和管理体制已经被赋予许多新内容的时候,医院文化建设的重要性进一步凸显,许多党政领导,党务和管理干部,广大医护人员,在不同的位置,从不同的角度,进行了医院文化的思想建设、理论建设、组织建设和制度建设,获得了丰硕的成果,并积累一些重要经验,其中之一就是医院文化必须坚持重在建设。

(一)从历史方面看

医院在过去各个历史时期,在文化建设方面做了许多卓有成效的工作。但是,由于受传统思想政治工作的影响,医院文化建设与医院的经济工作、医疗工作、科学技术工作等方面保持着一定的距离。医院日常管理工作长期处在与医院文化未完全融合的状态,对于从整体上、从内在规律上去研究和加强医院的文化建设不够重视,使得医院文化建设顶层设计与整体推进方面显得较为缓慢。

(二)从现实方面看

围绕市场取向的医院改革任务十分繁重,基本医疗保险制度改革、医疗卫生体制改革和药品流通体制改革等三项改革的同步推进,形成了医院同社会、同市场经济多样化的关系,并从医院内外两个方面,对医院的价值观建设和职业道德建设产生了强烈的冲击。而如何在医院"建立符合社会主义市场经济的道德体系",还任重而道远,需要从医院文化内部诸要素方面去整合梳理,坚持以人为本,重在建设,做长期艰苦的努力。

医疗卫生服务既是人民群众切身利益的需要,又是党同人民群众血肉关系的具体体现。它是社会主义精神文明水平的一个重要窗口。与其他行业相比,人民群众在人情关爱、感情交流的人文精神方面,对医院、对医务工作者的要求更高、更强烈,他们不仅需要高水平的医疗技术服务,更需要医院提供精神的、文化的、情感的服务。如何使"以人为本"的思想,尊重患者、关爱患者、方便患者、服务患者的人文精神在医疗服务的全过程中得到体现,关系到所有医院员工在服务理念方面的转变问题。这种"以患者为中心"的服务理念的转变,是医院文化建设需要长期紧紧抓住的一个重点建设任务,也是医院文化建设的意义所在。

二、医院文化建设理念

(一)人本理念

人本理念是医院文化建设的奠基石。从科学管理到人本管理的转换,就本质上说,是文化的转变。医院文化建设要全面体现人本管理的理念。强调以人为本,首先要把"以患者为中心"真正落到实处。医院在为患者提供诊疗科目时,要以患者的需求为导向,在房屋布局、治疗计划、就医流程等方面充分体现对患者的人性化关怀。医院必须为患者实现权利,认真履行自己的职责和义务,充分尊重患者的生命健康权、知情同意权、治疗手段的最终决定权、隐私权、社会平等参与权等权利。

体现人本理念应正确处理两个主要问题。一是设定医疗服务的目标。医院要生存和发展,就要以自身优质的医疗服务去换取其他社会资源,即通过维持和修复服务对象的健康,提高他们的生活质量,来获取适量的社会资源就是医院经营管理的终极目标;再者,在确定符合时代特征的伦理道德原则下,努力探索医学领域的未知空间,提高医疗服务素质,规范医疗管理决策和医疗活动行为。二是要树立"以职员为主体"的理念,构建医院-职员双赢平台。职员不再是"职业人、社会人、经济人",而是医院物质财富和精神财富的创造者。职员追求个人发展的权利应受到尊重,要让职员成为真正意义上自我实现的人。加强柔性管理,加强与职员进行开诚布公的沟通,让职员深深感受到,医院发展的空间越大,职员的潜能才能得到最大限度的挖掘;离开了医院发展的这个平台,只追求个性的张扬,将成为无源之水、无本之木。医院要发展,就必须为职员营造高层次的发展和想象空间,为职员提供宽松、舒适、愉悦的工作、学习和生活环境,培育职员良好的职业素质、社会责任感和主人翁精神。医院的管理者要学会下放权力,做到集权有道、分权有序、授权有章、用权有度,给职员充分的主动权,把职员的积极性和能动性充分激发出来,以提高职员的品质。人本理念是当代文化发展的趋势和必然结果,也是人类先进文化发展的必然要求。"尊重患者、关爱患者、方便患者、服务患者"是医院文化建设中人本理念的具体实践。医务人员要具备精湛的医疗技术、全新的服务理念,用亲情和爱心全方位、全流程地为患者提供超出其期望的服务。人本理念确立的关键是让职员认同、共享并实践医院的中长期战略目标。人本理念可以点亮人性的光辉，回归生命的价值，共创繁荣和幸福。

（二）服务理念

服务理念是提升医院文化的关键路径。医院与患者目前公认的关系是一种法律上的契约型关系，医院与患者的契约一经建立，医院就必须为患者实现权利，认真履行自己的职责和义务，包括提供适当诊治手段的义务、病情告知的义务、合理收费的义务和转诊义务。服务理念是提升医院文化的关键路径，在医疗实践中，它涉及服务方向、服务内容、服务程序、服务环境、服务态度、服务技术和服务行为等 7 个方面。要对患者的心理需求、审美情趣，以及性情、偏好等精神方面进行深层次研究，从沟通语言、风俗、宗教等方面入手，增加医院服务的文化内涵，提升医院的文化格调，从对外宣传和自我包装的过程中增强高格调医院文化的社会渗透力。要让服务理念深入人心，不断适应医疗市场的变化和需求，就必须建立一支高素质的医疗队伍，重视团队精神的培育。团队精神就是通过运用集体智慧，将整个团队的人力、物力、财力整合于某一方面，创造出惊人业绩，追求共同的价值取向，那就是"平等、自由、效率、约束"。团队精神的培养会创造出神奇的工作成效，这里不是要求团队成员都牺牲自我，去完成同一件事情，而是要求团队成员都发挥自我，去做好每一件事情。团队精神的基础是尊重个人的兴趣和成就。团队精神的内涵应突出 3 个优先：秩序优先、激励优先、协作优先。医院要学会与患者沟通，做好市场细分和推广，确立"最佳的结果和最好的经历"为医院服务目标。

（三）诚信理念

诚信理念是建设高品位医院文化的标志。诚信是社会主义道德的基本规范，是各行各业的行为准则。对医院来讲，诚信是一种以契约关系为基础的诚信，是一种信息非对称条件下的诚信，是医院最大的无形资产。医院必须首先兑现自己的承诺，违约不仅违反道德，而且可能触犯法律。诚信理念是建立高品位医院文化的标志。在现代文明社会，法律毕竟是强制的、机械的、有界限的，而自律却是自发的、人性化的和无处不在的。在待人接物中坚守诚信理念，从而潜移默化地引导医院成员对自己的行为和相互关系进行自我调节，方能显示出医院的主体精神和人格尊严。医院认真执行服务承诺使患者产生较高的可信度。这种可信度是患者评价医院服务质量的重要因素。患者如果信任某一家医院，那么，他往往认为这家医院有好的服务，并容易成为医院的忠诚"顾客"。

（四）可持续发展理念

可持续发展理念是医院文化建设的方向。经济与科技的紧密联动不断减少资源浪费和避免生态恶化，为全球经济的可持续发展提供了持久的动力，而可持续发展这一全新的发展理念，又将改变和影响人类的价值观念、思维方式、行为模式和经营理念。知识经济时代，不断变迁的内外环境，又将为医院文化赋予新的内涵。因此，医院文化建设必须与时俱进，不断探索创新。创新不是天马行空，而应遵循几条原则。

1. 实事求是　立足医院当前实际，探索适合本院的文化建设路子，不贪大求全，不摆花架子，坚持做到出实招、办实事、求实效。

2. 正确处理创新与继承的关系　要走出 3 个误区，即医院核心价值观"高、大、空"；理念文化与制度文化、物质文化的脱节；医院文化建设的非连续性。

（五）执行力理念

目前，执行力理念也逐渐被引入医院文件建设的理念中来。当今医院每一部门都处于不断的变化之中，包括结构、思想、决策和人力等各方面的因素。许多医院的战略最终遭到失败，归根结底在于执行不力。战略计划只有与人员流程结合，找到有执行力的人选方能付诸行动。执行力文化所倡导的领导者不仅制订战略计划，还要充分考虑运营流程，并制订出切合实际的、将人员和战略有机结合在一起的运营计划。要想达到运营目标和实现战略计划，就必须将战略、人才、运营 3 个核心流程进行有机联系、协调同步行动,这是医院执行力文化构建的关键。执行力文化框架应完全建立在现实的基础上。领导者首先应该清楚地告诉人们医院的目标是什么,然后与大家一起讨论实现这些目标所应当具备的条件,并同时把其作为指导过程的一个重要环节。一段时间之后,应对那些作出贡献的人进行奖励,如果没有实现预定目标,应对他们进行更多的指导和培训,或者取消奖励和调换工作岗位,或让他们以一种体面的方式离开,在这个过程中,实际上医院就已经为自己建立了一种执行力文化。

培育和提升医院执行力的路径主要包括:一是设立好的战略流程是培养执行力文化的最好方式之一;二是领导者的领衔和示范作用是建立执行力文化的前提条件;三是真诚和行为适当的领导者是培养和提升执行力的一个重要标志;四是作为优秀的领导者,具有一定的情感强度尤为重要;五是跟进和应变是提升执行力的核心所在;六是建立完善的量才适用的执行力组织是培养和提升执行力的组织保障。

三、医院文化建设策略

医院文化建设要注重在继承中创新,结合医院的实际,本着有针对性、可操作性、突出特色、循序渐进、领导领衔等原则去建设医院文化。

(一)借鉴企业文化建设的先进经验

企业文化是企业竞争力的一部分。世界 500 强企业中相当多的企业都有自己独特的企业文化,而且深入人心,成为员工共同的行为规范,由此产生向心力。在这个快速多变的经济时代,企业文化作为企业的灵魂,正逐步显示其强大威力。例如,有的公司的企业文化是相信、尊重个人,尊重员工:追求最高的成就,追求最好,做事情一定要非常正直,不可欺骗用户及员工;不能做不道德的事;公司的成功是靠大家的力量来完成,而不是靠某个人。医院管理者要善于用心浇灌医院文化,让每个员工感受一些先进企业敢为人先的创新精神、勇于追求卓越的精神境界,不断创新医院文化建设的理念和做法,从而增强建设医院文化的紧迫感和责任感,不断开阔视野,提高境界。

(二)吸收传统医学文化的精华

医学从本质上讲是人学,它关注的是在病痛中挣扎的、最需要关怀和帮助的人。因此,医学被认为是最具人文精神传统的学科,医师是最富含人情味的职业。

中国古代将医学称为"仁术",医师被誉为"仁爱之士"。"医本活人,学之不精,反为夭折"是医学传统美德的古训。中国传统文化历来以人为本,《礼记·礼运》认为:"故人者,天地之德,阴阳之交,鬼神之会,五行之秀气也",有"人为万物之灵"的记载,说的是尊重人性,主张人与自然的和谐。这与西方古典学派的人本管理理论相比更为深刻,有独到之处。唐代名医孙思邈在《备急千金要方》中的"大医精诚"和"大医习业"等著作里,全面论述了医学品德、专业学习、对患者的态度、与同道的关系等方面的准则。

西方医学之父希波克拉底认为"医术是一切技术中最美和最高尚的",并指出"医师应当具有优秀哲学家的一切品质:利他主义,热心、谦虚、冷静的判断……"古代医师由于缺乏有效的治疗和缓解病痛的手段,因此他们在竭力为患者寻求治疗和缓解病痛的措施的同时,更注重对待患者的态度和行为方式,通过对患者的同情、关心、安慰等,给予患者以情感的关照。早期的医院是慈善、博爱精神的体现,无论是中国唐代的"患坊"和苏东坡创办的"安乐病坊",还是中世纪的"修道院医院"和法国大革命时期的"普通医院",都以照顾和医治贫困患者为己任,充溢着人道主义的激情。

中国传统医学是人文主导型医学,具有丰富的人文精神资源。如,它十分重视医疗实践的伦理价值,强调医疗活动以患者而不是以疾病为中心,把患者视为一个整体的人而不是损伤的机器；在诊断治疗过程中贯穿尊重患者、关怀患者的思想，主张建立医患之间的合作关系，将"医乃仁术"作为医学的基本原则。这些宝贵的医学人文精神遗产在现代社会中仍然闪耀着光芒。

（三）发挥医院领导在医院文化建设中的领衔作用

随着市场经济体制的建立，医院必须适应市场运行变化，而医院院长是医院的管理者，是医院的领导核心成员。优秀的医院领导与优秀的医院文化是相辅相成的，优秀的医院领导必须重视建设出优秀的医院文化用于医院管理。优秀的医院文化也必然是在优秀医院领导的重视和参与下创建出来的。所以，现代医院领导必须具备开拓创新精神、忘我奋斗精神、艰苦创业精神，带领全体成员齐心协力、同心同德，朝既定目标拼搏。只有这样，医院才会有良好的社会效益和经济效益，才会在市场竞争中立于不败之地。

医院文化的"养成"过程，不是一个（也不是能依靠）自觉的过程，它需要医院管理层采用各种形式向全体员工不断地传递和植入医院的核心价值观念，并通过运用管理权威，来强化员工对这些价值理念的认同。管理者的权威性和制度的权威性是医院文化养成过程中所不可缺少的手段。医院领导将是医院文化的第一设计者，第一身体力行者，第一宣传者。

（四）抓住机遇，推动中国医院文化走向世界

经济全球化导致竞争的内涵发生了深刻的变化。医疗卫生行业在竞争中的合作，使医院必须不断融合多元文化。另外医院生存的大环境在变，近年中国的医疗体制改革的推进速度不断加快，医疗改革不断深入，医疗保险政策的推行使患者开始挑选医院，医院同时面临着很大的竞争压力。

在目前的医院发展过程中，机遇与挑战并存，在未来的医院建设与发展中，我们不仅要走出去学习先进的管理理念、管理模式、管理文化，而且还要建设有中国特色的医院文化，使之走向国际大舞台。

四、医院文化建设评价

在现代管理学中，建立评价体系处于十分重要的位置。管理过程结束以后，评价管理的成绩和效果，总结经验教训，有利于提高对管理工作的认识和提高科学管理水平，推动全盘工作。医院文化建设，从某种意义上说也是医院文化管理，因此，建立评价体系对于建设医院文化同样是一项不可或缺的工作。

（一）建立医院文化评价体系的重要意义

1. 评价是贯彻"以人为本"指导思想的重要方法 评价就是从客观事实出发，对人们在工作中的实效作出量度。这是一种对劳动态度、劳动能力和劳动效率的裁决，它能有效地影响人们劳动积极性的发挥。医院员工多数为知识分子，他们非常重视自身价值的实现和对事业成就的追求，积极科学的评价活动，能促使他们的工作积极性持续高涨。

2. 公正的评价是实行民主管理的重要形式 有没有客观公正的对人的功过是非的评价，是一家医院是否实行了民主管理的标志之一。科学管理需要对工作和对人建立合理的评价机制，如果好坏不分，良莠一样容易挫伤和影响员工的工作积极性；如果评价中是领导说了算，对人对事的评价以领导者个人的意志为转移，也容易失之偏颇。公正的评价，应该是公开的、集体的评价，能够集中集体的智慧，对人的优缺点能实事求是地给予科学量度，对工作中的经验教训也能够有效地认识和总结。

3. 科学的评价是应对市场形势变化、调整发展战略的有效手段 检查、分析、处理和总结评价工作，它不仅可以发生在管理工作过程之后，而且也可以使用在管理工作过程之中。如质量管理可以是全局全过程的，也可以发生在局部性、阶段性的活动过程中，出现在工作的计划阶段、

实施阶段、检查阶段和总结阶段；它有总评价，也有定期评价和日常评价。后两者均有利于及时发现偏差，纠正失误，促使医院领导者及时分析新形势，作出新决策，调整战略战术。在信息社会，经济竞争往往通过文化较量显示出来，医院文化的评价活动，无疑是医院求生存、求发展的一个有力手段。

（二）如何对医院文化进行评价

文化工作不同于经济工作，经济效益无论投入或产出，其劳动都具有直接的物质性，是一种直观的物质活动，对经济效益物质载体可作定性定量分析。作为文化，尤其是精神文化，是一种先进思想和知识的灌注和传输，其投入或产出，主要是精神的活动、意识的活动。所以评价文化比评价经济、业务工作要更为复杂、困难，方法和内容也不完全相同。

医院文化的评价标准包括以下内容。

1. 医院改革发展业绩 在医院的物质文明和精神文明建设中，医院文化是不是起到了强有力的保证作用和服务作用，关键点就是医院文化建设，就是医院文化建设是否围绕改革开放和医院发展这个中心工作来开展。是否采取了有力措施，帮助人们树立正确的世界观、人生观和价值观，坚定对马克思主义的信仰，坚定对社会主义的信念，增强对改革开放和现代化建设的信心，增强对党和政府的信任，增强自主意识、竞争意识、效率意识、民主法治意识和开拓创新精神。由于做了以上的工作，很好地调动了医院员工的社会主义积极性，促进了业务工作的顺利进行和医院工作的全面发展，极大地提高了经济效益和社会效益，这样的文化工作就是有成效的文化工作。

2. 形成良好的社会政治环境和道德环境 医院的改革开放和建设发展，必须有一个安定团结的政治环境和道德环境。对内，有一个互相理解、互相帮助、互相尊重、互相支持的人际氛围；对外（包括对患者），有一个能够协调、易于沟通、相互配合、上下左右运行流畅的周边环境。这种氛围和环境的构建，是医院本身的基本建设，也是党和人民赋予医院的一个重要功能。医院文化工作本身既是社会主义文化建设和精神文明建设的重要内容，又是反映社会精神文明的窗口，它还是党同人民群众血肉联系的一个具体的重要体现。医院良好的社会政治环境和道德环境，关系到党和政府在人民群众中的形象。

医院文化在社会政治环境和道德环境的建设上是大有作为的，社会公德和职业道德建设，需要深入细致的思想教育和组织工作。在这方面，效益不仅是很明显的，而且是很具体的，考核也是有着明确和可以遵行的标准的。

3. 建设一支高素质的医院员工队伍 一家好的医院，其支撑力是一支好的员工队伍。这支队伍包括德艺双馨的专家教授、德才兼备的领导人员和管理干部，包括有高尚思想道德素养和精通本行业务的医技人员和从事其他工作的人员。培养这支员工队伍，充分发挥他们的作用，是医院文化建设分内的任务。这中间有大量的宣传教育文化、业务培训工作、细致的思想工作。各种思想观念的碰撞，也增加了思想教育工作的难度。相应地，教育工作的难度也正好反映出医院文化工作的深度和有效性。适应新的文化，医院文化在培养教育员工方面的指导思想、工作规划、操作方法和每个成员受教育的实效，就成了考核医院文化效益的又一个依据。

五、多院区医院文化建设

（一）多院区医院的概念

多院区医院，也可称为一院多区医院，是指具有一个独立法人资格，有统一的财务管理，在同一家医院名称之下，由两个或两个以上地理位置分散的院区所组成的医院。我国多院区医院的发展最早见于医院集团发展的雏形时期，医院采用新建、共建，或调整、合作，或合并、委托管理等方式组建医院集团。根据医院之间组建方式的差异，我国多院区医院的发展格局可以分为紧密型、松散型、混合型 3 类。多院区医院大都依托核心院区的品牌、人力、技术、管理等资源，通过多种方式辐射到其他院区，发起并开展各类医疗服务活动。

（二）国内外多院区医院发展现状

从国际情况来看，发达国家和地区的医院多是通过组建医院集团的方式来整合、拓展医疗卫生资源，这些医院集团的规模往往较大，成员数量众多，医疗服务覆盖地域十分广泛，但由于医疗卫生体制方面的差异，国外医院一院多区的发展形式和管理模式与国内存在一定不同。

由一个可以提供全方位医疗服务的主院区及多个提供有限服务的分院区构成的中心辐射模式，被国外学者认为是可以提高服务效率和有效性的手段。国外多院区建设已向专科化的多院区建设发展，搜索国外多院区文献发现，研究侧重于多院区多患者就医负担、就医预后、就医体验等方面的研究。

纵观我国卫生服务体系全局，三级医院占据医疗卫生服务体系的主体地位，卫生资源配置呈现出"倒三角"形式。同时，我国医院床位规模存在不断扩张的趋势，其中三级医院床位规模增速远大于一级、二级医院，医疗资源有继续向三级医院集中的倾向。医院规模不断扩大的过程中，许多医院尤其三级医院形成了一种多院区发展的形式。

（三）多院区医院文化建设路径

多院区医院文化建设缺乏统一规划是造成不同院区文化风格迥异、文化发展不平衡、共同文化活动参与性不高等问题的主要原因，多院区医院文化整合难度增大是多院区医院管理的一大难题。一方面，由于不同院区的学科设置、功能定位以及地理位置等方面的原因，不同院区的医院文化可能存在冲突，会降低医院运行管理效率。另一方面，多院区医院文化整合具体体现在不同院区物质文化、行为文化、制度文化、精神文化的整合，实现以上 4 个文化层面的整合是一个长期并且十分复杂的过程。

为高效全面地开展文化建设，主要可从以下几点出发。

1. 在医院物质环境方面，目前不同院区之间在医院标识、医疗设备、服装配备、办公设施等方面主要为复制模式，需要进一步予以完善，特别是新老院区之间的差异，应尽可能消除，实现物质文化的同一性，并以此带动医院文化建设其他方面的共同发展。

2. 医院管理者应切实重视医院制度文化建设，防止在认识上出现简单倾向。在总体战略的指导下，统一开展多院区制度文化改革，加强对职工的培训教育，帮助其树立积极正确的职业发展理念，激励各院区的医务人员关注医院文化制度，充分调动职工的积极性。

3. 搭建多院区医院信息集成平台，可增强医院信息沟通的便捷性和主动性。该平台可应用系统的协同性和互操作性，有利于形成一个互联互通的业务协作台，为不同院区的文化建设提供信息技术支持。在此基础上，不同院区之间可以开启合作模式，在医院精神文化的引领下，通过共同举办文体活动等形式，促进院区之间、人员之间的紧密联系。

本章小结

医院文化是指处于一定经济社会背景下的医院，在长期医疗服务过程中逐步形成和发育起来的日趋稳定的独特的价值观和医院精神，以及以此为核心而生成的道德规范、行为准则、理想信念、医院传统等，并在此基础上生成的医院服务意识、服务理念、经营战略等。本章主要介绍了医院文化的概念，医院文化建设现况与发展趋势，医院文化的特点、功能与内容，医院文化建设等相关内容。

思考题

1. 结合中国医院管理的现状，谈谈如何能更好地发挥医院文化的功能。
2. 请结合中国现状，谈谈如何做好医院文化建设的工作。
3. 请联系实际，谈谈医院文化在现代医院管理中的地位和作用。

（袁蕙芸）

第十三章　医患关系管理

医患关系是人际关系的一种。人际关系是和人们的情感体验直接联系的。良好的人际关系使人心情舒畅，精神愉悦，有助于身心健康，有利于提高学习和工作效率。相反，如果人际关系经常处于矛盾和冲突中，人们就会感受到情绪低落、压抑、孤独和无助，抑郁、焦虑、烦躁、悲伤的情绪必然会影响正常的学习和工作，同时影响身心健康。健康需求是人类永恒的需求，因此医患关系是一种重要的人际关系。医病医身医心是医务工作者追求的最高境界。《福冈宣言》中指出"所有医师必须学会交流和处理人际关系的技能"，强调处理好医患关系与医疗技术是同等重要的。有疾病，就有患者，有患者就有医师，医师和患者是协作共同体，疾病是医患共同的敌人，医患之间互需互要，须臾难离。处理好医患关系才能实现医学的救死扶伤、治病救人的崇高使命；处理好医患关系是实现医学保障作用、使医疗服务有序运行的关键环节。为了构建和谐医患关系，有必要研究和探讨如何进行医患关系管理。

第一节　医患关系概述

一、医患关系相关概念与特点

（一）医患关系概念

伴随着医疗服务活动的医患关系（hospital-patient relationship）有广义和狭义之分。

狭义的医患关系仅指医师与患者之间因疾病的诊疗而形成的关系。

广义的医患关系中，所谓的"医"即医方，不仅指医师，还包括护理人员、医疗技术人员、管理人员，以及这些人员所在的医疗机构或医疗单位。所谓的"患"即患方，不仅指患者，还包括患者的近亲属、监护人和所在单位，尤其对失去或不具备行为判断能力的特殊患者，如昏迷患者、婴幼儿等，与其有关的人群往往成为医患关系的"患"者一方当事人。由此可见，广义的医患关系是指以医师为主的群体一方和以患者为中心的群体为另一方，在医疗服务过程中形成的关系。

目前，绝大多数医师就职于医院，患者到医师所在的医院就医，接受医院提供的医疗服务，医患关系也多是发生在患方与医院之间，而不是发生在患者与医师之间。因此，医院管理研究的医患关系主要是广义的医患关系。

（二）医患关系特点

1. 医患双方目标一致与结果的差异性　医患双方的共同目标都是战胜疾病实现康复。为了实现这个目标，医务人员总是不断地学习并通过实践提高自身的诊疗技术水平，医院采取多种措施提高医疗技术水平，如对医务人员进行各种培训、引进先进的技术和设备、实施诸多质量与安全保障措施等。但是由于人体的复杂和个体的差异以及医学的局限性，患者最终的治疗结果具有一定差异，有些患者治疗的结果并不理想，患者及家属对这种差异和不理想的结果也要充分认知，否则会影响医患关系。

2. 医患双方地位平等与信息的不对称性　医疗机构与患者在法律上是一种平等的关系，一视同仁地受到医学伦理道德的维护和法律的保障。但由于医疗服务的专业性很强，既需要医学专业知识与技术又需要临床实践经验，因此医疗服务过程中患者处于信息弱势地位，医患双方信息是不对称的，患者就医会感受到"购买风险"。

3．患者需求的多元化与医疗服务的有限性　患者作为复杂的特殊人群，需求多种多样，不仅需要医务人员提供医疗技术服务，为患者减轻病痛、治愈疾病，同时还需要得到心理精神抚慰等，以及医院提供生活方面的服务。不同的患者需求程度还有不同，有的患者主要关注医疗技术水平、注重疾病的诊疗，有的患者不仅注重医疗技术服务还高度重视权利的保障、费用的高低、诊疗环境等。而现实的医院因等级不同、技术水平不同、软硬件设施不同、服务理念及人文素养的不同，难以满足不同患者的各种需求。

二、医患关系的理论基础

医疗服务作为一种特殊服务，同样首先遵循服务管理理论。其基本的理论是对服务与医疗服务概念和医疗服务特征的阐释。

（一）医疗服务概念

根据服务管理理论中对服务概念的界定，医疗服务的定义为：为满足患者的需要，在同患者的接触中，健康保障组织（医院、诊所、社区卫生服务中心、急救中心等）所提供的医疗活动和医疗活动的结果。对此定义应做深入的理解。

医疗服务的目的就是满足患者的需要，帮助患者解决他们的问题。实际上医疗服务的对象不仅包括患者，还包括一些健康人，如孕产妇、健康体检者、医学美容者等。因此，医疗服务的对象是指广义上的患者，是特殊的顾客。

要提供医疗服务就要与患者接触，而且是直接接触。其他服务可以间接接触，比如与顾客代表接触，但医疗服务必须与患者直接接触。因此，医患关系管理比其他行业客户关系管理更为困难，要求更高。

医疗服务的内容不是实物，即并非产品，而是医疗活动和医疗活动的结果，如诊治过程、各种专业护理和生活护理、心理疏导、精神抚慰等人文关怀、治疗后患者的康复程度等等。

医疗服务既包括了以技术为主的"核心服务"，也包括免费提供的出院后随访、健康指导、精神疏导、医疗咨询、服务承诺、品牌效应等"附加服务"。因此完整的医疗服务必须包括三个层次，即核心服务、形式服务和延伸服务（附加服务）。核心服务是向患者提供的基本效用和利益，是患者真正要购买的服务，即优质的医疗技术服务，以实现诊断及时、治疗有效，医院的根本任务是向患者提供优质的医疗技术，以满足他们对康复的需要。形式服务是实现核心服务的物质基础和保障，主要指医院的环境布局、设施设备装备等硬件，以及医务人员着装仪表和态度等。延伸服务即附加服务，是患者在接受医疗服务时所得到的额外服务和利益，如前所述健康指导等。医院充分开发附加服务满足患者的需求可以提高患者的满意度。因此，医院不仅要重视医疗技术水平，还要考虑形式服务和附加服务对患者的影响，只有全面提高医疗服务水平，才能更好地满足患者的需求，建立良好的医患关系。

（二）医疗服务特征

1．医疗服务的生产与患者接受诊治的同步性　医务人员用医学技术为患者提供诊治的过程就是一个生产过程。与制造业不同，医疗服务是在现场，医患必须直接接触服务才能实现。因此医疗服务的生产和患者得到诊治服务是同时进行的。医疗服务的这种同步性使得患者在医疗服务中具有重要的地位，患者不仅是特殊的顾客，还是服务生产的合作者，在这种医疗服务的生产过程中，医患之间存在多方面、多层次的相互影响，构成复杂的医患关系。比如有形的产品在卖出前可以经过检测等措施保证买到质量满意的产品，医疗服务除了需要较难的质量干预措施和自律行为来保证质量外，还需要更多更复杂的医患沟通。

2. 医疗服务中患者的参与性　要提供医疗服务，医务人员就必须与患者直接接触，即患者必须作为参与者出现在医疗服务过程中，没有患者的参与，医疗服务是提供不出来的，患者在参与的过程中要发挥作用，比如患者能否清楚、准确、完整地述说疾病的发生发展过程，在很大程度上影响医师的诊断，患者是否积极配合治疗、信任医师将影响治疗效果。因此，值得重视的是医务人员要考虑如何使患者在医疗服务过程中更好地发挥积极作用，保证医疗质量；医院要考虑如何对患者实施管理及服务场所的设施设计与布局等，如医院的内部装饰、陈设、布局、噪声乃至颜色都会影响患者对医疗服务的感知。

3. 医疗服务的无形性　国际标准化组织在质量管理体系中的基础和术语中指出，服务是无形的。如医疗服务是诊治过程和诊治活动的结果。产品是物件，是有形的。顾客在购买产品时，可以在购买前通过观察、触摸、测试来判断产品的质量和外观特点，决定是否购买。医疗服务的无形性使得服务的结果在服务结束之前是无法感知和难以把握的。因此患者在选择就医时，感受到较大的风险，即"购买风险"。这也是为什么许多人在去医院前要了解、打听医院及科室的情况。为了克服这种就医心理，增加患者的购买信心，医院除了必须始终为患者提供优质服务，树立良好的声誉吸引患者外，很重要的是医务人员要与患者及家属实现有效的沟通，建立彼此信任的良好关系。

4. 医疗服务产出的难以衡量性　服务业是以人为中心的产业，医疗服务对象又是特殊的人群，而且个体差异很大。衡量医疗服务组织的产出是相当复杂的工作。仅仅计算所服务的患者数量（如门诊人次、出院人次）是相当不全面的。确定医疗服务绩效更主要的、比较科学的评估方法是，测量接受医疗服务以后每位患者的变化。这种分析需要许多投入和产出的指标，因此准确地进行医疗服务的测评是相当复杂的。其中，患者的满意度是产出的一种，现实中医院提供相同的服务，不同的患者满意度是不一样的。患者的满意度与提供服务前患者的期望和提供服务后患者的感知有关，因为患者满意度是患者通过服务后的感知与服务前的期望相比较完成的。期望与感知一致时对服务质量是满意的。期望和感知又受到多方面的影响。比如期望会受到医院的口碑、个人的需要和过去的经历的影响。期望过高最终会不满意，期望值过低可能会选择离开，选择其他医院或医师，如何建立合理的期望值需要医务人员掌握沟通技巧，需要建立在良好医患关系的基础上。

5. 医疗服务的不可储存性　由于医疗服务的无形性和同步性，使得医疗服务不可能像有形产品那样储存起来，不能再次出售或退回。这与有形产品是一个鲜明的对照，商品可以储存在仓库以备未来销售，消费者不满意还可以退回。但医疗服务在"实施"后就结束了，不能退回。因此，医疗服务在生产和供给上不能依靠增大或减少产品的储存来调节需求的变化。如果某一时间内需求量增加时，服务的生产则很难相应的增加，随之带来的问题是医务人员工作量过大、工作强度过高及患者的排队等待时间长等问题，最终影响服务质量和患者的服务感知。所以医院不能被动地接受这些问题，而应该主动地创造条件、采取措施，进行需求与供给管理和排队管理。

6. 医疗服务的高风险性与高技术性　医疗服务是一个具有高风险、高技术的专业性服务行业。这种风险是双向的，即患者可能遭受的伤害和医院及医务人员为此付出的代价。医疗风险无处不在，无时不有，只要看病，风险就不可能避免，它可以是轻微的药物反应和副作用，也可能是并发症或医院感染，严重的可以是功能的丧失或死亡。因此，医院必须进行一系列的风险管理来规避与防范风险。但是规避风险不是只收治轻患者，不做疑难手术。级别高的大医院有责任、有能力为患者提供高风险、高水平的医疗服务。由于人体的复杂和医疗服务的这种高风险，决定了医疗服务具有很高的技术性。面对医疗服务的这一特征，医院管理者必须高度重视质量管理和医疗风险管理；医务人员则需要不断提高医疗技术水平并在工作中始终保持高度的责任感，同时医患之间的有效沟通是降低风险减少纠纷必不可少的。

三、医患关系模式

医患关系有多种模式，了解医患关系的模式有助于处理医患关系。根据医患交往的内容不同，医患关系的模式分为技术关系模式和非技术关系模式。

（一）技术关系模式

医患之间的技术关系，是指在医疗服务过程中，医师和患者之间因疾病的诊治需要进行沟通与交往而建立起来的关系。因为医患关系的发生归于患者因病来医院看病，疾病的诊断和治疗离不开医学科学技术，患者就医首先看中的是医方的医学技术，医方的医学技术可以满足患者诊治疾病的需要，医患之间因诊治疾病建立了交往关系。所以以技术性交往为主要特点的医患关系是首要模式。

医学伦理学和医学社会学界普遍接受学者萨斯（Seaz）、何伦德（Hollender）提出的医患关系技术模式，根据患者的病情决定医师和患者主动性的大小，该模式将医患关系分为三种类型，即主动 - 被动型、指导 - 合作型、共同参与型。

1. 主动 - 被动型　是一种具有悠久历史的医患关系模式。其特点是在疾病的诊疗过程中，医师处于主动地位，患者处于被动地位。它适用于昏迷患者、精神病患者和不能清楚表达主观意识的患者。

2. 指导 - 合作型　是现代医患关系的基本模式。在这种模式中，医师在疾病的诊治过程中仍处于指导地位，但患者具有一定的主动性，如患者主动诉说病情和感受，反映诊疗中的情况，配合医师的检查和治疗等，但在医患关系中医师仍具有权威性。

3. 共同参与型　是现代医患关系的发展模式。在这种模式下，患者在医疗过程中不是处于被动地位，而是主动配合并参与医师诊疗，主动向医师提供有关情况，帮助医师作出正确诊断，有时患者还和医师一起商讨治疗措施，共同制订治疗方案。对于一些慢性病和心理治疗适用于这种模式。

（二）非技术关系模式

医患之间的非技术关系，是指在医疗服务过程中医师和患者由于社会、心理、经济等方面影响所形成的关系。医患之间的非技术关系是医患关系中的重要方面，传统生物医学模式使得医师只关心患者的病而忽略了人。生物 - 心理 - 社会医学模式则强调以患者为中心，即重视医患之间的非技术关系。

1. 伦理关系　医疗工作的特殊性决定了医患之间存在着伦理关系，医者与患者是施助者与求助者的关系。古今中外，医务工作者都以救死扶伤、防病治病为根本宗旨。医务人员肩负着"健康所系、性命相托"的神圣职责。医疗行业需要高度重视职业道德修养与行为规范。医务人员为患者的利益着想是医患关系不可缺少的伦理基石。不仅如此，患者在诊治过程中还需要精神的抚慰、人格的尊重。同样，患者也要有"患德"，患者也需要管理，"尊医爱患"才能形成融洽和谐的医患关系。

2. 利益关系　在医疗服务过程中，医务人员是医疗活动的生产者，消耗了脑力与体力劳动，需要得到补偿、获得薪酬等经济利益，以及因治愈患者获得价值感及精神上的愉悦。患者作为医疗服务的特殊顾客，在支付医疗费用后，期望得到良好的医疗服务，早日消除疾病，身心得以康复。但是医患之间的利益关系不同于一般的商品交换关系，因为医疗服务是具有社会公益性质且以社会效益为主，这就要求医务人员正确面对客观存在的经济利益关系，政府及管理者在这种利益关系中要发挥作用，避免因追求利益、过度医疗等行为影响医患关系。

3. 法律关系　在医疗服务过程中，医患之间存在法律规定的权利与义务关系。医患双方均受到一系列法律法规和规章制度的约束、保护和监督。当患者走进医院挂号或办理完入院手续后,医患双方即建立了一种契约关系。医患双方必须尊重各自的权利、履行相应的义务。一旦医患关系出现冲突产生纠纷,应依据有关的法律法规或行政规定去解决,包括国家法律规定的特定患者和人群,医务人员可以强制实施相关医疗措施,比如对某种传染病及接触人群进行强制隔离和治疗。

四、医患关系影响因素

医患关系表面是发生在医患之间,实际上医患关系不是孤立存在的,医患之间的关系受到医院内外环境等诸多因素的影响。所以影响医患关系的主要因素既包括作为医患关系主体的医患双方,同时又包括宏观层面的社会支撑与宏观环境等。

(一)社会影响因素

1.医疗体制　根据世界卫生组织的界定,用于改善健康的各项努力活动都是健康行动,提供这些健康行动的机构、体系及人员都属于卫生体制。由此可见医疗体制是一个非常大的范畴,至少应该包括三个方面的内容。第一个方面就是医疗保障制度,具体来说包括医疗保险、医疗救助体系等。第二个方面就是医疗服务提供体系,包括疾病的预防、健康教育、医院等;第三个方面就是医疗服务的监管体系。

医疗保障的规模和水平决定着社会居民能否看得起病和就医负担等问题。患者看病难、看病贵问题会引发医患关系的紧张。政府是一个国家医疗卫生事业发展的责任主体,居民的医疗保障情况很大程度取决于政府在医疗方面投入的总量是否充足、投入结构与投入方式是否合理,不同区域的投入方面是否均衡,即医疗资源配置的公平性及可及性等。近年来,我国基本医疗保险的覆盖人数逐渐增加,保障水平有所提升。2018—2020年,我国基本医疗保险参保率均稳定在95%以上,但是值得重视的是医疗总费用的增加和患者自付费用的增加,同样会加重患者疾病经济负担。

医疗救助是指国家和社会针对那些因为贫困而没有经济能力治病的公民实施专门的帮助和支持。通常是在政府有关部门的主导下,社会广泛参与,通过医疗机构针对贫困人口的患病者实施的恢复其健康、维持其基本生存能力的救治行为。在助力脱贫攻坚,防止因病致贫、因病返贫等方面发挥着重要作用。医疗救助是保障困难群众基本医疗权益的基本性制度安排,我国城乡医疗救助于2003年和2005年分别在农村和城市开始试点,医疗救助体系不断完善。

医院管理与运行,医疗服务质量评价与控制,医疗行为监管、医院分级诊疗等直接关系到医疗卫生事业的健康发展,从而影响患者权益的实现与医务人员积极性的正常发挥。

2.法律因素　近些年来,世界许多国家通过立法形式规范医患双方的行为,调解医患关系,医事立法已经成为国际化趋势。医疗法律法规是医疗卫生事业健康发展的基本保障,同时也是调整医患关系的重要手段,如果没有完整的医事立法做依据用来调整医患关系,如果医疗行为没有法律规范,医患双方的矛盾则很难解决,医患纠纷必然增多。法律在调整医患关系中的作用主要表现在:规范医患双方的行为,明确各自的权利与义务,保障医患双方的利益,维护医疗工作秩序等。

坚持依法行医、依法治医是依法治国在医疗卫生领域的具体体现。医疗活动必须引入法律机制,才能有效地防范医疗风险,构建和谐的医患关系。依法行医,即医院和医务人员要严格依照卫生法律法规、医疗护理常规和规章制度实施医疗行为。依法治医是依靠法律的权威性和强制性管理医疗活动和行为,避免随意性,提高安全性,保障医疗秩序和人们的生命健康权,只有真正做到依法行医和依法治医,才能从根本上实现以患者为中心。

3.社会环境　社会环境是影响医患关系的重要外因,首先是社会矛盾泛化的影响。由于社会的深层次变革引发的各种矛盾在人们的生活及心理上产生多种不适和不平衡,很容易在医院诊疗的特殊环境下因某些因素为导火索，发生医患冲突，比如，医疗资源配置的不均衡，高收入者较低收入人群可能更容易获得卫生资源和较好医疗服务。如果医疗花费超出患者的承受能力，则会引发公众对社会公正信念的质疑，埋下医患关系紧张的隐患。

互联网的发展使得新型媒体出现并迅速发展，由于网络舆论扩散迅速及难以管控等特点，社会舆论作用得到空前的体现。客观与科学的舆论可以帮助人们正确认识医疗工作的特点和客观存在的各种问题，引导人们理智处理医患矛盾和医患纠纷，维护医患关系的和谐。相反不客观、不全面、以偏概全甚至错误的舆论，放大医患关系负面问题，使医患关系更加紧张和矛盾激化。

另外，医疗卫生行业相关的药品和耗材价格虚高等问题导致医疗费用的上涨和自付费用的增加也会间接导致医患关系的紧张。

（二）医方影响因素

1. 医院管理　医院是医患关系中具有主导性的一方。医院管理理念、医院管理水平等决定医疗服务的水平与质量，决定着患者权利的实现与保护，影响患者的满意度，影响医患关系的和谐。医疗服务是否真正做到以患者为中心、以人为本，医院经营是以社会效益为首还是以经济效益为先是由医院管理理念和宗旨决定的。医院是追逐营利还是控制成本，医院制度是否建立健全，制度执行和行政部门监管是否到位等都是由医院管理所决定。

医疗市场是一个特殊的市场，是一个不完全市场，存在着供方的垄断性或主导性。如果医院为了在市场竞争中求得生存与发展把对经济效益的追求凌驾于社会效益之上，对科室制定经济目标、下达创收任务、将医务人员的收入与科室创收挂钩，必然导致过度医疗行为，出现对缴费不及时的患者的拖延治疗和拒绝救治等不良行为，导致医患关系紧张，而医患关系的紧张又会使医务人员为了规避医疗风险和医患冲突采取自卫性的医疗行为，如惧怕漏诊去做拉网式的检查等。过度医疗行为与自卫性的医疗行为都不是出于满足患者的需要而进行的，不仅造成了卫生资源的浪费，更增加患者的经济负担和压力，即损害了患者的利益，最终影响社会对医院的评价和信任度。

2. 医德与人文素养　医务人员的特殊职业对其有较高的伦理道德水平和法律素质要求，要做到医者仁心，视患如亲，不仅对患者进行尽心救治与照料，还要给予患者精神和心理上的安慰，同时要保障患者的各种权益；要求医务人员具有较高医学人文素养，规范并遵守医务人员的言行举止，掌握医患沟通技巧与策略。如果医务人员不能以同理心对待患者，不清楚"有时治愈、常常帮助，总是安慰"，医患关系就难免出现矛盾。

另外，医务人员的工作强度与压力、职业收入等也会对医患关系产生影响，如果医务人员的付出与回报不成比例，会严重挫伤医务人员的工作积极性。工作压力大，医务人员身心疲惫，会产生职业倦怠现象，无疑会对医患关系带来不利影响。

（三）患方影响因素

尽管医院与医务人员是构建和谐医患关系主要的责任主体，但是患者的作用同样不容忽视。患者的一些问题，也是影响医患关系和谐的重要因素。

1. 医患之间信任缺失　医患关系紧张是现代社会人际关系信任出现危机的具体表现。医患关系信任缺失是影响医患关系的重要因素。医疗体制的不完善、监管力度的不够、社会舆论的不当引导、医患信息不对称及医方的问题等都会导致患者对医务人员不信任，持有防备与防范心理，甚至怀疑医疗处置的正确性与收费的合理性。当患者的转归不理想，这种不信任心理很可能演化为尖锐矛盾，导致医患冲突与医患纠纷。

2. 缺乏对医学的客观认识　由于专业知识的限制，多数患者缺乏医学知识，不了解医学的高度复杂性、高度风险性与客观局限性，医师不能"包治百病"，医疗费用高低与效果好坏不是直接相关。如果患者对医师的期望值过高，结果与期望值差距很大，比如人财两空时，医患矛盾有时不可避免。

第二节　医患双方权利与义务

权利和义务是医患关系问题的核心。医患关系融洽与否归根结底反映出权利是否得到应有的保护，义务是否得到较好的履行。医务人员在医疗工作实践中，对自己享有的权利和承担的义务准确理解、把握和实践，社会公众对医务人员在医疗服务中权利和义务的正确认识和理解，将促进医疗活动顺利进行和医患关系良性发展。

一、权利与义务

权利可以概括为两个方面，权能和利益。权能是指权利能够得以实现的可能性。利益则是权能现实化的结果。一般意义上，权利是指国家对人们依照法律规定可以自主决定作出的某种行为的许可和保障，人们可通过实施这样的行为直接或间接地获取一定的利益。因此，权利是法律法规对双方当事人所赋予的实现自己意志的可能性，它可以表现为权利人有权作出符合权利规定的某种行为，以实现自己的意志；也可以表现为权利人要求对方依法作出某种行为，以满足自己的意志。

义务是指双方当事人必须承担的责任。一方面表现为义务人必须按照权利人的要求作出一定行为，以实现对方的权利；另一方面表现为义务人必须依法抑制自己的某种行为以保障对方的权利。

民事法律关系的双方当事人之间的权利与义务具有对应性的特点，即医方的权利对应患方的义务，医方的义务对应患方的权利。

权利和义务是法律规范的核心内容，医患双方的权利和义务共同构筑并规范了医患法律关系的核心内容。只有明确了医患双方的权利和义务，才能真正规范医疗活动，保障医患双方的合法权益不受侵害。

我国在《中华人民共和国宪法》《中华人民共和国民法典》《中华人民共和国医师法》《医疗机构管理条例》《医疗事故处理条例》《医疗纠纷预防和处理条例》等法律法规中，对医患双方的权利与义务作出了相关的规定。

二、患方权利和义务

（一）患者的权利

患者的权利是指在医疗活动中，患者所享有的不受侵犯的利益。国际上患者权利始于欧洲文艺复兴时期，18世纪末法国即开始"患者权利运动"，第二次世界大战后《世界医学协会赫尔辛基宣言》《纽伦堡法典》《病人权利法案》等法律文件的出台逐步确立了患者的知情同意权、人格权、自我决定权等权利。1981年，世界医学会在葡萄牙召开的第三十四届大会上通过了《里斯本病人权利宣言》，标志着全世界范围内对于患者权利问题的认识与保护达到了一个新的水平。20世纪80年代以来，随着医疗卫生体制改革的进行，我国开始关注患者的权利问题。保障患者权利已经成为全社会的一种基本共识。但目前我国尚缺乏一部专门的患者权利法，关于患者权利保护的规定分散于一些法律法规中，其中一些条款为原则性的规定。

患者只有充分了解自身享有的权利，才不至于对医护人员提出权利之外的无理要求，甚至干扰医务人员的工作；同时，医务人员充分了解患者的权利并予以保障，医患关系才有可能和谐。目前我国患者的权利主要有以下内容。

1. 患者享有生命权　人的生命安全神圣且必须得到维护,每个人都有维护和增进身心健康的权利。患者有权获得适宜的医疗服务,医方在执业范围内不能拒绝治疗患者,除医疗必须外,医方不能损害患者的身体。

2. 患者享有健康权　患者不仅拥有生理健康还享有心理健康权,患者到医院就诊的目的就是请求医师为其解除身心疾病的痛楚。

3. 患者享有医疗选择权　患者可以自愿选择医疗机构与医师,患者有权接受和不接受任何一项诊疗措施(法律、法规规定实施强制治疗的疾病除外),患者有出院及要求转院的权利等。

4. 患者享有知情同意权　医务人员在诊疗活动中应当向患者说明病情和医疗措施。需要实施手术、特殊检查、特殊治疗的,医务人员应当及时向患者说明医疗风险、替代医疗方案等情况,并取得其书面同意;不宜向患者说明的,应当向患者的近亲属说明,并取得其书面同意。但因抢救生命垂危的患者等紧急情况,不能取得患者或者其近亲属意见的,经医疗机构负责人或者授权的负责人批准,可以立即实施相应的医疗措施。

5. 患者享有隐私保护权　医务人员尊重患者的隐私权,要求医师对于诊疗确有必要,方可进入患者的隐私信息领域,要求医务人员不能无故将由于诊疗需要而获知的这些信息泄露给其他人。在临床教学医院,带教医师有时需要患者参与教学,涉及上述隐私问题,需要由带教医师事先告知患者,并获得患者的知情同意后方可示教,这样做可以使患者心理上有所准备,予以配合,同时还应采取一定措施最大限度保护患者的隐私。

6. 患者享有人格尊严权　患者享有人格尊严、民族风俗习惯得到尊重的权利。

7. 患者享有医疗资料获取权　患者可以获取的医疗资料主要是指患者客观病历资料,如各种检验检查资料和报告及知情同意书等。

8. 患者享有诉讼与求偿权　在出现医疗事故、医患纠纷时,患者有权依法通过诉讼途径获得救济。如果医疗过程中存在过错时,致使患者的健康利益和相关权益受到侵害,患者及家属可以要求医院进行赔偿。

(二)患者的义务

权利和义务是对等的,享有权利的同时必然承担相应的义务。

1. 遵守医疗规章制度的义务　医院的各项规章制度是保证医疗工作正常进行、实现治病救人宗旨的基本措施。患者在就医过程中,应自觉遵守医院的各项规章制度,服从医院安排等,协同医务人员一起维护正常的医疗秩序,塑造良好的就医环境。

2. 尊重医务人员人格的义务　在医患关系中、医务人员与患者的人格与地位平等,并且在为患者实施诊疗过程中付出了辛勤劳动,甚至承受巨大的压力,理所当然应当受到患者及家属的尊重。

3. 积极配合诊疗的义务　医务人员"治病救人"与患者"获得健康"的价值目标是完全一致的,因而患者及家属应该积极配合医务人员的各项诊疗工作。比如,诊断是从收集病史资料开始的,患者应该向医师真实完整地陈述与病情有关的病史资料和相关信息,不应有任何的隐瞒。治疗时患者要严格遵守医嘱,及时反馈自己的病情变化情况,以及生理上与心理上的感受和体验,只有积极与医务人员配合才能有良好的效果。

4. 具有接受强制医疗的任务　法律不仅对有严重传染病的患者规定强制接受治疗的义务,而且为了疾病控制与预防,对于可疑患有传染病的人群,也规定有接受强制检查、诊断与治疗的义务。

5. 支付医疗费用的义务　患者在接受治疗后,不论其效果如何,都应支付医疗费用。虽然多数患者都参与了医疗保险,但目前患者需要按照规定的承担比例交纳相应的医疗费用,任何逃避、拖欠医疗费用的行为都是不道德的。对于确实无力支付费用的患者应按照规定办理有关手续。

三、医方权利和义务

由于文化差异等的不同。各国有不同的立法保护医师。比如一些发达国家通常有专门的立法保护医师权利，内容具体、操作性强、权利义务规定明确。如某国《紧急施救手术法规》详细规定了医师的特殊干预权等具体情形下的操作权利。在需要采取紧急手术时，清醒的患者则是本人拥有最大的决定权，家属的签字只能起辅助作用，同时医师要履行详细的告知义务；而患者出现大出血、休克等危急情况或神志不清时，医师可以决定患者是否手术而不是家属或其他人。这不仅对医师的医疗行为给予了保护，而且最大程度上保证了患者的健康权。

（一）医方权利

1. 实施诊治权　诊治权是医师的一项基本权利。是完成治病救人神圣使命必然要求。在注册的执业范围内，医师有权进行医学诊查、疾病调查、医学处置、出具相应的医学证明文件，选择合理的医疗、预防、保健方案。《中华人民共和国民法典》进一步规定了，因抢救生命垂危的患者等紧急情况，不能取得患者或者其近亲属意见的，经医疗机构负责人或者授权的负责人批准，可以立即实施相应的医疗措施。诊治权具体包括：第一，疾病的调查权，即问诊权和检查权，对应的是患者的告知义务和配合检查的义务。当医务人员对患者进行问诊时，患者应当如实回答相关情况，以便使医师尽可能全面地了解患者与疾病相关的情况，进而作出准确的判断。当医务人员根据诊疗的需要，开具检查单时，患者应积极配合、进行相关检查。第二，自主诊断权。医务人员具有根据自己的专业理论知识和实践经验以及相关的诊断依据进行独立诊断的权利。第三，处方权。依法取得执业医师资格的医疗机构的医务人员，具有依据疾病的诊断情况和治疗的需要，开具相应处方的权利。第四，医疗处置权。医务人员可以根据医学诊疗常规，结合患者病情的变化及治疗的需要，对患者的疾病采取相应的医疗处理措施。

2. 人格尊严和人身安全权　在执业活动中，医务人员享有人格尊严、人身安全不受侵犯的权利。医务人员在对患者实施诊疗，帮助他们挽回生命、恢复健康的过程中，绝大多数医务人员秉持治病救人的理念，兢兢业业，无私奉献，理应赢得患者与社会的尊敬。即便由于医学技术的局限性，或者医务人员自身能力的限制，不能完全达到挽救生命、恢复健康的目标，他们履行救死扶伤的职责依旧功不可没。

3. 特殊干预权　特殊干预权是指在特殊情况下，本着有利原则限制患者的权利，以实现医务人员对患者应尽的义务和对患者根本权利的保护。有利原则是指医务人员的诊治行为要以保护患者的利益、促进患者的健康、增进患者的幸福为目的。实施情形如下所述。

（1）精神病患者或自杀未遂等拒绝治疗时，甚至患者想要或正在自杀时；

（2）对需要进行隔离治疗的传染病患者的隔离；

（3）在进行试验性治疗时，虽然患者已知情同意，一旦出现高度危险情况时，医师必须中止试验性治疗，以保护患者的利益；

（4）危重患者要求了解自己疾病的真相，一旦了解可能产生不良影响，医师有权对本人隐瞒真相。

4. 医疗费用支付请求权　作为一种对价给付的行为，患者在医疗机构接受医疗服务的同时，应当支付相应的医疗费用。在医疗活动中权利和义务是相对的，这与上述患者的支付医疗费用的义务相对应。

5. 法律、法规规定的其他权利。

（二）医方义务

1. 合理诊疗的义务　医务人员应以其所掌握的医学知识和治疗手段，尽最大努力为患者治病，按照有关法律法规与技术操作规范，尽职尽责为患者服务。医师不能以任何政治的、社会的等非医疗理由来推托为患者治病的义务。即须遵守法律、法规,遵守技术操作规范,树立敬业精神,遵守职业道德,履行医师职责。

2.解除痛苦的义务 患者的痛苦不仅仅是躯体上的,还包括精神上的痛苦和负担。医师不仅要用药物、手术等医疗手段控制患者躯体上的痛苦,而且还要以同情心,理解、体贴和关心患者,做好心理疏导工作,解除患者心理上的痛苦。

3.解释说明的义务 医务人员在诊疗活动中应当向患者说明病情和医疗措施。需要实施手术、特殊检查、特殊治疗的,医务人员应当及时向患者说明医疗风险、替代医疗方案等情况,并取得其书面同意;不宜向患者说明的,应当向患者的近亲属说明,并取得其书面同意。

4.保护患者隐私的义务 医疗机构及其医务人员应当对患者的隐私予以保密。泄露患者隐私或者未经患者同意公开其病历资料,造成患者损害的,应当承担侵权责任。

5.全面贯彻落实疫情防控的决策部署,执行疫情防控等公共卫生措施。

此外,医务人员还有提高专业技术水平、发展医学科学、尊重患者自主选择、对患者及公众进行健康教育和健康指导等法律、法规规定的其他义务。

第三节 医患纠纷管理

医患纠纷的发生会严重影响医患双方的心理状态,造成强大的压力和负担。如果处理不当,医师将不敢承担必要的医疗风险,以至阻碍医学科学的创新与发展,最终危害广大患者的利益。

一、医患纠纷概念

在医疗过程中或结束后,患方可能对医疗服务过程或其结果不满意,致使医患双方意见分歧而产生争议。医患纠纷的概念可分为广义的医患纠纷和狭义的医患纠纷。

广义的医患纠纷可以定义为医患双方所发生的任何争议。如患者对诊疗效果不满意或对非技术服务不满意而与医院之间发生争议;当事人双方对是否构成医疗事故发生争议或对构成医疗事故后的民事赔偿发生争议;医院因患者拖欠医疗费或医务人员受伤害而与患者之间发生争议等。

狭义的医患纠纷即通常所说的医疗纠纷,它是指医患双方对诊疗护理过程中发生的不良后果及其产生原因认识不一致而发生的争议。一般而言,凡是患者或其家属对诊疗护理工作不满,认为医务人员在诊疗工作中有失误,对患者出现的伤残或死亡,以及诊治延期或痛苦增多等情况负有责任,与医方发生争执,都属于医疗纠纷。

二、医患纠纷原因

(一)医院方面的原因

前已述及医患关系的影响因素,对医患矛盾的有关原因进行了阐述,本节主要阐述直接导致医患纠纷的医院方面的原因。

1.意料之外的工作失误 没有哪个科室和哪个工作人员不想把工作做好,但是由于种种原因,工作失误是不可避免的,有时在意料之外。意料之外的工作失误包括患者不可接受的服务和不可获得的服务。

不可接受的医疗服务是指未达到规范标准的服务。患者最不能接受的医疗服务失败就是发生了医疗事故。医务人员工作不及时到位,致使患者等待时间过长,如住院患者特别是新入院患者,医师没有做到及时查房或急诊患者没有得到及时的处置等都是患者所不能接受的。

不可获得的医疗服务是指正常情况下能够提供的医疗服务,当前不能提供。比如,某天某专家医师临时原因不能出专家门诊而引起患者的不满来投诉,诊治设备出现了故障致使患者不能如期检查或治疗等。

在医疗工作中,医疗服务失败和工作失误并不一定引发纠纷,能否引发纠纷有时取决于医方对问题如何处理。如当不良后果发生后,医院方面没有及时处理或者为了回避矛盾,对医疗事故没有做到实事求是的处理,使医患矛盾激化就会产生纠纷。当医疗服务失败发生以后,医院没有处理好投诉,而将不利的情形变得更糟,特别是当患者的医疗转归不理想时,则很容易产生纠纷。

2. 医患沟通问题　医护人员与患者或患者家属之间的沟通不到位或医护人员的沟通技巧欠缺不能实现有效沟通,使患者或其家属对疾病的发展过程和检查治疗的风险认识不足甚至误解,当出现并发症、医疗意外等情况,患者发生了死亡、残疾、组织器官损伤等不良后果时,患者或其亲属误认为诊治有问题。

3. 医务人员的不良行为　医务人员的不良行为主要包括以下几点。

(1)医务人员违背了医患双方的权利和义务:如医院为了科研需要,在没有征得患者同意的情况下为患者做了某项检查,或者患者在不知情或不完全知情的情况下接受了风险大的诊治措施,当并发症等伤害发生后,纠纷极有可能发生。

(2)服务态度不好:现代医学模式要求医务人员不仅要为患者提供高水平的技术服务,还要给予患者更多的人文关怀。虽然医方具有诊治指导权,但医患之间在人格上是平等的,医务人员不礼貌、不尊重,甚至粗暴侮辱的态度和言行可能引发纠纷,特别是当患者出现不良后果时,即使不是医务人员的过失,患方也会误以为是医方的责任。

(3)医德及修养欠佳:少数医务人员工作不能尽职尽责,个别医务人员言语不当,发表一些对其他医院或医师的不负责任的言论等,都可能引发纠纷。

(二)患者方面的原因

1. 患者对医师的期望值过高　患者缺乏对医学知识的客观了解和认识,对现代医疗的风险和局限性认识不足,导致一些患者对医师的期望值过高,当患者诊治后没有达到预期的效果时,患者不能接受事实。还有的患者及家属对于并发症、医疗意外等不理解不接受,从而引发纠纷。

2. 患者知识水平提高和维权意识的增强　由于信息技术的发达,人们更容易获取各种知识,使得患者法律意识不断增强,投诉增多。但是维权意识增加的同时,一些患者依法依规维权的思维和思路却存在偏差,常常维权的行为和要求过度,这也是医患矛盾难以调和导致纠纷的常见原因。

3. 患者的心理因素导致对医护人员的误会　比如突然丧失亲人的打击,可使亲属意识紊乱或麻木,情绪抑郁、愤怒或极不理智,家属的这种情绪很难正确理解或接受医护人员的解释,对医护人员的误会进一步加深。

4. 患方的不良动机也可能造成纠纷　极少数的患者及家属为了达到某种个人利益,比如为了逃避或减免医疗费,或者要求高额赔偿,试图通过制造纠纷来达到个人目的。

三、医患纠纷防范

医患纠纷问题不是一个简单的医学技术问题,也不是医方自身能解决的问题,它涉及医学、心理学、经济学、管理学、法学、制度与体制等综合而复杂的社会问题。要实现医患关系的和谐需要社会各方面的共同努力,只有政府、医方、患方、媒体等全社会共同参与,医患关系才能真正和谐。作为医方应根据医疗服务特征,做好医院管理各方面工作,特别是提高医疗技术水平、保证医疗质量与安全、健全并遵守法律法规等是防范医患纠纷的基础和根本措施。由于在医疗实践中，并不是所有的差错和事故都产生纠纷，也不是所有的纠纷事件都存在差错和事故，所以在医患纠纷的防范措施中，处理好医患关系也是防范纠纷的关键。本章主要从医患关系出发阐述医患纠纷的防范。

（一）医师要适当把握医患关系的类型

在医患关系的三种类型中，采取哪一种医患关系取决于疾病的类型或疾病的不同发展阶段。如对于一个休克的患者，不可能让患者参与什么意见，甚至没有时间与家属商讨救治措施，医师必须紧急实施抢救措施，只能采取主动 - 被动型的医患关系。对于多数慢性病患者，由于长期患病，对疾病本身及其诊治已有所了解，而且慢性病的防治常常涉及生活习惯、生活方式的改变和调整，相互参与共同确定适宜的防治措施显得十分必要。但患者毕竟不是医师，还需要医师给予检查、开处方，根据检查结果、病情变化和治疗效果给予科学指导，需要护士的治疗和护理，因此，共同参与的医患关系会使患者感到满意。对多数急性病患者则多采取指导 - 合作型的医患关系，因为急性病患者多对所患疾病了解少，他们要依靠医师的诊断和治疗，往往比较忠实地接受和执行医师的意见，如果采取其他两种医患关系模式，患者是不会接受的，也必定不满意。

（二）明确医患双方所具有的权利和义务

前已述及，在医患关系中，医师与患者享有各自的权利和应履行的义务，即医师并不是仅有救死扶伤的义务，而无权利可言，患者也并不是只享有健康与医疗的权利，而无须负有相应的义务。患者对权利的享有与行使也就意味着医师对义务的履行和承担。患者的医疗权利也就是医师诊治的义务，患者的知情同意权利也就是医师的解释和说明的义务。患者履行自己义务也就赋予了医师的权利。在医疗过程中只有患者履行义务，医师才能有效地诊断和治疗。

明确医患双方的权利和义务，有利于医患之间相互理解和沟通，建立和谐的医患关系。如果医患双方都能明确并理解各自的权利和义务，也就能做到尊重对方的权利，履行自己应尽的义务，并能实事求是地、客观地对待医疗结果，从而缓解医患关系，减少或避免医患纠纷。

（三）加强医患沟通

医务人员与患者保持有效的沟通有利于患者建立合理的期望值，有利于建立良好的医患关系，减少医患纠纷。医务人员与患者保持有效的沟通应作为医疗程序中一项重要的工作。医院应建立相应的制度，如病情交代和解释制度，让患者或家属了解病情、明明白白检查、明明白白治疗、明明白白花费，使患者配合诊治，让患者和家属理解医师的治疗措施和治疗过程中可能出现的不良并发症。为了帮助患者作出决定，医师要提供有关的信息，保证患者是自愿作出的决定。患者向医师了解有关病情和诊治等情况，医师也必须耐心地解释。比如医师在手术前应该向家属交代与手术有关的问题，手术指征、手术存在的风险。家属的术前签字绝不是走形式，而是真正意义上接受手术治疗。因此，术前医院与患方应当在"术前知情同意书"上签字。在签字之前要保证做到医师交代清楚、患者知情，并在术前知情同意书上注明这两点。

由于人的背景不同、疾病和诊治的复杂程度不同，医患沟通经常不是一项简单的事情，有时医护人员的言语不当也会给工作带来麻烦。对医护人员进行沟通技巧的培训是必要的，通过培训使医护人员在与患者的接触中知道说话的方式、方法、说话的内容，什么事情该讲、什么事情不该讲、应该怎样讲。比如对患者的病情和治疗手段不能做保证性许诺，不能在患者面前评价其他医师的诊断和治疗方案。总之，沟通的目的要有利于治疗、有利于患者的康复，医护人员与患者沟通的前提是要有爱心，态度和蔼并真诚。对已经遭受疾病折磨的患者应用礼貌性、安慰性和通俗性的语言与患者沟通，使患者得到安全感、信任感。有时由于家属的要求，不能向患者本人交代真实病情，就需要使用保密性的语言进行沟通，这种沟通的技巧尤其需要培训。

（四）改善服务态度，提高医德修养

由于绝大部分患者对医学知识所知甚少，他们很难对医疗技术质量进行评价，所以大多数患

者对医院、对医师是否满意，并不在于他们能否判断医师的诊断、治疗水平，医师手术操作的正确与娴熟，而在于医务人员是否耐心、是否认真，是否抱着深切的同情，是否尽了最大的努力做好诊治工作，简而言之，就是服务态度好不好，医德修养高不高。有时疾病并没有治愈或治疗结果没有达到预期，但看到医务人员良好的服务和付出的努力，家属予以理解，没有对医院及医务人员不满意。在多数情况下，良好的医患关系主要方面的责任在医务人员，因为患者是"求医"者，通常是尊重医师的，愿意建立良好的医患关系。如果医务人员给予患者更多的关心和体贴，则患者也会给予医师更多的信赖和理解，从而建立良好医患关系。无理取闹、破坏正常医患关系行为的人只是极少数。

（五）加强投诉管理，做好医疗服务补救工作

现实中不可能事事都按计划进行，问题的发生总是难免的，即使按计划进行，也可能计划本身就有问题而事先没有想到。而且人体的复杂使得医疗服务具有高风险性，患者疾病的特殊性和个体的差异性难免发生难以预料的事情。因此任何医院都不可避免地存在患者不满意的现象。即在医疗服务过程中，意料之外的工作失误是难免的，当工作失误时能否防止将不利的情形变得更糟，能否防止将投诉和抱怨转为医疗纠纷，其关键在于如何处理投诉、做好服务的补救工作。

1. 严格执行《医疗机构投诉管理办法》　2019 年 3 月国家卫生健康委员会出台了《医疗机构投诉管理办法》，该办法要求二级以上医疗机构应当设置医患关系办公室或者指定部门，统一承担投诉管理工作，对医疗机构提出了制订重大医疗纠纷事件应急处置预案及投诉实行"首诉负责制"等具体措施。

首诉负责制是指患者向有关部门、科室投诉的，接待投诉的部门、科室工作人员应当热情接待，对于能够当场协调处理的，应当尽量当场协调解决；对于无法当场协调处理的，接待的部门或者科室应当主动将患者引导到投诉管理部门[含投诉管理专（兼）职人员]，不得推诿、搪塞。投诉人不愿到投诉管理部门投诉的，接待人应先做好解释疏导工作和投诉记录，并及时将投诉意见转至投诉管理部门，积极配合投诉管理部门做好投诉处理工作。

2. 把握投诉处理和补救的策略与技巧　处理投诉时充分利用沟通的策略和技巧有助于问题的解决。

（1）正确对待患者的投诉：患者不满意可能是对医疗技术也可能对非医疗技术服务，患者不满意的地方可能正是医院需要改进的地方。因此，医院不能把患者的不满意认为是挑剔，而应当把不满意看作是医院改进工作、提高服务质量的契机。通常情况下，既然患者来投诉，说明医院工作中或多或少有失误或不尽如人意之处，接待投诉的人员不仅要抱有平和的心态处理患者的投诉，而且对于患者的投诉和抱怨行为应该给予肯定和鼓励，感谢投诉者提出问题帮助医院改善不足，为给患者就医时的不良体验表示真诚的道歉。做到先处理情感，再处理事件，发扬同理心，换位思考，诚心诚意表达理解和同情，让投诉患者感受到被理解、被关怀。投诉处理人员真诚的态度可能会化解矛盾。

（2）快速解决问题：医患之间原本就是互需互要、须臾难离的医患关系，医患双方都有一个共同的目的，即治好病，没有人愿意增添额外麻烦。因此，一旦出现患者投诉，快速解决问题是明智之举，至少表示有迅速解决的诚意。倘若拖延、回避或推卸责任只会进一步激怒投诉者，使事情复杂化、严重化。如果问题不能马上解决，要告诉投诉者解决问题的步骤，或给出一个解决方案，告诉投诉者将和他保持联系，直到问题解决为止。

（3）做个好的倾听者：大部分情况下，投诉的患者需要忠实的听者，喋喋不休的解释会使投诉者情绪更差。与患方争执更要避免，即使患方是错误的。因为患者投诉时往往带有不满情绪，与其争辩只会使患者更加情绪化，导致事情恶化。

（4）积极运用肢体语言沟通：在倾听患者抱怨的同时，积极运用肢体语言沟通，如身体的前

倾,注视对方,会使对方感到受到重视;点头表示肯定和支持,记录投诉的内容让投诉者感受到工作认真等。这些都是真诚鼓励投诉者表达自己的真实想法,有利于问题的解决,还可以避免言多必失。

当然,投诉最终的合理解决还需要分析、掌握患方投诉的真正原因,需要考虑对医院声誉的影响。

四、医患纠纷处理

只要有人际关系就会有矛盾,医疗工作又具有的特殊性,只要提供医疗服务就会有医疗风险,即医疗过程都是风险和利益并存的。无论什么医院,即便医术再高明、职业修养再高,也不可能完全杜绝医疗风险,难免出现医患纠纷。

在医患纠纷中注定不会有真正的赢家。公众通常可能会认为患方是最大的受害者,因为患方是弱势一方,患方的损害无法挽回,比如治疗的结果是人财两空,家属无法接受现实。但现实中当医患关系恶化时医方的损失也是巨大的,比如医院的正常医疗工作秩序受到不同程度的影响及破坏;医方因赔偿将承担经济损失;医院及当事人的声誉和信誉受到影响;医患纠纷使医务人员背负巨大的心理压力甚至受到人身伤害的威胁,由此加重医务人员的职业倦怠感,工作中谨小慎微、回避风险,最终影响医学的发展。因此,及时妥善地处理医患纠纷对医患双方都尤为重要。

处理医患纠纷的基本原则与处理其他民事纠纷一样,应该遵循公平、公开、公正的原则。以保护患者和医疗机构及其医务人员的合法权益,维护医疗秩序,保障社会安定,最终实现患者能放心就医,医师能尽心治疗、安心工作。

我国2018年颁布的《医疗纠纷预防和处理条例》中主要明确了四种解决途径。

(一)双方自愿协商

对民事纠纷而言,双方协商是最快捷有效的首选的解决途径。但是医患纠纷的特殊性,实际处理起来有一定的难度。

医患双方选择协商解决医疗纠纷的,应当在专门场所协商,不得影响正常医疗秩序。医患双方人数较多的,应当推举代表进行协商,每方代表人数不超过5人。

协商解决医疗纠纷应当坚持自愿、合法、平等的原则,尊重当事人的权利,尊重客观事实。医患双方应当文明、理性表达意见和要求,不得有违法行为。

协商确定赔付金额应当以事实为依据,防止畸高或者畸低。对分歧较大或者索赔数额较高的医疗纠纷,鼓励医患双方通过人民调解的途径解决。

医患双方经协商达成一致的,应当签署书面和解协议书。

法律对于民事纠纷的解决方式没有固定为某一种方式,协商解决是解决民事纠纷的一个基本的途径,即使是采取行政调解和司法诉讼,也并不排斥协商解决。

协商最大的优点在于程序简单、效率较高。与调解及诉讼相比,协商不需要复杂的程序,只要医院与患者就争执的问题进行磋商达成协议即可,所以更加快捷高效。从患者角度出发,既然医疗损害已成事实,再去耗费大量的时间和精力去打官司也不值得,所以很多患者家属愿意获得更快更多的经济补偿。从医院角度来说,协商省略了中间成本,避免了社会声誉度的不利影响,医疗工作尽快回归正轨。因此,协商对于医患纠纷尤其是争议不大的纠纷更应该首选。

(二)申请人民调解

《医疗纠纷预防和处理条例》规定,设立医疗纠纷人民调解委员会,应当遵守《中华人民共和国人民调解法》的规定,并符合本地区实际需要。医疗纠纷人民调解委员会应当自设立之日起30个工作日内向所在地县级以上地方人民政府司法行政部门备案。该调解委员会应当根据具体情况,聘任一定数量的具有医学、法学等专业知识且热心调解工作的人员担任专(兼)职医疗纠纷人民调解员。

申请医疗纠纷人民调解的,由医患双方共同向医疗纠纷人民调解委员会提出申请;一方申请调解的,医疗纠纷人民调解委员会在征得另一方同意后进行调解。申请人可以以书面或者口头形式申请调解。书面申请的,申请书应当载明申请人的基本情况、申请调解的争议事项和理由等;口头申请的,医疗纠纷人民调解员应当当场记录申请人的基本情况、申请调解的争议事项和理由等,并经申请人签字确认。

医疗纠纷人民调解委员会获悉医疗机构内发生重大医疗纠纷,可以主动开展工作,引导医患双方申请调解。医患双方经人民调解达成一致的,医疗纠纷人民调解委员会应当制作调解协议书。

医疗纠纷人民调解委员会将医患纠纷由医院内引导到医院外解决,这种第三方调解机制的建立,使医疗纠纷处理更加方便与缓和、快捷与经济,有利于还医院以宁静、还医患以公正、还社会以和谐。调解工作不向医患双方收取任何费用。

(三)申请行政调解

医患双方申请医疗纠纷行政调解的,应当参照规定向医疗纠纷发生地县级人民政府卫生主管部门提出申请。卫生主管部门应当自收到申请之日起 5 个工作日内作出是否受理的决定。当事人已经向人民法院提起诉讼并且已被受理,或者已经申请医疗纠纷人民调解委员会调解并且已被受理的,卫生主管部门不予受理;已经受理的,终止调解。

卫生主管部门应当自受理之日起 30 个工作日内完成调解。需要鉴定的,鉴定时间不计入调解期限。超过调解期限未达成调解协议的,视为调解不成。医患双方经卫生主管部门调解达成一致的,应当签署调解协议书。

由于卫生行政部门是医疗机构的管理者,而不是第三方组织,人们可能对于卫生行政部门在医患纠纷的处理过程中能否保持公正、公平的立场持怀疑态度。所以医患纠纷发生后,双方协商、调解失败,患方可能选择向人民法院起诉。

(四)向人民法院提起诉讼

纠纷的当事人协商、调解不成的,可以依法向人民法院提起诉讼。当事人也可以直接向人民法院提起诉讼。

随着人们法律意识的增强,向人民法院提起诉讼已经成为解决医患纠纷尤其是重大医疗损害事件的重要途径。虽然诉讼的公平性与权威性较高,但由于医疗案件的专业性极强,诉讼需要耗费大量的时间、人力和财力,且常常当事人在一审判决后不服还要提起上诉,将使双方当事人陷入旷日持久的诉讼之中。

本章小结

本章在对医患关系相关概念和理论基础阐释的基础上,进一步分析了医患关系的影响因素及医患双方的权利与义务,并对医患纠纷的原因与防范等问题进行了系统的阐述。为医院建立和谐医患关系提供理论基础和实践指导。

思考题

1. 认识医疗服务特征对改善医患关系有何指导意义?
2. 医院应如何防范医患纠纷?

(贾秀萍)

第十四章　医院学科管理

学科建设是医院持续发展的驱动力，是带动医院全局的基础性工作。学科建设情况直接反映医院的整体实力、学术水平和管理水平，对于提高医院的医疗技术水平和服务能力，推动医院科研、教学工作的开展，培养优秀的学科人才，提高医院科技创新能力，增强医院的核心竞争力具有重要意义。作为医院管理的两个重要组成部分，对于学科发展方向及重要科学问题，医院科研管理发挥组织、引导、筹划、布局学科发展的作用；医院教学管理为立德树人，提供学科发展的人才动力奠定基础，医学教育发展的不同阶段所涉及的教学管理内容重点有所不同，需要系统深入地学习与整理才能了解各阶段的特点并根据其特点采取恰当的管理方法。

第一节　医院学科建设

一、医院学科建设概述

（一）医院学科建设概念与内涵

学科（discipline）是科学的分支，是根据一定的学科理论组织起来的相对独立的科学知识体系。学科群（discipline cluster）：具有某一共同属性的一组学科。每个学科群包含了若干个分支学科。医院学科建设（hospital discipline construction）是指运用科学管理的思想、方法和手段，对学科建设进行科学的统筹规划，促进和加强医疗实践中的医学科学技术发展和进步，包括医疗服务、学科管理、科学研究、人才培养等多方面的内容，涉及临床医学为主的多个二级、三级学科。医院学科建设是医院管理的核心要素，它不仅指各个学科自身的建设，还包括各个学科的协同建设和交叉合作产生的综合效能，又称学科群建设。

（二）医院学科设置及其组成要素

根据 2009 年《中华人民共和国国家标准学科分类与代码》（GB/T 13745—2009）及两项修改单，和 2018 年国务院学位委员会、教育部发布的《学位授予和人才培养学科目录（2018 年 4 月更新）》对医学学科门类的规定，在授予学位时医学分为基础医学、临床医学、口腔医学、公共卫生与预防医学、中医学、中西医结合、药学、中药学、特种医学、医学技术、护理学等一级学科。一级学科下设二级学科。学科的划分是相对的，它既随着医学科学技术的发展、人类对客观世界认识而变化，同时也结合了我国国情和特色。

在医院学科建设中，医院根据学科分类、疾病诊治和功能管理的需要设置科室，包括临床科室、医技科室以及职能科室等，其中临床科室、医技科室是以学科发展为核心的功能和管理单元。三级和二级医院科室设置通常包括：心血管内科、呼吸内科、肾内科、消化内科、血液内科、内分泌科、神经内科、普通外科、心胸外科、骨科、神经外科、泌尿外科、整形外科、烧伤科、移植科、肿瘤科、妇产科、儿科、眼科、口腔科、耳鼻咽喉科、皮肤科、康复医学科、麻醉科、急诊科、重症医学科、中医科、感染性疾病科、药剂科、检验科、放射科、病理科、核医学科、输血科、营养科、预防保健科等。部分医院按照学科特色、发展需要设置独特科室，比如运动医学科、创伤医学科等，根据学科群建立多学科诊疗或者综合诊断中心者亦不在少数。

以临床学科为例,医院学科组成要素可以大致分为3个部分:一是人力资源,包括高级、中级、初级卫生技术人员,作为开展医疗服务的一线和核心力量,是学科建设最重要、最关键的技术资源,决定了学科的发展能力,其中强有力的学科带头人和技术骨干在临床学科发展中居于核心地位。二是硬件资源,比如床位、设备等,为学科开展服务提供诊疗基本支撑保障条件。三是软件资源,包括信息、管理等其他资源,是决定医院学科发展"加速度"的关键因素。硬件资源和软件资源围绕人力资源,服务人力资源。

(三)医院学科建设职能

学科建设是医院建设和持续发展的基础和驱动力,集中力量建设一批高质量、有特色的优势学科,是提升医院医疗、科研、教学水平,促进医院高层次人才培养的重要保证。学科建设是一项带动医院全局的基础性工作,必须围绕学科建设职能进行规划、设计和实施。

医院学科建设主要有以下职能。

1. 医疗服务　医疗服务直接反映医院的技术水平,并形成社会影响力。高品质医疗服务不仅仅意味着高水平的医疗技术、及时正确的诊断和治疗等,还包括为患者提供温馨、舒适的就医环境,高效、便捷、信息化水平高的医疗服务流程,良好的医患沟通,适宜的医疗服务价格以及良好的服务态度。医院学科发展要适应随社会进步而不断变化的医疗市场需求,满足医疗需要与医疗技术发展水平之间的差距。随着科学技术的飞速进步,患者对医疗效果和医疗技术的期待不断增长。疾病谱结构的改变,反映了疾病防治重点的新变化,为医院学科发展提供了重要的信息和方向。生物医学模式向生物 - 心理 - 社会医学模式的转变,使医院功能由单一的医疗服务向以医疗为中心的预防、保健、康复一体化保障转变,医院各学科作为履行这一职能的技术核心,必须努力拓展预防、保健、康复功能,促进学科的交叉融合,开辟学科发展的新领域。

2. 科学研究　科学研究和技术创新是学科发展的内在动力,反映了一个学科的学术水平和发展潜力。高水平的科学研究是学科建设的载体,也是学科发展的源泉。临床学科的科研目的是明确疾病的发病机制,提高诊疗水平,最终解决临床问题。努力开展科学技术创新,探索高新技术和引进适宜技术,是蓄积学科能力的必然手段和正确途径。一是合作创新,通过以重点学科为牵引的院内学科合作,整合科研和医疗技术资源,促进优势学科群的形成,提高医院的整体科研能力,也可通过医院与高校、科研院所合作,利用高校和科研院所的高水平研究条件和医院的实践优势,形成优势互补,提升研发的质量和速度。二是始终以临床为宗旨探索临床新技术,通过积极引进适宜技术,带动技术进步,培养人才队伍,提升技术水平,扩大学科影响。在知识经济时代,知识创新、传播的速度快、渠道多,临床学科现有知识技术优势很容易被超越。医院学科发展必须加大科研和技术创新的力度,不断增强知识技术能力的蓄积,强化学科发展的内在动力。

3. 人才培养　人才培养是学科发展的关键。是否拥有强有力的学科带头人和一支结构合理、训练有素的人才梯队,是学科兴衰与成败的重要因素。学科带头人要有坚实的基础知识、熟练精湛的技术技能,具备卓越的创新精神和管理才能,不仅要能够带领学科作出成绩,更要善于为青年人才牵头引路,积极培养青出于蓝而胜于蓝的学科接班人或技术骨干。学科的整体实力有赖于学科人才队伍的整体素质和水平,医院学科建设必须要造就一支知识、年龄搭配合理,具有一定技术梯次、专业能力互补的高素质人才队伍,这样学科建设才有竞争实力和发展后劲。

(四)医院学科建设规律

近年来,医院学科建设逐渐呈现出以下规律。

1. 由传统分科向专科中心化转变　随着医学科学技术的发展和新兴交叉学科的不断涌现,当前,医院学科继续向专业化、精细化方向发展,更多的二级、三级学科不断出现,专业划分到单病种或单项技术。例如,一些引领性的三级甲等医院出现了亚学科,如普通外科分化为甲状腺和乳腺外科、胃肠外科、肝胆外科和肛肠外科,骨科分化为脊柱外科、关节外科、创伤外科、骨肿瘤外科等。一些新学科也相继出现,如心理治疗科、激光美容科和免疫科等。

2. 由专业技术特色向功能优化拓展转变 医院学科建设通过优化和拓展学科功能,更加注重内涵建设。一方面,学科针对本领域疾病保持特色和优势,积累雄厚的人才和技术实力;另一方面,通过相关学科间的纵横交叉联合,取长补短,进一步优化和完善专业技能或功能定位。形成多科联合的优势学科群或中心,以满足患者需求为最终目的,坚持和强化多学科综合诊治的功能,使疑难疾病在较短时间内能够获得明确诊断,危重疾病通过治疗能够得到有效改善甚至治愈,提高临床医疗工作的质量和效率。如针对肿瘤综合治疗、罕见病诊断中心等。

3. 由依靠学科带头人向学科带头人与合理人才梯队并重转变 在学科建设中,学科带头人往往直接影响学科的水平、特色和优势,是一个学科能否发展的关键。但过多依赖于学科带头人个人的技术水平、专业方向、学术地位和能力素质,而忽视了对整个学科人才梯队的构建,后备人才的培养,一旦学科带头人离开或调任,学科的整体发展就陷入停滞甚至萎缩,严重制约学科发展。因此,目前的学科建设不仅要重视学科带头人和接班人的选拔与培养,还应更加注重技术队伍的整体素质养成及梯队结构的合理,将其作为考核学科带头人的重要指标。

4. 由注重重点学科的带动效应向注重以疾病为纽带的学科群发展转变 技术实力强、学术地位高的学科能够代表医院的学术水平和专业特色,代表医院的形象和声誉,对相关学科产生天然的带动效应。但是在近年的实践摸索中,随着人民对健康期待不断提高,对疾病治疗水平要求不断提高,特别是围绕国家临床医学研究中心、国家卫生健康委员会重点学科、全军医学研究所(中心)等平台,国家科技计划设定的重点疾病攻关任务,依靠主动计划,以疾病为纽带的学科群发展渐成趋势,优势学科的带动效应愈发显著。不仅提升我国常见病、多发病、重大疾病防诊治康能力,培养了一批临床学科技术骨干,扩大了我国临床医学的国际影响力,而且带动了以疾病为纽带的各相关学科专业的发展,由单个学科逐渐扩展成为优势学科群。

5. 由重点投入向追求可持续发展转变 医院特别是大型综合医院学科众多,医院因经费有限,在以往学科建设上,大多对一些重点学科在人力、物力和财力上给予更多倾斜,使其能够在学科竞争中形成优势,并带动其他学科。在发展中,医院逐渐意识到不仅要对重点学科,更要对影响或制约医院发展的"短板"学科有针对性地进行投入,使重点学科保持领先,关键学科高起点发展,新兴学科参与竞争,短板学科解除制约,从而促进医院学科建设全面、协调和可持续发展。

6. 由传统医学向转化医学转变 在现代化医学科学技术的不断推动下,基础医学已经获得了巨大的进步,但基础医学和临床医学二者之间仍存在脱节,临床需求与技术手段的桥接存在问题。而转化医学则主张在实验室与病房(bench to bedside,简称B2B)之间架起一条快速通道,也就是"以病人为中心",从临床工作中发现和提出问题,由基础研究人员进行深入研究,然后再将基础科研成果快速转向临床应用。可以说转化医学打破了以往研究课题组单一学科或有限合作的模式,更加强调多学科间的通力合作,从而提高医疗总体水平,用以应对所出现的医学难题。

二、医院学科建设的内容

医院学科建设的内容包括学科方向、学科平台、学科任务、学科人才、学科管理"五个要素",这五个要素互为依托,相互促进,推动医院学科的全面发展。

(一)学科方向

学科建设需要凝练研究方向,学科方向主要是指学科学术研究的方向,是支撑学科建设发展的学术研究领域。学科方向的确立要以学科带头人为核心,以研究课题为纽带,结合学科本身的基础和发展水平,适应国家、社会需求,瞄准学科发展的前沿,集中优势力量攻克重大的科学问题,保证其先进性、科学性、可行性,确保学科主攻方向能够在同类学科中处于领先地位,并形成特色和优势。学科方向是一个动态发展的过程,既要保持相对的稳定,一旦确立后不宜多变,坚持开展系列或系统研究。同时,又要随着社会的需求、科技的发展、本学科以及相关学科的进步而适时调整,选择适宜的发展方向。

(二)学科平台

所谓学科平台,是指学科发展所需的学术物质基础,即开展学科活动所必须依赖的场所、设备、设施、手段等,是学科成员进行医疗、教学、科研工作的物质基础。学科平台的构筑,直接关系到学科成员能否充分利用学术信息进行社会价值和科研价值的创造。医院学科平台的建设,肩负着医院高层次人才培养、高水平医学科研、高质量社会服务的重要使命。因此,要把医院的专业人才、医教研活动以及设施设备有机地、系统地整合和组织起来,使其发挥出最大的效能。

1.信息支撑平台　信息时代能否广泛及时地了解和掌握国内外医疗技术、医学科研发展的最新成果,从某种意义上决定着医院医教研工作的先进性。要了解和掌握国内外最新的医疗技术、医学科研成果,医院必须解决获取信息的手段和渠道。医院的信息中心、图书馆、医学杂志编辑部等,都是医院信息和知识的载体和渠道。在这些部门发挥各自作用的同时,要注意建立它们与临床科室之间的紧密联系与互动,保证信息畅通。

2.资源共享平台　建设医疗资源共享平台,对医院的发展有很大的推动作用,既可以加速医疗技术的提升、减少资源浪费,又可以避免设备更新等带来的损失,降低财务风险,减少医疗成本,提高资金使用效益。各种医疗资源共享平台中,生物样本资源共享平台的建设尤为重要。生物样本资源平台的建设不仅是学科研究的基础、临床研究的需要、新药创制的基础平台,更是转化医学和健康产业发展的战略资源储备需要。因此,应着力整合医院的优势临床医学资料,努力构建符合国际标准、统一的生物样本资源共享平台,为促进医院转化医学研究奠定坚实基础。

3.科研实验平台　医院进行科研活动,需要相应的场所与环境,这是必需的物质条件。实验室是科研成果的加工厂和孵化器,科研人员的发明创造,科研成果的诞生,绝大部分是实验室里实现的。医院要加强科研工作,必须加强科研实验平台建设。医院科研实验平台建设要因地制宜、循序渐进,通过改造、整合,将分散在各临床科室的实验室转变为面向全院科研工作服务的公共平台;努力开拓局面,集中优势资源,在合适的时机建设医院科研中心,统一管理,打造多学科、高水平的科研实验平台。

4.教学培训平台　我国众多大学附属医院,教学平台的打造不仅是完成教学任务的需要,更是医院培养人才、提升学术水平、扩大学术影响力的重要手段;同时也是培育和弘扬医院求知、求新、求进之风,促进广大医护人员树立终身学习理念的重要保证。医院教学培训平台的建设要集中优势资源,配备现代化教学模式下所需的各种教学硬件设施,同时加强师资培训,培育精品课程,鼓励师生间的交流互动,共同提升临床教学水平。

(三)学科任务

所谓学科任务,是指学科产生后所承担的社会义务,构成学科的直接任务。学科任务是社会赋予学科的社会历史使命,在宏观上决定学科的性质、名称、对象、范围、内容等基本理论框架,决定学科在学科群中的位置及作用,是确定和评价整个学科理论的根据和标准。在医院学科中,学科承担着医疗、教学、科研、预防保健等基本任务,占有非常重要的地位,是学科技术能力和行业水平的重要标志。不同发展水平和阶段的学科任务存在差异性,根据学科发展的方向,结合现状、特点、优势、短板,在专业技术及专病特色方向上有目标地制定学科任务,分阶段逐步达成目标,对于学科建设具有重要实践意义。

(四)学科人才

在学科建设中,人才是学科发展的根基,学科人才培养的目标就是努力培养和造就德才兼备的学科带头人、一批中青年学术骨干和一支优秀的创新团队。高水平的学科带头人是学科水平的标志,高素质的学科技术骨干队伍和优秀的创新团队是学科持续发展的保证。因此,医院学科建设的核心内容就是学科人才建设。

1.精心培养和选拔学科带头人　优秀的学科团队必须有一个思想素质好、业务技术精、学术造诣深、德才兼备的高水平学科带头人，学科带头人的培养与选拔关系着整个学科建设的成功与否。学科带头人应具备较高的政治素质、业务水平、人文素质。政治素质是指政治素养、大局观念、政策水平、法律意识，始终能把握好学科发展健康而正确的方向；业务水平是指理论知识、实践能力、学术造诣、医德医风，具有出色的医疗、教学、科研、管理的业绩与能力；人文素质包括人文知识、做人做事之道，能出以公心，处理各种矛盾纠纷，具有良好的形象和声誉。

2. 构建学科人才梯队 一个好的学科团队应该具备合理的年龄结构和知识结构。医院的竞争细分为单元就是学科的竞争，学科的竞争实质是人才的竞争，只有重视人才培养和梯队建设才能形成学科的优势。具有合理的人才梯队，在团队合作中调动所有成员的积极性和才智，精准定位，各司其职，上下齐心，才能实现学科快速发展，达成既定目标。

（五）学科管理

学科管理，是指以学科或学科群为管理对象，通过发挥学科体系内外效应，对学科发展的全过程及其相关要素实行的全面统一管理。医院学科建设是一项系统工程，规范、科学的学科管理是学科建设顺利进行的基本保证，也是推动医院学科进步与发展的重要杠杆与抓手。学科管理包括在学科内部建立完善的学科考核制度和激励机制，明确责、权、利，充分调动学科内各类人员的积极性，形成良性竞争，营造良好、和谐的学科文化与氛围；在院级层面推动学科建设、发展与评估，对学科间的相互关联进行合理的调配与管理，发挥学科间存在的联动效应，把握学科内在的规律性、运行机制，保障学科的健康和可持续发展。在学科发展过程中，学科组织成员之间不断进行交流、沟通与合作，各种形式的互动使他们产生某种认同和归属的心理，逐渐形成一些共同的价值观念和行为规范，最终积淀为具有特定文化特质的学科文化。

三、医院学科评估

医院学科评估是针对医院内部的学科发展状况、未来的发展潜力等，选择学科发展的代表因素，利用专家咨询、数理统计等方法构建评价体系，进行学科筛选和评价，为医院制定学科发展策略提供有效的依据。由于学科是一种多要素组成的综合资源，构成和影响其成长的因素较多，因此医院学科评估是一种综合评价方法，包括了医院学科建设的各种因素，如人才队伍、医疗实力、科研能力、展开规模、投入与产出效益、学科支撑条件等各个方面。

（一）学科评估指标体系的构建

医院学科评估（disciplinary assessment）是引入竞争机制，综合听取医学专业人士、相关领域专家意见，运用科学的量化评估指标体系，对学科现状和水平进行全面检查和评定。总结学科建设和发展的经验，找出不足，分析原因，进一步明确学科建设方向，加强对学科建设的总体规划和分类指导，保证学科建设持续稳定地发展。学科评估指标体系的构建是一项复杂而重要的系统工程，直接关系到评估工作的质量、效果和成功与否，是整个评估工作的关键。

1. 学科评估体系的要点 根据国家对医学学科发展和医院建设的总体要求，重点考虑以下几个方面。

（1）学科发展现状：主要考虑其现实的综合能力。包括医疗技术水平、规模、优势、发展方向及总体水平。

（2）人才队伍结构：学科建设的核心是人才。必须具有德才兼备、技术水平高、管理能力强的学科带头人，并有结构合理、人才匹配齐全的学科梯队，才能有效地开展业务活动。考虑人才的年龄结构、知识结构、分工协作机制等。

（3）区域布局情况：医疗卫生服务是一项社会性工作，学科的评估应符合所在地区的社会医疗保健需求，疾病特色需要。不仅有利于本专业的发挥与提高，也有利于对医疗工作全局的推动和指导。

（4）未来发展潜力：医院学科评估既要客观地评价其现实能力，又要注重其发展潜力，具有发展潜力的学科，应当有结构合理、素质优良的人才队伍，有稳定的建设投入，有与学科规模相适应的医疗保健需求，有与学科发展相匹配的设备设施，有通畅的信息渠道等。

（5）资源保障条件：在其他相关条件具备的前提下，要充分考虑现有资源的调度分配能否保障重点学科建设发展的需要。

2．制订学科评估体系的原则 包括：①科学性；②整体性；③可行性；④可测性；⑤一致性。

3．学科评估体系的结构 学科评估表采取等级指标的方法，把评估指标分为三个等级，其中，一级指标包括学科发展方向、人才队伍建设、教学培训工作、专业学术水平、医疗护理工作、思想政治建设和科室内部控制管理等要素。二、三级指标是一级指标内涵的延伸，根据综述的原则和标准立项。

（二）医院学科评估的组织实施

根据不同类别、不同级别学科评审具体实际，按照逐级申报、逐级评审、逐级审批的方式最终确定。

1．总体部署 评审部门组织制订评审条件，设计评审关键维度等。

2．学科申请 学科对照重点学科评审条件，以及学科评估具体指标体系。在客观分析本学科研究方向，在国内外、本地区学术地位，梯队建设，高层次人才培养、建设条件等的基础上综合自评，经医院内部学术委员评价后，向有关部门提出书面申请。根据具体申报级别的不同，逐级申请，逐级推荐。要求材料真实、数据准确，能够如实反映学科的优势和整体实力。

3．调查核实 组织评审部门对申请机构的相关情况进行公示，逐一核实申报材料的真实性，有条件的情况下安排评估专家实地参观。发现填报内容不实、弄虚作假的要严肃处理，直至取消评审资格。

4．科学评估 评估通常分两轮，竞争激烈的可通过更多轮的评估后确定。首轮通常邀请对学科建设和发展颇有见解、实事求是、坚持标准、秉公办事的同行权威专家、相关学科专家、管理专家、信息专家组成评审组，采取同行评议方式进行初步筛选，通常采用函审评议或会议评审的形式，评议过程遵循匿名、回避原则，利益相关专家原则上应该回避。第二轮，由组织评审部门组织首轮通过的学科进行答辩，邀请专家原则同上，由申报学科带头人报告。专家组对照评估指标体系对申报学科的综合水平开展定性、定量测评，专家组综合全面情况和评估结论，进行充分讨论研究确定入围学科名单。

5．审定批准 组织评审部门根据学科评估专家组测评结果，结合在国内外同类学科的比较优势、在国民经济建设和社会发展中的作用，适当考查学科分布的大致情况，在此基础上初步确定重点学科并公示。公示期满后无明显异议的由组织机构正式发文批准。

6．评审周期 重点学科建设的过程应是"暂定一批、后备一批、相对确定、竞争滚动"。为了实施滚动培养，形成竞争机制，必须打破终身制，定期对重点学科进行全面复盘评估。通常评估周期为3～5年，目前国家临床研究中心、国家重点实验室、教育部国家重点学科、国家卫生健康委重点专科评估均按照该规律实施。评审评估周期应适宜，周期过长会使上一轮评审通过的重点学科缺乏危机感，新兴的学科缺乏动力；周期过短，会导致"短期效应"，学科没有足够的时间进行内涵建设，迎接应对检查耗费不必要人力、物力。

（三）临床学科评估工作的应用

1．国家临床重点专科 国家临床重点专科是由国家卫生健康委员会评选设立，以三级医院具有较高技术水平或潜力的临床专科为范围，以促进临床专科能力建设、临床技术创新性研究和成果转化、提高我国专科服务能力为目标，按照一定的标准和程序遴选的专科。具有医疗实力强、医疗质量高、管理规范等特点，在临床医疗服务体系中居于技术核心地位，也是国家医疗质量管理、人才培养和技术推广的基地。

　　临床专科能力在我国医疗服务能力中处于核心地位,体现了医院的核心竞争力。以国家临床重点专科建设项目为载体和推动力,提高医疗服务能力,打造一批具有核心竞争力的"国家队"。通过合理布局项目单位,发挥国家临床重点专科的区域辐射作用。通过对薄弱专科的支持,实现专科能力的均衡布局,促进医学专科的协调发展。以国家临床重点专科为核心,形成国家级医院,发展区域医疗中心,最终提高医疗服务能力,满足群众就医需求。

　　目前试行的国家临床重点专科建设项目评分标准,共分 5 个部分,包括"基础条件""医疗技术队伍""医疗服务能力与水平""医疗质量状况"和"科研与教学"。

　　自从 2010 年 11 月首批国家临床重点专科评估工作开始以来,中央财政设立专项资金,共投入 60 亿元,每年 12 亿元,原则上每个项目投入 500 万元。项目经费重点支持三级医院以解决疾病诊疗问题为核心的专科能力建设,包括关键设备购置、相关人员培训和临床诊疗技术研发。国家临床重点专科建设项目是由评估专家评估专科整体实力,在综合考虑医疗资源布局的情况下,按照"鼓励先进,兼顾公平"的原则,确定项目单位。自 2010 年以来,卫生部完成了大部分专科的国家临床重点专科建设项目的评估工作,项目覆盖了 31 个省(区、市)和新疆生产建设兵团,极大地调动了各地的积极性,各级财政增加投入,医院积极开展专科能力建设,提高核心竞争力。既发展了我国的优质医疗资源,打造医疗行业的品牌,又调动了医务人员的积极性,惠及了广大人民群众。今后,将进一步完善临床重点专科建设制度,明确国家级和省级临床重点专科的评估、管理、监督和验收考核制度,确保实现国家临床重点专科建设的目标。

　　2. 中国医院科技量值排名　　中国医学科学院于 2018 年首次提出科技量值(science and technology evaluation metrics,STEM)概念,围绕科技活动全过程,覆盖创新活动全链条,以统一标准、统一来源、统一方法,从科技产出、学术影响、科技条件三个维度构建评价体系。通过测算全国 1 600 余家三级医院的综合科技量值和学科科技量值,发布综合及 31 个学科前 100 位医院(不含军队医院),量化综合评价医学机构科技能力与水平。

四、医院重点学科建设

　　学科建设是医院建设和发展的基础,是医院建设发展的一项综合性、长远性的工作。学科建设的水平直接反映医院的整体实力和学术水平。要实现医院可持续发展,实施"科教兴院"战略,必须建设一批高质量、有特色的优势学科。重点学科建设的水平能直接反映医院的实力和学术地位,是医院建设与发展的驱动力,是一项带动全局的基础性工作。加强重点学科建设有利于人才的培养和优化医院内部医疗资源的配置,提高医院医疗技术水平和服务水平,能带动医院科研工作的开展,提高医院科技创新能力,增强医院核心竞争力。抓好重点学科建设,就抓住了医院建设的龙头。

(一)医院重点学科建设目标

　　医院的生存和发展有赖于医疗技术的不断创新和医疗水平的不断提高,而这又有赖于学科建设。医院重点学科建设可形成具有明显技术特色和区域优势,拥有知名学科带头人和合理人才梯队,配备先进专科技术设施,并产生一定数量的高水平科研成果,以及创造明显社会和经济效益的学科。通过重点学科的带动示范作用,引领医院进行学科建设,能有力地推动学科结构和布局的优化与调整,提升人才培养质量、科技创新水平和医疗服务能力,带动医院的全面发展。

　　1. 医院重点学科建设的意义

　　(1)推动医学进步与发展:医院重点学科建设必须立足于促进医学科技和临床医疗服务的发展,才能产生良好的建设效果。当前医院重点学科建设主要关注于不断提高医学技术和防病治病水平,努力争取在防病治病的难点、热点和关键技术问题上有所突破,使严重危害人民健康的主要疾病的防治技术明显改进,疾病的治愈率显著提高,这对促进医学进步与发展具有积极的推动作用。

(2)提高医院综合竞争能力:开展重点学科建设,有利于医院集中建设一批高质量、有特色的优势学科,并以此为依托,带动其他学科共同发展,为医院综合竞争能力的提高奠定坚实基础。医院凭借学科带头人的学术地位和名医效应,在掌握国内外先进医疗技术的基础上,以其强大的科研能力和培养优秀人才的综合实力而对该学科领域的发展趋势产生重要影响,并最终促进医院综合服务能力的全面提升。

(3)促进医院高层次人才培养:通过重点学科建设,有利于发现、引进、培养高层次医学人才,增强相关学科领域带头人的责任感,充分调动他们的创造性和积极性,在相关的医学领域中作出重大贡献。

(4)创造经济和社会效益:医院的经济效益和社会效益是衡量一个医院优劣的标尺。医院经济效益是保证医院社会效益不断提高的基础,良好的社会效益又能促进医院的经济效益,两者是互融共进的关系。重点学科的建设有利于医院在市场竞争环境下处于优势地位,并最大限度地满足医疗需求,通过创造经济效益从而获得良好的社会效益,形成良性循环。

2．医院重点学科建设的目标　医院重点学科的建设应遵循现代医学的发展规律,选准主攻方向,突出重点,提高重点学科的医学技术水平,使之与科学技术发展、社会与经济发展相适应,力争在疾病的预防、诊断、治疗等方面有所突破,使重点学科的学术水平达到国内领先或国际先进水平,成为本地区乃至全国的医学中心。通过重点学科建设,打造医院品牌,创造品牌效应,实现医院重点学科建设的跨越式发展与医院的协调发展。此外,通过重点学科建设,使医院的重点学科成为知名的学科人才培养基地,培养一批高技术能力和高学术水平的学科专业人才,逐步建立一支学科间相互渗透、人才结构合理的学术队伍。

(二)重点学科及学科带头人的选择与管理

1．重点学科的确定与建设　重点学科(key disciplines)的建设应从医院卫生事业与经济社会协调发展出发,结合当地的经济社会发展和医院的实际情况,突出重点、合理布局,以形成医院学科建设的整体优势。重点学科的确定应遵循以下原则。

(1)坚持整体原则:有目的、有计划、分层次地确定一批有战略性、全局性、示范性、带动性的学科作为医院的重点学科。并以重点学科为龙头,发展具有优势的学科群体,使它们相互融合渗透,从而提高医院的医疗技术综合水平。

(2)坚持择优原则:优势学科和特色学科是医院学科建设的重点,是学科发展的基础和关键,也是带动医疗技术快速发展、实现医院可持续发展的重要途径。选择确定重点学科要充分发挥医院自身的优势和特长,立足于本院医教研工作卓有成效,并在相关领域有较大影响的学科。

(3)坚持创新原则:医学前沿学科研究的主要任务在于攻克危害人类健康生存的因素,为医学的发展开辟更加广阔的前景。医院进行重点学科建设必须面向国内外前沿,把握好学科发展方向,注重发展和扶持新兴学科、前沿学科和边缘交叉学科。

(4)坚持指导与评估相结合原则:医院对重点学科的建设应该指导与评估共存,在指导重点学科建设的同时,成立专门评估领导小组,负责重点学科的考核与评估。通过考核评估,对建设成效突出的学科给予一定的奖励,对没有达到建设目标的学科应责成整改或取消重点学科资格。

(5)坚持财务监督原则:重点学科建设经费的组成包括医院学科建设专项经费、课题经费、科室其他经费。重点学科应本着厉行节约的原则,按计划使用经费,对专项经费实施专款专用;医院财务部门应通过设立独立账户、单独核算,对重点学科的经费进行财务监督。

2．学科带头人的选用标准　学科带头人不仅是某一学科领域的学术权威,而且是该学科建设中的管理者和建设者,其素质和水平直接影响到该学科的建设和发展。做好学科带头人的选拔和管理工作是学科建设的重要环节。

(1)良好的政治素质和职业道德:作为学术带头人,要有良好的思想政治素质和职业道德,要严谨治学、实干谦逊,要善于吸引和聚集人才,带领团结学科全体人员共同努力,使学科水平不断提高。

(2)较高的业务水平和学术威望:学科带头人要在该学科领域具有较高的业务水平,学识渊博,医疗教学科研能力强,具有精深的学术造诣和突出的研究成就,在学术上起指导和带头作用,具备战略思想,对学科发展有预见性,善于瞄准科学研究前沿和突破点,及时正确地指明学科研究的主攻方向,不断开拓进取。成为学术上的"专家"。

(3)较强的组织管理能力:学科建设是一个复杂的多因素系统工程,因此学科带头人应具备较强的组织管理能力,要智于决策,巧于组织,精于分工,敢于负责,能有效地发挥不同人才的积极性和团队整体合力,获得最佳的建设绩效,成为管理上的"行家"。

3. 学科带头人的选拔和培养 可采用选举制、推荐制、考核择优制等办法遴选学科带头人,医院要有公开、平等的学术竞争氛围和专家评审等优中选优的严格程序,通过选拔使德才兼备的学科带头人能脱颖而出。

对重点学科带头人的培养应纳入医院的学科发展规划。医院应积极创造条件,对符合学科建设所需的各类人才按照不同的途径和方法进行培养。在实际工作中,应将学科带头人推到医疗、科研的第一线,并在人力、物力、财力上给予必要的保障,并支持学科建设人才外出学习、研修、交流。同时,医院应对学科带头人建立定期考核机制,以督促他们在学科发展中发挥更高效能。

(三)医院重点学科建设规划及实施

医院重点学科建设规划是在一段时期内重点学科建设发展方向、目标和重大措施的总体设想,也是医院可持续发展的战略决策。

1. 重点学科建设规划的编制 编制重点学科建设规划与计划是医院科研管理的一项重要工作。好的重点学科规划与计划,必定基于医院的综合实力并结合其发展潜力。重点学科建设规划的编制应采取同行评议办法,广泛征求相关领域的专家意见,制订的规划要求具备以下几点。

(1)先进性:能瞄准学科发展的前沿和重点,高起点、高层次、高水平地确定建设目标。

(2)可行性:能从医院建设的全局出发,结合医院发展的总体目标及学科现有的自身条件,使规划切实可行。

(3)创新性:只有敢于创新,才能有所突破,有所发展。

重点学科建设规划的基本内容包括学科建设的重点研究方向、主要奋斗目标、预测学科发展趋势、采取的相应策略保证措施等,具体包括科研情况、教学情况、人才培养及学术梯队建设、学术环境和工作条件等。

2. 重点学科建设规划的组织实施 医学是极为复杂的综合学科,因此,在重点学科建设中应高度重视坚持多学科的结合,充分发挥各学科的优势。重点学科建设规划能否有效地实施取决于三个方面:一是医院管理层面对各项国家政策措施的落实程度;二是学科带头人和学术队伍的创造性和积极性;三是各级科教管理部门在服务和管理中发挥的作用。因此,必须明确学科带头人及成员的工作目标和任务,落实实现规划所需要的人、财、物、信息等各项条件措施,做好实施情况的检查与监督工作并进行科学的考核评估。

第二节 医院科研管理

一、医院科研管理概述

当前在建设创新型国家的关键时期,国家和政府对科研管理的重要性提升到前所未有的高度,作为科技主管部门,科技部提出科技创新与体制机制创新的"双轮驱动"策略,其中作为创新贡献和前景最为广阔的生物医学领域，临床医院既是需求侧也是供给侧，重要性不言而喻。医学科研管理的基层在医院，推进体制机制创新的一线也在医院，国家出台相关政策，鼓励和支持医院更好地开展服务，推动医学研究的人才、团队、平台发展。医院开展科研管理工作，对于医院的医疗水平质量提升以及科技提升和发挥社会的综合性职能有十分重要的作用，在针对医院的综合管理过程中，必须要重视科研管理工作，做好积极有效的创新实践。受限于我国不同区域、不同级别医院迥异的发展状况，我国医院的科研管理工作也存在较大的差异性。基层医院的科研管理工作需要完成论文、课题、经费管理等基本功能，对于三级甲等医院，特别是国内引领性的如研究型医院、高质量发展试点医院来说，科研管理则是体系复杂、功能庞大的，按照体系梳理，通常三级甲等医院的科研管理涵盖科研投入、科研产出、科研环境条件三个重要方面，科技投入包括科研项目、科研平台等软硬件投入；科技产出包括论文、授权专利、专利转化、标准和指南、论文引用、国际权威指南论文引用情况等；学术影响包括成果奖、高层次人才、高影响力学者、重要学术组织任职、专业期刊任职等；下面将以最重要的课题管理、成果管理、以研究为核心的学科管理做重点阐述。

二、医院课题管理

科研项目（课题）是研究开展的正式组织形式，作为医院科研管理的主要业务之一，通常按照分类管理的方式，常见的分类方法包括按照经费来源分类和研究类型分类。按照经费来源大致分为以下三种。

（1）纵向经费项目：指经费来源性质属于中央或地方财政资金、学（协、基金）会及中心立项的科研项目课题。2014年国务院印发《关于深化中央财政科技计划（专项、基金等）管理改革的方案》中，在对我国现有科技计划（专项、基金等）的实施和管理情况进行深入调研的基础上，根据新科技革命发展趋势、国家战略需求、政府科技管理职能和科技创新规律，部署了中央财政科技计划管理改革的具体方案，将国家在自然科学领域的科技计划全面整合成五类科技计划（专项、基金等），五类科技计划（专项、基金等）既有各自的支持重点和各具特色的管理方式；又彼此互为补充，通过统一的国家科技管理平台，建立跨计划协调机制和评估监管机制，确保五类科技计划（专项、基金等）形成整体，既聚焦重点，又避免交叉重复。代表以国家任务为导向的科技资助体系进入新的阶段，具体见表14-1。国家科技计划项目是医院科研竞争力的重要标志，引导着医院在横向经费项目上的获取能力。

（2）横向经费项目：是指以科学研究为目的，医院与企业事业单位、社会团体、境外（含港、澳、台地区）机构的自然人、法人和其他组织签订协议/合同，开展的具有一定研究内容、成果形态和学术价值的非纵向科研项目，包括技术开发、技术咨询、技术服务、研究者发起的临床研究、药物/医疗器械/诊断试剂等注册及非注册临床试验/临床验证等科研与技术服务项目。横向项目代表医院获得社会研发投入的能力，如医院在关键诊疗技术上有优势，加之项目管理政策的探索创新，将大大提升医院科研经费的总体规模。

（3）医院自主经费立项项目：根据医院运营状况、学科发展所需由医院出资布局的项目，国内不少医院对标科技部、国家自然科学基金委、所在省级资助机构的重点研究项目、人才项目进行内部布局孵育，以求在高竞争强度的项目中能够胜出。

按照研究阶段项目（课题）又分基础研究、临床研究、转化研究。不少临床发现的问题，需要回溯到基础研究中寻求答案，探索医学真知过程中，基础研究是不可或缺的研究类型。而得益于丰富的临床资源，临床医院在开展临床研究、转化研究中具有很好的优势。目前根据归口管理部门的行政要求，临床研究又细分为研究者发起的临床研究、以药品医疗器械（含体外诊断试剂）等产品注册为目的临床试验、干细胞临床研究、非产品研制的体细胞临床研究、中医药研究等。

表14-1　五大类科技计划整合医学科研资助项目

项目名称	项目内容
国家科技重大专项（National Science and Technology Major Project）	聚焦国家重大战略产品和产业化目标，解决"卡脖子"问题。进一步改革创新组织推进机制和管理模式，突出重大战略产品和产业化目标，控制专项数量，与其他科技计划（专项、基金等）加强分工与衔接，避免重复投入。生物医药领域主要是重大新药创制、艾滋病和病毒性肝炎等重大传染病防治两个专项
国家重点研发计划（National Key R&D Program of China）	针对事关国计民生的重大社会公益性研究，以及事关产业核心竞争力、整体自主创新能力和国家安全的重大科学技术问题，突破国民经济和社会发展主要领域的技术瓶颈。将科技部管理的国家重点基础研究发展计划、国家高技术研究发展计划、国家科技支撑计划、国际科技合作与交流专项，发改委、工信部共同管理的产业技术研究与开发资金，原农业部、原卫生计生委等13个部门管理的公益性行业科研专项等，整合形成一个国家重点研发计划
技术创新引导专项（基金）	按照企业技术创新活动不同阶段的需求，对发改委、财政部管理的新兴产业创投基金，科技部管理的政策引导类计划、科技成果转化引导基金，财政部、科技部等四部委共同管理的中小企业发展专项资金中支持科技创新的部分，以及其他引导支持企业技术创新的专项资金（基金）进行分类整合。包括：①发改委、财政部管理的新兴产业创投基金；②科技部管理的政策引导类计划；③科技成果转化引导基金；④财政部、科技部等四部委共同管理的中小企业发展专项资金中支持科技创新的部分；⑤其他引导支持企业技术创新的专项基金
基地和人才专项	对科技部管理的国家（重点）实验室、国家工程技术研究中心、科技基础条件平台、创新人才推进计划，发改委管理的国家工程实验室、国家工程研究中心、国家认定企业技术中心等合理归并，进一步优化布局，按功能定位分类整合。加强相关人才计划的顶层设计和相互衔接。在此基础上调整相关财政专项资金。基地和人才是科研活动的重要保障，相关专项要支持科研基地建设和创新人才、优秀团队的科研活动，促进科技资源开放共享。包括：①科技部管理的国家（重点）实验室；②国家工程技术研究中心；③科技基础条件平台；④创新人才推进计划；⑤发改委管理的国家工程实验室；⑥国家工程研究中心；⑦国家认定企业技术中心
国家自然科学基金（The National Natural Science Foundation of China）	资助基础研究和科学前沿探索，支持人才和团队建设，增强源头创新能力。进一步完善管理，加大资助力度，向国家重点研究领域输送创新知识和人才团队；加强基金与其他类科技计划的有效对接。包含十四类项目：①面上项目；②重点项目；③重大研究计划项目；④青年科学基金项目；⑤地区科学基金项目；⑥优秀青年科学基金项目；⑦国家杰出青年科学基金项目；⑧创新研究群体项目；⑨外国学者研究基金项目；⑩国际（地区）合作研究与交流项目；⑪联合基金项目；⑫数学天元基金；⑬国家重大科研仪器研制项目；⑭基础科学中心项目

临床试验、干细胞等研究有着相对严谨、体系化的管理制度，研究者发起的临床研究也正在逐步的规范中。

　　在项目管理中，通常包括科研项目申报与立项、执行与过程管理、结题与验收追踪、经费管理等几个重要方面。过去在项目管理中主要关注申请立项阶段，随着国家科技体制改革、医院科研管理质量意识、主动管理、动态管理意识加强，科研管理已经贯穿于整个项目过程中，保证了医院科研工作顺利有序开展，使得投入的人力、财力、物力得到最大限度运用。

　　申报与立项阶段：医院科研管理部门可组织优势专家，参与国家、地区重要科技指南、方针政策的制定，将医院、学科的优势融入领域、区域的发展命运中。及时跟进上级资助机构发布的项目课题指南，广泛动员，有效组织，深度跟进关键团队人才，并利用自身经验对指南进行解读和政策走势研判，帮助医务人员确定申请方向。依托专家优势组织讲座辅导，运用管理经验开展形式审查，提高申请的质量和规范性。进一步地，利用医院投入经费，针对上级重点资助项目提前布局孵育，提升标志性项目、高竞争强度项目的资助率。

执行与过程管理阶段，对于已立项课题，医院科研管理部门首先应该加强对于科研伦理、人类遗传资源、生物安全等底线管理，防范风险。在项目执行过程中，落实"放管服"，简化行政手续，解决科研人员的实际困难和问题，让他们能够心无旁骛开展研究，通过制度和政策保障，提供信息化、规范化的各种服务，将科研人员在科学探索中的自主权最大化，强化"无感"管理。非必要不打扰，按照上级管理机构要求施行必要督促检查时，重点针对涉及科研诚信高风险的原始记录、必要报告进行检查，保证过程质量。

结题与验收追踪阶段，对于即将结题项目，科研管理部门提前多次提醒项目组做好结题验收前的准备工作，对于执行进度滞后、执行有问题的项目提前介入，保障项目如期、顺利结题。结题后对研究原始记录归档、课题档案、及时督促研究相关成果产出，推介成果进入转化阶段。对于因特殊原因逾期未能结题的项目，应提前和资助机构沟通，履行必要延期手续，延期期间重点督促，协助项目按期结题，以免影响医院依托单位评价等级。

经费管理是与研究任务并行的重要内容，贯穿项目管理全过程，强调精准、高效、合规。在项目经费拨付后，专款专用单独建立财务账，通过信息化手段使经费分拨迅速准确，简化手续路径，联合办公少跑腿，经费支出快捷、结余明晰，严格执行经费管理相关规定，结题前提醒督促经费进度，相关费用合理支出，避免集中突击花钱，符合结题审计合规性要求。

总之，科研项目课题经过同行评议立项，是正式研究开展的具体体现形式，除研究内容本身外，科研项目课题还承担着在重大项目中孕育培育人才，推动学科重要方向前进，改善临床实践的重要使命。项目课题的管理过程浓缩了科研管理的各个方面，具有举足轻重的作用，除关注常规项目管理程序外，科研管理人员更应该关注项目课题负责人，管理过程中尊重科学探索规律以需求出发点提供个性化服务，驱动医学领域研究向前发展。

三、医院成果申报

科技成果奖励是促进全民健康、推动社会发展、人类文明进步的重要力量。国际和世界各国都针对生物医学领域的重要科学发现、技术进步、重要人物等设立奖励奖项，如诺贝尔生理学或医学奖、拉斯克医学奖、京都奖等。新中国成立后，我国也逐步探索形成中国特色的科技奖励制度，在《中华人民共和国宪法》《中华人民共和国科学技术进步法》《中华人民共和国国家勋章和国家荣誉称号法》等指导下，由国家奖励办公室作为管理机构负责工作，在多次重大改革中不断丰富优化，形成国家科技奖励、省市科技奖励、社会科技奖励的三级奖励体系。不同于其他国家的奖励制度，我国科技成果奖励具有评价和审定的双重含义，国家科技管理机构既是成果评价的组织者，也是成果评价的监督者。医学科技成果是各级、各类成果奖励的重要组成部分，近年来由医院主导申报的成果日丰硕，现就当前医学与生命科学领域的主要奖励体系介绍如下。

（一）国家级科技奖励

国家科学技术奖，是国务院为奖励在科技进步活动中作出突出贡献的公民、组织设立，共设五个奖种。①国家最高科学技术奖：授予在当代科学技术前沿取得重大突破或者在科学技术发展中有卓越建树、在科学技术创新、科学技术成果转化和高技术产业化中创造巨大经济效益或者社会效益的科学技术工作者。最高科学技术奖在 2000 年首次设立，由国家主席签署并颁发证书和奖金，每年授予人数不超过 2 名，奖励额度由过去的 500 万元提高到 800 万元。②国家自然科学奖：奖励在数学、物理、化学、天文学、地球科学、生命科学等基础研究和信息、材料、工程技术等领域的应用基础研究中，阐明自然现象、特征和规律、作出重大科学发现的我国公民。国家自然科学奖不授予组织。③国家技术发明奖：授予运用科学技术知识作出产品、工艺、材料及其系统等重大技术发明的中国公民。国家技术发明奖不授予组织。④国家科学技术进步奖：授予在技术研究、技术开发、技术创新、推广应用先进科学技术成果、促进高新技术产业化，以及完成重大科学技术工程、计划等过程中作出创造性贡献的中国公民和组织。⑤中华人民共和国国际科学技术合作奖：授予对中国科学事业作出重要贡献的个人或组织。中华人民共和国国际科学技术合作奖由国务院颁发证书；奖项不分等级。国家科技奖励遵照《国家科学技术奖励条例》对奖励对象、目标、组织、评审和授予，以及罚则进行明确界定，组织评审授奖工作，奖励形式包括精神奖励（获奖证书）和物质奖励（奖金）。

（二）省市级科技奖励

为了鼓励我国科研事业全面、快速、蓬勃的发展，既往各省份、各部委均设置针对地区、行业的科技奖励制度，随着国家科技奖励改革的推进，国家科学技术奖励工作办公室规定除国防部、国家安全部、各省（自治区、直辖市）人民政府可以设立一项科学技术奖之外，其他部门均不再设奖。根据该规定，国务院其他部委、各省市政府部门不再设科研奖励，生物医药领域曾经的"卫生部奖"取消。现阶段，省市级科技奖励，是为了奖励在省市级地方科学技术进步活动中作出突出贡献的个人和组织，调动科学技术人员的积极性和创造性，加速科学技术进步，促进经济建设和社会发展，各省市级地方人民政府设置、颁发科技奖项。除了按照国家奖励体系针对设置自然科学奖、科技进步奖、技术发明奖外，不同省份按照本省重点发展行业和科技发展重点领域，设立个性化奖励种类。评审流程和规则大致同国家科技奖励。

（三）社会科技奖励

除了由国家、各省市级地方人民政府设立科技奖励外，社会组织、学术团体也设立了各类社会力量奖项，改革过程中，国家科技管理机构加强了对社会力量各种科学技术奖励的管理和指导，避免奖励泛化，要求社会力量设立面向社会的科学技术奖项前，在国家科技管理机构进行行政登记手续。生物医学领域知名度较高的如中华医学科技奖、求是奖、何梁何利奖、吴阶平 - 保罗·杨森医学药学奖、吴阶平医学奖、华夏建设科学技术奖、谈家桢生命科学奖等。

科技成果的申报也是科研管理的重要工作。在推进国家任务和自由探索研究的过程中，科研工作者凝练成的重要科学发现和技术创新，是医院的宝贵财富，通过科研管理部门的有效管理组织，按照科技成果申报程序申报科技奖项，能够切实促进科技成果向现实生产力转化，激发科研工作者的创新热情活力，推动科技创新支撑和引领经济社会发展。通常医院科技成果申报前需要通过认真的组织筹划，做好充分准备。由课题组针对在项目课题支持下产生的重要科学发现、技术创新突破进行总结梳理。科技成果进入正式申报阶段，课题组应该就科技成果进行精心论述，包括项目基本情况、简介、立项背景、详细科学技术内容、发现发明和创新点、保密、与当前国内外同类研究／技术的综合比较、应用情况、经济效益和社会效益、曾经获得的科技奖励情况、知识产权情况、主要完成人情况、完成单位情况、推荐单位（部门）意见等。

科技成果申报是项目组对于既往 5～10 年长期工作成果的高度凝练总结，可谓十年磨一剑，申报材料应注意把握几个要点。①创新性、科学性、先进性、系统性是关乎科技成果最终能否授奖的核心因素，在材料组织过程中应体现，用公开权威发表、检索、第三方正面同行评价等体现出与同类同领域工作相比的绝对优势和相对优势。②成果名称切题，忌泛化和过于集中。在申报材料组织过程中与主题不是密切相关的内容应该有所取舍。③不同奖种评选的侧重点不同。科学发现以论文、专著为主要体现形式，技术成果以专利、产品为体现形式，应用型技术成果必须经过实践检验并已经进行大规模推广应用，产生较好的社会效益和经济效益，在医院的科技成果中社会效益主要体现为针对影响人民健康的重大疾病，对防诊治康有确切提升改进的技术性突破。

四、研究型学科管理

医院科研工作与学科建设密不可分，学科建设是科研的基础，研究型学科是医院科研能力和水平的代表。研究型医院应着重抓好研究型学科的建设，进而带动医院科研整体工作。

（一）研究型学科的内涵

1.研究型学科的定义　研究型学科是指能够引领技术进步和发展方向，以高水平科研成果产出和高层次精英人才培养为目标，并具有较强持续创新能力和高水平临床诊治能力的学科。建设研究型学科，必须通过创新引领、科学布局，构建特色鲜明、优势突出、功能多元的优质学科群，为创建研究型医院夯实坚实基础。

2.研究型学科的特征　研究型学科具有解决疑难危重疾病的诊疗能力；具有引领行业发展的技术创新能力；具有复合型高素质人才培养能力；具有高等级科研成果产出能力；具有国际竞争力的学科研究方向；具有国内知名的学科带头人；具有高效的转化医学模式。

3.研究型学科的地位与作用　研究型学科是疑难疾病的诊治中心、新技术新业务的研发中心和高层次人才培养中心，是研究型医院整体技术水平的重要标志。研究型学科应有大师级的学科带头人、合理的人才梯队和雄厚的团队实力，有一流的医疗科研平台支撑，是行业规范和技术指南的制定者，是行业认可的标杆和品牌，是国际学术的交流平台。

（二）研究型学科建设原则

研究型学科是研究型医院建设的重要基础，在建设的过程中要遵循以下几个原则：一是重点投入原则，按照研究型学科在医院建设中的地位作用和职能任务，在人、财、物等重要资源的投向上给予重点倾斜；二是平台支持原则，在强化学科平台建设的基础上，要特别关注研究型病房建设，既要注重转化型病房建设，更要注重创新型病房建设；三是多学科人才构建原则，研究型学科既要有临床、研究、技术、药学、护理人员，又要有信息、统计、工程等人员组成的学科团队；四是开放建设原则，以领军人才为牵引，面向国内外遴选优势互补的临床、科研、产业、资本、市场等创新转化要素，形成顺畅沟通、密切合作的院际学科联盟，打造学科专业新生态。

（三）研究型学科评价指标体系

在研究型学科评价指标体系中，包括学科建设投入、学科建设过程、学科建设产出3个一级指标。其中，学科建设投入包括医疗资源、科研资源、项目资源、人力资源、制度保障和研究氛围5个二级指标；学科建设过程包括高质量医疗技术开展、科学研究开展、科研教学开展3个二级指标。在学科建设产出中，包括医疗影响力、科研影响力、社会与科技影响力、科研教学成效4个二级指标。

第三节　医院教学管理

一、医院教学管理概述

医学教育是指按着社会的需求有目的、有计划、有组织地培养医药卫生人才的教育活动。医学教育是卫生健康事业发展的重要基石，是培养医学人才的重要举措。它的任务是培养完成医学基本训练、具有初步临床能力、终身学习能力和良好职业素质的医学人才。医学教育的过程必须遵循教育学的基本规律和原则。同时，由于医学本身的专业性特点使得医学教育具有一定的特殊性，它可以分为院校医学教育、毕业后医学教育和继续医学教育三个阶段，具有连续性和完整性的特点。医院教学管理则是医学教育的组成部分，也是医院管理中的重要组成部分，是医院在实现教育活动过程中对每个环节进行统筹、组织、规划和协调的过程，是体现医院医疗水平、学科发展、影响力和教学能力的重要方面。

高校附属医院或教学医院是医学教育的重要组成部分，是临床医学教育的场所，医院里的师资是进行临床教学的重要师资力量，医院里的设备是开展临床教学的重要支撑。因此，教学工作与医院的整体发展密不可分。由于医院等级及隶属的上级单位不同，其承担的教学管理工作在比例分配和内容方面也有差异。

医院教学管理主要围绕人才培养的相关活动开展,具有计划性、严谨性、周期性和规律性的特点。教学管理工作的任务通常来自上级管理归口部门,教学任务的下发根据时间节点有相应的内容和要求。

二、院校医学教育管理

高校附属医院的定义内涵具有以下两个重点:一是强调高等医学教育是附属医院主要职能之一;二是附属医院医学教育的管理权限归属大学。《统筹推进世界一流大学和一流学科建设总体方案》(国发〔2015〕64 号)、《国务院办公厅关于加快医学教育创新发展的指导意见》(国办发〔2020〕34 号)、《公立医院高质量发展促进行动(2021—2025 年)》等文件就培养医学拔尖创新人才提出重大战略决策,在"双一流"建设背景下,夯实高校附属医院医学人才培养主阵地,增强科学研究培养质量,促进医学研究生原始创新能力培养已与国家重大需求紧密联系。同时,深化医教协同,强化医院教学和人才培养职能是医院重点建设行动之一,为实现公立医院高质量发展提供持续动力。

1. 高校附属医院的育人职责 高校附属医院承担着院校教育的重要部分,包括医学本科阶段和研究生阶段的医学人才教育,承担着未来医学人才能力培养、技术锻炼和价值观念塑造的重要使命。

高校附属医院作为医学人才招生、培养、临床训练和学术创新的主阵地,承担着提高医学教育质量内涵建设的责任。

高校附属医院具有面向人民健康,服务国家战略,根据临床医学专业特点,从教师、课堂、学生三方面积极推进医学教育的改革创新,培养未来卓越医学人才的职责。

2. 高校附属医院的育人特点

(1)高校附属医院兼具救死扶伤与教书育人的重要职责,各个专业临床科室同时也是教学基地或单位,每位临床医师同时也是大学教师,具有"医学 - 教育""医师 - 教师"的双重属性。

(2)高校附属医院应紧密围绕"立德树人、医德兼备"的使命初心,坚持社会主义办学方向,全面深入落实"三全育人"工作,培养德智体美劳全面发展的社会主义建设者和接班人。

(3)高校附属医院应围绕大学或医学部的办学宗旨和目标,根据国家、社会及医疗卫生事业发展需要,结合临床医学教育特点,制订临床医学专业的培养方案和课程计划。在广泛听取教师代表、学生代表、院内外医学教育专家、卫生行政部门和用人单位等相关利益方对临床医学专业课程计划的意见与建议基础上,提出专业培养方案。

(4)高校附属医院的临床医学专业较其他学科学制更长、课程量更大且课程安排更多。除必修课、选修课外,还有深入临床一线的生产实习。

(5)高校附属医院临床医学教学实践性较强。除课堂授课之外,更重要的是在临床实际工作中进行知识和能力的训练。

3. 高校附属医院的教学管理思想

(1)高校附属医院应高度重视院校教学工作,可设有教学管理委员会、学术委员会、学位评定分委员会等组织机构,对医院教学工作的发展规划、培养方案、学科建设、专业建设、课程建设、实验室建设、教材建设、师资队伍建设和质量保障体系建设等进行科学论证和民主决策。

(2)高校附属医院应建立完备的教学组织管理架构:设立主管教学工作的副院长和教学行政管理机构(教育处),按工作量足额配备专职教学管理队伍;设立临床二级学科教研室,形成完备的教研室组织机构,专设教研室主任,并在三级学科设立主管教学工作的副主任、教学秘书和相关教辅人员,负责本科室的教学工作。教学督导定期对医院的教学工作进行检查、监督、指导。

（3）高校附属医院应组织定期工作例会：定期召开医院学位分会、教学管理委员会专家会议及教学主任、教学秘书工作例会，由教学院长总结阶段性教学工作，提出存在的问题、改进的思路和措施，制订下一阶段工作计划，促进临床教学质量的持续改进。

（4）高校附属医院应制定系统的教育教学管理制度体系并与晋升评审、评奖评优等激励机制挂钩，教学管理制度包括教学质量管理、师资队伍建设、教材选用、集体备课、考试命题阅卷、总结检查评估等内容，保证教学工作的正常运行和教学质量。

（5）重视教学团队建设与阶梯式发展，各级教师需明确教学职责相关规定，不断增强教学意识、提升育人观念，自觉做好教书育人工作。合理建设授课团队结构，临床科室需培养一定数量的各级教学骨干和师资队伍，老中青教师积极参与一线授课、同行评估和院级专家评估。提高教学管理研究水平，以课程为中心，开展教育教学研究与实践探索；各科室组成教学研究小组负责教学改革的研究；积极申报各级各类教学课题、发表教学文章、发布研究成果。

（6）树立精益管理理念、提高教学水平：不断从教学实践中总结经验教训，积极听取学生、教师、专家意见，执行质量提高策略，可依据计划 - 实施 - 检查 - 行动循环，重视实践，不断提升医学教育质量。

三、毕业后医学教育管理

毕业后医学教育是院校医学教育的延续，是"医学生"成长为"医师"的必经阶段。如果说院校医学教育的目标是培养合格的医学生，那么毕业后医学教育的目标则是培养合格的临床医师。现阶段我国毕业后医学教育主要分为两个阶段，分别是住院医师规范化培训阶段和专科医师规范化培训阶段。

（一）住院医师规范化培训

1. 住院医师规范化培训的定义 　住院医师规范化培训是指高等院校医学类（含临床医学、口腔医学、中医学和中西医结合等）专业本科及以上学生，在完成院校医学教育后，以住院医师的身份在认定的培训基地接受以提高临床能力为主的系统性、规范化培训。其目的是为各级医疗机构培养具有良好职业道德，扎实的医学理论知识和临床技能，能独立、规范地承担本专业常见多发疾病诊疗工作的临床医师。住院医师完成培训并通过结业考核后可获得"住院医师规范化培训合格证书"，作为今后执业注册、职称晋升和岗位聘任的必要条件。因此，住院医师规范化培训是具有一定强制性的职业教育。

2. 住院医师规范化培训的历史沿革 　住院医师培训于十九世纪后叶诞生于德国，由德国外科大师、柏林大学 Bernard von Langenbeck 教授首创。后由美国人 William Stewart Halsted 引入美国约翰斯•霍普金斯医院，并按照现代医学教育的原则进行改良，成为美国医师培训的典范。1921 年，北京协和医院引入美国约翰斯•霍普金斯医院的住院医师培训制度，实行 24 小时住院医师负责制和总住院医师制度，从此住院医师培训制度传入我国。1962 年，卫生部提出选拔优秀医学毕业生，实施以住院医师为基础的临床师资和业务骨干培养计划。1993 年，卫生部印发《临床住院医师规范化培训试行办法》，首次以文件形式明确提出"住院医师规范化培训"概念。2006 年，卫生部以培养专科医师为目标，在全国范围内扩大了住院医师规范化培训试点工作，至 2009 年 5 月，分布在全国 16 个省市 19 所医学高等院校的 100 家附属医院共 1 100 多个专科基地开展培训试点工作。2009 年，颁布《中共中央 国务院关于深化医药卫生体制改革的意见》，明确要求"建立住院医师规范化培训制度"。2013 年底，国家卫生计生委等 7 部委联合下发了《关于建立住院医师规范化培训制度的指导意见》，标志着我国正式建立实施住院医师规范化培训制度，在国家层面确立了符合行业特点的临床医学人才培养制度。

3. 住院医师规范化培训的内容和方式 　住院医师规范化培训的内容主要包括：医德医风、

政策法规、临床实践技能、专业理论知识、人际沟通交流等。与院校教育阶段主要通过课堂教学、实验教学、研究活动、社会实践等方式传授知识、培养能力不同，在住院医师规范化培训阶段，参与临床医疗实践活动是最基本的培养方式，住院医师通过解决临床实际问题，将知识和方法"内化"为临床经验，培养缜密辨证的临床思维，从而提高临床诊疗能力。当然，在实际培训过程中，住院医师还必须参加课程培训，包括专业理论、技能模拟、政策制度等课程。

4. 住院医师规范化培训的年限　我国住院医师规范化培训的主要模式是"5+3"的模式，"5"是指医学类专业本科生需要完成 5 年医学院校教育；"3"是指医学毕业生以住院医师身份在认定的培训基地接受 3 年的规范化培训。本科以上学历的毕业生在进行培训时可根据研究生期间的临床实践情况，遵照"填平补齐"的原则减免培训年限。因此，住院医师规范化培训的年限少则 1 年，多则 3 年。

5. 住院医师规范化培训基地和专业基地　培训基地是指承担住院医师规范化培训的医疗机构，依据培训需求和基地标准进行认定，实行动态管理，原则上设在三级甲等医院，其他符合条件的三级医院和二级甲等医院作为补充。目前通过认定的培训基地通常为具备一定条件的教学医院，能够为住院医师的培训提供必要的师资、设施和病例病种资源。专业基地是指承担某一专业住院医师培训任务的科室，比如内科专业基地、外科专业基地和妇产科专业基地就是分别对内科、外科和妇产科住院医师进行规范化培训的专业基地。需要说明的是，专业基地设在二级学科，如妇产科、急诊科；属于三级学科的科室，如心血管内科、骨科，其分别作为内科专业基地和外科专业基地的轮转科室承担住院医师规范化培训任务。

（二）专科医师规范化培训

1. 专科医师规范化培训的定义　专科医师规范化培训是毕业后医学教育的重要组成部分，是在住院医师规范化培训的基础上，继续培养能够独立、规范地从事疾病专科诊疗工作临床医师的必经途径。

2. 专科医师规范化培训的目标和内容　专科医师规范化培训是在住院医师规范化培训的基础上，为医疗卫生机构培养具有良好的职业道德、扎实的医学理论知识和临床技能、缜密的临床思维、能独立规范地承担本专科常见多发疾病和疑难重症诊疗工作的高素质临床专科医师。培训内容包括医德医风、政策法规、人际沟通交流、专业理论知识、临床实践能力等，重点为提高临床规范诊疗能力，兼顾临床教学和科研能力培养。

3. 专科医师规范化培训的培养方式

（1）理论学习

1）公共理论：包括医德医风、政策法规及相关人文社科知识等，重点学习相关卫生法律法规及规章制度和标准、医学伦理学、医学心理学、医患沟通、重点和区域性传染病地方病防治、突发公共卫生事件预防控制和突发事件紧急医疗救援、预防医学、循证医学、临床教学及临床科研的有关知识。

2）专业理论：包括本专科和相关专科的临床医学理论知识，并能融会贯通正确运用于临床诊疗实践。

（2）临床实践

在上级医师的指导下，在临床实践中学习本专科和相关专科常见多发疾病以及疑难重症的病因、发病机制、临床表现、诊断与鉴别诊断和处理方法；指导下级医师制订专科诊疗方案，并承担会诊与住院总医师工作。

4. 专科医师规范化培训的培训年限　各专科根据本专科人才成长规律和培训目标设置培训年限，一般为 2～4 年，部分专科培训时间可为 1 年。

四、继续医学教育管理

继续医学教育（continuing medical education，CMB）是医学教育的重要组成部分，是医疗卫生健康专业技术队伍建设的重要内容，对提高医疗卫生健康从业人员队伍素质和服务水平，推动卫生健康事业改革与发展具有重要作用。

1. 继续医学教育管理的兴起与发展　二十世纪五十年代，主要发达国家提出了继续医学教育的观念，认为其是医学教育过程的第三阶段，同时开始逐步制度化，进行规范或立法，逐步形成了健全的继续医学教育体系。我国相对起步较晚，二十世纪九十年代起有关部门相继制定形成了《继续医学教育规定（试行）》《继续医学教育学分授予与管理办法》《国家级继续医学教育项目申报、认可办法》等管理制度，逐步完善检查、监督及效果评估机制，为保障和推动符合我国国情的继续医学教育工作、促进我国医药卫生事业发展发挥了重要作用。

2000 年 12 月，由卫生部、人事部印发的《继续医学教育规定（试行）》明确指出："参加继续医学教育是卫生技术人员应享有的权利和应履行的义务"。2020 年 6 月 1 日起施行的《中华人民共和国基本医疗卫生与健康促进法》，作为我国卫生与健康领域的第一部基础性、综合性法律，对继续教育培训工作提出了明确要求。2020 年 9 月印发的《国务院办公厅关于加快医学教育创新发展的指导意见》及同年 10 月印发的《国家卫生健康委办公厅关于认真贯彻落实国务院办公厅加快医学教育创新发展指导意见的通知》，均明确要求深化继续医学教育改革、推进继续医学教育创新发展、保证所有在职在岗医务人员接受继续教育和职业再培训。2022 年 3 月 1 日起施行的《中华人民共和国医师法》在法律层面对完善继续教育体系和制度建设、加强继续医学教育组织管理、为医师接受继续医学教育提供条件等多个方面进行了规定和要求。

发展至今，如何提升继续医学教育管理效能，着眼卫生健康事业发展和医务人员学习需求，推动继续医学教育高质量发展，务实高效地发挥继续医学教育在卫生健康人才培养中的重要作用，是医院管理从业者需要面对的重要任务。

2. 继续医学教育的定义　继续医学教育是知识更新性教育，是在完成毕业后医学教育阶段以后，以学习医学新理论、新知识、新技术和新方法为主要任务，继续不断地对医疗卫生专业技术人员进行专业知识、技能的更新、补充、拓展和提高，使医师在整个行医生涯中始终跟上科学技术发展步伐的终身教育，在推进学习型社会建设、实施健康中国战略的背景下具有重要意义。

3. 继续医学教育的对象与目的　继续医学教育的对象是所有在职在岗的医疗机构从业人员，包括医师、护理人员、技师、药师及职能处室管理人员等。参加专业培训、接受继续医学教育是卫生技术人员享有的权利和应履行的义务。其目的是使卫生技术人员在整个职业生涯中，保持高尚的职业道德，不断提高专业工作能力和业务水平，提高服务质量，以适应医学科学技术和卫生事业的发展，更好地服务于人民群众的健康需求。

4. 继续医学教育的组织管理　继续医学教育工作实行全行业管理。各级卫生行政部门要打破医疗机构的行政隶属关系和所有制界限，充分利用各地区的卫生和医学教育资源，按照专业技术人员继续教育的总体要求，加强对继续医学教育工作的规划、组织和领导。全国和各省、自治区、直辖市继续医学教育委员会是负责指导、协调和质量监控的组织。

按照《中华人民共和国医师法》，各卫生健康主管部门和其他有关部门应加强继续医学教育工作，并从制度上予以保障，为医师参加继续医学教育提供必要条件。各级医疗卫生机构是组织本单位医务人员开展继续医学教育的责任主体，应当保障医师参加继续医学教育的权利，并提供必要的支持条件。各医疗卫生单位、高等医学院校和学术团体应将开展继续医学教育作为一项重要任务，认真落实。

5. 继续医学教育的内容与形式　继续医学教育的内容应当适应卫生健康事业发展和医学科

技进步的要求,以新理论、新知识、新技术和新方法为重点,以岗位胜任力(competency)为导向,以提高执业能力为核心,注重针对性、实用性和先进性。在继续医学教育活动中重视创造力的开发和创造性思维的培养,注意加强政治思想、职业道德和医学伦理等有关内容的教育。

坚持理论联系实际、按需施教、讲求实效的原则,根据学习对象、学习条件、学习内容等具体情况的不同,采用培训班、进修班、研修班、学术讲座、学术会议、业务考察和有计划、有组织、有考核的自学等多种方式组织实施。各地区、各单位应根据不同内容和条件,采取灵活多样的形式和办法,开展以短期和业余学习为主的继续医学教育活动。

自学是继续医学教育的重要形式之一,应有明确的目标,制订自学计划,经考核认可授予学分。相应的自学管理办法由省级卫生行政部门制定。

经审批认可的继续医学教育项目分为国家级和省级。全国继续医学教育委员会评审国家级继续医学教育项目,此类项目按《国家级继续医学教育项目申报、认可试行办法》办理。省级继续医学教育委员会负责评审省级继续医学教育项目,此类项目按各省(自治区、直辖市)制定的省级继续医学教育项目申报、认可办法办理。

接受继续医学教育的卫生技术人员应根据本人的实际情况和工作需要,选择参加与本人专业和岗位工作相关的继续医学教育活动。

6. 继续医学教育的考核、登记与评估 按照有关管理制度,需对卫生技术人员参加继续医学教育活动进行考核。继续医学教育活动主办单位负责考核,卫生技术人员所在单位负责审核。考核、审核的具体办法由各省级卫生行政部门会同人事行政部门共同制定。

继续医学教育实行登记制度。继续医学教育活动主办单位应对参加活动的卫生技术人员发放项目审批单位签发的包括活动名称、编号、形式、日期、考核结果、学分类别、学分数等内容的登记证或学习证明。各单位应建立继续医学教育档案,对本单位卫生技术人员每年参加各项继续医学教育活动和获得的学分进行登记。

继续医学教育实行学分制。继续医学教育对象每年都应参加与本专业相关的继续医学教育活动,学分数不低于25学分。学分的授予和登记应严格执行继续医学教育学分授予的有关规定。卫生技术人员接受继续医学教育的基本情况作为年度考核的重要内容。继续医学教育合格作为卫生技术人员聘任、技术职务晋升和执业再注册的必备条件之一。各单位开展继续医学教育工作的情况,是对各单位管理考核的重要内容之一。

全国继续医学教育委员会和省级继续医学教育委员会定期对开展继续医学教育情况进行检查评估。

7. 继续医学教育的经费管理 继续医学教育所需的经费,采取国家、集体、个人等多渠道进行筹集。各级卫生行政部门应将继续医学教育经费列入预算。各卫生单位应保证一定的继续医学教育费用,并通过其他途径筹集资金。继续医学教育经费要专款专用。卫生技术人员本人也应承担一定的费用。

本章小结

本章节围绕医院学科管理、科研管理和教学管理进行介绍。随着国家对公立医院功能定位的进一步明确,医疗、教学、科研工作三位一体的格局日趋成熟,且呈现融合促进态势。学科建设是医院发展的一项长远性的工作,是全面提高学科人才培养水平、学术水平和医院整体实力的根本保证,也是医院全方位发展的"牵引力",医院高水平、可持续发展有赖于医疗技术的不断创新,人才的绵延赓续,而医疗技术的创新和医疗水平的提高又有赖于学科建设。在强调内涵式发展的时代,学科建设应该需要运用全局思维,在学科建设思路实践摸索的道路上不断调整,使之适应医院的学科特色、整体发展定位,紧跟医学和技术发展前沿。医院教学管理是人才培养的重要内容,保持医院强有力的发展离不开人才培养的贡献。由于人才培养不同阶段特点不同,对教学管理在内涵与建设方面也提出了更高的要求。

思考题

1. 医院学科建设内容包括哪五个要素?
2. 制订医院学科评估体系遵循的原则有哪些?
3. 按照经费来源,医院科研项目大致分为几种?
4. 我国的科技奖励分几个层级,分别是什么?
5. 医学教育的阶段有哪些,各自的特点是什么?

（付　卫　戴志鑫）

第十五章　医院运营管理

随着我国医疗卫生事业的快速发展，医院过去赖以生存的经济基础正在快速转变。医院作为一种特殊的经济实体，在收支规模不断扩大的情况下，其医教研防各项业务活动、资金及成本管理、人财物技术等资源配置活动也越来越复杂。在这一背景下，医院必须加快推进管理模式和运行方式的转变，通过更科学、更规范、更精细及高度信息化的运营管理才能实现效益水平的不断提升及医院高质量发展的目标。

第一节　医院运营管理概述

一、医院运营管理概念与特点

（一）医院运营管理的概念

运营管理（operation management）是指对运营过程的计划、组织、实施和控制，是与产品生产和服务创造密切相关的各项管理工作的总称。在工业企业中又称为生产与运营管理（production and operation management），在服务行业中称为服务与运营管理（service and operation management）。所以，运营管理也是对生产和提供产品和服务的系统进行设计、运行、评价和改进的总称，是把投入的资源（生产要素）按照特定要求转换为产出（产品和服务）的过程，是一切组织的最基本职能之一。

医院运营管理（hospital operation management）是服务运营管理（service operations management）的一个分支，是对医院运营过程及其运营系统的设计、计划、组织、实施和控制，简言之，就是一套帮助医院实现人、财、物三项核心资源精益管理（lean management）的一系列管理手段和方法。医院运营管理通过对医院提供医疗服务的直接资源进行有效整合及利用，以实现医院投入产出过程效率、效益和效能的最优化。

（二）医院运营管理的特点

1. 医院运营管理可以实现资源价值增值　运营管理主要的特点体现在通过将投入资源转换为有形产品和无形服务的产出过程而实现附加价值。运营管理职能的实质是在转换过程中带来价值增值。对营利组织来说，产出的价值由顾客愿意为该组织的产品或服务所支付的价格来衡量，组织用增值带来的收入进行研究与开发，投资于新的设施和设备，从而获取丰厚利润。对非营利组织而言，产出的价值即是组织的社会价值，其增值部分越大，说明其运营效率越高，对社会贡献越大。

2. 医院运营管理可以增加服务对象感知价值　医院作为一个资源导向型的服务性组织，可以通过更好地设计服务项目及服务系统增加服务对象感知价值。具体可以有多种形式：一是医院通过降低成本从而降低患者就诊和住院费用；二是可以通过改善流程从而提供给服务对象更快捷的服务；三是可以为服务对象提供更高质量的、更具个性化的医疗服务，从而获得更高的满意和信任。

3. 医院运营管理以人为中心　医院作为一种与人的健康密切相关，专业性极强，并非常强调其社会价值的组织，其运营的特点也有其独特性。第一，医疗服务人对人的特征及其不确定性决定了运营活动主要以人为中心来设计。以"人"为中心的性质使得对产出的衡量和评价难度更高、更复杂，员工能力及表现直接影响医院运营效率。第二，医疗服务及其服务提供系统必须同时设计，服务系统本身是服务的一个组成部分。第三，无法利用库存调整供需矛盾，医院所拥有的服务能力只能在需求发生的同时加以利用，因此服务能力的规划非常重要。第四，医疗服务对象的直接参与会带来积极和消极两种作用，运营管理需要尽量使顾客的参与发挥正面作用。第五，医疗服务不适用分销，而只能通过服务设施的分散化来靠近服务对象，加大了管理和控制难度，而且很难通过规模化来降低成本。第六，概念、方法、流程、形象、品牌、声誉等无形因素对医院竞争力的影响更大。

二、医院运营管理历史沿革与发展趋势

现代意义上的运营管理是随着工业革命带来生产力的大幅提升而逐步发展丰富的。

（一）1911 年以前：探索阶段

自从人类发明机械时钟后，人的活动就能更为精确地协调一致起来。人类开始在劳动中探索更为明确的分工及更为高效的协作。亚当•斯密在《国富论》中就指出劳动分工可以使每个工人缩小工作范围，提高工作熟练程度，从而使工作进度加快，奠定了科学管理的基础。这一阶段，专业化的实施使得生产过程中工具的变换和原材料使用的变更减少，使得工作简化，生产中管理的作用得到了明显的体现。

（二）1911—1960 年代：奠定理论基础

泰勒的科学管理无疑是生产及运营管理发展史的里程碑，也将管理上升为一门科学。这一阶段，"科学管理之父"弗雷德里克•温斯洛•泰勒（Frederick Winslow Taylor）依据对工作方法的观测、分析和改进以及经济刺激，强调产出极大化；"动作研究之父"弗兰克•吉尔布雷思（Frank Gilbreth）提出了动作经济原理；亨利•甘特提出了被称为"甘特图"的进度安排法；亨利•福特（Henry Ford）在其工厂采用移动装配线对许多产业的生产模式产生了重大影响。

从泰勒开始，数学和统计学方法在生产和运营管理中开始具有支配地位，但有一个例外。梅奥等人自 1924—1930 年进行的一系列试验和研究标明：人是社会人而不是经济人。人际关系学派与科学管理学派强调工作设计的技术方面不同，更为强调工作设计的人的因素。继梅奥之后，马斯洛的需求理论、赫茨伯格的激励理论、麦格雷戈的 X 理论和 Y 理论、乌奇的 Z 理论等也从不同方面探讨了运营管理中人的主观能动性所发挥的巨大作用。

（三）1970 年代之后：信息技术推动理论与方法的突破

第二次世界大战期间，以定量优化方法为主要内容的运筹学就得到了迅速发展，但一直到20 世纪 70 年代以后，由于计算机技术开始广泛运用，决策模型及管理科学方法快速发展。如哈里斯的库存管理数学模型、休哈特的质量控制统计程序等研究和改进定量方法相继应用在决策预测和运营管理中。管理大师德鲁克系统提出了管理科学的理论和方法。在此基础上，强调质量的持续改进、流程优化和精益生产进入了运营管理范畴。

计算机的发明及信息技术的迅猛发展，推动运营管理理论与方法进一步深化。现代运营管理的范围已从传统的制造业工业企业扩大到服务业等非制造业，运营管理涵盖的内容也已不局限于生产过程的计划、组织与控制，而是延展到包括运营战略制定、运营系统设计以及运营系统运行等多个领域，包括云计算和数据挖掘为代表的现代信息技术、射频识别技术（radio frequency identification，RFID）与物联网为代表的现代物流技术，全球化运营等新型运营管理的思想、理论、工具、方法层出不穷。伴随着这些新的运营管理理论，现代运营管理已经把运营战略、新产品（服务）开发、产品（服务）设计、采购供应、生产制造、服务体验、服务营销、产品配送直至售后

服务看作一个完整的"价值链"过程,运营管理就是要对上述过程进行全程管理、集成管理。这也是今后医院运营管理的重要发展趋势。

三、医院运营模式及核心竞争力

在医院管理的发展过程中,出现过三种不同的运营模式。不同的运营模式,其核心竞争力也有所不同。

(一)以疾病为中心的运营模式

这种运营模式是指运营活动主要围绕以疾病为中心进行设计。服务项目与服务系统主要关注疾病治疗本身,甚至只注重具体患病的器官或疾病部位,重视的是患者局部生理状况的变化,以单纯的生理治愈为目的。这种运营模式在服务设计中对患者的整体身体状况以及患者的心理感受、功能恢复、寿命延长、生命质量等问题较为忽略,表现出的特征是镇痛、护理、康复、姑息及服务缺失。

这种运营模式存在的原因有其历史背景。以解剖学为基础的近代医学的发展使得医务人员更关注局部病灶,而对服务对象的整体健康管理较为忽视。同时,现代医学的发展导致医疗服务分科越来越细,医院不同科室之间壁垒界限分明,医务人员只关注自己的业务范围及专业范围,各科室之间的协作与配合不够。还有一个原因是医务人员人文教育背景缺失,很难关注到服务对象疾病之外的其他因素,缺乏将服务对象的心理感受、生命质量等与疾病治疗联系起来的思维习惯。

核心竞争力(core competence)强调的是能够为医院带来比较优势的资源以及资源的配置与整合方式,是医院获得长期竞争优势的能力。核心竞争力必须具有价值性、稀缺性、延展性、持久性,且不可替代,难以模仿。以疾病为中心的运营模式,其核心竞争力的构建主要围绕单纯的生理治愈能力来构建,注重单一医疗技术、设施设备。固然优秀的医疗团队及先进的医疗设施能够让医院在以疾病为中心的运营模式下获得一定的核心竞争力,但过细的分科、缺乏整合的服务使得这些能力被模仿、替代的可能性更高,延展性和持久性不足。

(二)以利益为中心的运营模式

这种运营模式是指运营活动主要围绕医院的经济利益来设计。设计服务项目及服务系统时,重点考虑的是医院的经济利益。运营管理中更为注重医院、科室收支结余的增加以及医务人员收入水平的增长。虽然在医院运营过程中也会关注服务对象的感受,但关注的前提仍然是为了获得更多的经济收入。为患者选择治疗方案时,不是以是否必要及价廉物美为第一选择,而是以是否能够为医院带来更大经济利益为选择标准,存在着忽视生命价值的问题,容易产生过度治疗行为。

医疗服务的过度市场化必然导致以利益为中心的医院运营模式。我国在由计划向市场转变的过程中,曾经对医疗卫生事业性质的认识出现过偏差。一度由于政府财政投入不足,医院普遍产生了较为明显的逐利倾向,影响了我国卫生事业的公平性。

以利益为中心的运营模式,目前其核心竞争力主要建立在业务的快速扩张上,即使注重收支结余,由于付费方式的影响,其成本控制也主要以控量为目标,而并不以合理为宗旨。因此,这种核心竞争力的价值性很差,从长期来看,很难获得患者与社会的认同。

(三)以人为中心的运营模式

这种运营模式是在认识到以疾病为中心和以利益为中心两种运营模式缺陷的基础上,对医院运营管理的重新设计。这种运营模式在治疗疾病的过程中首先强调以患者需求为导向,高度关注患者,减少疾病治疗过程中的不确定性。同时尽量满足和缓解疾病和诊疗过程给患者在情感、心理、功能等方面带来的个性化的需求和改变。

相比以上两种模式,这种运营模式的优点在于:以改善患者安全、疗效和感受为标准,以系统化、流程化、个性化为管理特色，以在现实环境下实现医患双赢为结果，真正实现了医学的核心价值，因此是目前最为推崇的运营模式。

以人为中心的运营模式除了高度关注服务对象外，同时强调以员工为重心构建医院核心竞争力。

以员工为重心构建的医院核心竞争力可以分成两大类：一类是洞察/预见能力；另一类是一线执行能力。两类核心竞争力都与员工的能力与素质高度相关，并集中体现了通过服务项目与服务系统的设计来提升附加价值的特点。

洞察/预见能力包括几下几点。

（1）能够产生一系列创新性医疗与健康服务的技术和科学知识。

（2）掌握的专有数据。

（3）在发明成功的医疗与健康服务产品方面的纯粹的创造才华。

（4）高超的分析和推断能力。

一线执行能力是指传递品质几乎完全相同的医疗与健康服务的独特能力。医院一线执行能力的产生是由于医院一线员工的活动不同，而导致最终服务质量产生明显的差异。运营管理优秀的医院，在提供相同的医疗与健康服务时，由于其服务质量与其他医院有明显差异，服务对象通过服务所获得的价值增值明显高于其他医院。

第二节 医院运营管理体系建设

一、医院运营管理体系建设的内涵与框架

（一）医院运营管理体系建设的内涵

医院运营管理体系是对医院的运营管理建立的一套完善的体系，包含了医院运营管理的各个层面、各个维度，包括不限于医务人员维度、患者维度、业务维度、管理维度、竞争关系维度、与外部的关系的维度、时间维度及空间维度等，该体系要确保与所有的利益相关方的关系都得到妥善和平衡的处理。

医院运营管理体系建设是实现医院高质量发展重要战略途径。运营管理体系构建的目的是实现医院发展战略目标，运营管理体系建设就是医院的执行力建设。构建适合的运营管理体系，设置高效的组织结构和业务流程，以及明确的岗位职责则是实施运营管理，实现医院战略目标的保障。运营管理作为一种管理工具和方法，能够通过体系化的管理机制，把医院的战略目标和核心价值观层层传递给职工，使之变成全体职工的自觉行为，共同致力于医院战略目标的实现。

通过构建相对应的运营管理体系，建设有利于实现医院运营管理战略的组织建构、制定制度、理顺机制，为对医院内部运营各环节的设计、计划、组织、实施、控制和评价打基础，最终达到促进医疗、教学、科研、预防等核心服务的高效协同运作，达成与医院总体战略相匹配的医院运营管理战略目标实现。

（二）医院运营管理体系建设的框架

医院运营管理是以全面预算管理和业务流程管理为核心，以全成本管理和绩效管理为工具，对医院内部运营各环节的设计、计划、组织、实施、控制和评价等管理活动的总称，是对医院人、财、物、技术等核心资源进行科学配置、精细管理和有效使用的一系列管理手段和方法。据此，构建战略型医院运营管理体系框架需与医院运营管理内涵相匹配协同。

战略型医院运营管理体系分为三个层面四个维度。

第一层面是顶层设计，即明确组织战略目标、愿景、使命和价值观；第二层是顶层设计的战

略型运营管理管控,要求运营管理相关业务管理和职能管理的工作重心和最终目的,都要指向医院引领战略和高质量发展方略,各层级运营管理工作都要为实现发展方略和战略目标而努力。第三层面是精细化运营管理的管控,是在战略型运营管理管控体系的框架下,以精细化视角重新审视当前运营管理工作中资源配置、流程管理与绩效考核的关系,实现主要运营管理工作和手段均遵循精细化原则组织实施。

第一个维度是指运营管理的组织体系,包括职能定位、组织建设、人才建设、团队建设。根据医院的实际情况选择相适应的组织结构,例如可以建设以运营管理委员会指导下的管理模式,或者选择建设专门的运营管理的执行部门进行横纵管理。第二个维度是运营管理制度体系,是对运营系统以及运营活动的支持,涉及各项医疗服务标准、操作规范、业务流程、内部控制、经济管理制度等,具体包括预算管理制度、收入管理制度、支出管理制度、成本管理制度、绩效管理制度、设备评估管理制度、资产管理制度、建设项目管理制度、决策机制等。第三个维度是运营管理过程体系,首先明确各部门之间的职责分工,建立科学高效的运营管理的协同机制,通过信息、人力、物资(床位及设备)、预算在业务科室及行政职能部门之间流转,建立部门之间的联系,制订运营管理的计划;其次应定期(月、季度、年)对人、才、物、技、业务量等运营相关信息数据进行归集分析;三是及时根据运营管理分析的情况进行绩效考核和评价,调动积极性和能动性;四是将分析情况和评价情况形成反馈,实现不同部门、不同科室、不同项目之间运营管理闭环,不断进行运营管理的改进。第四个维度是运营管理评价体系,依据医院的战略目标,设置运营管理的绩效目标,并对运营管理及时地考核评级,包括外部绩效考核和内部绩效考核。外部绩效考核是指医院以外的主体对医院整体或某一方面的绩效实施的考核和评价,其中最主要的是管理部门考核和第三方评价,例如国家三级公立医院绩效考核中设置四大维度 55 个考核指标;内部绩效考核指医院内的管理机构或科室管理者对科室、医疗组或个人开展的绩效考核和评价,包括机构绩效和人员绩效。

(三)医院运营管理体系建设的原则

1. 公益性原则　以公益性为前提,以满足人民群众健康需求为出发点和落脚点,实现社会效益和服务效能最大化。

2. 整体性原则　立足全局制订年度运营管理计划,动员全员参与运营活动各环节,统筹全部需求,有效配置各类资源。

3. 融合性原则　将运营管理与医疗、教学、科研、预防等核心业务活动充分融合,促进业务活动衍生价值创造。

4. 成本效率原则　权衡运营成本与运营效率,争取以合理的成本费用获取适宜的运营效率。

5. 适应性原则　立足客观实际,构建适应公立医院自身发展特点的运营管理模式、架构和机制。

二、多层级精细化运营管理体系

医院应当将优化运营目标纳入全院、各科室、各诊疗小组乃至全体医务人员的关注重点,从优化各类医疗物资有效调度使用、优化疾病诊疗资源消耗路径、优化医疗服务规范流程等多层次改善医院运营效率。建立院、部、科、医疗组四级管理体系,实施绩效考核与评价,深入拓展至亚专业、医疗组层级和病种层级的精细化管理,实现医院精细化运营管理。如图15-1所示。

(一)医院层级精细化运营管理

医疗机构作为知识密集型组织,应持续关注并改善自身在日常运营中细微环节及质量安全,鼓励支持学科建设及技术创新,杜绝医院内部各种浪费及因质量安全导致的成本升高,即医院精细化管理。

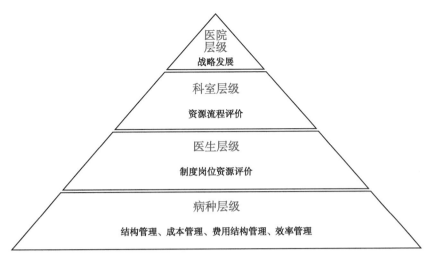

图15-1　医院精细化运营管理的层级划分

　　医院精细化管理针对其管理侧重点又细分为多种模式,如运营精细化管理、医疗精细化管理、行政精细化管理、后勤精细化管理等。其中医院精细化运营管理主要负责全院资源配置、运行管理与绩效核算,是医院精细化管理的中坚力量,包括工作效率、工作负荷、成本控制、卫生经济学四大指标。

　　新时期医院精细化运营管理应该持续关注内部管理的挖掘,外部环境的变化影响机构经济运行情况,靠内部管理挖掘来不断优化运营管理。重点关注如下几个方面内容。

　　1. 不断进行研判,总结思考,脆弱性分析、风险评估和建模预测　前瞻把握经济社会发展趋势,前瞻预测医疗健康发展趋势、新规律和服务需求,前瞻战略与运营规划,以推动国家医学进步为目标,大型公立医院需要依托现有资源规划申请设置国家医学中心、临床医学研究中心、区域医疗中心(均含中医,下同)和中医药传承创新中心,形成临床重点专科群,集中力量开展疑难危重症诊断治疗技术攻关,开展前沿医学科技创新研究和成果转化,实施高层次医学人才培养,带动全国医疗水平迈上新的大台阶。

　　2. 不断坚持技术创新,推进医学技术创新　面向生命科学、生物医药科技前沿,面向国家战略需求和医药卫生领域重大科学问题,加强基础和临床研究,推动原创性疾病预防诊断治疗新技术、新产品、新方案和新策略等的产出。强化科研攻关对重大疫情和突发公共卫生事件应对的支撑作用。推动科技成果转化,所获收益主要用于对作出重要贡献的人员给予奖励。健全职务发明制度。加快发展商业健康保险,促进医疗新技术进入临床使用。

　　3. 主动转变发展方式,强化医院运营管理　从规模优先向适度规模下注重内涵发展及质量优先的方式转变,支撑学科发展;在保障质量安全的前提下提升运营效率、效益、效能,没有质量安全的运营效率是不可持续的。与其被动接受按疾病诊断相关分组(diagnosis related groups,DRG)及按病种分值付费(big data diagnosis-intervention packet,DIP)支付制度改革,不如主动适应、参与、引导 DRG/DIP 支付制度改革。未雨绸缪转型调结构、优化病种结构、调整专科布局与优化资源配置。无论是调整急症与慢病的业务占比;门、急、住院、日间手术的构成;手术与非手术患者的比例,还是开展互联网医院、慢病防控、康养、精神及心理健康、特需、第三方检查检验、第三方手术等创新服务以及医师集团的技术管理输出、合作及对其他公立医院的支持等协作服务,都可以成为医院主动转变发展方向方式,强化运营管理的举措。

　　4. 注重成本绩效分析,提升运营含金量　从病种费用分析到病种成本分析,从费用管控到全成本管控。注重资源配置绩效分析,实现资源实时调度优化共享,提高单位资源产出,针对重装资源、人力资源、资金、无形资产进行及时的后效评价。强调信息化、精细化,构建外部绩效考核、内部绩效考核与内部绩效分配一体化联动新体系。

（二）科室层级精细化运营管理

1. 科室精细化运营管理三要素

（1）资源配置：科室运营中的资源配置主要有四大核心资源。

人力资源配置——人力资源是各项资源中最宝贵、最重要的资源，是科室核心竞争力，科室人力配置要以学科发展为导向，与医院整体战略相匹配。

床位资源配置——"床位"是整个医院工作规模的计算单位，也是科室用以收治患者的基本装备单位，还是确定分配人力、设备和物资等的重要依据。

医疗设备资源配置——医疗设备是科室开展诊疗活动，保证医、教、研工作正常进行的物质基础，在一定的时期和范围内，可用资源总是有限的，为了科室各方面发展的需求，就必须对医疗设备的购置作出规划，开展医疗设备配置评估与分析，建立设备配置体系。

空间资源配置——从医院整体讲是指对地域空间的合理布局和开发利用，以及根据医院内部需求变化对其进行分析、评价、调配的过程。科室空间资源配置，作为医院资源配置的重要组成部分，是决定医院就医流程是否合理、人力和设备资源能否高效利用的前提因素，是运营管理的重要环节。

（2）流程优化：科室运营中的流程优化主要指四个核心流程优化。

临床科室（住院）服务流程优化——住院诊疗服务是医院医疗工作中的中心环节，也是临床科室服务能力的重要体现，是临床科室服务流程优化的主要对象，包含了患者从入院—住院—出院的各个环节。

医技科室服务流程优化——医技科室作为医院医疗保障平台性科室，在现代医院运营中占据重要地位，其发展程度直接影响着医院整体服务质量及服务效率。由于受医院医技服务负荷量限制影响，患者医技检查及结果拿取时等待时间较长，临床服务需求无法得到最大化满足等问题，导致其成为医技科室与临床需求及患者需求的主要矛盾。

手术室服务流程优化——手术室是手术科室医师对患者进行手术诊断、治疗和抢救的重要场所，是资本密集的高成本运作中心，所以手术室的运营效率将直接影响整个医院的运营结果。手术室服务流程的优劣直接关系到整个医院的工作效率，以及内外部顾客的满意度，做好手术室服务流程优化，提高手术室利用率已成为每家医院的运营目标。

门诊服务流程优化——门诊作为医院直接对外提供服务的"窗口"，是与患者接触时间最早、人数最多的部门，门诊服务流程是否简便、连续、高效，除了对医院的医疗秩序和医院的声誉有直接影响，还影响到医院的医疗质量和效益。

（3）绩效评价：从不同的层面和用途来看，科室的绩效评价也可包含外部评价和内部评价两个方面。

科室外部评价，即对不同的医疗机构进行同专科的绩效评价，可以在医疗服务体系中引入竞争机制，帮助科室了解自身水平和局限性，促进医院改善服务。

科室内部评价指标体系的建立既要考虑到国家卫生行政主管部门对医疗机构的评价导向和管理的总体要求，又要结合医院自身的特点和战略发展要求，符合绩效管理的原则以及不同专业的规律。

内部考核包括团队和个人两个层面，其指标的选取、考核模式和周期有所不同。指标体系构建原则如下。

按照不同专业划分职系建立考核指标体系：根据医院不同专业的工作内容和规律，按照职业化、专业化的要求可分职系构建指标考核体系。根据专业特点，可以分为医师、护理、医技、行政、科研、教学、后勤等几个职系。各职系考核指标的选择应紧扣职系的特点，反映专业的关键流程和结果。

根据不同考核周期和层次需求建立指标考核体系：考核周期一般分为月度和年度考核，考核重点和指标选取有所不同。月度考核侧重于考核个人，科室参与考核和分配调控；年度考核侧重于考核团队，由医院直接考核到科室，再由科室按照内部管理原则考核到个人。

月度考核指标体系构建，选取支撑战略落实的重点关键指标，体现核心导向，数量适度，不宜过多；以医疗工作为中心，指标选取体现运营效率效益兼顾质量成本；能够及时产生并获取，体现考核激励的时效性。

年度考核指标体系构建，指标选取较月度更为综合全面，根据医院自身的性质特点、规模级别，将短期目标和长期战略相结合，可从医疗、教学、科研、综合管理等各个方面，从效益效率、质量安全、综合发展、公益性等各维度，全面客观地评价科室团队的业绩水平和在医院内所处的位置，可以为绩效分配作支撑，帮助科室清晰自身发展短板，促进绩效改进，也为医院整体的资源规划配置提供参考依据。

月度考核与年度考核指标不重复，同一指标，内涵不同，可以同时用于月、年度考核，如每月考核门诊、出院人次和手术台次，年终考核人均增幅，强化人力资源使用效率，根据岗位类型和来院工作时间折算人力资源权重。

2. 科室运营分析 科室运营结果的好坏需要选择科学的方法和建立恰当的指标进行评价和分析，并根据分析评价结果改善管理，提高效益。医院综合运营系统中经营与决策范畴也是一定期间内对科室运营结果进行统计、分析、评价、决策和控制。

科室运营分析评价方法有很多，各有特点，常用的分析评价方法有：数据包络分析、加权秩和比、层次分析、模糊数学法、最优指标法、主成分分析、聚类分析、迭代法、因子分析、密切值法、Ridit 法和逼近理想排序法（TOPSIS 法）等。各种评价方法各有优劣，在科室运营分析评价中应扬长避短，联合运用，达到理想的评价目的。

科室运营分析指标选择要全面客观反映科室投入和产出的情况，从而准确地评价科室的生产效率，并且选取的分析指标要稳定实用，也具有导向作用。科室投入是指科室资源投入分析，科室产出主要从社会效益和经济效益两方面分层分析。

（1）资源投入分析：资源投入包括人力、物力和财力，科室运营分析需要对历史资源以及变化作出梳理。基于人力资源系统进行科室人员的结构化、层次化分析和规划，基于固定资产系统、物流管理系统进行科室设备、物资的盘点和分析，基于财务相关系统进行科室专项补助、差额补助的梳理。

（2）社会效益分析：科室社会效益产出是指无货币收入的效益，是给社会提供的医疗服务的数量和质量，也包括科研产出和人才培养。社会效益分析指标包括医疗质量与安全指标、医疗效率指标和科研教学指标。医疗质量与安全指标包括患者满意度、病历书写、会诊管理、合理用药、临床路径、医疗安全等；医疗效率包括人均门急诊量、人均出院量、人均手术量、平均住院日等；科研教学指标包括人均科研经费、发表论文数量和级别、获得科研成果的项数和级别、人均承担培训人次、完成继续教育人次等。所有指标的分析基于前端医疗系统和后台运营系统相结合进行分析。

（3）经济效益分析：科室经济效益产出指有货币收入的效益，是以最经济的方式让有限的卫生资源服务更多的人群。经济效益分析指标包括业务收支状况、患者费用、资源利用、发展投入。业务收支状况包括人均业务收入、业务收支比、单位固定成本和单位业务成本；患者费用包括平均住院人次费用、平均门诊人次费用、药占比、材料占比；资源利用即资产收益率；发展投入即固定资产增值率。通过财务管理系统、成本核算系统、HIS、固定资产系统实现经济效益指标的分析。

（三）医师层级运营管理

医师是提供医疗服务的主体和核心，是提升医疗服务质量和水平的主体力量。医院、科室通过和医师之间的组织关系、制度缔约、岗位职责、权限管理以及绩效考核等达到整合资源及协调管理的目的。

目前,国内外对于医师层级的组织构建主要有三级医师(查房)制以及医疗组长负责制(主诊医师负责制)两种模式,不同组织构建方式造成人员岗位管理方向、医疗活动实施方式及管理侧重点的不同。

1. 三级医师(查房)制度体系

(1)管理体系要点:2016年,国家卫生计生委发布的《医疗质量管理办法》中提出严格遵守医疗质量安全核心制度,而三级查房制度排在十八项核心制度中的第二位。

三级医师查房制度也就是三级医师负责制,将医师团队分为住院医师、主治医师、(副)主任医师三个层级进行诊治工作(图15-2)。制度要求在医疗过程中三级医师由下至上逐级请示,由上至下逐级负责。要求查房时住院医师要报告病情摘要。主治医师查房要认真检查患者,分析病情,提出明确的诊治意见,对住院医师的诊疗工作负责。副主任医师、主任医师对主治医师的诊疗工作负责。明确各级医师主要职责,分层级实现诊疗工作的责任制度。

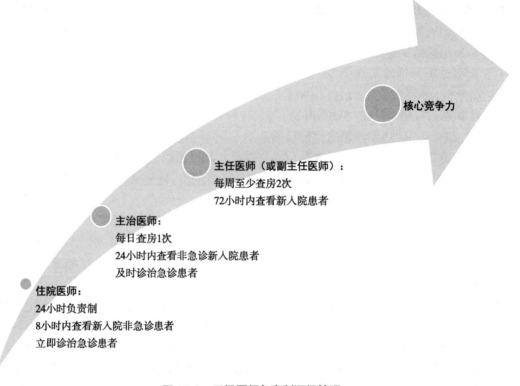

核心竞争力

主任医师(或副主任医师):
每周至少查房2次
72小时内查看新入院患者

主治医师:
每日查房1次
24小时内查看非急诊新入院患者
及时诊治急诊患者

住院医师:
24小时负责制
8小时内查看新入院非急诊患者
立即诊治急诊患者

图15-2　三级医师负责制逐级管理

(2)三层级岗位职责内涵:住院医师查房,对所管患者实行24小时负责制,实行早晚查房。对新入院患者,住院医师应在入院8小时内查看患者,急诊入院患者要立即予以诊治。重点巡视急危重、疑难、待诊断、新入院、手术后的患者,检查辅助检查报告单,分析检查结果,提出进一步检查或治疗意见。核查当天医嘱执行情况,给予必要的临时医嘱。询问、检查患者饮食、睡眠及心理情况,对急、危、重症患者应随时观察病情变化,并及时处理。将患者情况及时向上级医师汇报。

主治医师查房,要求每日至少查房一次。对新入院非急诊患者,应在24小时内查看患者并提出处理意见。对急诊患者要及时查看患者,并提出明确诊治意见或请上级医师诊治。对新入院、急危重、诊断未明及治疗效果不佳的患者进行重点检查与讨论。听取住院医师和护士的意见,倾听患者的陈述,并仔细检查病历。核查医嘱执行情况,评价治疗效果,根据病情变化及时调整诊疗方案。将患者病情变化及诊治情况向上级医师汇报。

主任医师(或副主任医师)查房,每周至少查房两次。对新入院患者应在 72 小时内查看患者,并对患者的诊断、治疗、处理提出指导意见。对疑难重症患者要及时查房,提出明确的诊治意见,按要求进行教学查房。重点解决疑难重症病例的问题,审查新入院、疑难重症患者的诊断和治疗计划,决定重大手术及特殊诊疗措施和方案。要定期抽查医嘱、病历、医疗、护理质量,听取医师、护士对诊疗护理的意见,决定患者出院或转院等。

2. 医疗组长负责制(主诊负责制)体系建设

(1)管理概要:医疗组长负责制强调的核心是要让团队最高水平的医师每天接触到患者,实现对患者更好的看护。如果说科主任负责制具有"层级负责式"的科层组织特色,那医疗组长负责制就是一种"诊 - 教整合式"的网络式医师组织管理模式。该制度通过医务工作者的参与式管理,将医疗责任重心下移,考核单元下沉至组,实现院科组三级责任管理。科主任下放部分权利,主诊医师拥有一定的自主权,有利于提高主诊医师小组的效率,增加医疗服务的灵活性,提高医院的医疗效率。

医疗组的精细化管理,应重视与科室亚专业协调发展。医疗组的划分应该结合医院的发展定位、科室的学科优势及医疗组组长专业特长,形成优势亚专业,实现医疗组向专科专病组的转变。

(2)亚专业细化管理:亚专业(subspecialty)细化是指在传统的一、二、三级医学专业分类的基础上,进一步细化专业分类。临床医学学科亚专业的划分,是学科建设的关键,是专业技术深入高层次发展的必经之路。从学科发展需求出发,遵从医学科学发展从专科到专业再到专病的发展路径。同时,亚专业分化的学科建设模式和策略,是一项全新的人才管理方法。对亚专业细化管理的核心就是对亚专业技术带头人的管理,以医疗组为管理单元,以医疗组长为专业技术核心抓手深入发展亚专业方向。从精细化管理需求出发,将学科发展切实与个人发展挂钩,实现责、权、利对等。

(3)组内岗位职责:医疗组长的岗位设置,改善了扁平化的医师管理模式,给予了医师职业生涯更高的奋斗目标。医院建立起以职业技能高低决定岗位层级的管理体系,形成"医院 - 科室 - 医疗组长"三级负责制,把医疗组长作为医疗质量安全与学科发展的抓手。医疗组长负责制是在科室层级管理下,每个科室再设置若干个医疗组。医疗组一般由 1 名主诊医师(attending)、1 名专科医师(fellow)、多名住院医师(resident),三层次人员组成,按需设岗,参与竞聘相应的岗位(图 15-3)。

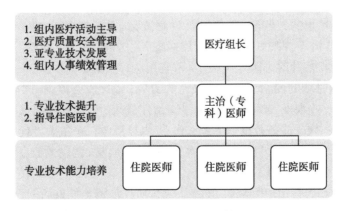

图 15-3　医疗组内岗位管理

医疗组长负责制对不同岗位医师的职责及权限重新进行了明确定义。医疗组组长在诊疗活动及日常管理中承担着十分重要的角色:作为小组主导,拥有完全的医疗权力,承担完全的医疗责任，掌控医疗活动全过程，即全权、全责、全过程负责患者医疗工作。组内专科医师将辅助医疗组长完成医疗工作以及教学指导工作。一线住院医师需要承担患者基本的治疗工作，是医疗组长诊疗方案的具体实施者。

医疗组成为医院最基本的医疗责任管理单元，更加扁平化，服务单元更小，便于进行精细化的运营管理。结合考核体系，有利于改善医疗服务流程，提升医疗照护水平和人文关怀。同时下放权力和责任，保障制度运行的可持续性。

3. 绩效评价体系构建 建设以医疗组为考核单位的创新分配机制，提高医务人员的工作积极性。医疗组长负责制配套的考核方式，使利益分配方案更加透明和公平，评价标准需要体现出医疗质量越高、成本控制越好，绩效考核结果越好的标准。在这种分配模式下，竞争从隐性变为显性，极大地提高了医师工作积极性，引导医师在保证医疗质量与安全的前提下，强化运营效率意识。

医疗组长负责制将医院 - 科室两级资源（床位、人力）与具体责任人（医疗组长）挂钩，将医院运营管理从院科两级切实落实到了人员管理上。医疗组长负责制的评价机制需要全面涵盖科室运营工作相关方面，如工作效率、工作效益、医疗质量、团队管理与发展、患者满意度等。具体指标包括，反映工作效率的人均日诊量、床位利用率等指标，反映工作效益的药占比、人均费用等指标。反映医疗质量的 31 天再入院率、死亡率等。

（四）病种层级运营管理

1. 病种管理概要 病种（genera morborum）是指以病例第一诊断为主的，与国际疾病分类编码相对应，具有相同临床特征、相同资源消耗的疾病组合。单病种是指每个病例的第一诊断疾病名称，是一种单一的、不会产生并发症的疾病。

病种管理是以病种为核心管理单位，围绕疾病诊疗全流程，基于信息化、大数据分析的，对病种质量与安全、效率与负荷、病种结构与疑难危重程度等方面进行的多部门、多维度的管理方法。其目标是通过精细化管理实现病种诊疗行为全流程的标准化，促进医疗行为不断规范，医疗质量持续改进，医疗资源有效利用。

我国为规范病种医疗管理早在 1992 年颁布了《病种质量控制标准》，病种采用世界卫生组织（WHO）第 10 次修订本的《疾病和有关健康问题的国际统计分类》（简称 ICD-10 编码）标准统一疾病诊断。自 2009 年起，卫生部在全国开展了单病种质量管理与控制工作，建立了"单病种质量监测平台"，持续监测单病种质控指标并发布质控结果，对提升医疗质量精细化、科学化管理水平，保障医疗质量和医疗安全发挥了重要作用。

病种层级运营管理是精细化病种管理中的重要一环，是以病种为核心管理单元，在保障医疗质量与安全的前提下聚焦病种效率、效益以及负荷情况，以病种结构分析、病种效率分析、病种效益分析、病种费用分析等为抓手不断优化、逐级提升"医师 - 科室 - 医院"精细化运营效率和效益，规范医师医疗行为，持续改进医疗质量，有效利用医疗资源。

2. 病种层级运营管理的内涵 病种管理八大方向：诊疗服务范围、医疗技术水平、疑难度、诊断治疗水平、医疗质效水平、卫生经济学指标、治疗效果评价、患者满意度。病种层级运营管理的主要方向包括但不限于服务范围、治疗水平、卫生经济学三个主要方向。

病种层级运营管理主要管理目标包括病种结构、病种质量、病种效益。根据精细化运营管理方向建立相应指标体系，进行追踪评价。

（1）病种层级运营管理—病种结构：鼓励临床医师收治疑难危重病例，鼓励临床收治疑难危重患者，不断钻研临床业务，不断提升医疗服务水平，从机制上减少推诿疑难危重患者现象的发生。按病种管理引导医院病种结构优化调整，在保证医疗质量的前提下，引导三级甲等医院病种结构向更加疑难、更加复杂的方向发展。

病种结构指标可以重点关注 DRG 组覆盖率、病例组合指数（case-mix index，CMI）、四级手术占比、微创手术占比等。

（2）病种层级运营管理——病种质量：病种质量管理是一种标准化的、以病种（或手术）为单位而进行的全程医疗质量管理的新方法，它以明确诊断标准的单一疾病（或手术）种类为一个质量评价单位，通过对疾病诊疗全过程，包括诊断、检查、治疗、治疗效果以及医疗费用等，实施标准化控制，达到提高医疗质量和促进医疗资源合理利用的目的；具有相同疾病（或手术）诊断名称的一类患者运用相同指标进行医院间比较，可反映各医院、各科室、各医疗组的诊疗能力、技术水平和费用等差异性。

病种质量管理可以结合病种成本管理将成本管理融入医疗活动的各个环节，强化质量安全成本的过程管控，从而实现病种精细化管理。另一方面按病种付费方式现已在很多国家使用，我国已广泛开展试点工作，同样要求医院做好病种质量管理，有效控制资源消耗，最终实现控制医疗费用的不合理增长，降低患者就医成本和负担，同时对医疗行为产生有效的正向激励，提高医院综合竞争力的目标。

病种质量指标可以重点关注病种例数、病种次均费用、病种次均药品费用、材料费用、病种死亡率、低风险组死亡率、抗菌药物使用强度（DDDs）等。

（3）病种层级运营管理——病种效率：病种效率指标主要包括平均住院日、时间消耗指数、术前等待时间等。平均住院日是评价医疗效益和效率、医疗质量和技术水平的综合指标，其直接反映医院管理效率和影响患者的经济负担。大多数医院以科室为单位制定平均住院日考核值，该方法管理较为粗放，未考虑到同一科室的不同亚专业不同病种或术种之间的结构差异。它导致出现为达到考核值而收治本应该由基层医院承担的简单病种来应对考核值的现象，导致真正疑难重症的患者未能及时获得高效的医疗资源，加剧优质资源未充分利用的现象。以病种为核心管理单位进行平均住院日的精细化管理，更科学地设置病种的平均住院日目标值，制定标准化的患者全程管理流程，缩短平均住院日，提高效率，达到优先收治疑难重症患者，优化病种结构，减轻患者经济负担的目标。

第三节　医院运营管理主要内容

一、医院流程管理与资源优化配置

（一）医院资源和资源配置概念

医院资源是指医院提供医疗服务的生产要素的总称，是医院人力、物力和财力的总和，通常包括人员、资金、床位、医疗设施及装备、知识技能及信息等。资源具有稀缺性，在医院发展运营的特定阶段，通过对已有资源的合理整合配置，对新生资源合理获取布局，对于医院整体运营效率的提升具有关键性作用。

医院资源配置是指通过一定的方式把有限的资源合理分配到各个领域，以实现资源的最佳利用，即用最少的资源耗费，生产出最适用的商品和服务（本课程主要指医疗服务），获取最佳的效益（本课程主要指医院体系最佳运行效率）。

医疗行业是一个多学科先进技术和手段高度融合的特殊服务行业，医院资源区别于其他服务业的特点主要表现在供需的不确定性、多维性等方面，管理难度很大。

医院资源区别于其他服务业的主要特点包括以下几点。

1. 不确定性　医院资源的不确定性主要表现在两方面。一是需求的不确定性，在常态下，医院对预期什么时间需要提供资源，需要何种资源，以及需要提供多少资源等问题的决策都会因为不同病种类型患者的需求及患者个体差异而发生改变。在突发疫情（例如 2019 年末～2020 年初的新型冠状病毒感染疫情)、大型自然灾害(例如"汶川大地震")及应急状态下的供需更加地不确定。二是资源来源的不确定性,典型的如血液制品的供给和库存调度,部分特殊药品、难以保存药物的供给,政府卫生事业支出规划等。医院资源不确定性的增加导致医院管理难度的加大,也是医院发展中的一个突出问题。

2. 多维性　由于不同病种服务流程的不统一性和具体患者病情发展的不确定性,在医院管理的实际运作中,对患者进行管控需要基于多种维度的考量,即便在同一类病患人群中,也难以做到完全标准化的服务流程。在医师方面,专科医师在亚专业领域的专精、服务流程的差异、用药习惯的不同等维度也会导致人力资源配置的困难。患者需求端以及医院供给端两侧各自多维度的诉求差异,往往会给医院管理带来"N×N"个维度的挑战。

总的来讲,在目前我国人口老龄化加重、广泛国际交流带来的公共卫生潜在需求增加的时代背景下,相对于人群的医院(医疗)资源需求,一个国家或地区的现存医院资源总是有限的。因此,根据医院资源的特点合理配置资源,实现供需在一定限度下的动态平衡,是医院资源配置的基本要求。而充分调控和调度有限的医院资源,针对动态需求对各项医院资源实施优化,实现医疗服务效率最大化,是医院资源配置的终极目标。医院资源如何合理配置及有效利用,是确保医疗服务水平和能力不断提高及保证医院永续经营的重要课题,也是医院运营管理的主要旋律。

(二)医院人力资源评估与配置

1. 医院人力资源评估与配置的基本概念　医院是知识密集型单位,人力资源是医院各项资源中最宝贵、最重要的资源,医院其他资源的组合、运用都要靠人力资源来推动,医院发展战略的实现也要以人力资源管理的实施为基础,只有拥有高素质的人才团队,充分发挥人才团队的主观能动性,医院才能在日益增长的医疗资源需求中站稳脚跟、满足人民群众对于健康的迫切需求、完成党和政府赋予的卫生保健事业任务,也能为医院本身的发展完善赢得优势。

医院人力资源评估是指根据医院战略目标、运营计划及内外部环境因素等,对医院内部岗位设置及人员配置变化需求进行分析评价的过程。从组织管理的微观角度来看,所谓人力资源配置就是通过考核、选拔、录用和培训,把符合组织价值观和发展需要的人才及时、合理地安排在所需要的岗位上,形成一定的结构效应,并使之与其他软硬件资源相结合,使得人尽其才、物尽其用,提高人力资源利用率。

2. 医院人力资源配置的基本原则

(1)按功能需要设岗原则:即因事设岗,按岗定人。

(2)优化结构原则:建立健全相关制度以促进人员整体结构的优化,使能者上,庸者下。

(3)合理比例的原则:医院各部门之间,各职类、职种、职级之间,相互制约和依赖。

(4)动态发展和人员流动原则:人力资源的编设一经核编定岗,应保持相对稳定,但合理的人力资源编配,必须在人力资源流动中才能实现。

(5)医疗绩效原则:建立较为合理的人力资源配置标准,进行优化组合,形成强大的团队合力。

医院人力资源评估应遵循医院人力资源配置的基本原则,服从相关法律法规规定,并参照行业标准及结合岗位特点,以实现组织战略目标及经营方针为指导,采用科学的工具及方法,对医院内部岗位设置及人员变化需求进行分析评价,为领导层的人力资源管理决策提供可靠的参考。

3. 医院人力资源评估的基本方法及工具

(1)程序分析法:所谓程序分析法,即以程序为分析研究的基本对象和基本单元,以揭示程序的结构和运作规律,探讨程序的功能作用,并进而寻求建构新的程序,以及完善和改造程序的途径与手段为目的的研究方法。

(2)工作分析:工作分析在人力资源管理中又称职位分析、岗位分析,是搜集、整理、分析、总结和描述工作的一个系统化技术操作,即以"工作说明书"的形式明确岗位工作职责的定位和角色分工,优化组织结构和职位设置,强化组织职能。

（3）动作分析与时间研究：动作分析的实质，是在缜密分析工作中的各种细微动作，删减其无效的动作，促使操作更加简便有效，设法寻求最经济的方法。时间研究，又称工时研究或工时测定，是指确定劳动者完成工作所需时间的一系列研究活动。其目的在于减少操作过程中的"无效时间"，并能事先确定基本动作所需要的时间标准，以便为制订劳动定额及人员配置创造前提条件。

4.医院人力资源评估与配置的注意事项

（1）医院人力配置应以医院组织结构及人员编制原则为基础：随着事业单位综合配套改革的推进，医院的性质、任务、财政渠道、所有制结构、领导体制、人事制度和分配制度以及医学模式都发生了重大变革，为适应新时期医院发展要求，机构编制部门、卫生行政主管部门和职改部门都要求事业单位进行"核编定编""岗位设置"，要求"加强事业单位专业技术职务结构比例与岗位设置管理"。在进行人力评估时，必须考虑各级医疗卫生行政管理部门的各项要求，以医院组织结构及人员编制原则为基础，但同时应对组织结构优化及岗位设置调整提供重要参考意见。

（2）医院人力评估必须遵循相关法律法规：医院人员构成复杂，专业技术职系较多，因此，涉及岗位人员数量配置及人力资源管理的法律法规较多，如《中华人民共和国劳动法》《中华人民共和国医师法》《护士条例》《放射工作人员职业健康管理办法》等相关法律法规等。进行人力评估时，应熟悉了解相关岗位涉及的法律法规，并在测算岗位工作负荷及人员数量配置时考虑相关规定及要求。

（3）注意岗位设置、相关工作流程及人员安排的合理性：由于岗位人力需求不仅与岗位职责、工作内容及工作量密切相关，而且与该岗位工作相关的各种工作流程及人员安排也较大地影响着人员配置，因此，人力评估时不仅应对被评估岗位进行详细的工作分析，了解并进一步明确工作职责及工作内容，收集实际工作量相关信息，还应对相关工作流程及人员安排进行梳理及审视，评估该岗位设置的必要性及合理性，考虑是否需要进行岗位设置的调整及组织结构优化。

（4）进行人力评估时应注意参照行业标准及适当选择对照"标杆"：由于医院专业技术职系众多，人员类别复杂，涉及的各种工作内容及技术操作繁多，因此，进行人力评估时需要选择正确的方法、按照科学程序来确定相关工作的标准工时，同时应积极搜寻及参照国内外医院同类人员及岗位设置标准，选择适当标杆。

（5）根据不同类别人员的工作性质及特点，建立人力配置标准：人力评估的主要目的是为各岗位人员的合理配置提供科学客观的评价，但同时应通过人力评估，根据不同类别人员的工作性质及特点，归纳总结出在一定时期内相对稳定的各类岗位人力配置标准，避免反复不断地进行人力评估，节约管理成本。

（6）不仅考虑工作量及工作负荷，还需考虑轮流排班的基本人员需求：工作量及工作负荷是人力评估时对岗位人员设置评价的主要依据之一，但由于医院工作环境及24小时不间断运行的特点，进行人力评估时除收集相关岗位工作量信息、测算岗位工作负荷外，必须考虑岗位的必需性及轮流值班所需的基本人员需求。

（三）医院设备配置与投资效益分析

1.医院设备配置及管理的主要原则　医院设备是医院开展诊疗活动的现代化工具和保证医院医教研工作正常进行的物质基础和必要条件，是医院资源的又一重要组成部分。随着医疗卫生体制改革的不断推进及医院管理水平的不断提高，医院设备配置及管理的科学性及合理性已受到人们的高度重视。医院在设备配置评价及管理过程中，除遵循国家相关政策法规外，还应注意以下原则。

（1）整体性原则：医院设备配置评价涉及较多要素，如设备性能、适应证、类似设备配置情况、患者来源、设备操作者、相关科室及配套要求、医院总体发展战略等。

（2）动态性原则：随着现代科技日新月异的发展，新技术不断应用于临床，新型医疗设备不断涌现,极大地促进了医学技术的发展。医院相关管理人员应该不断更新理念,了解各学科发展动态,在进行设备配置决策及使用监测管理时,以发展的眼光综合考虑,不要仅以某一时期或某一阶段的情况为决策依据,避免设备资源的配置不足或浪费。

(3)经济性原则:所谓经济的原则,即是按经济规律办事,注重投资的经济效益,厉行节约,降低成本,减轻患者经济负担。

(4)实用性原则:医院的设备配置应根据医院的任务、规模、人员技术水平和技术条件的现状,适当考虑将来的发展而确定。

2.医院设备配置评价的主要内容 医院设备配置需求主要有增加未使用过的新设备、以具有新功能的设备取代原设备、增加原有设备数量、以设备功能完全相同的设备更新旧设备等几种类型,医院设备配置评价贯穿于设备整个生命周期的全过程,主要包括购置前的计划论证阶段、购置时的采购及安装验收阶段、购置后的使用及维护维修各个阶段。

3.设备投资效益分析 医院设备投资效益分析主要是指对设备的经济效益分析,是企业会计理论及成熟的管理手段在医院管理实践中的应用,它是以医院全成本核算为基础、以货币的形式对医疗设备投资的预期效益和预计成本进行成本效益分析的一种技术经济分析方法。

(1)投资回收期法:是根据收回医疗设备投资成本所需要的时间来进行的经济效益分析方法。

(2)本量利分析法(cost-volume-profit analysis,CVP):是一种操作简便且实际意义较明显的定量分析方法,亦称盈亏平衡分析法,是研究一定时期内成本、业务量、利润三个变量关系的一种方法。

(四)医院空间资源配置与评估

空间资源配置是医院运营管理及资源配置管理的重要组成部分,是提高医疗资源综合利用率的重要环节。医院空间的使用功能复杂,专业性强,需根据工作流程及内部配置需求变化进行规划及调整,力求做到规划布局合理,功能分区明确,设备相对集中,流程简洁快速,对工作量大、专业性强,具有一定规模的部门要相对集中形成多个独立分体单元,并留有一定规模,为其发展留有余地。

(五)医院设施选址与能力规划

医院设施选址与能力规划是医院新建或改扩建总体规划的核心内容之一。由于医疗服务具有地域性、可及性等不同于一般服务的特点,故医院设施选址一定要结合当地城市建设规划和卫生事业发展规划,充分考虑地形、地质、卫生、安静、交通等各方面的要求。

(六)医院资源调度优化策略

资源优化调度问题关系到医院整体的效率,涉及的变量较多,属于带约束的多目标优化问题。医院管理者在进行医院资源配置及调整时,必须强化资源调度优化意识,可以考虑以下策略。

1.80/20法则认为,只要能够用20%的时间考虑怎样合理利用资源,就可以使80%的资源得到有效利用,医院也因此会创造出高于80%的利益。

2.鼓励提高劳动生产效率的流程优化及工作模式创新。

3.把握好学科交叉融合与专业细分的尺度,鼓励有利于学科发展的生产方式变革。

4.选择恰当时机,提倡资源整合,尽量通过不同的组合及配置,使相同的资源投入得到更高的劳动生产效率或效益。

5.决策时除考虑某一种资源的配置形式及数量外,同时应考虑与该资源使用相关的其他资源配置情况,以避免因资源配置不当造成的资源浪费及资源不足。

6.结合实际情况,根据工作量及岗位性质,灵活掌握"让专业的人做专业的事"与"一专多能"的人力资源配置原则,对不同类别及工作性质的人员尽量归口管理。

7.加强资源配置科学性、合理性的论证与研究,重视资源配置后劳动生产率相关情况的追踪分析,及时进行必要的调整。

8．了解不同资源的特性,重视需求调研,配置适度超前。

二、医院客户关系管理与医院营销

（一）医院客户关系管理概念

客户关系管理（customer relationship management, CRM）是一个不断加强与顾客交流,不断了解顾客需求,并不断对产品及服务进行改进和提高以满足顾客需求的连续过程。

医院是提供医疗服务的机构,属特殊服务性行业,医疗市场是客观存在,竞争是必然的。医院的竞争经过近二十年的历程,已经从单纯地追求技术领先、设备高精尖、规模化扩张,演变为服务水平和管理效率的比拼。将客户关系管理引入到医院管理中,把患者管理视为客户管理,这对提高医院竞争力以及患者满意度与忠诚度都有深刻的意义。

医院客户关系管理（hospital customer relationship management, HCRM）就是借鉴 CRM 管理经验,有效整合、运用医院信息系统,优化业务流程,满足客户需求,提高医院效率,同时维护好医院与客户的良好关系,实现医院与客户双赢的一种新型医院管理模式。

（二）实施医院客户关系管理的必要性

1．新医改的政策趋势　新医改倡导"大病到医院,小病到社区",政府对医院的监控力度将进一步加大,质量、安全、服务、费用成为上级监管的指标和社会关注的要点。

2．市场竞争和医院发展的需要　随着医疗制度的改革,国家鼓励社会资本进入医疗投资领域,民营医院、外资医疗的进入使得竞争更加激烈,客户是医院的生存之本,代表了医院的盈利能力。

3．医院生产方式的转变需要　社会和患者对医院的要求越来越高,医师对患者的服务模式也在改变。

4．信息技术发展的必然　随着科技的发展,临床医学分工逐渐向精细化发展,但缺乏必要的整合,医疗工作沿袭传统的个体工作方式,患者信息随医疗行为的结束而封存,医患关系也随着诊疗服务的结束而终结。新的医疗生产方式需要我们改变单一疾病,或者单一患者的经验诊治模式,而信息技术就是一个强有力的整合资源工具,它可以把海量的患者数据挖掘出来,为医师循证医学的判断和医院管理的决策提供佐证。

5．社会进步需要　随着我国经济的发展,人民生活水平的提高,以及老龄化进程的加快,医疗服务需求正加速增长,而患者意识也悄悄发生着改变,患者不再只满足于疾病的治疗,还需要人文关怀,如服务质量、服务环境、服务态度、健康咨询与保健等。

6．医院营销的需要　新医改指出,大型医院不能局限于和中小医院抢普通病患,而应主动承担起疑难危重患者的救治工作,双向转诊体系是建立在患者自主选择的基础上,而口碑是品牌营销的基础。

（三）实施医院客户关系管理的步骤和途径

1．领导重视,全院动员,加强宣传,获得医院管理层的共识。

2．以项目管理制,成立 HCRM 项目小组　HCRM 项目小组常由公关部或者出入院中心等窗口部门具体牵头,成员由医院内部各部门及外部人员共同组成。小组各成员要承担分析业务需求、制订实施流程、选择信息系统、实施沟通等事务。

3．对现有 HCRM 进行咨询、调查和诊断　咨询和调查的信息可以从信息部门获取,也可从党办、行风纪检部门,甚至医患投诉办处,获取就诊患者对医院服务水平的意见信息,针对不同科室的特点制订其重点人群的区分标准,确立行为分析模式。

4．信息系统支撑和数据挖掘　CRM 系统必须与 HIS、LIS、PCAS 等系统紧密集成,提取面向患者的健康信息视图;提供一体化客户信息共享平台,使之融合为数字医院的有机组成部分。

5. HCRM 的持续管理与绩效考核 CRM 系统基础设施一定要提供业绩衡量标准。该系统必须有效地获取适当的数据，并从新增患者量（率）、流失患者量（率）、忠诚患者量（率）、患者平均赢利能力等基本指标来考核绩效。

（四）医院营销

1. 医院营销的概念 营销是一种概念，也是一种哲学思想，三个基本的原则成为营销的基础。其一是比竞争者创造出更多的顾客价值；其二是创造差别优势，使自己的供给比竞争者对顾客更具吸引力；其三是将自己的资源和努力集中在顾客的需要和欲望上，集中在怎样输出并让之接受的能够满足顾客需要和欲望的产品上。

医疗服务营销需要借鉴商业营销的概念，同时结合医疗行业的公益性，因此医院营销首先是医院以医疗消费需求为出发点，有计划地组织各种医疗经营活动，为健康需求者和利益相关者（通称为医疗顾客）提供满意的医疗技术及健康服务，实现医院整体目标的过程及一系列必要活动。

2. 常见的医院营销理论

（1）4P 理论：4P 理论是医院营销策略的基础，医院 4P 营销组合主要包括 4 大类。一是产品（product），医院服务产品除必须考虑提供服务的范围、服务质量和服务水准，还应注意的事项有品牌、保证以及院后服务等。二是价格（price），包括定价目标、定价方法、调整价格等。三是渠道（place），医院所在地以及其医疗辐射的范围，在服务营销上都是重要因素，辐射力不仅是指实物上的，还包括传导和接触的其他方式。四是促销（promotion），包括广告、人员推销、销售促进、宣传等各种市场沟通方式，以及一些间接的沟通方式，如公关。

（2）4C 理论：4P 理论单纯从产品供应方的角度出发，显然不能满足消费个性化、人文化、多样化的现代需求，4C 整合营销理论就是在这样的背景下催生的。

顾客（customer），瞄准患者真实的和合理化的需求。首先要了解、研究、分析患者需要与欲求，而不是单纯考虑医院自身的技术、盈利、管理模式能提供什么医疗服务，需要随着医疗市场的变化而调整战略，输出适配的医疗服务产品。

成本（cost），患方所愿意支付的成本。即成本不单考虑医院的成本，还要考虑患者的购买成本。患者的购买成本不仅包括其货币支出，还包括其为此耗费的时间、体力和精力消耗，以及购买风险。

便利（convenience），即消费者的便利性。某医院设立的"入院客户服务中心"就是充分考虑患者在诊疗服务过程中医院如何给病患方便，而不是先考虑医院服务输出的便利。

沟通（communication），即与消费者沟通。

（3）STP 理论：细分市场（segmentation market）的概念是美国营销学家温德尔·史密斯（wended smith）在 1956 年最早提出的，此后，美国营销学家菲利浦·科特勒进一步发展和完善了温德尔·史密斯的理论并最终形成了成熟的 STP 理论，即市场细分（segmentation）、目标市场选择（targeting）和定位（positioning）。它是战略营销的核心内容。

用 STP 的理论模型来分析和制订营销战略即是指，根据就医顾客对医疗服务的差异化需求，以及各个医院的特点和特色，在形形色色的医疗细分市场中选择较为适宜的医疗目标市场，并根据目标市场制订计划和策略，以塑造出本医院较为有特色、有吸引力、有竞争力的医疗服务形象。

三、医院运营分析与评价

医院运营管理综合评价指标的激励导向，直接或间接地影响医疗服务品质与医院服务效率。环境、道德与社会责任的归位不仅仅是社会对医院所提出的要求，也是医院生存和发展的基础和内在动力。医院在建立各项指标体系的同时，必须重视履行社会责任，切实做到经济效益与社会效益、短期利益与长远利益、自身利益与社会发展相互协调，实现医院与员工、医院与社会、医院与环境的健康和谐发展。同时,我国长期以来对于医疗体系,有着严格的运营指标考核审查制度,《国家三级公立医院绩效考核操作手册》和《国家二级公立医院绩效考核操作手册》等文件也在随着时代发展而逐年更新。因此,建立院内医院运营分析与评价机制,及时反馈调整管理策略,也将有助于单个医院建设更加有效率地融入我国整体医疗体系,更好地服务于人民。

(一)医院综合运营体系构建

医院综合运营体系围绕医院各项核心资源进行,实现医院人、财、物三项资源有效利用,帮助医院运营平台的变革而构建。医院运营管理与企业一样是对运营过程的计划、组织、实施和控制,是与医疗服务密切相关的各项管理工作的总称。医院运营管理的对象是运营过程和运营系统。

运营过程是一个投入、转换、产出的过程,是一个劳动过程或价值增值的过程。在这一过程中,投入土地、设备、药材、资本、信息、劳动等资源,经过质变转化,为患者提供优质的诊疗服务,以减轻或者消除患者痛苦,改善和提高患者生活质量,同时能够及时发现医院日常运营中的问题和矛盾并予以改进和消化,持续优化流程,体现服务意识。在院、部、科各层面建立良好的信息交流、沟通与反馈机制,以推进运营创新,运用科室成本核算、成本控制、经营分析、绩效分配等管理措施和手段,后效评价及时、客观、真实地反映医院经营的成果与问题,为医院经营管理者提供资料、数据和决策建议。

运营系统是变换过程得以实现的手段。运营系统实现的增值反映了投入成本与产出价值之间存在的差异,增值越多,运营效率越高,实现社会价值越大。医院无论其性质是营利性还是非营利性,作为提供医疗服务的机构,运营管理的好坏将直接影响到医疗质量、投入与产出比、主要资源的利用度、患者满意度、员工满意度等多个方面,进而影响医院的结余或利润。

(二)医院运营分析与评价

1.医院及临床科室效率(效益)评价方法 国内外研究者采用多种方法进行医院及临床科室效率(效益)评价,各项方法均有其自身特点,常用的方法包括:模糊综合评价法、层次分析、加权秩和比、柯布-道格拉斯生产函数模型、聚类分析、主成分分析、因子分析、逼近理想解排序法(TOPSIS法)以及数据包络分析等。

目前,数据包络分析已成为较常用的一种医院效率评价方式之一。数据包络分析(data envelopment analysis, DEA),是运筹学、管理科学与数理经济学交叉研究的一个新领域。它是根据多项投入指标和多项产出指标,利用线性规划的方法,对具有可比性的同类型单位进行相对有效性评价的一种数量分析方法。

2.医院及临床科室效率(效益)评价指标 医院要提高运营效率,既需要科学的理论指导,也需要严格的运营管理,同时还需要真实的效率评价。一般来说,选择的指标应该能全面反映临床科室的全部投入和产出情况,从而比较客观全面地评价临床科室的投入产出效率,找出其可能存在的效率问题,并且所选指标需要对医院改革发展起积极导向作用,体现医院管理需求。

投入是指生产要素的投入,包括人、财、物等投入医疗服务中的各种资源,投入指标可以依据人力、财力、物力进行系统归类;产出指标常从社会效益和经济效益两方面进行分层分析。社会效益,即满足社会需要提供的医疗卫生保健服务的数量和质量;经济效益,即用最少的卫生资源消耗,提供更多、有效、优质、适合人民群众需要的医疗卫生保健服务。产出指标可以涉及医疗服务的产出质量、数量、效率、科研、患者费用、资源利用、收支评价等方面。

(三)数据挖掘与决策分析在医院综合运营中的应用

1.数据挖掘的意义 随着数据库技术的迅速发展以及数据库管理系统的广泛应用,人们积累的数据越来越多,激增的数据背后隐藏着许多重要的信息,人们希望能够对其进行更高层次的分析,以便更好地利用这些数据。现代化医院虽然整个运营管理基础比较扎实,管理信息化程度也比较高,相关各个业务职能部门,人力资源、财务管理、固定资产、采购维保、绩效分配、信息技术等都能独当一面,不仅有适应目前管理需要的管理手段,也有应对未来医院发展的管理思路,但是,各个业务信息系统不在一个管理平台上运行,各业务数据信息不能够共享,形成信息孤岛,不能发挥出整体综合优势,同样给综合运营管理带来了很大的困难。

2. 数据挖掘的定义

(1) 数据挖掘(data mining):是指从大量的、不完全的、有噪声的、随机的实际应用数据中,提取隐含在其中的人们事先不知道的,但是又是潜在有用的信息和知识的过程,并且对所提取的信息按多种方式进行分析。

作为一种新的信息处理技术,数据挖掘被视为数据库中知识发现过程的一个基本步骤。知识发现过程由以下步骤组成:①数据清理;②数据集成;③数据选择;④数据变换;⑤数据挖掘;⑥模式评估;⑦知识表示。由于数据挖掘可以与不同领域的用户或者知识库进行交互,因此,数据挖掘的应用范围很广泛。

(2) 应用数据信息提高医院运营决策分析:数据经过处理仍然是数据。只有将数据经过解释,数据才有意义,才成为信息。同一数据,每个人、每个部门的解释可能不同。决策者利用经过处理的数据作出决策,可能取得成功,也可能得到相反的结果,这里的关键在于对数据的解释是否正确,因为不同的解释往往来自不同的背景和目的。

3. 医院资源计划系统(ERP)与医院综合运营管理

(1) 医院资源计划系统(enterprise resource plan, ERP)的本质,是以系统化的管理思想建立在信息技术基础之上的管理平台,它将现代化管理理念、管理流程和信息系统融为一体,为成千上万的医院发展和战略转型提供支撑,被证明是确实有效的管理工具。

(2) 医院 ERP 项目建设的总体目标:为医院构建起一整套以会计为核心、预算为主线、物流和成本为基础、绩效薪酬为杠杆的医院运营管理目标决策理论与方法,实现医院运营管理中"物资流、资金流、业务流"的统一;增强管理者对人、财、物各项综合资源的计划、使用、协调、控制、评价和激励等方面的管理体系,全面提升医院运营管理效率,最终建立现代医院的财务业务综合运营管理模式。

(3) 挖掘整合建立医院综合运营管理机制:医院会计核算与财务管理系统方面:通过计算机信息系统对医院日常经济活动的相关业务,按照医院现行会计制度,实现制单、审核、记账、往来管理、现金银行管理、票据管理、财务分析、财务报表管理等功能,帮助医院达到财务业务科学规范化的管理。

医院成本核算系统方面:医院全成本核算最终应体现在医疗成果上。全成本核算过程对各级各类科室成本都要核算和反映,全成本应体现各类科室成本、项目成本和病种成本的全成本。

医院预算管理系统方面:以科室业务量和需求为基础,面向科室,帮助医院进行全面、科学、精细、灵活的预算管理,包括事业/医疗计划、财务收支预算、专项预算等。

医院物流管理系统方面:为医院物流的科学化管理而设计,通过对医院物流的采购计划管理、订单管理、库存管理、耐用品管理、应付款管理、供应商管理等功能,规范医院物流管理,体现"适时、适量、适价、适质"的先进采购管理思想,并以经济的资金占用率,保证物料的充分供应,减少库存资金占用,加快库存资金周转速度,降低医院运营成本,提高医院物流管理水平。

医院固定资产管理系统方面:通过建立资产档案,对资产购置计划、招标、合同、审批、付款、安装调试、使用、计量、维修、提取折旧、报残进行全程的记录和管理。根据预算批准项目进行招标采购。对资产增加、减少、盘盈、盘亏进行核算,期末产生报表。对大型设备进行单机核算及耗材的核算与管理,并作出效益评价和分析。同时实现固定资产管理与财务系统、成本管理系统、HIS 等其他业务子系统之间的数据共享。

医院薪酬管理系统方面:医院员工基本工资、岗位津贴、福利、奖金劳务费等职工薪酬体系的综合管理信息系统,包括薪资的录入、计算、发放、查询、转账,以及对公积金和社保、考勤等工资相关信息的管理,为医院提供一个简便、易用的薪酬计算和发放的管理工具。

医院绩效管理系统方面:以人力资源管理为基础,选用适合医院组织机构属性的绩效理论和方法,构建多维度、多层次的绩效考核指标体系,并将考核结果与薪酬分配进行有效对接,实现以人为本、公平竞争、合理分配、有效激励的考评原则,建立医院持续、稳定、健康发展的管理流程。

利用数据挖掘工具,建立综合分析模块:全院的收益状况、成本状况等综合信息。并提供数据钻取功能,可以对收入、成本数据进行深入的钻取、挖掘,逐层展开明细数据,将经营结果完整展现。按照成本角度划分,从不同角度显示科室的成本状况、收益状况数据表。

(4)建立统一的综合运营管理平台:在一个管理平台上,实现所有组织机构编码的统一,实现操作员、密码权限的统一分配;实现医院内部所有科室、职工、供应商编码及名称的统一,实现所有管理考核的期间、频次的统一,实现所有业务系统所需要的共性的基础字典编码必须规范统一。

(5)医院信息安全是医院信息化持续发展的根本保障:信息系统的安全风险,是指由于系统存在的脆弱性,人为或自然的威胁导致安全事件发生的可能性及其造成的影响。国家相关保密资格标准也对涉密计算机和信息系统安全保密策略提出了要求。

本章小结

医院运营管理是指医院对提供医疗服务的直接资源进行有效的整合利用,以实现投入产出过程效率、效益和效能的最优化过程。医院运营管理更关注医院日常业务和医疗服务一线的情况,并要求根据一线情况实时反馈,实时调整,以提升运营质量和运营效率,是医院战略(长期)、战术决策(中期)的直接体现,越来越受到医院的重视。本章主要介绍了医院运营管理的概念和特点、医院运营管理历史沿革和发展趋势、医院运营管理的主要内容以及对医院运营管理的评价。

思考题

1. 以人为中心的医院运营模式如何以员工为重心构建医院核心竞争力?
2. 医院人力资源主要包括医师、护理、医技、工勤及行政后勤几大系列,请查阅相关法规及要求,简要列出各类人员基本配置标准,并列举各类人员配置时需要考虑的主要因素。
3. 医院为什么要重视客户关系管理和医院营销?
4. 医院综合效益评价指标体系的基本框架与特点是什么?

(王坤杰　陈丹镝)

第十六章 医院绩效管理

有效的绩效管理能够引导医院员工改进自己的行为，发挥主观能动性，提高工作绩效，全面提高医院的运行效率和服务水平。适当地评价医院工作绩效，可以了解医院面临的机遇和挑战，促进医院构建有效的内部管理制度，提高医院工作效率，增强医院综合竞争力。

第一节　医院绩效管理概述

一、医院绩效管理概念

1. 绩效概念　绩效（performance），是一个含义相对宽泛的名词。一般认为是成绩与成效的综合，成绩强调工作与学习的主观评价，成效则是工作与学习所造成的客观后果及影响。也有人把绩效定义为人们实践活动所产生的、与劳动耗费有对比关系的、可度量的、对人民有益的结果。国内的实践与研究又常常将绩效等同于一种泛化的效率概念。

美国学者 Bates 和 Holton 指出：绩效是一种多维结构，测量的因素不同，其结果也会不同。因此，绩效的概念在组织、团队、个人等不同层次可产生多种维度。目前对绩效界定主要有以下几种学说。

（1）结果说：以 Bernadin 为代表，此学说认为绩效即结果，认为绩效应该定义为工作的结果，而该工作结果与组织的战略目标、顾客满意度及投入资金的关系是其绩效的体现。"3E"结构绩效评估体系即从此学说延伸而成。该学说又被衍化为一个结构式组织和项目中的投入、方法、结果评估，包括效率（efficiency）、效益（benefit）、公正、质量等。"3E"结构绩效评价体系认为绩效是目标或完成职能的结果，主要包括经济（economy）、效率（efficiency）和效果（effectiveness）。其中经济是指投入成本的降低；效率指一种活动或组织的产出投入关系；效果指产出时最终目标实现的贡献大小。

（2）行为说：以 Murphy 为代表，认为绩效是一个人在具体工作的组织或团队中与目标有关的行为。Bateman 进一步提出的组织公民行为，认为有利于组织的行为能够从整体上有效提高组织的绩效，包括帮助同仁、维护组织、提出建议等。近代，更多学者强调有助于组织目标实现的行为对绩效提高的一致性，同时排斥与组织目标不一致及其他行为对绩效的负面作用。

（3）能力说：认为绩效是一种能力，具有明显的胜任特征或胜任力。在 2000 年世界经济合作及发展组织的定义中，就把绩效定义为资源获取与使用上的能力，认为组织和政府能经济地获取并高效率、高效益地利用资源，即是其绩效目标的实现。随着政府、社会和各级组织对可持续发展的重视，胜任力在绩效评估中的应用日益广泛。

综上所述，绩效可定义为：在一定条件下，特定组织职能完成的过程、成绩和效果。

2. 医院绩效　医院是运用医学科学和技术，对患者、特定人群或健康人群提供医疗、预防、保健和康复等服务，以诊疗疾病、救治患者、保证人民健康为主要目标的卫生机构。世界卫生组织（World Health Organization，WHO）将此类机构定义为"致力于卫生行动的组织、机构和资源"。WHO 明确将绝大多数人获得良好健康、对人们健康期望的反应性和筹资公平性作为医院绩效目标,并希望通过管理,提高公平、效率和资源筹措,达到提高绩效、降低死亡率、减少危险因素、以健康发展为中心的战略目标。WHO还明确将健康期望寿命、反应指数、卫生筹资公平性指数、目标完成率和总绩效作为整个卫生系统绩效评价的五大技术指标。

医院作为一个非营利组织,其绩效评价与企业有很大的不同,主要表现为缺乏个人利益存在、缺乏提高效率的竞争机制、缺乏利润这种显示最终业绩的敏感指标。对医院绩效评价,国内外学者多强调相关要素的定性描述、运作效率、效益与成本的定量评估、多维度认同性等定性定量综合评价。对社会效果和社会效益的衡量,对经济效益和效果的平衡,都会成为医院绩效的主要内涵。

医院绩效受医院利益相关者和评价主体多元的影响,决定了多层次、多维度的医院绩效具有其多元性。患者、医院员工、医院管理者、政府、医保支付者等不同的医院利益相关者,对医院绩效的关注点不同。患者期望医院提供价廉、质优、便捷的医疗服务,对医疗费用、质量、就医流程更为关注;医院员工更关注自身价值的体现,包括工作能力提高、良好的发展机会、职称职务的晋升、薪酬收入水平;医院管理者多关注医院社会效益与经济效益平衡、保持可持续发展、医院人财物的利用效率、医疗质量和患者安全保证;而政府对患者满意度、医院国有资产的保值增值和良性运作、为患者服务的技术水平、医学教育和科研等都会有明确要求。

总之,医院绩效管理(hospital performance management)可以定义为,医院相关利益者,从社会效益、经济效益、医疗服务公平性和可及性、医疗质量、成本费用、医院发展等多维度对医院总体效益和业绩的分析。

3. 医院绩效管理作用　有效的绩效管理能够引导医院员工改进自己的行为,发挥主观能动性,提高工作绩效,全面提高医院的运行效率和服务水平。具体来讲,有以下作用。

(1)有利于加强质量管理:医疗质量是医院工作的生命线,是医院赖以生存和发展的关键,是医疗技术、管理水平和医德医风的综合反映。因此,抓好绩效管理不仅可以给医院管理者提供全面医疗质量管理的技能和工具,也可促进技术力量的提升。

(2)有利于挖掘职工工作潜力:绩效管理不仅是用来规范职工行为的,更是用来激励职工的工具。通过绩效管理,让职工意识到自己的日常工作与医院的远大目标密切相关,使职工感到工作价值,激发其成就感和使命感,主动自觉做好工作。

(3)有利于增强医院文化建设:医院文化的建设离不开规范的管理,而绩效管理对职工的工作行为和态度有着很强的引导作用。因此,合理而富有激励性的绩效管理会对医院文化起到积极的巩固和强化作用,促进团队精神的凝聚。

(4)有利于搭建相互沟通的平台:医院绩效管理是一个完整的系统,其各个环节环环相扣,而沟通作为串联起整个系统的工具,是整个链条上最重要的一环,其成败决定了绩效管理的成败。沟通的作用使与绩效管理有关的每个医院职工包括管理者都能获得自己需要的信息,实现信息在医院管理者与职工之间充分共享,自由互通。

(5)有利于促进医院行风建设:医疗行业作为一个相对特殊的服务性行业,它肩负着保障人民健康和生命安全的重大责任。医院工作人员的服务态度也关系到患者疾病的治疗体验。通过绩效管理可以改变职工的组织行为,发挥职工的积极性,变被动服务为主动服务,以求更好地实现医院管理目标,更好地推进医院行风建设。

绩效管理与传统绩效考核的区别:传统绩效考核是依据既定的标准,通过一套正式的结构化制度和系统的方法来评定和测量员工对职务所规定职责的履行程序,以确定其工作成绩的一种管理方法。而绩效管理则是为了达到医院的目标,通过持续的沟通和规范化的管理,不断提高员工和组织绩效、提高员工能力和素质的过程。绩效考核只是绩效管理的一个环节,是对绩效管理前期工作的总结和评价,并非绩效管理的全部。

二、医院绩效管理内容与评价特点

绩效管理就是对员工、团队或部门的行为及结果按照设置的目标进行规划,并通过绩效评价,对照标准进行对比分析,对其在一定时期内的过程、行为和结果进行考查、评定、奖励及其相关的培训和改进,以此建立激励与约束机制,促进管理不断改善,实现战略目标,如图16-1所示。

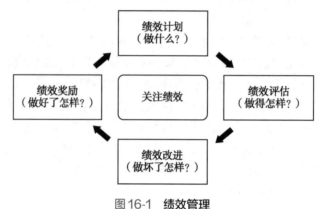

图16-1 绩效管理

（一）医院绩效管理的内容

医院的绩效管理,是对医院、科室、部门和员工,通过制定目标和评价标准,采取组织实施、考核评价、培训改进、奖惩激励等措施,最终达到战略目标的一系列相关活动过程。医院的绩效管理,不仅应包括医院医疗质量、运行效率,还应满足患者和医院员工的期望和需求,并以提高医院核心竞争力、可持续发展能力为目标。

1.绩效计划 医院绩效计划也称为绩效规划,是由医院管理者与科室、部门及员工共同制订的绩效计划。绩效计划是根据医院和部门的战略目标,制订一个相应的行动计划,并有具体的评价指标。医院的规章制度、诊疗常规、奖惩制度、工作条例等均属此范畴。

医院绩效计划制订后,应对各部门和员工进行绩效计划的培训辅导,使每个部门和每个员工都知道"做什么?如何做?"。培训辅导的主要内容是:①医院和部门绩效管理目标的详细解读;②绩效计划中的规范、制度、条例的具体内容培训;③绩效实施过程中,针对各部门和员工的管理业绩情况进行指导性辅导。以此增强对绩效管理的认知,使绩效目标的实现更为准确可行。

2.绩效评价 绩效评价(performance evaluation,PE)是在科学合理的绩效计划的基础上,根据可及可靠原则制订的评价指标,对绩效的形成过程和结果进行评定。医院的绩效评价又称绩效评估、绩效考核,是运用管理学、经济学、数据统计等定性和定量的方法,采用特定的指标体系对医院、科室、员工一定时期内的社会效益、运营状况、工作质量和效率进行考核分析,作出全面、公正、准确的综合分析。医院的绩效评价可以采取月评、季评和年度评价等办法,短期评价和长期评价相结合,常规评价和随机评价相结合。

医院绩效评价是医院绩效管理的关键,其具有以下几个作用。①认识作用:通过绩效评价,使各医院、科室、员工在评价过程中从感性到理性、从印象到实质,对医院绩效有比较全面、客观的认识。②考核作用:通过绩效评价,使评价对象——管理者和员工的业绩、管理水平有量化标尺,为晋升、聘任、优胜劣汰提供了客观依据。③引导作用:绩效评价的指标筛选和权重设定,直接表达出管理者的目标导向,将被评价的部门员工的行为引导到关注绩效、创造良好绩效的积极性和规范行为上。④挖潜作用:在绩效评价中,通过自身的纵向比较、被评对象间的横向比较,实际水平与平均水平、理想水平的差距比较,发现薄弱环节和潜力所在,进一步提高绩效水平。

⑤反馈作用：绩效评价，使医院、科室和员工及时获得来自患者、政府、行业、管理者、相邻部门和员工的各种信息反馈，是绩效改进的主要基础。

3.绩效改进　在绩效评价性反馈的基础上，被评价的医院、部门和员工，针对存在的问题，寻找原因，"对症下药"。应该由医院管理者、部门和员工共同分析，针对制度、流程上的纰漏和问题，从规章制度、规范流程上重新修订，达到切实可行的改进效果，从而进入新一轮的绩效管理过程，实现绩效管理的螺旋式发展和持续改进。

4.绩效激励　绩效管理具有获得良性激励的有效作用。绩效评价结果，必然与医院的评优、晋升、奖金分配、干部聘任、资源分配等挂钩，才能达到营造关注绩效、不断改进、持续提高的氛围。绩效激励必须与医院的战略相结合，根据绩效的优良中差，体现出绩效差异主导的激励层次，要精神激励与物质激励相结合、长期激励与短期激励相结合，实现个体绩效激励与医院绩效发展的一致。

（二）医院绩效评价的特点与要素

医院的绩效评价，不像企业的绩效评价那样，只要服从股东利润最大化和长期利润最大化的利益要求。医院的社会性、公益性角色和事业单位特点，决定了其绩效评价具有许多特点和要求。

1.医院绩效评价的特点

（1）绩效目标的多元化特点：医院绩效评价的多元化主体，决定了其绩效目标的多元化。政府、患者、医院从不同的角度与利益，对医院的绩效要求会有所不同。

政府往往从自己在卫生事业上扮演的角色，承诺提供全民基本医疗服务，实现人人享有卫生健康保障，要求医院提供让老百姓满意的医疗服务，同时尽可能增强医院效率，减少财政压力。

患者从服务对象的需方角度，希望医院提供患者能承受的基本和非基本医疗服务，即尽可能提供低廉的有质量和安全保证的医疗服务，同时服务环境和服务水平也应不断提高。

医院以自身存在和持续发展为基本目的，追求在保证医疗质量、服从国家价格政策前提下的自我补偿，确保正常运转的同时适度发展。

医院绩效目标的多元化特点，决定了医院绩效应该是政府、社会公众和医院三方的结合。

（2）突出社会效益、兼顾经济效率：医院的公益性，是其组织属性，即不以营利为目的，有关社会公众福祉和利益的医疗机构。医院绩效强调医院的社会效益，就是始终将维护人民健康权益放在首位，医疗资源的公平配置，患者对医疗的平等享用，这些都成为医院绩效的主要评价内容。

同时，医院是一个独立的经济实体，因其公益性的特殊性，政府往往对其医疗价格、服务模式进行管制。因此，为了达到以最低成本获得最大社会效益的绩效目标，成本核算、运营效率、资产运营等关系到医院发展和运营的绩效指标是医院绩效评价必不可缺的内容。

（3）激励与约束相结合：医院是一个提供医疗服务、医学科研、医学教育的主体，对医院的绩效评价，应该给医院设定一个更加优化的愿景，对医院为体现公益、提高效率、便民惠民而采取的举措和成效，通过绩效评价给予更多激励。将医院绩效与资源分配、员工薪酬、聘任、晋升挂钩，就是医院绩效激励的体现。

同时，为了维护医院的公益性，医院绩效通过运营效率、成本核算、费用控制的评价，对医院的运营行为有更多的规范和约束，这也是医院公益性的保证。

2.医院绩效评价的要素　医院绩效评价一般由5个基本要素构成。

（1）目的：医院绩效管理的目的就是医院战略目标的实现。这就要长期绩效与短期绩效的结合、公益体现与经营战略的一致，使医院绩效评价成为政府、社会、医院管理者决策的重要依据。通过绩效考核落实医院定位、加强医疗质量管理、增强经济运营能力、提高患者和员工的满意度，促进医院精细化管理与可持续高质量发展。

（2）内容：医院绩效包括医院的执业活动、医疗质量、服务态度、管理能力、技术水平、工作效率、医德医风等。全面的医院绩效评价是公正反映医院业绩和水平,提高医务人员积极性的必需,医院绩效的内容是医院绩效的核心。

(3)指标:医院绩效的内容通过评价指标来收集、选择,确定医院绩效的相关信息,是实现医院绩效管理的抓手。例如:以患者满意率、员工满意度来反映公众和员工对医院和管理者的感观评价;以治愈率、院内感染率、低风险组病例死亡率等来反映医疗质量;以平均住院日、床位使用率、资产负债率、收支结余等反映运营效率等;以医护比、每百名卫生技术人员科研项目经费等反映医院可持续发展等。

(4)标准:在绩效指标确定后,要明确绩效评价的标准,即参照值或基准值。标准明确了评价所侧重的要素应该达到的水平。这是医院实现目标化和标准化管理、行业公正评价的基础。医院绩效标准的确定应注意不同地区、不同医院的差异,并且应该随着管理水平和医疗技术水平提高而相应调整。

(5)方法:医院绩效评价的方法,主要是信息的采集方法、分析方法,也是保证绩效评价结果可靠准确的关键。随着信息化的发展,以实时信息为基础的医院绩效评价已成为主要方法,加权评分、数据分析、秩和比法(rank sum ratio, RSR)等方法也被广泛应用。

三、医院绩效管理历史沿革与发展趋势

随着社会的发展,医院不断应用科学的管理方法,提高其管理水平和能力。数十年来,绩效管理一直是国内外医院管理者研究和探索的热点。对国内外医院绩效管理的经验进行回顾、总结与梳理,对制定适应我国医疗体制改革和医院发展现状、促进医院健康发展的绩效管理体系有重要的借鉴价值。

1. 国外医院绩效评价历程和借鉴　国际上关于医院绩效评价已开展了许多研究,并建立了成熟的评价框架和模式。

美国是国际上率先实施医院绩效评价的国家。1952 年美国医院评审联合委员会(Joint Commission on the Accreditation of Hospitals, JCAH)成立,1988 年更名为美国医疗机构评审联合委员会(Joint Commission on Accreditation of Healthcare Organizations, JCAHO)。JCAHO 是一个独立的非政府、非营利性评审认证机构,评审对象不仅局限于医院,还包括保健服务、门诊诊所、家庭护理、病理及临床检验等医疗服务机构。其评价体系包括 28 项绩效指标,分为五类:患者护理、员工和服务提供者、环境与安全、组织管理水平、特殊部门需求。美国医疗机构评审更侧重于医疗机构的管理要素而不是技术和设备要素。1998 年,JCAHO 创建分支机构——国际联合委员会(Joint Commission International, JCI),其评审指标分为以患者为中心的相关标准和医疗机构管理的相关标准。以患者为中心的标准包括:可及与连续的医疗护理服务、患者与家属的权利、患者评估、患者的医疗护理、患者与家属的教育;医疗机构管理的标准包括:质量改进的患者安全、员工资格和教育、信息管理。JCI 的宗旨,即通过医疗机构评审,促进医疗质量的持续改进和医疗机构绩效提高,以促进全球卫生保健质量与患者安全的改善。

英国的国家卫生服务体制,以需要为导向,以患者为中心,以国家税收作为单一筹资途径,实行预付总额预算制度。但其在控制医疗提供者诱导需求的同时,始终面临效率低下困扰。因此,侧重医疗质量与服务效率的星级医院评审是英国医院绩效评价的特征。英国由卫生审计和检查委员会(Commission for Healthcare Audit and Inspection, CHAI)以卫生服务监管的角色,对医院进行星级评审。利用卫生部颁布的标准,从患者的角度独立评价医院绩效。9 个关键指标,包括等候时间少于 12 小时的患者比例、被全科医师诊断为癌症患者到专科医院等候时间少于 2 周的比例、财务稳定性、环境清洁情况、员工工作寿命、门诊预约率、首诊等候时间多于 17 周次数、择期入院等候多于 9 个月次数、急诊时间少于 4 小时比例等具体指标。除此之外,还有关注

患者、临床、质量和能力等辅助指标。英国的星级医院评审主要看服务水平，不考虑医院规模大小与技术设备。星级医院评审结果，决定星级医院有自由奖励员工和开展新技术服务的资格，而且根据不同星级医院给予不同的价格梯度。达不到星级的医院将会受到卫生行政部门的严密监管，并限期整改。

澳大利亚的卫生系统绩效评价覆盖整个卫生系统，涵盖了社区卫生服务机构、全科医师和医疗机构。其绩效管理指标体系以高质、高效的医疗和公卫服务为宗旨，强调卫生系统的产出成效。澳大利亚的卫生绩效评价由澳大利亚卫生服务标准委员会（Australia Council on Healthcare Standards，ACHS）负责绩效框架制订和实施。其绩效评价内容主要有：人口健康、初级卫生保健、医疗服务和保健的连续性服务，并重点考核与其相关的卫生服务的投入、产出和结果指标，包括绩效改善、领导与管理、人力资源管理、感染控制、质量改善和员工合格。近年，ACHS 强调服务质量、组织高效和制度程序化的同时，保留较大的弹性空间，使各州医疗机构可根据本身特色使指标更为科学合理。同时，探索将绩效评价结果作为卫生行政部门考核医师和财政拨款的依据。

日本医院质量评审的主要目的是"对医疗机构的功能进行学术性的中立评审"，并根据评审标准，了解被评估医院存在的问题，据此提出相应的改进意见或建议。日本的医院质量评审由医师协会和厚生省成立的医院质量评审研究会组织实施，作为事业单位的第三方评审组织。评审以书面审查和访问审查结合的方式，包括现状调查和自我评估：医院、科室、财务和患者调查表；强调医院在自评基础上提出解决对策，了解医院对自身问题的认知度。同时，评审组织由专门调查员对评估原始数据、自评结果作出自己的客观评估。客观评估的指标包括：医院的宗旨和组织、居民的满意程度、诊疗质量抽查结果、护理服务的适宜性和有效性、患者信任和满意度、医院经营管理的合理性。日本医院质量管理往往根据不同类型、不同规模的医院进行分组评估。

新加坡的卫生服务体系实行公立和私立医疗服务机构并行，并对公立医院进行集团化改组。各医疗集团的所有权属于政府，但管理由各医疗集团自主进行。于是，提高对患者需求的反应性、精确控制运行成本、通过集团内集中招标进行降低成本等，成为新加坡医疗集团绩效考核的主要内容。新加坡医疗集团绩效评价，主要包括服务质量更好、医疗消费较低、运行效率更高、医疗服务更安全四个方面，并以床位周转率、门诊人次、住院人次、平均住院天数、手术人数等作为效率指标，也包括人员培训费用、科研课题与项目、科研资金总量等人力资源绩效指标。

回顾国外医院绩效历程和做法，如下经验值得借鉴：①明确医院绩效评价主体，评价机构得到政府、医院、保险支付方等相关利益方的信赖，使医院评价具有相当权威性；②评价机构制订完整的评价体系框架，其标准和结果都公开透明，并在应用中不断完善改进；③评价标准精简，强调独立性、代表性、灵敏性和可操作性；④以评价医疗质量和服务水平为主要内容，剔除规模、设备技术因素，合理处理医疗事故和差错，避免过于强调"一票否决"等惩罚而使医院隐瞒庇护；⑤医院绩效评估结果与医保支付、财政拨款、医院信誉、医疗价格等挂钩，强调结果应用与持续改进。

2. 我国医院绩效评价实践与进展　随着卫生体制改革的不断深入，我国医院的绩效评价经历了计划管理、医院评审、绩效评价的沿革过程，其中的探索过程、经验总结与教训反思，有一定的实证与研究价值。

新中国成立以来，我国医院普遍实行计划和行政管理体制，虽然有各种医院设置、准入的规章制度，但真正的医院评价体系和绩效管理探索还是在改革开放后才开始的。

以探索医院坚持公益导向、强化内涵建设、提高管理水平、深化公立医院改革、建立现代医院管理制度，为人民群众提供安全、有效、方便、价廉的医疗卫生服务为目的，以政府规划为引导，各卫生行政和办医主体制订适合当地具体情况的医院绩效考核办法，并取得了良好结果。

（1）上海市级医院院长绩效考核：2005 年，上海实施市级医院管办分开改革，成立上海申康医院发展中心,作为政府办医主体,负责 23 家市级医院的重大决策、管理者聘任、考核评估和监管。借鉴国内外医院绩效考核经验,采用专家头脑风暴、德尔菲法研究论证了绩效框架、指标、权重和记分方法。2006 年颁发了《市级医院院长年度绩效考核办法》,在国内最早启动了省市级多家三级医院院长的绩效考核。

上海市级医院院长绩效考核按照强调社会满意、淡化医院经营、兼顾效率和持续发展能力、不能忽视员工对院长的态度和感观的原则,从 5 个维度以百分制方式对指标进行权重设置,定量考核和定性考核衔接、综合医院与专科医院分类考核,效率指标应用人均、床均、每万元资产服务量、每百名卫技人员论文数等指标(剔除规模因素),横向比较与纵向比较结合,最后按照综合得分分为优秀、优良、合格、不合格四个等级(表 16-1)。考核结果与院长年度奖惩挂钩,是医院院长聘任的主要依据,6 年中有多家医院由于定性考核被降级处理,1 家考核不合格的医院管理者甚至受到解聘处理。

表 16-1 2006—2011 年上海市级医院院长绩效考核结果(机构数量和得分)

结果	2006 年	2007 年	2008 年	2009 年	2010 年	2011 年	总计	总分均值
优秀	4	4	4	7	5	7	31	88.57±1.63
优良	7	11	12	9	13	10	62	82.03±2.71
合格	11	8	7	7	6	6	45	76.27±4.87
不合格	1	0	0	0	0	1	2	64.62±14.13

在绩效考核的引导下,上海市级医院绩效指标改善明显:患者满意度持续上升,万人问卷满意率从 94% 上升到 95.5%,比全市平均分高出 2.64 分;质量管理年的医疗和护理质量 5 年平均得分,从过去低于全市三级医院变为连续 5 年高于全市三级医院平均水平;市级医院的 6 年门急诊与出院均次费用的增幅分别为 3.01% 和 3.96%,低于全市三级医院平均水平(6.34% 和 5.38%);平均住院天数从 16.09 天下降到 9.09 天,业务量良性增长,学科人才与临床科研水平进步明显,绩效考核的引导和杠杆作用得到理想实现。

(2)北京市属医院绩效考核:2012 年 3 月 9 日,北京市医院管理局在成立后的首次工作部署大会上,发布了《市属医院年度绩效考核办法》,对市属 21 家公立医院进行绩效考核。

北京市属医院绩效考核的指标体系由定量指标和定性指标两部分构成,定量指标 70 分,定性指标 30 分。定量指标主要包括社会满意度、管理力度、运营效率和发展态势 4 个维度,其中一级指标占 60%,包括第三方社会满意度调查、预约就诊率、医疗纠纷发生率、人均费用控制率等 11 项指标;二级指标占 40%,包括药占比、低风险组病例死亡率、每职工日均门急诊人次、每百名卫技科研项目经费等 15 项指标。定性指标包括办院方向、医院文化建设等维度,对定性指标发生问题的医院,扣除相应分数。考核结果分为 A、B、C、D 四个等级,如发生重大安全生产事故、重大责任事故、群体违法违纪案件,将被一票否决,绩效考核即为不合格。

北京市属医院绩效考核也按照医院性质进行分类考核,纵向比较为主、横向比较为辅的多重比较,院长和党委书记的捆绑考核,并应用实时监控、动态调整、领导约谈制度,使医院绩效考核成为医院管理的有效手段。

(3)深圳市属医院目标管理绩效考核:2011 年 3 月,深圳市卫生与人口计划生育委员会与各市属医院签订《综合目标管理责任书》,明确卫生行政部门与公立医院双方的责任和义务,确定医院公益性、社会责任、持续发展、成本效益、优质服务和员工激励等六大综合目标管理的考核指标,每年进行一次绩效考核。

深圳市属医院目标管理绩效考核,明确要求各医院到 2015 年,专科门诊占门诊总量 70% 以上,对基本医疗业务标准化、基本药品使用率、自费药物控制率、药占比、平均住院天数、医师日均门急诊量都有目标要求；政府指定任务、社会突发救治、公共卫生责任都必须达到规定要求；教学计划、科研产出、成本核算、费用控制等都有量化比较；员工对分配制度、福利待遇等满意度放进绩效目标。

深圳市卫生行政部门与市属医院目标责任书5年一签，逐年考核，结果分为A、B、C、D、E五级。考核结果与团队奖励、绩效工资、干部聘任挂钩。达不到绩效目标的医院会受到提醒注意、黄牌警告，管理者将被交流轮岗、解除聘用合同。

（4）海南省第三方评鉴医院绩效考核：2008年4月，海南医院评鉴暨医疗质量监管中心（简称评鉴中心）成立。海南省卫生行政部门以委托、授权方式，由评鉴中心对医院进行评估与监管，探索第三方专业化管理。

海南评鉴中心以PDCA质量循环理论为基础，融合多重质量管理工具，包括质量标准化、质量指标系统、全面质量管理、根本原因分析、结构过程结果（structure-process-outcome，SPO）绩效评价。借鉴JCI和ISO质量认证体系，对不同类型、不同级别的医院，制订相应的管理与服务、临床质量、医技、护理、放射、院内感染控制等指标，然后在培训、指导的基础上，逐年进行多轮全省46家医院的绩效评价，按每个项目的达标率，计算出参评医院的平均分，进行比较和排序。

海南评鉴中心的实践说明，以第三方绩效评价的"政事分开"探索，构建医院绩效评价长效机制，对提高评价客观公平性、培养医院内部质量控制能力有积极意义。经过两轮评价，二级医院和三级医院的达标率分别从66.7%和72.7%上升到100.0%，优良率则分别增长13.6%和33.3%，医院的公益性、质量和服务水平、床位周转率和平均住院天数都有显著变化。

（5）国家三级公立医院绩效考核：2015年12月，国家卫生和计划生育委员会、人力资源社会保障部、财政部、国家中医药管理局联合印发《关于加强公立医疗卫生机构绩效评价的指导意见》。2019年1月，《国务院 办公厅关于加强三级公立医院绩效考核工作的意见》正式出台，并于2019年6月发布《国家三级公立医院绩效考核操作手册（2019版）》，三级公立医院正式进入"国考时代"。2020年在2019年的基础上，先后修订形成《国家三级公立医院绩效考核操作手册（2020版）》《国家三级公立医院绩效考核操作手册（2020修订版）》。截至2021年底，全国已开展完成了对三级公立医院2018年度和2019年度两轮绩效考核工作。此外，2019年国家卫生健康委办公厅与国家中医药管理局办公室联合发布《关于加强二级公立医院绩效考核工作的通知》，明确指出将在2020年启动全国二级公立医院绩效考核工作。

新版国家三级公立医院绩效考核指标体系（2020修订版）共包含一级指标4个（医疗质量、运营效率、持续发展、满意度）、二级指标14个（功能定位、质量安全、合理用药等）、三级指标55个（出院患者手术占比、出院患者微创手术占比、出院患者四级手术比例等），并新增指标一个（重点监控高值医用耗材收入占比）。此外，55个三级指标由50个定量指标与5个定性指标两部分构成，其中26个指标为国家监测指标。具体来看，国家监测指标中，15个指标由国家卫生健康委信息系统自动生成，9个指标由财务年报系统获取，2个指标由医院填报。

首先，通过满分为1 000分的26项国家监测指标对医院进行绩效考核，得出医院具体分数。其次设定排名区间，每个排名区间设定一定比例，并根据参与"国考"的医院总数计算每个排名区间的医院数量，最后结合"国考"分数排名由此确定每家三级公立医院绩效考核的结果，即考核等级。考核等级大类划分为A、B、C 3种，细分则为A++、A+、A、B++、B+、B、C++、C+、C 9种（表16-2）。

通过对三级公立医院开展绩效考核并将考核结果与医院接受的财政补助、等级评审等挂钩，促使医院重视内部运营管理、回归公立医院公益属性，走精细化管理与高质量发展道路。

总之，医院在政府规划引导下，明确功能定位，以长效的绩效评价替代脉冲性的等级评审，改变我国长期以政府评审为主要手段，医院被动应付的局面，使绩效管理成为医院坚持公益、提高水平、持续发展的管理导向和激励杠杆。

表16-2 三级公立医院绩效考核评价等级

等级	排名区间
A++	<1%
A+	1%～<10%
A	10%～<20%
B++	20%～<35%
B+	35%～<50%
B	50%～<75%
C++	75%～<85%
C+	85%～<95%
C	95%～100%

3. 医院内部绩效考核的发展趋势 医院内部绩效考核是对科室和员工的绩效考核。注意医院、科室、员工三级绩效考核体系的构建,将考核延伸到具体过程中。而科室作为医院内部绩效考核体系的中心环节,将直接影响医院战略规划的落实、学科建设、医疗质量、成本核算等医院业绩。

(1)医院内部绩效考核的原则:

1)分步实施原则。医院推行绩效分配,先是制定医院绩效分配方案,开展绩效考核,实施绩效分配方案定期动态调整。

2)分层评价原则。医院内部绩效考核一般分成对科室整体的绩效考核和对员工的个人绩效考核两个层面。医院对科室整体绩效考核多采用目标管理、关键指标考核、院科二级目标责任制、科室成本核算等。医院对员工的个人绩效考核,实际上是科室内部的绩效考核和科室内部的二次分配,表现为两种模式:①医院对科室的绩效考核指标中包括对员工个人的评价指标;②医院直接对员工的年度考核。

周边绩效理论:认为员工绩效不单单与个人有关,还与组织有关,包括沟通能力、人际关系、领导能力等。因此,在内部绩效考核中,往往要评估临床科室之间、临床与医技科室之间、一线与职能科室之间的配合情况,将其他科室评估形式作为内部绩效考核的重要内容。

目标期望关联理论:强调医院内部绩效考核以医院目标任务的科学分解为基础,医院的战略目标最后一定要与员工期望有机结合而成为员工的个人目标。因此,必须通过组织与员工的沟通、员工岗位分析,使员工对责任、劳动强度、承担风险程度的考量定级有清晰认识,并将其作为科室和员工绩效考核的内容。

薪酬业绩关联理论:认为薪酬分配是医院内部绩效考核的直接表达形式,对于医院绩效的持续改进起到激励作用。强调业绩是报酬的依据,薪酬是对业绩的认可。

(2)医院内部绩效考核方法与指标:医院内部绩效考核方法众多,常用的有目标管理法、关键指标评价、360°绩效评价系统、平衡计分法等。一般都是根据医院内部科室现有管理基础、指标易得性和准确性判断,选择适合和可操作的绩效考核方法。

在指标体系确定的基础上,常根据科室的不同情况,分类进行医院内部科室的绩效考核,如分为手术科室、非手术科室、医技科室、职能科室分别构建指标体系。根据不同科室特点,设置相关指标,力求体现工作量、工作效率和工作质量的平衡与结合。

医院内部绩效考核与医院绩效评价一样,在指标确定后,按照导向原则和管理者目标意志倾向,给整个绩效考核体系进行权重设置。

表16-3为某综合医院手术科室内部绩效考核体系,它从财务绩效、质控绩效、运转绩效、拓展绩效四个维度,分别制订相关的关键指标,然后确定其权重,进行量化绩效考核。

表16-3 综合医院手术科室内部绩效评价体系

指标分类	财务绩效	质控绩效	运转绩效	拓展绩效
评价指标	门诊收入	医疗质量投诉率	门诊人次	科研立项数
	门诊均次收入	医疗赔(补)偿款	出院人次	科研经费数
	门诊结余	每出院人次赔(补)偿款	手术台次	发表论文数
	门诊均次结余	赔(补)偿占收入比例	3类以上手术比例	人均科研立项数
	住院收入	均次投诉赔(补)偿款	手术实际-额度比	人均科研经费数
	每住院人次收入	医师人均投诉数	床位使用率	人均发表论文费
	每床位住院收入	医师人均赔(补)偿款	床位周转次数	门诊人次增长率
	住院结余	3日确诊率	患者平均住院日	住院人次增长率
	每住院人次结余	门诊与出院诊断符合率	平均待手术天数	手术台次增长率
	每床位住院结余	手术前后诊断符合率	医师人均门诊人次	收入增长率
	总业务收入	治愈好转率	医师人均出院人次	结余增长率
	总业务结余	手术并发症发生率	医师人均手术台次	市外患者比例
	结余占收入比例	院内感染发生率		省外患者比例
	医师人均业务收入	病历检查平均分		
	医师人均业务结余	病历甲级率		
	药品占收入的比例	危重症患者抢救成功率		
分值(分)	48	48	36	39
权重	0.2	0.3	0.3	0.2

第二节 医院绩效的框架与指标

医院绩效应该是由一系列相互联系、相互补充、相互制约的指标构成。指标体系要达到重点明确、控制力强、操作简单的目的。于是,绩效目标、框架设计和指标选择成为要点。

一、绩 效 目 标

目标是一个医院在未来一段时间内要实现的目的,是医院行动的指南。因此,医院绩效管理体系必须与医院发展战略相一致。绩效管理的第一个环节——设立绩效目标,就应将医院的整体战略目标分解到各个层次,形成具有一致性的个人目标、部门目标和医院战略目标。

1. 确定医院战略目标 医院的战略目标即医院远景目标,是医院办院宗旨、医院价值、使命感和医院实力的综合体现,必须具有现实性和前瞻性。

2. 确定医院短期目标 即医院、科室和职工在一定时期内所要达到的具体目标。短期目标须清晰适用,注重激励性和实现性相结合。可分年度制订,包括医疗、教学、科研、人才等多方面。如医疗指标:门诊量、出院人数、手术量、平均住院日、病床使用率等;教学指标:教学任务、教学秩序、教学质量等;科研指标:发表论文专著、科研项目、学术地位等;人才建设指标:培养人才数、进修人员数等。

3. 确定科室目标和个人目标 科室目标是医院总目标的分解,需要更具体更准确,由科室负责人根据医院总目标有关项目,结合本科室职责,跟相关科室协调,与管理者共同制订。个人目标则由每位职工根据本人所在科室的目标项目,结合自己的职责,与科室负责人共同确定。

在绩效管理体系中,设立精确、客观的绩效目标是一个棘手的问题,通常采用两种方法来尽量保证绩效目标的客观准确性,一种是以上期的业绩表现作为下期绩效目标的基础;另一种是采用他人的业绩作为依据,即"相对业绩比较"。但不管采用何种方法,必须进行充分的沟通,尽可能避免方法的缺陷对实际工作的影响,能前瞻性地发现并解决问题。

二、医院绩效评价体系框架

医院绩效评价的主体不同、评价角度差异,决定了评价指标、评价方法的不同。这种医院绩效评价思路的体现,就决定了评价体系和框架。

1. 体系框架设计的原则 把握绩效的原则,是使绩效体系框架达到绩效管理目的的主要保证,是该绩效评价准确定位的体现。

(1)导向原则:医院绩效管理是医院绩效评价主体意志的体现,决定了整个绩效体系要求医院达到的总体目标,并决定从医院科室到个人的行为目标。突出社会效益,兼顾经济效益,医疗、教育、科研、预防、保健等方面的全面评估,都是通过体系和框架设计,引导医院和员工以绩效为导向保证政府和医院目标的实现。

(2)SMART 原则:即绩效框架和指标体系的设计要符合具体的(specific)、可衡量的(measurable)、可实现(attainable)、相关性(relevance)、时限性(time-based)五项标准。按此原则设计的医院绩效,是其可行性和可操作性的保证。

(3)客观、公正、公开的原则:医院绩效的客观性,就是评价标准和评价组织要客观。对各个医院、各个岗位的评价指标和标准要公开,对所有评价对象和员工的考核应该一视同仁。如此绩效评价,其结果才能被大家所接受,由此考核与薪酬、分配挂钩才会被认为是公平公正的。

(4)简便易操作原则:医院绩效评价框架和指标设计应简便和容易操作,才能使被评价对象能明确目标和标准,才易于考核和管理人员实施,更能使绩效评价效率提高,用最少的人力、精力即能达到良好结果的保证。

2. 框架和体系设计的方法 根据考核主体的思路和目标,应用多种研究方法,对医院绩效的维度和内容予以确定,以形成相互联系、相互补充、相互制约、简便易操作的框架体系。常用的研究方法有以下几种。

(1)文献荟萃分析:根据绩效评价主体和管理者的需求,进行相关文献检索,围绕主题和目标,将文献汇总,梳理评价思路和维度,整理后提供给决策者参考。

(2)专家咨询和头脑风暴法:以政府或医院管理者的绩效评价思路,对绩效评价框架可能涉及的维度和内容,编制结构式调查问卷,或召集专家进行头脑风暴法的讨论,经汇总分析后形成框架和体系。

(3)德尔菲法:常用于医院绩效框架内容、指标及其权重的测算,也可以在绩效框架确定后,编制成结构式调查问卷后用德尔菲法进行调查性征求意见,并分析绩效内容的管理导向,进行和绩效目标的匹配度分析。

3. 医院绩效评价的框架设计 在总结相关文献、咨询管理者和专家学者、进行现场调研后,形成一套较为系统的框架体系,其往往是由多维度、根据简便易得原则筛选的若干个指标所构成。例如:上海市级医院院长绩效考核框架即为 5 个维度、12 个目标的框架体系(表 16-4);国家三级公立医院绩效评价指标框架(2020 修订版)即为 4 个一级指标、14 个二级指标、55 个三级指标与一个新增指标的框架体系(表 16-5)。

表16-4　上海市级医院院长绩效考核框架

维度	内容	绩效目标
1. 社会满意	反映群众和患者要求	1. 患者对医疗服务满意 2. 医疗费用、药占比适宜 3. 质量较优
2. 管理有效	反映医院运行效率水平	4. 人均工作效率高 5. 床位利用和周转效率高 6. 医院控制成本、补偿能力强
3. 资产运营	反映医院资产服务效率	7. 资产使用和周转效率高 8. 国有资产保值增值适宜
4. 发展持续	反映医院发展创新能力	9. 专业技术人员学历结构合理 10. 医院科研水平较高 11. 一定的教学工作量
5. 职工认可	反映员工对管理者要求	12. 职工满意度

表16-5　国家三级公立医院绩效评价指标框架（2020修订版）

一级指标	二级指标	三级指标	指标性质
一、医疗质量	（一）功能定位	1. 门诊人次数与出院人次数比	定量
		2. 下转患者人次数（门急诊、住院）	定量
		3. 日间手术占择期手术比例	定量
		4. 出院患者手术占比▲	定量
		5. 出院患者微创手术占比▲	定量
		6. 出院患者四级手术比例▲	定量
		7. 特需医疗服务占比	定量
	（二）质量安全	8. 手术患者并发症发生率▲	定量
		9. Ⅰ类切口手术部位感染率▲	定量
		10. 单病种质量控制▲	定量
		11. 大型医用设备检查阳性率	定量
		12. 大型医用设备维修保养及质量控制管理	定性
		13. 通过国家室间质量评价的临床检验项目数▲	定量
		14. 低风险组病例死亡率▲	定量
		15. 优质护理服务病房覆盖率	定量
	（三）合理用药	16. 点评处方占处方总数的比例	定量
		17. 抗菌药物使用强度（DDDs）▲	定量
		18. 门诊患者基本药物处方占比	定量
		19. 住院患者基本药物使用率	定量
		20. 基本药物采购品种数占比	定量
		21. 国家组织药品集中采购中标药品使用比例	定量
	（四）服务流程	22. 门诊患者平均预约诊疗率	定量
		23. 门诊患者预约后平均等待时间	定量
		24. 电子病历应用功能水平分级▲	定性

续表

一级指标	二级指标	三级指标	指标性质
二、运营效率	（五）资源效率	25. 每名执业医师日均住院工作负担	定量
		26. 每百张病床药师人数	定量
	（六）收支结构	27. 门诊收入占医疗收入比例	定量
		28. 门诊收入中来自医保基金的比例	定量
		29. 住院收入占医疗收入比例	定量
		30. 住院收入中来自医保基金的比例	定量
		31. 医疗服务收入（不含药品、耗材、检查检验收入）占医疗收入比例▲	定量
		32. 辅助用药收入占比	定量
		33. 人员支出占业务支出比重▲	定量
		34. 万元收入能耗支出▲	定量
		35. 收支结余▲	定量
		36. 资产负债率▲	定量
	（七）费用控制	37. 医疗收入增幅	定量
		38. 门诊次均费用增幅▲	定量
		39. 门诊次均药品费用增幅▲	定量
		40. 住院次均费用增幅▲	定量
		41. 住院次均药品费用增幅▲	定量
	（八）经济管理	42. 全面预算管理	定性
		43. 规范设立总会计师	定性
三、持续发展	（九）人员结构	44. 卫生技术人员职称结构	定量
		45. 麻醉、儿科、重症、病理、中医医师占比▲	定量
		46. 医护比▲	定量
	（十）人才培养	47. 医院接受其他医院（尤其是对口支援医院、医联体内医院）进修并返回原医院独立工作人数占比	定量
		48. 医院住院医师首次参加医师资格考试通过率▲	定量
		49. 医院承担培养医学人才的工作成效	定量
	（十一）学科建设	50. 每百名卫生技术人员科研项目经费▲	定量
		51. 每百名卫生技术人员科研成果转化金额	定量
	（十二）信用建设	52. 公共信用综合评价等级	定性
四、满意度	（十三）患者满意度	53. 门诊患者满意度▲	定量
		54. 住院患者满意度▲	定量
	（十四）医务人员满意度	55. 医务人员满意度▲	定量
	新增指标	重点监控高值医用耗材收入占比	定量

资料来源：《国家三级公立医院绩效考核操作手册（2020修订版）》

注：▲指国家监测指标

医院绩效的框架体系，首先必须明确评价对象，如公立医院或非营利性医院。其次要明确是对医院的绩效评价或是对医院管理者的绩效评价，要兼顾政府、社会和医院多个评价主体的多个绩效维度。医院绩效评价体系与卫生行政部门的医院评审、医院监管等相比应各有侧重，但总体应该有机结合、导向一致。医院绩效评价体系要适度协调卫生事业发展、人民群众多层次多样化需求和医院及医务人员的积极性，要软件和硬件并举、社会效益和经济效益并重。

三、医院绩效评价指标

在反映医疗质量、服务效率、资产效率的众多指标中，如何选择绩效评价指标，构建科学合理的指标体系，是医院绩效评价的关键，其选择原则和方法至关紧要。

1. 指标选择原则

（1）科学性：医院绩效指标的选择、数据的收集与分析应该以医院管理的科学理论为指导，指标不仅要能客观反映被评价对象的实际情况，如质量、能力和水平。还要定义清晰、概念确切，有切实的内涵和外延。

（2）系统性：医院绩效评价的指标体系要尽可能覆盖被评价对象工作的全过程，既要体现其工作的结果，又能对其工作的主要环节作出客观评价。

（3）导向性：医院绩效评价体系的目标就是对医院管理工作进行规范，具有明显的导向和监控作用。指标的选择一定要追求绩效最佳，最后产生的结果与医院发展目标、医院持续发展目标是一致的。

（4）通用和易得原则：医院绩效指标应尽量选择通用的指标，非必要时尽量避免自创指标。应选择年报、信息系统实时采集等能准确获得的指标。要充分考虑实施评价的成本和指标可得性。指标统计计算应简便易行，各项数据能标准化、规范化。评价过程利于掌握和操作，以保证评价结果准确可靠。

（5）独立和灵敏原则：医院绩效应具有代表性。选择指标力求是最大程度的相应内涵体现，每个指标都具有独立的信息，互相不能替代，争取以尽可能少的指标较全面系统地反映医院的综合绩效。指标应该有一定的区别能力，即指标结果有一定的波动范围，使其反应灵敏度相对较高。

2. 指标筛选的方法　常用的绩效指标筛选方法有以下几种。

（1）专家咨询法：采用匿名方式，函询或头脑风暴，让专家根据绩效评价目标和对象提出评价指标，然后将他们意见综合、整理、归纳，再反馈给各个专家，供他们再次分析判断和选择。如此多轮反复，在意见趋于一致的基础上设定指标。

（2）统计量：对一些医院绩效的常用指标，对拟被评价医院的统计数据进行分析，根据其基本统计量来判断该指标的评价意义和灵敏度，供指标筛选参考。

（3）聚类分析法：从医院绩效指标的代表性角度，先把指标归类，再从每一类具有相近性质的多个指标中选择经典指标，以替代原来的多个指标，以减少指标重复信息对评价结果的影响。

（4）假设检验法：在对多个评价对象有一定差异的情况下，往往会先给予一个假设分组，然后在两组或者多组间，对指标逐个进行比较，选择那些有统计学意义的指标。

（5）回归方法：在选出一定候选指标的基础上，以这些指标为自变量，以专家评分或者分组的数据为应变量，进行多重线性回归或 logistic 回归分析，挑选出有统计学意义的指标。

（6）其他筛选方法：如应用因子分析法，从指标的独立性角度寻找每类指标的典型指标；用变异系数法，从指标的敏感性角度，挑选变异系数最大的作为评价指标等。

3. 绩效指标的论证　当根据指标选择原则和方法，确定了评价指标体系后，一般应用专家论证和模拟论证两种方法进行指标论证。

（1）专家论证：将包括多个维度、若干个指标的体系建成后，以结构式问卷的方式咨询专家意见，对专家意见中较为集中的意见，包括指标数据来源、指标结果公平性、指标基准确定、指标获得渠道、指标统计处理方法等，进行归纳汇总后再次修正。

（2）模拟论证：按照经筛选获得的指标体系，对评价对象进行现有数据的模拟评价。根据模拟评价结果，分析出其影响因素、可行性、准确性、偏差原因，并进行相应调整。

4. 医院绩效评价指标的权重 医院绩效评价指标和对象确定后，其绩效权重的确定，包括各定量指标在整个指标体系中的权重和定性指标在整个绩效结果中的权重的确定，以及绩效评价操作要点的掌握，都是医院绩效评价理想结果的关键。

（1）绩效指标权重的确定：在一个全面的、由众多指标构成的绩效评价体系中，各项内容和每个指标权重的确定，决定了整个绩效评价结果的导向。绩效体系设计者通常都让强化主导的内容或指标权重较大，兼顾和弱化导向的内容和指标权重相对较小；对导向性明显而灵敏度较差的指标权重相对较大，而灵敏度较高的相对权重较小。医院绩效评价体系的权重设定，是政府、医院管理者等评价主体绩效导向和管理意志体现的重要手段。例如：上海市级医院院长绩效考核体系中，以强化社会满意、兼顾管理效率和持续发展、弱化资产运营、不能忽视职工对院长的态度为主导，其指标权重的设计充分体现了这一导向和意志（表16-6）；国家三级公立医院绩效考核（2020修订版）中26个国家监测指标满分为1 000分，使用层次分析法测算各级指标权重，医疗质量、运营效率、持续发展、满意度评价4个维度的分值比例约为4∶3∶2∶1（表16-7）。

表16-6　上海市级医院院长绩效考核的权重

方面	目标	指标	权重
社会满意（50）	服务满意（18）	1. 卫生服务系统万人问卷得分	18
	费用适宜（12）	2. 次均门急诊费用	5
		3. 每出院人次平均费用	5
		4. 药占比（药品收入占医药收入比例）	2
	综合质量（20）	5. 上海市医疗、护理质量督查打分	20
管理有效（17）	人力效率（6）	6. 每医师门急诊人次	2
		7. 每医师出院人次	3
		8. 每医师手术人次	1
	床位效率（6）	9. 平均住院床日	6
	成本效率（5）	10. 医疗成本费用率	3
		11. 万元业务收入能耗支出	1
		12. 万元医疗收入卫生材料支出	1
资产运营（6）	资产效率（4）	13. 单位国有资产提供的服务量	3
		14. 流动资产周转率	1
	国资状况（2）	15. 国有资产保值增值率（扣除客观因素）	2
发展持续（19）	职工结构（2）	16. 卫生技术人员学历结构指数变化	2
	科技创新（15）	17. 每百名卫技人员科研项目经费	3
		18. 国家级高层次科研项目数	4
		19. 每百名卫技人员获得科研奖励数	4
		20. 每百名卫技人员统计源期刊论文数	4
	教学任务（2）	21. 每百名卫技人员带教实习本科生数	1
		22. 每百名卫技人员指导研究生数	1
职工认可（8）	职工认可（8）	23. 职工满意度	8

表16-7　国家三级公立医院绩效考核之各项国家监测指标分数情况

监测指标	满分
4. 出院患者手术占比▲	100
5. 出院患者微创手术占比▲	20
6. 出院患者四级手术比例▲	100
8. 手术患者并发症发生率▲	35
9. Ⅰ类切口手术部位感染率▲	35
10. 单病种质量控制▲	20
13. 通过国家室间质量评价的临床检验项目数▲	30
14. 低风险组病例死亡率▲	35
17. 抗菌药物使用强度（DDDs）▲	25
24. 电子病历应用功能水平分级▲	30
31. 医疗服务收入（不含药品、耗材、检查检验收入）占医疗收入比例▲	30
33. 人员支出占业务支出比重▲	30
34. 万元收入能耗支出▲	20
35. 收支结余▲	50
36. 资产负债率▲	30
38. 门诊次均费用增幅▲	30
39. 门诊次均药品费用增幅▲	20
40. 住院次均费用增幅▲	40
41. 住院次均药品费用增幅▲	20
45. 麻醉、儿科、重症、病理、中医医师占比▲	20
46. 医护比▲	20
48. 医院住院医师首次参加医师资格考试通过率▲	40
50. 每百名卫生技术人员科研项目经费▲	100
53. 门诊患者满意度▲	40
54. 住院患者满意度▲	40
55. 医务人员满意度▲	40
总分	1 000

注：▲指国家监测指标。

医院绩效评价体系中各维度和内容的权重确定后，要分解为各指标的权重。目标表达只有一个指标时，该指标权重为对应目标内容的权重；目标表达存在多个指标时，如各指标的重要程度较接近，各指标平分对应目标内容的权重；多个指标表达的重要程度有阶梯排序的，按重要性等差确定权重等差。

医院绩效评价指标权重确定后，也应通过专家咨询和数据模拟测试的方法进行论证，并根据咨询和模拟结果进行权重调整。

（2）医院绩效评价的操作要点：①医院绩效评价指标及其权重确定后，首先应该根据公平、公正的原则，将指标体系，包括权重、标准、评价方法都告知被评价对象，以此逐层制订、培训、评价绩效计划，达到关注绩效、正向引导的理想目的。②医院绩效评价要注意横向与纵向结合，定性和定量结合。③不同类别医院、科室的参照标准有所差异。④应用增长率或下降率比较，人均、床均或每万元资产的产出量比较等方法，需剔除规模、资产等影响因素。⑤不同考核内容加分或减分到达满分或零分后即不再加减，以达到综合平衡，避免"一俊遮百丑"的失衡结果。

医院绩效评价主体应注意绩效评价结果反馈，并根据国家和行业的发展形势、医院绩效变化趋势，在保持绩效评价体系相对稳定和刚性的同时，适时调整评价指标和权重，使永恒改进成为不断提高绩效结果的宗旨。

第三节　医院绩效评价模式

在医院绩效评价的目标、原则及其相应理论指导下，形成了多种医院绩效评价指标体系，并在实践应用形成了多种医院绩效的评价模式。

一、目标管理模式

该模式由医院的行政管理或办医主体，以目标责任书形式提出管理目标，然后定期考核。该模式曾被作为我国事业单位管理最常用的工作考评方法。该评价模式具有管理目标明确，对单个医院个性化管理的特点，但也存在目标结果指标过于单一、全面性综合不够、过程管理缺乏等不足。

应该将目标管理模式和其他评价方法相结合，将目标管理模式的关键环节以绩效评价为指标进行量化和细化，构建以目标为导向的医院绩效评价体系是其发展方向。目标管理模式的要点是绩效目标与医院发展战略的一致性，目标评价实现的真实性和可靠性，以及目标评价对整个医院绩效提高的影响力和促进作用。

二、关键绩效指标法模式

目前应用较为广泛的医院绩效评价模式为关键绩效指标法（key performance indicator，KPI）模式。关键绩效指标法模式就是把医院的评价简化为几个关键指标的考核，把医院绩效的关键指标进行标准比较。在一定程度上，关键指标就是目标管理法与帕累托定律的有效结合。

关键绩效指标法模式的优点是标准明确，易于评价，通过内部流程关键参数的设置、取样、计算、分析，来衡量绩效的一种目标或量化管理指数，可明确各部门职责，做好绩效管理。关键绩效指标法模式的缺点是标准制定难度较大，对指标的具体性、可衡量、可实现、相关性和时限性的要求较高。

医院绩效的关键指标法应用主要有以下几种。

1. 经济、效率、效益模式　即"3E"评价标准：经济标准要求投入成本最小化，尽可能减低成本；效率标准要求在既定的投入水平下产出水平最大化；效益标准强调产出最终对实现组织目标的影响程度，在此评价下，医院表现为强调医疗质量、社会效果和公众满意度。近年来，有学者对医院的"3E"评价引入"公正""公平""反应性"等理念。

2. 社会效益和经济效益结合模式　医院的社会效益，强调社会责任和社会敏感性，也包括医疗费用控制、服务态度等，更包括医院的服务量和服务质量。同时必须兼顾经济效益、资产运营、工作效率等，并将它们作为医院评价的关键指标。

3. 优质低价导向模式　医院管理目标是实现国民人人享受基本医疗和公共卫生服务，而医疗资源的有限性，决定了如何让医院用较低廉的费用提供较优质的服务，满足患者对基本医疗的需求，就是"优质低价"。政府为了达到对医院的有效调控和指导，有效激励与制约，以优质低价为导向，社会效益与经济效益相结合，以医疗质量和费用控制等指标来比照同类医院，并作质量与价格的相关性分析，以达到医院有效管理的目标。

三、平衡计分卡模式

平衡计分卡(balanced scorecard,BSC)是由哈佛商学院 Robert 推出的一个战略管理、业绩评价模式,是将组织战略目标逐层分解转移为各种具体的相关平衡的绩效评价指标,并对这些指标的实现状况进行不同时段的评价,为战略目标的完成建立其可靠的执行基础。

医院绩效评价平衡计分卡的应用,是以医院绩效信息为基础,将医院社会效益与经济效益结合,效益、效率与成本结合的战略目标,与科室、职能部门的绩效驱动因素结合,动态实施各部门目标的管理系统,制订与目标紧密联系的、体现科室和部门绩效提高的服务量、服务质量和财务指标。

平衡计分卡由财务、客户、内部管理流程、学习与成长四个维度组成,四个维度相互关联、相互贯通而组成一个管理整体(图 16-2)。

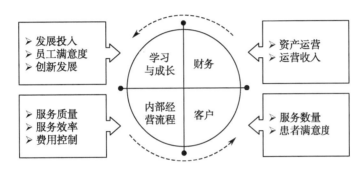

图 16-2　基于平衡计分卡的医院绩效评价框架

平衡计分卡在医院绩效评价中的应用,主要是非财务指标量化,尤其是学习与成长维度,要通过员工学历结构、科研成果、SCI 论文等影响因子的量化后才能应用,而其代表性、灵敏性都会影响该绩效评价模式的应用结果。

四、时间空间二维判断模式

二维判断就是从时间和空间两个方面考查医院的变动情况:时间,是一段时期内医院连续成长的速度和质量;空间,是正确反映医院在本地区医疗行业时点状态所处的地位。

二维判断的绩效原理和方法为:在确定相关指标状态值及标准分值基础上,测算评价前 3 年或 5 年医院各标准的平均数值,确定平衡值,然后根据医院在评估期各项指标的实际值,测算医院在本地同行业的比较得分,以确定空间地位;同时纵向比较与前三年平均值的比值,确定评价期内的成长状态。将各指标的比值加总得出综合成长指数,从整体上反映医院的发展状况。

二维判断法的方法优点在于:以评价前的 3 年或 5 年指标数据为依据,尊重了医院发展的连续性,时点评估与动态评估合为一体;反映医院在地区行业上的地位,有横向比较和趋势导向的作用。但二维判断法对庞大信息要求较高,而且也有基数确定困难等问题:如以本医院基数为标准,有"鞭打快马"的不公平性质疑;如以地区行业的均数为基准,又往往忽视了各医院的特殊性,带来平衡上的问题。

五、以资源消耗为基础的相对价值比率绩效考核模式

以资源消耗为基础的相对价值比率是衡量医师提供服务和程序时花费的资源投入的相对水

平指数,以非货币单位计价,是医师工作投入、专业培训的机会成本以及每个专业的相关实践成本的函数。它是由美国哈佛大学萧庆伦团队在二十世纪八九十年代末因美国医疗服务费用过快增长、非必要的医疗服务项目过多造成医疗实际效率低下等背景研究开发,旨在通过调查医师服务资源投入成本,开发可靠有效的方法来测量基于资源的相对值,并为专业医师进行服务提供,用以评价医务人员劳动价值的工具。

公式如下:

$$RBRVS = (TW)(1 + RPC)(1 + AST)$$

其中 TW 表示医师总工作量的相对值,RPC 表示相对专业实践成本的指数,AST 表示专业培训机会成本的摊销价值指数来量化医师服务的资源成本。通过取代传统以收费项目为基础的支付办法,合理分配医疗资源,控制医疗费用的无效支出。

RBRVS 的优点在于:注重单个诊疗项目的劳务价值,激发员工内生动力,专注自身劳务技术水平的提高;有效规避了药品、奖金与收入挂钩的现象,转变为多劳多得、多优多得的局面;同时也较好地定量评估了医务人员工作量。

RBRVS 的缺点在于:首先过于注重单个诊疗项目的成本和收益,而忽视整体学科的协同和发展;其次未考虑服务质量,既不包括服务的产出,也不包括健康的结果;且成果预算制仅衡量资源投入,未考虑此支付体系的社会效益。

本章小结

医院绩效管理指医院相关利益者,从社会效益、经济效率、医疗服务公平性和可及性、医疗质量、成本费用、医院发展等多维度对医院总体效益和业绩的分析。本章主要介绍了医院绩效管理概念、内容和特征,医院绩效管理历史沿革与发展趋势,医院绩效评价体系框架,医院绩效评价指标以及医院绩效评价模式等内容。

思考题

1. 试分析企业绩效管理与医院绩效管理的共同点与不同点。
2. 阐述国家三级公立医院绩效考核的框架和指标导向。
3. 请谈谈你对医院绩效评价模式的理解。

（王 珩）

第十七章　医院经济管理

医院经济管理不仅直接影响医院的生存和发展,也是医院在市场竞争中处于不败之地的重要基础和根本保障。有效地进行经济管理,对于增强医院竞争力、提高医院管理水平、更新医院管理理念、保障医院健康发展具有重要意义。进行有效的经济管理,必须深入了解医院经济管理的内容、特点及规律,掌握医院经济管理的方法,从实际出发强化医院经济管理、规范医院行为,提高医院运行效率,促进医院效益不断提升。

第一节　医院经济管理概述

一、医院经济管理概念与内涵

医院通过开展一系列作业活动形成最终的医疗服务,在消耗医疗资源的同时也产生医疗价值。传统的医院经济管理仅强调医院的成本管理,即降低成本和控制成本,"低成本"成为医院经营管理的重要目标。但是患者来医院不是购买医院提供的所谓"低成本"服务,而是满足自身的健康需求。因此,医院把握和满足患者需求的能力越强,患者从医疗服务中获得的效用越大,赋予医疗服务的价值越高。因此我们必须要从医院与患者两个角度综合考虑定义医院经济管理。

医院经济管理(hospital economic management)指医院运用经济手段,对医疗服务生产、交换、分配和利用全过程中的经济活动,进行计划、组织、领导和控制,即合理筹集和使用医院人力、物力、财力资源,使得医院消耗的成本最低而提供的医疗服务价值最大,取得社会效益和经济效益的最大化。简言之,医院以相同的成本提供更高价值的服务,或者在提供相同价值服务时所消耗的成本更低。因此,经济管理要求医院领导者和管理者长期地、全面地、系统地审视和分析患者的成本,洞察患者的需求,识别医院潜在的竞争优势,构建医院核心优势,最终实现医院健康可持续发展的战略目标。

二、医院经济管理范畴

医院经济管理主要包括医院财务管理和医院审计管理等,其中医院财务管理包括成本管理、预算管理、资金筹集和运用管理、资产管理、结余分配管理。

(一)医院财务管理

医院财务管理(hospital financial management)指对医院有关资金的筹集、分配、使用等财务活动所进行的计划、组织、控制、指挥、协调、考核等工作的总称,是医院组织资金活动、处理同各方财务关系的一项经济管理工作,是医院管理的重要组成部分。

1. 医院成本管理　医院成本管理(hospital cost management)是医院财务管理的重要部分,是及时、准确地确认、度量、收集、分析和报告组织与成本相关的信息。其作用是为管理者成功制订、实施和调整战略提供关键信息,为医院决策提供支持。成本管理的内容包括:成本预测、成本决策、成本计划、成本核算、成本分析、成本控制。此外,战略成本管理是传统成本管理与战略理念相结合的方法,服务于医院的战略管理与决策。

（1）医院成本预测：成本预测是成本管理的首要环节,它是根据历史成本资料及其他相关的资料和情况,在市场调查、收入预测、支出预测等一系列预测的基础上,采用科学方法对一定时期的成本水平及变化趋势所作的科学测算。医院成本预测的主要内容：①在医院进行医疗设备更新改造阶段,通过成本预测,选择效益较好的设备。②通过预测业务量变化和技术经济指标变动对成本的影响,预测成本的变化趋势。③根据初始成本预测结果,进行期中成本预测。④通过成本预测,为编制成本计划提供依据。

（2）医院成本决策：成本决策是成本管理的关键环节,是医院根据成本预测的结果和其他相关资料,利用决策理论和方法进行比较分析、权衡利弊,在多个备选方案中选择最优方案的一项活动。一般情况下,在同等成本情况下能获得最大收益的成本方案就是最优方案。成本决策的目的是为相关决策方案提供有效的成本信息,供管理者进行经营管理决策时参考。正确的成本决策有助于医院降低成本,提高经济效益。

完整的成本决策包括以下 5 个步骤,如图 17-1 所示。

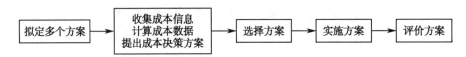

图 17-1　成本决策的 5 个步骤

在成本决策中需要对成本进行分类,常用分类如下。

1）固定成本、变动成本与混合成本：按成本与服务量的关系可分为固定成本、变动成本和混合成本。在一定时期和一定医疗服务量范围内,固定成本（fixed cost）总额与服务量增减变化无关,单位固定成本随着服务量增加而下降。如行政管理人员工资、固定资产折旧费等。变动成本（variable cost）总额与服务量呈正比例变动,单位变动成本随着服务量增加而保持不变动。如医疗活动中消耗的材料、试剂等。有些成本总额随医疗服务量的变动而变动,但不保持正比例变动关系,这种兼有固定成本和变动成本特性的成本称为混合成本（mixed cost）。如计算 X 线摄片成本,一部分是机器折旧与维修费,属于固定成本;另一部分是材料费,其耗费取决于摄片量,具有变动成本的性质。

2）直接成本与间接成本：按成本的可追溯性可分为直接成本和间接成本。直接成本（direct cost）是指可以直接追溯到成本对象的成本,包括医疗科室和药品部门开支的基本工资、补助工资、药品费、卫生材料费等。不可以直接追溯到成本对象的成本称为间接成本（indirect cost）,包括手术室、检验室、信息科、财务室、病案室、房屋维修部、行政部门的部分费用。

3）相关成本与无关成本：按决策方案中因素与成本的相关性,分为相关成本和无关成本。在评价和选择成本方案时,首先要区分哪些因素与成本有关、哪些因素与成本无关,排除无关因素,只着重分析与决策相关的重要因素,及时、正确地进行成本决策。与特定方案相联系、能对决策产生重大影响的、在决策中必须予以充分考虑的成本,为相关成本（related cost）。常见的相关成本有增量成本、机会成本、专属成本、重置成本、付现成本、边际成本等。与特定方案无关、不对决策产生重大影响、在决策中不需要充分考虑的成本,为无关成本（irrelevant cost）。常见的无关成本有沉没成本、共同成本等。请结合以下例 17-1、17-2、17-3 理解相关成本、增量成本、沉没成本、机会成本的定义和适用情形。

4）边际成本：边际成本（marginal cost）指在一定产量水平上,产量每增加一个单位所增加的成本。边际收益是指产量每增加一个单位所增加的收入。

企业在进行决策时,判断某项活动是有利的还是无利的,不是单纯根据成本大小和所获得收入大小,而是同时比较这项活动引起的边际收益和边际成本,如果前者大于后者,就是有利的方案。反之，就是不利的方案。这种分析方法就是边际分析法。它体现了向前看的思想，适用于一切经济决策。例如，例17-2举CT的例子，也可以用边际分析法进行分析，每例CT检查所消耗的变动成本100元，就是边际成本；接受乙医院的收费标准298元，为边际收益。边际收益大于边际成本，说明方案是有利的，甲医院可以与乙医院合作。

例17-1

某门诊诊所预计明年将有70 000门诊人次，明显低于其预计的90 000人次的满负荷服务能力。诊所提供每次门诊服务的变动成本是200元，它每年的固定成本是3 000 000元。根据以上数据计算出该诊所门诊人次数为70 000和80 000时的单次门诊的成本分别为（200×70 000＋3 000 000）÷70 000＝242.86元，（200×80 000＋3 000 000）÷80 000＝237.50元。现有一个管理型保健计划欲与诊所洽谈一笔合同，即管理型保健计划每年将向诊所提供额外的10 000次门诊服务，平均每次门诊服务的价格是230元费用，并且这10 000次门诊服务的内容和原有的70 000门诊人次是相似的。

那么，该诊所的管理者需要做的决策是：是否应该接受这笔合同？

该决策的关键在于找出相关成本与相关收入并进行比较。如接受此次订单，相关成本只考虑变动成本部分200×10 000＝2 000 000（元），不需要考虑固定成本，相关收入为230×10 000＝2 300 000（元）。比较得出，相关收入＞相关成本，因此诊所可以接受该方案。

增量成本和沉没成本。增量成本和沉没成本属管理经济学的重要概念。增量成本（incremental cost）指某一特定决策方案而引起的全部成本的变化。沉没成本（sunk cost）指由于过去决策结果而引起并已经实际发生的成本，由于沉没成本代表过去的支出，这种支出无论多大，都是无法回收的成本，都不应留恋和惋惜。在决策时，由于沉没成本不影响所考虑的决策方案的成本变化，此时，应把注意力放在增量成本的分析和研究上。只要能给将来带来增量利润的方案，就是可以接受的方案。不考虑沉没成本，只考虑增量成本，体现了向前看的决策思想。

例17-2

甲医院引进CT，成立了CT室，但工作量不饱和，只有60%。此时，乙医院希望与甲医院合作，提出的方案是：乙医院将自己的患者转到甲医院做CT，但收费标准为甲医院的85%。问甲医院是否接受此方案？

思考：已知甲医院平均每例CT检查收费标准为350元，每例检查所消耗的变动成本为100元，平均每例分摊的固定成本250元。如果接受乙医院的方案，则收费标准为298元，每做一例乙医院患者的CT检查所引起的增量成本，就是所消耗的变动成本100元。由于固定成本250元在没有合作的情况下也要支出，是沉没成本，与本次决策方案无关，可以不考虑固定成本。因此，甲医院每做一例CT检查可得到的利润贡献为198元（298元－100元），可以考虑接受此方案。

机会成本（opportunity cost）指因选择最优方案而放弃的次优方案可能带来的潜在收益。机会成本反映在人们进行决策的思维活动中，一旦作出决策，机会成本就产生了；机会成本不能反映在财务报表上，因为并没有发生实际的现金支出。所以说，机会成本是隐性成本，与会计记录核算的实际支出的显性成本相比，它不易为人们所觉察。但有时，机会成本又是巨大的，决策者必须在决策过程中周全地、谨慎地考虑到所有重要的隐性成本。

例17-3

某医院有一个临街房屋400平方米，可以自用，也可以出租作为商用。如果出租，每年可获租金96万元。如果医院决定将该房屋作为医学美容中心的业务用房，则必须放弃出租所能带来的96万元的年租金。这每年96万元的收益就视为自用这一方案的机会成本。进一步而言，只有当医学美容中心的年利润至少达到96万元，该方案才能算较佳方案。

（3）医院成本计划：成本计划是以成本预测与决策为基础，以货币形式预先计划医院在一定时间内消耗水平、成本水平及相应的成本降低水平和为此采取的主要措施方案，它是在最优成本方案的基础上对方案具体成本费用项目进行预测而确定的，是围绕合理利用各项资源、降低成本、提高经济效益而形成的。医院成本计划的内容包括：医疗成本计划、药品成本计划、管理费用计划、科室成本计划、单元成本计划、成本降低的措施计划。

（4）医院成本核算：成本核算是指对医院经营过程中实际发生的成本进行准确记录、合理归集和计算，以获得成本对象的成本信息。医院实行成本核算的目的是通过对医院和医疗服务成本的核算与管理，更新医院经济管理观念，提高医院全体成员的成本意识，减少浪费。

（5）医院成本分析：医院成本分析，就是医院根据实际成本资料和其他相关资料，对实际发生成本水平的高低及其产生原因的分析。是以成本核算提供的资料为基础，结合有关计划、定额和其他相关资料，采用特定方法对影响成本水平及其升降的各种因素进行对比评价和剖析，从而全面了解成本变动情况，找出存在的问题，寻求降低成本的途径，提出改进措施。主要分析成本计划完成情况，本单位不同时期同类项目成本的经济技术指标变动情况，本单位与外单位同类项目的差异情况等。

（6）医院成本控制：医院成本控制是指在成本形成的全过程中，用一定的标准对成本进行监督或控制，并采取相应的措施使成本能在规定的标准范围内正常形成，以达到预期成本目标。成本控制主要包括：制订标准成本、监督成本的形成和纠正成本形成中的偏差。医院通过对成本的计划与控制，分析实际成本与计划成本之间的差异，指出有待加强控制和改进的领域，从而达到促进医院成本管理的目的。

一个医院或组织为了成本控制，按照其现有组织结构划分责任中心，对其责任成本进行核算和考核，并根据考核结果评价其经营业绩，将责任中心的成本与经营业绩和利益联系在一起便形成了成本责任制度。建立成本责任制度就是将组织总体经济责任层层落实到各责任中心，明确成本责任权限，激发员工对成本控制的责任感，统一各个成本中心与组织整体成本管理目标。目前国内医院开展的以成本控制和计算内部各部门奖酬金为目的的成本核算，就其目的和控制手段，应属于责任成本制度。

（7）医院战略成本管理：战略成本管理（strategic cost management，SCM）是通过对战略性成本信息的提供与分析利用，以促进组织竞争优势的形成和成本持续降低环境的建立。医院战略成本管理，是医院在变化的医疗卫生体系环境下，基于发展战略对传统成本管理进行的功能拓展。

1）特征：战略成本既关注成本又关注价值，既分析自身成本也分析竞争对手情况，既分析自身价值链又注重分析供应商价值链和顾客价值链，以寻找竞争优势的潜在来源。医院战略成本管理注重医院整体和长期的成本优势，关注医疗服务的组织、提供等各个环节的成本，也同时关注近期成本和远期成本，并通过医疗资源配置达到最低成本和长期成本优势。

2）与传统医院成本管理的区别与联系：

A. 区别。在成本预测方面，传统医院成本管理主要预测现有条件下的某种服务的成本，以医院内部条件和资源为依据，为近期预测，结果准确性较高；战略成本管理预测医院特定战略下的成本水平，既考虑医院内部条件，也考虑外部卫生服务体系背景因素（经济、技术、文化、政治和社会等），为中远期预测，结果的准确性相对较低。在成本决策方面，传统成本管理主要是对日常服务的组织和提供中降低成本的具体措施的选择过程，决策结果对医院成本产生短期和局部的影响；战略成本管理是在战略成本预测基础上对成本较低的特定战略的选择过程，决策结果对医院成本产生长期和广泛的影响。在成本计划方面，传统成本管理主要针对服务提供过程中具体责任部门和责任人，制订短时间跨度（月、季和年度）的成本计划，成本内容局限于人力成本、药物成本、管理费用等具体项目，具有详尽、具体和约束性较强的特点；战略成本管理在战略成本决策基础上，对未来成本管理目标和行动制订规划，它从整体上把握组织长期成本行为发展方向,涵盖的成本内容比较广泛,具有范围广和弹性大的特点。在成本控制方面,传统成本管理中的成本控制通常采取一种局部的、临时的"对症下药"式的控制和调整;战略成本管理以战略成本计划为依据,建立一套反映战略成本实施情况的控制标准,发现实施过程中的战略成本偏差并进行矫正,或根据环境实际发生的变化情况,调整或修改战略成本目标,以保证战略成本管理的有效性。

B. 联系。战略成本管理不是对传统成本管理的否定,而是功能和范围的拓展,它具有宏观性和长期性,但也离不开每个具体组成部门的逐步实施。因此,传统成本管理又称战术成本管理,它是战略成本管理的实施细则和保证,是战略成本管理的落实和体现。

2.医院预算管理　医院预算是指医院根据事业发展计划和任务,编制的年度财务收支计划。医院预算管理(hospital budget management)包括业务预算管理和财务预算管理两部分,其中业务预算管理包括医疗服务收入预算管理、支出预算管理等,财务预算管理包括现金预算管理、收支结余预算管理等。

3.医院资金筹集和运用管理　医院资金筹集(hospital fund raising)是医院医疗服务活动的起点和基本环节,是医院存在和发展的首要条件,医院筹集资金的渠道包括国家财政补助、主管部门补助、银行信贷、社会捐赠、医院内部积累等。医院资金运用(hospital fund application)是指医院将从各种来源、以不同方式筹集的资金用于医疗服务活动,主要表现为劳动资料和劳动对象、设备和物资药品的购置、向医疗技术人员和管理人员支付的工资,也有用于流动周转过程中的资金和对外投资的资金。

4.医院资产管理　医院资产是指医院拥有或者控制的能以货币计量并能为医院未来带来一定经济效应的经济来源,包括医院各种财产、债权和其他权利。医院资产管理(hospital asset management)包括固定资产管理、流动资产管理和无形资产管理。

5.医院结余分配管理　医院结余是指医院收入与支出相抵后的余额,医院结余分配管理(hospital balance assignment management)是将医院结余进行科学合理的核算和分配,形成专用资金,记入医院修购基金、职工福利基金等的过程。

(二)医院审计管理

1.概念　医院审计管理(hospital audit management)是为维护内部的正常经济秩序,医院审计机构依照国家有关法律、法规,对医院经济活动进行审计、评价、鉴证和监督的活动。我国现行的医院审计工作是一种内部审计工作形式,是医院内部审计组织按照特定的程序和方法,以被审计部门的管理活动为主要审计对象,指出现有和潜在的薄弱点,提出改进意见,提高医院经济管理效率和效益。

2.医院审计的内容　包括事前、事中和事后审计,按经济事项分为以下方面。

(1)内部控制制度的审计:内部控制制度审计指内部审计组织对医院内控制度进行的审计,是传统审计转变为现代审计的重要标志之一。

(2)预算执行和决算审计:预算执行和决算审计是对财务预算执行和决算活动进行审查、评价和监督,确保预算编制的合规性、预算执行的有效性和预算报表的真实性。

(3)财务收支审计:财务收支审计是指内部审计组织对医院财务收支情况进行审计,以审查医院的财务处理为基础,确保财务收入的真实合法和财务支出的合理合规。

(4)货币资金及财产物质的审计:货币资金及财产物质审计是指对医院库存现金、银行存款、外币、挂号处、收费处、住院处等资金和库存物资、固定资产的审查监督,证实货币资金及财产物质的真实性和完整性。

(5)医院往来业务的审计:医院在医疗服务的经济活动中,需要和患者、药品供应商、协作单位等不同对象形成债权、债务关系,医院往来业务审计主要包括对医院应收、应付账款的审计,目的是要确认这些债券、债务的真实性,确认往来账项金额的准确性和账务处理的正确性。

（6）医院业务收入的审计：医院业务收入审计是对医院提供医疗服务过程中收取费用的真实性、合法性、合理性进行审查。

（7）医院业务支出的审计：医院业务支出审计是对医院支出的管理制度、手段、开支标准、开支范围、资金渠道的划分和资金使用效果进行审计，以判断支出管理的真实性、合法性、效益性。

（8）经济效益审计：经济效益审计是指对医院经营过程中的经济事项、投资事项或某一专项资金的使用情况进行可行性、效益性分析，通过分析进行风险评估和效益性预测，为医院管理层提供决策建议。

（9）经济责任审计：经济责任审计是对医院领导干部任职期间对其负责部门和科室的财政收支、财务收支及有关经济活动应负经济责任的履行情况进行监督、鉴证和评价。

（10）经济合同审计：经济合同审计是指对医院经济合同签订、执行、终止的全过程和相关的合同管理活动进行审计监督，保证经济合同的可执行性、合法性及履行的有效性。

综上所述，医院审计管理主要承担以下任务：①对医院预算情况和决算情况、固定资产和流动资产管理情况、收入支出的合理合法性、医院各项管理制度建立及执行情况的真实性、准确性等内容进行审计监督；②对医院经营活动所产生的经济效益与社会效益，以及合资合作经营等所产生的经济效益和社会效益进行评估与论证；③医院审计不仅要做好内部审计工作，还必须要贯彻执行上级审计机关、国家审计机关的有关政策，配合上级审计机关、国家审计机关进行专项审计、重点审计。

三、医院经济管理现况与发展趋势

医院经济管理的过程是随医疗环境和卫生体系环境变化不断调整的过程，需适应新的形势、满足新的要求，在发展中不断探索实现医院经济优质、低耗、高效运行。纵观医院经济管理发展趋势，主要表现在以下方面。

（一）观念的转变

随着我国卫生体制改革的深化，医院的经济管理观念已从单纯追求扩大规模、提高收入逐步转向注重规模经济和成本效益。特别是在新医改的总体目标"用比较低廉的费用，提供比较优质的医疗服务，努力满足广大人民群众的基本医疗服务需求"提出之后，医院管理者逐渐树立起"优质、低耗、高效"的管理理念，即通过为患者提供优质服务增加医院的业务收入和有效管理来降低医院运行成本。

（二）战略地位的提升

随着市场竞争的日趋激烈，医院经济管理的地位越来越高。经济管理水平的高低，直接影响着医院的经济效益和社会效益，关系着医院在医疗市场中的竞争实力。因此，医院的经济管理已被视为医院在市场经济下能否生存、发展和立于不败之地的重要基础。

（三）管理职能的拓展

医院的经济管理职能已不再局限于财务管理职能。随着医院经营性质的划分与确定，医院的经济管理职能已逐步转变为以医院为一个经济实体的核算管理，更加注重市场和供求的分析及预测，注重筹资、投资，注重资源的合理配置，以及医疗服务的投入产出效益，追求社会效益和经济效益的最大化，并在内涵上不断深化、外延上不断拓展，从而向更高、更广的层次上拓展。

（四）组织机构的调整

在市场经济下，医院开始探索各种经济运行模式，医院的经济管理机构也不断调整以满足医院经济运行模式和经济管理职能的需要。原有的自下而上的单一管理机构已逐步壮大，"改革办""经济管理科"等机构加入了医院经济管理的行列，并发挥着日益重要的作用。同时，医院的经济管理模式由隶属形式多样化的管理模式向财经职能多样、部门集中统一管理的模式变迁。

医院经济管理组织机构的改变,将更加有利于医院经济管理职能的充分发挥。

(五)技术手段的革新

随着科学技术的进步和计算机网络技术的应用,医院的经济管理手段已经发生了根本性变革。从手工算盘、计算器具到计算机网络、经济管理信息系统的建立,技术手段的不断革新,不仅解放了会计财务繁重的手工劳动,提高了效率和效益,也为医院经济管理创造了条件和基础,这些转变是医院从经验管理向科学管理、从定性管理向定量管理、从静态管理向动态管理过渡的基础,是实现现代化医院经济管理的关键。

(六)人员素质的提高

医院经济管理的直接执行者是相关人员,人员的知识结构与工作能力决定该医院的经济管理水平和绩效。因此,医院迫切需要这样一批高素质的经济管理人员,他们不仅需要掌握相关的经济管理知识和手段,还需具有一定的战略和管理思维。

第二节 医院经济管理常用方法与工具

一、医院财务管理方法

(一)趋势分析法

趋势分析法(trend analysis method)是通过对比连续若干期相同指标,来揭示医院各期经营成果与财务状况的变化趋势,并以此预测医院未来经营情况与财务状况。一般来说,有横向比较法和纵向比较法。横向比较法是对会计报表中每个项目的本期金额或百分比进行比较分析;纵向比较法是将常规的会计报表换算成结构百分比形式的报表,将本期和前一期或前几期的结构百分比报表汇编在一起,逐项比较,查明各特定项目在不同年度所占比重的变化情况。

(二)比率分析法

比率分析法(ratio analysis method)是将同一期成本报表上若干重要项目数据相互比较,通过计算比率来分析和评价医院成本水平的一种方法。医院常用的成本比率指标包括以下几项。

1.医院总收入成本率 反映医院每100元收入所对应的支出,是医院成本水平的综合指标。公式:医院总收入成本率=医院总成本/医院总收入×100%

2.医疗收入成本率 反映医院每100元医疗收入所消耗的成本,是医院医疗服务成本水平的综合指标。公式:医疗收入成本率=医疗业务成本/医疗收入×100%

3.百元医疗收入人员费用支出 反映医院每创造100元医疗收入所消耗的人员成本,是医院人员成本水平的综合指标。公式:百元医疗收入人员费用支出=医院人员支出/医院医疗收入×100%

4.百元收入药品、卫生材料消耗 反映医院每创造100元收入所消耗的药品和卫生材料,是医院药品和卫生材料成本水平的综合指标。公式:百元医疗收入卫生材料消耗=医院药品、卫生材料支出/(医疗收入+其他收入)×100%

5.管理费用率 反映医院管理效率的综合指标。公式:管理费用率=管理费用/(医疗业务成本+管理费用+其他支出)×100%

(三)因素分析法

因素分析法(factor analysis method)是用来确定几个相互联系的因素对分析对象——综合财务指标或经济指标影响程度的一种分析方法。具体做法是将影响分析对象的综合指标分解成具体因素指标,并对各因素的影响方向和影响程度进行分析。在分析时,我们假定各因素的变动是有先后次序或主次之分的。以例17-4说明因素分析法的原理和计算方法。

例 17-4

某医院管理者收集了检验科某个月的成本数据,其中计划总成本为 500 000 元,实际成本为 576 000 元,实际成本超过了预算成本。此时,管理者面临的问题是:高出来的这部分成本是什么因素导致的? 各因素分别发挥了多大作用?

采用因素分析法来回答这个问题,因素分析法共有 5 个步骤。

第一步是明确分析对象,即总成本(TC)、实际总成本(TC_1)与计划总成本(TC_0)

第二步是分解综合指标的具体因素,总成本(TC)为一个综合指标,影响成本变化的因素有业务量(X)、投入要素的效率(E)和投入要素的价格(P)。四者的关系为:$TC = X \times E \times P$。在分解的过程中应注意从事物所固有的内在联系中找出与该综合因素有直接联系的基本因素,每个具体因素指标都应该有明确的经济意义。

第三步是确定因素先后顺序,建立分析公式。顺序排列原则是:数量指标在前,质量指标在后;主要因素指标在前(不以其他指标为转移的原始指标为主要因素指标),次要因素指标在后;实物量单位指标(如业务量)在前,价值量单位指标在后;绝对数指标在前,相对数指标在后。根据上述原则,确定因素排列顺序为:业务量(X)、投入要素价格(P)和投入要素的效率(E)。分析公式如下:

$$TC = X \times E \times P$$
$$TC_0 = X_0 \times E_0 \times P_0$$
$$TC_1 = X_1 \times E_1 \times P_1$$
$$\Delta TC = TC_1 - TC_0$$

TC_0 代表计划总成本,TC_1 代表实际总成本,ΔTC 表示为实际总成本与计划总成本的差异,X_0、X_1 分别代表计划和实际业务量,E_0、E_1 代表计划和实际投入要素的效率,P_0、P_1 则代表计划和实际投入要素价格。

第四步是根据分析公式依次进行因素替代,业务量的差异(ΔX)、投入要素价格的差异(ΔP)、投入要素效率的差异(ΔE)分别为:

$$\Delta X = (X_1 - X_0) \times E_0 \times P_0$$
$$\Delta P = X_1 \times E_1 \times (P_1 - P_0)$$
$$\Delta E = X_1 \times (E_1 - E_0) \times P_0$$

第五步是综合各因素的差异,因此总成本的差异(ΔTC)为:

$$\Delta TC = \Delta X + \Delta P + \Delta E$$

我们按照以上 5 个步骤来分析某医院检验室成本差异的来源。

表 17-1 整理了因素分析法所需要的信息。

表 17-1　某医院检验室成本差异分析

分析项目	计划情况	实际情况
检验次数	1 000	1 200
每次检验所需试剂 /(g/ 次)	50	30
试剂价格 /(元 /g)	10	16
每次检验的成本 / 元	50 × 10 = 500	30 × 16 = 480
总成本 / 元	1 000 × 500 = 500 000	1 200 × 480 = 576 000
成本差异 / 元	576 000 - 500 000 = 76 000	

　　首先分解出对该科室总成本差异产生影响的因素：业务量、投入要素效率、投入要素价格的变化。此处我们采用连环替代法对差异进行定量分析。

$$计划成本 = 计划产量 \times 计划投入要素效率 \times 计划投入要素价格$$
$$= 1\,000 \times 50 \times 10 = 500\,000$$

　　第一次替代：对实际业务量进行因素替代

$$A = 目前产量 \times 过去要素生产效率 \times 过去要素价格$$
$$= 1\,200 \times 50 \times 10 = 600\,000$$

　　得出业务量差异（ΔX）=（1\,200 - 1\,000）× 50 × 10 = 100\,000（元）；

　　第二次替代：对实际投入要素效率的替代

$$B = 目前产量 \times 目前要素生产效率 \times 过去要素价格$$
$$= 1\,200 \times 30 \times 10 = 360\,000$$

　　得出效率的差异（ΔE）= B - A = 1\,200 ×（30 - 50）× 10 = -240\,000（元）；

　　第三次替代：对实际投入要素价格的替代

$$C = 目前产量 \times 目前要素生产效率 \times 目前要素价格$$
$$= 1\,200 \times 30 \times 16 = 576\,000$$

　　得出投入要素价格的差异（ΔP）= C - B = 1\,200 × 30 ×（16 - 10）= 216\,000（元）；

$$总差异（ΔTC）= 业务量差异 + 投入要素效率差异 + 投入要素价格差异$$
$$= 100\,000 - 240\,000 + 216\,000 = 76\,000（元）$$
$$= 目前总成本 - 过去总成本$$
$$= 576\,000 - 500\,000 = 76\,000（元）$$

　　综合上述计算结果，检验科某个月的成本差异为76\,000元，其中，由于业务量上升带来了100\,000元成本增加，是有利的成本差异。由于检验试剂的生产效率提高，带来了240\,000元的成本下降，这也是一种有利的成本差异。但由于投入要素价格增加，带来了216\,000元的成本上升，这是一种不利的成本差异。综合三者，检验科的成本增加主要来源于试剂价格的提升。

　　以上例子未进行因素分解之前，总成本差异（ΔTC）仅表示为实际总成本与计划总成本的差值，不能很好地反映成本内在的变动情况，无法帮助管理者对成本信息进行处理。将成本因素进行分解之后，总成本差异（ΔTC）表示为工作量差异、投入要素效率差异与投入要素价格差异的总和，更加直观地体现出影响成本变动的根本因素以及各因素的影响程度，为管理者针对特定环节进行成本控制及管理提供依据。

　　应用因素分析法，有利于全面了解影响成本变动的因素，深入分析成本变动规律，充分理解成本核算所提供的成本数据之间的内在关系，明确应该对成本变化负责任的环节或部门，并可进一步揭示生产要素效率和生产能力利用。此外，因素分析法操作简便、容易理解，所以在成本分析中应用颇为广泛。

（四）差额分析法

　　差额分析法（the difference analysis method）是因素分析法的一种简化形式，是利用各个因素的实际数据与基准或目标数据之间的差额，来计算各个因素对总指标变动的影响。具体来说，差额分析法的程序如下。

　　第一，计算各因素的实际数据与计划数据的差额。

　　第二，以第一因素的差额与其他因素的计划数相乘，求出第一因素变动对总差异的影响值，凡已分析过的因素在式中要保持实际数，正在分析的因素在式中以差额替代，未分析过的因素以计划数反映，这样逐步分析各因素，直到所有因素分析完为止。

　　第三，将每个因素的影响数据相加，就是总的差异数据。

以上四种是医院财务管理中常用的数据分析方法。医院成本管理是医院财务管理的重要组成部分,除可采用以上管理方法,还需使用特定方法和工具进行成本核算和分析。

二、医院成本管理方法

(一) 医院成本核算

医院成本核算(hospital cost accounting)指对医院运营过程中实际发生的成本进行准确记录、合理归集和计算,以获得成本对象的成本信息。成本核算的一般步骤包括:确定成本核算对象,确定成本核算内容,进行成本追踪和成本分摊,编制成本核算报表。

1. 确定成本核算对象 成本核算对象是指任何一种需要进行成本计量和分配的最终项目,一般分为四个层级。

(1)一级核算以医院为成本核算对象:核算内容为医院总消耗,是对医院所有成本费用进行归集、分配,计算总成本的过程。

医院总成本是指医院在开展业务及其他活动中发生的资金耗费和损失,包括医疗成本、药品成本及管理费用。医疗成本和药品成本属于直接费用,管理费用属于间接费用,需要按科室或人员比例进行分摊,并按支出明细逐项分配到医疗支出或药品支出中,实现医院的总成本核算。

医院总成本计算公式:

$$医院总成本 = 医疗成本 + 药品成本$$
$$医疗成本 = 医疗直接费用 + 医疗间接费用$$
$$药品成本 = 药品直接费用 + 药品间接费用$$

(2)二级核算以科室为成本核算对象:核算内容为科室各类消耗支出,用于求得科室总费用。其中直接成本科室的医疗服务总成本等于该科室的直接医疗服务成本加上从各间接成本科室分摊来的成本。直接成本科室为直接产出医疗服务项目的科室(包括临床和医疗技术两类科室),间接成本科室为不直接产出医疗服务项目的科室(包括医疗辅助科室和手术室等)。

某科室的全成本计算公式为:

$$直接成本科室的总成本 = 直接科室成本 + 分摊间接科室成本$$

(3)三级核算以医疗项目为成本核算对象:核算对象为临床服务类、医疗技术类科室开展的医疗服务项目。在科室成本核算的基础上,得到涵盖医疗服务项目的直接成本科室的总成本,扣除另收的材料成本后,采用成本系数分摊法将科室成本分摊到医疗服务项目上。该系数通过"成本测算项目调查表",由专家根据某服务项目成本占该科室所有服务项目成本合计的比值,将该科室总成本分摊到该服务项目上。

例 17-5

某三甲医院 B 超室开展两个收费医疗项目,分别是 B 超常规检查、单脏器 B 超检查,成本当量分别为 50 元、20 元,业务量分别为 4 000、1 000 例。财务报表显示该科室年支出 150 000 元,其中有报损设备未处理,后经财务部门处理亏损 1 000 元,修购基金 5 000 元,医疗纠纷赔款 4 000 元。则:

该科室医疗服务总成本 = 150 000 - 1 000 - 5 000 - 4 000 = 140 000(元)

B 超常规检查单位成本 = 140 000 × [50/(50 × 4 000 + 20 × 1 000)] = 31.82(元)

单脏器 B 超检查单位成本 = 140 000 × [20/(50 × 4 000 + 20 × 1 000)] = 12.73(元)

(4)四级核算以病种、诊次、床日等为成本核算对象:病种成本核算是以单病种作为成本核算对象,归集、分配该病种相关的成本费用,计算其治疗过程中的全成本,常用的两种病种核算方法为临床路径核算法和医疗项目叠加法。诊次、床日成本核算是指以诊次、床日为核算对象,将科室成本进一步分摊到门、急诊人次和住院床日,计算诊次成本和床日成本的过程。

2. 确定成本核算内容　医院成本会计规定的成本内容包括：劳务费（如人员经费）、公务费（如水、电、燃料、通信、交通等）、业务费（如会议费、印刷费等）、卫生材料费（如试剂、敷料、药品等）、低值易耗品费（如注射器、玻片、酒精灯等）、固定资产折旧费（如房屋、设备、家具、被服）等。

3. 进行成本追踪和成本分摊　成本追踪是指将直接成本归集到特定成本对象。成本分摊是指将某项间接成本分配到相关成本对象的过程。医院进行成本分摊时，需要首先确定间接成本分摊原则和分摊方法。

（1）成本分摊的原则：包括因果关系、受益程度、公平平等、承受能力等原则。

1）因果关系：准确确定引起间接成本变化的原因，是最准确和最可信的方法（如按照手术时间分摊手术室人员费用、机器千瓦时间分摊电费）。

2）受益程度：按照受益程度的比例分配（如按手术费用分摊手术室费用、按检验收入分摊检验室费用）。

3）公平平等：按照公平平等的原则分配，但公平是抽象，并没有可操作性的标准（按照科室人数分摊管理费用）。

4）承受能力：按照承受能力分配（按照承受能力的比例分摊行政管理费用）。

（2）成本分摊的方法：包括直接分配法、顺序分配法、交互分配法和代数分配法等。

1）直接分配法：是按照选定的间接成本分配标准，将间接成本直接分配给最终成本科室，而不考虑间接成本科室之间相互提供服务的分配方法。

2）顺序分配法：又称阶梯分配法。其理念是以"提供服务多、接受服务少"为标准，按程度高低依次分摊间接成本科室的成本，直至所有间接成本都分摊到最终成本科室为止。

3）交互分配法：又称双重分配法。该方法对间接成本科室的成本进行两次分配。第一次，把各间接成本科室的成本向所有受益科室分配，包括间接成本科室和最终成本科室；第二次，各间接成本科室再把从其他间接成本科室分配来的成本，直接分配给各最终成本科室。

4）代数分配法：又称联立方程法、数学分配法。该法将各个科室之间所有的相互作用全部纳入考虑范畴，利用数学的方法，通过建立联立方程组，求解各个科室的最终成本。

4. 编制成本核算报表　利用成本核算报表可以直观衡量各个部门的利润情况，发现经营不善的科室，进行差异分析和对策处理。

（二）医院成本分析

医院成本分析（hospital cost analysis）根据管理要求不同会有不同的内容，可以是单一项目的分析，也可以是综合分析。常用的成本分析方法包括比较分析法、标准成本法、本量利分析法和作业成本法。

1. 比较分析法　比较分析法是将医院的成本费用情况与相关数值进行比较，以确定医院成本管理方面存在的问题。按比较形式可分为与同类型先进单位比较、与上期或历史指标比较、与计划指标等进行比较。在采用比较分析时，应注意指标的可比性，将同质指标的数量进行对比。例如，医院成本总额、药品成本总额，水电费总额为成本要素类指标，具有可比性；人员成本、材料成本占医院总成本的比例为成本结构类指标，具有可比性；但成本要素与结构指标之间不可比。

2. 标准成本法　标准成本法是指先预设标准成本和成本限额，然后将实际成本、标准成本和成本限额相比较，从而纠正不利的成本差异，以达到降低成本、提高效率的目的。标准成本需通过精确的调查、分析与技术测定确定，是用来评价实际成本、衡量工作效率的一种预计成本。目标成本法是在实际管理中确定标准成本的常用方法。

目标成本是指根据预计可实现的医疗收入额扣除目标结余额计算出来的成本。医院目标成本的计算公式为：

$$目标成本 = 预计医疗收入额 - 目标结余额$$

目标结余额的计算有两种方法。

（1）目标结余率法

目标结余额 = 预计医疗收入额 × 同类医院平均结余率 / 先进水平医院的结余率

（2）上年结余基数法

目标结余额 = 上年结余额 × 结余增长率

3．本量利分析法　本量利分析法（cost-volume-profit analysis，CVP）又称"收支平衡"分析。在医院中，本量利分别是指成本、医疗业务量、收益（或结余）。该分析法是指以成本形态分析为基础，根据医疗成本、医疗业务量和收益三者之间互相依存的关系，确定医院某项或全部医疗服务项目的收支平衡点和结余额的一套分析方法，进而分析各种因素对医院收益状况的影响。

（1）本量利分析的公式

1）基本公式

收益 = 医疗收入 − 医疗成本

= 医疗收入 −（变动成本 + 固定成本）

= 服务单价 × 业务量 −（单位变动成本 × 业务量 + 固定成本）

=（服务单价 − 单位变动成本）× 业务量 − 固定成本

设服务单价为 P，业务量为 X，固定成本总额为 F，单位变动成本为 V，收益为 R，则：

$$R = PX − (VX + F) = (P − V)X − F$$

2）边际贡献及相关指标的计算：边际贡献（contribution margin），又称边际收益，指从医疗收入中减去变动成本后的余额。边际贡献有以下三种指标。

单位边际贡献（用 CM 表示）：指服务单价减去服务变动成本的余额。单位边际贡献反映的是该服务项目的盈利能力，也就是每增加一单位业务量可提供的毛收益额。

边际贡献总额（用 TCM 表示）：指医疗收入减去变动成本总额。

边际贡献总额（TCM）= 医疗收入 − 变动成本总额

$$= PX − VX = (P − V)X = CM \cdot X$$

边际贡献率（用 CMR 表示）：指边际贡献总额占医疗收入的百分比，或单位边际贡献占服务单价的百分比。

边际贡献率（CMR）= 边际贡献总额 / 医疗收入 × 100%

$$= TCM/PX × 100\% = CM/P × 100\%$$

例 17-6

某医院某项检查的收入为 15 元，其变动成本为 10 元，那么单位边际贡献 = 服务单价 − 变动成本 = 15 元 − 10 元 = 5 元，边际贡献总额是以单位边际贡献乘以检查人次得来的。例如，假设本月共检查患者 50 000 人次，那么边际贡献总额 = 单位边际贡献 × 检查人次 = 5 × 50 000 = 250 000 元，边际贡献率 = 边际贡献总额 / 医疗收入 × 100% = 250 000/（15 × 50 000）× 100% = 33.33，假如该项收费的固定成本为 150 000 元，那该项收入的收益为：收益 = 医疗收入 −（变动成本 + 固定成本）= 边际贡献总额 − 固定成本 = 250 000 − 150 000 = 100 000 元。

3）引入边际贡献相关指标后本量利公式的变形：

收益（R）= 医疗收入 − 变动成本 − 固定成本

= 边际贡献 − 固定成本 = TCM − F

= 单位边际贡献 × 业务量 − 固定成本 = CM · X − F

= 医疗收入 × 边际贡献率 − 固定成本 = PX · CMR − F

根据上述一系列公式之间的相互关系，可推导出单位边际贡献、边际贡献、医疗收入和业务量的变形公式：

$$单位边际贡献（CM）＝边际贡献 / 业务量 ＝ TCM/X$$
$$＝单位价格 × 边际贡献率 ＝ P·CMR$$
$$边际贡献总额（TCM）＝医疗收入 × 边际贡献率 ＝ PX·CMR$$
$$医疗收入（PX）＝边际贡献总额 / 边际贡献率 ＝ TCM/CMR$$
$$业务量（X）＝边际贡献总额 / 单位边际贡献 ＝ TCM/CM$$

（2）应用本量利方法的注意事项

1）本量利分析所建立和使用的数学模型基于一系列基本假设，如业务相关范围假定、线性关系假定等，但实际上医院处在动态的经营环境中，上述因素不可能保持不变，因此可能导致预测结果与实际情况存在一定误差。

2）利用边际贡献率可以测算医院保本服务量或保利医疗收入，但由于固定成本和变动成本难以在门诊部与住院部之间准确划分，对保本或保利业务量（指门诊和住院人次）的测算存在一定难度。

3）本量利分析的数据资料来源于财务收支报表，保持业务支出会计处理方法的一贯性十分重要，有利于提高分析预测的准确性。

4）医院每年都发生一些与医疗业务无关的其他收入和其他支出，它们的发生是随机的、没有规律性。本量利分析模型中没有考虑此项收支，可能影响预测结果的准确性。

5）本量利分析主要用于短期决策，能够揭示医疗设备运营中的成本、工作量与利润之间的关系和规律。当医疗设备服务项目的收费价格、卫生材料价格、人员薪酬设计发生改变后，原来建立的本量利关系也相应改变，需要重新计算。

6）本量利分析注重经济效益。在购置医疗设备特别是大型医疗设备时，不能简单地只考虑经济效益指标，而是需要从战略角度考虑问题，如学科建设水平、带动相关学科、带动相关医疗服务项目。因此，本量利分析结果仅可辅助决策。

4. 作业成本法　作业成本法（activity-based costing，ABC）的基本思想：医院经营过程包括了一系列的作业，每完成一个作业，就要消耗一定的资源，消耗的资源又转移到了下一个作业，依次转移，直到最后一个作业，并形成最终的医疗服务，提供给外部患者。医院的服务就是由内部一系列作业集合而成，形成了作业链。通过作业链，建立了服务所消耗的成本与服务之间的因果关系。其操作步骤为以下几点。

第一，确定医疗服务的作业集。

第二，追溯作业资源，计算该部门所有的直接成本和间接成本。

第三，确定成本动因，估计每一个作业间接成本的分配比例，并准确估计每一个部门的间接成本。所谓成本动因是指能够导致成本发生的诱导因素，它由一系列与成本发生高度相关并且可以测量的指标构成。

第四，计算服务成本，总成本为直接成本与间接成本之和。

作业成本法的优点在于：消除了传统成本分配方法导致的成本信息扭曲弊端，建立了一种将间接成本准确分配到服务的方法；将人们的视角从服务层次深入到作业层次，打开了过程"黑箱"，发现高消耗的作业；建立了财务人员与业务人员的沟通桥梁。

例17-7

一家肾透析诊所提供血液透析（hemodialysis，HD）和腹膜透析（peritoneal dialysis，PD）两种治疗。假设提供透析服务所需消耗的资源包括：护理服务、固定设备折旧、场地和管理。提供一人次两种透析服务分别的作业成本见表17-2。

表17-2 对所需消耗的资源进行的分析与记录

成本库	成本库规模	成本动因（单位）	成本动因数量			分配率		分配的成本	
			HD	PD	合计	HD	PD	HD	PD
对一般间接资源（场地、管理）进行的分析与记录									
场地租赁、折旧	233 266	面积（平方米）	18 900	11 100	30 000	0.63	0.37	146 932	86 294
管理和支持人员	354 682	患者数（人次）	102	62	164	0.62	0.38	219 903	134 779
通信系统与医疗记录	157 219	治疗量（次）	14 343	20 624	34 967	0.41	0.59	64 460	92 759
公共设施	40 698	耗电量（度）	563 295	99 405	662 700	0.85	0.15	34 593	6 105
小计	785 825							465 888	319 937
对护理服务进行的分析与记录									
注册护士	239 120	全职人数（人）	5	2	7	0.71	0.29	169 775	69 345
有执照的实习护士	404 064	全职人数（人）	15	4	19	0.71	0.29	319 211	84 853
护理管理与支持人员	115 168	治疗次数（次）	4 343	20 624	34 967	0.41	0.59	47 219	67 949
透析机器操作员	124 928	治疗次数（次）	14 343	0	14 343	1	0	124 928	0
小计	883 280							661 133	222 147
对固定设备（维修、折旧）进行的分析与记录									
固定设备（维修、折旧）	137 046	—	—	—	—	0.85	0.15	116 489	20 557

因此应用作业成本法计算两种透析的间接成本结果：

HD分摊的成本：465 888+661 133+116 489=1 243 510（元）

PD分摊的成本：319 937+222 147+20 557=562 641（元）

三、医院审计管理方法

医院审计的基本方法包括顺查法和逆查法、详查法和抽查法、审阅法和核对法、效益评价审计法。

（一）顺查法和逆查法

1. 顺查法 按照经济活动发生的先后顺序及会计核算程序，依次审核和分析会计凭证、会计账簿和会计报表。

2. 逆查法 按照经济活动发生的相反顺序，先审查会计报表，从中发现问题，然后针对发现的问题依次审核和分析报表、账簿和凭证。

（二）抽查法和详查法

1. 抽查法 通过随机抽样等抽样方法，基于医院实际情况，从受审事项的全部账目和业务中抽取一小部分作为样本审查，并根据样本审查的结果，加以深入分析整理，从而推断审计总体有无问题。

2．详查法 对被审计范围内的全部账目和业务毫无遗漏地逐一进行审查的一种审计方法。通常在审计样本确定和审查过程中，如果内审人员对某一样本审计的真实性和合规性产生疑问，则需要打破常规抽样审计流程，使用详查法。

（三）审阅法和核对法

1．审阅法 内审人员通过认真审查和阅读医院凭证、账簿、报表等有关书面资料，来判断资料所反映的医院的经济活动是否真实合理、正确有效。该方法是在审计工作中使用最广泛、最基本的技术方法，不仅可以取得直接证据，还可以取得一些间接证据，如通过观察和阅读可找出可能存在的问题，作为进一步审阅的线索。

2．核对法 对会计凭证、会计账簿和会计报表，以及计划、预算、经济合同等有关资料之间、书面资料与实际情况之间进行复核查对。

（四）效益评价审计法

通过审计客体所从事的经济活动，利用数学计量或数理统计原理，在内部控制制度相对完善的状态下，有针对性地根据医院实际情况及特点制定出量化的评价标准或体系，科学合理地计算经济评价的各项指标，反映经济效率及社会贡献度，主要是考虑资金的经济效益与社会效益。

例17-8

如某三级公立医院开展年度审计时，内部审计组织在开展审前调查后，发现医院在招标采购方面存在漏洞：该院安保和保洁等后勤服务由 A 公司承包，然而医院停车场收费亦由该公司收取。这意味着一方面医院需要付费购买 A 公司提供的安保和保洁服务；另一方面医院停车场由 A 公司经营，该公司拥有停车收费权、定期向医院缴交经营租赁费。为何该公司有停车收费权、能够将医院的停车收费纳入公司囊中？这中间是否存在某种利益输送关系？审计组织以此作为此次审计重点。首先通过核对法，认真对比了医院与公司签订的后勤服务合同和停车场经营权外包合同，发现两份合同所涉及的服务人员有重叠，两者明分暗不分。然后采用审阅法，一是审查医院购买后勤服务和停车场经营权外包的招投标手续是否合规，发现医院未履行规定的招投标程序擅自将停车场经营权外包，二是调取出入境记录和机场登记信息，发现分管后勤的副院长和后勤部主任先后两次乘坐同一航班出境，机票均由 A 公司购买。由此确定医院将停车场经营权未经招投标擅自向特定人外包，副院长和后勤主任存在重大收受利益之嫌，责令该院严肃整顿招标采购制度。

第三节　医院经济管理效益评价

一、医院经济管理效益评价内涵

医院经济管理效益评价是通过构建一套兼具科学性、可操作性、特异性的评价指标体系，来比较项目的成本和效益，从而评价项目的价值。通过开展医院经济管理效益评价，可以对医院的运营过程及成本管理情况进行真实描述、正确评价和深入剖析，从医院或科室的层面对组织机构、服务质量、劳动管理、服务价格等进行监测、调整、控制，以提高医院整体经济效益。

二、医院经济管理效益评价指标

指标体系的建立是效益评价的核心，每个指标的选择将直接影响到评价结果。在医院经济管理评价中，指标选择的常用方法包括文献研究、专家咨询、主成分分析等。在构建指标体系时，为指标赋予权重也是重要环节，确定指标权重的方法包括专家调查、对比排序定权、层次分析等。

目前,我国还没有统一的医院经济管理评价指标体系,以下为医院经济管理评价现有研究和实践中常用的 26 个评价指标。

(一)经营成本指标

1. 管理费用占总费用比率 = 管理费用 ÷ 支出总额,为负向指标,反映医院的总体管理水平,降低该指标的途径是降低管理费用支出或减少管理人员,提高管理工作效率和管理水平。

2. 人员经费占总支出的比率 = 人员经费 ÷ 支出总额,为负向指标,反映医院人员工资、津贴、补助、奖金和劳务费等工资性收入所占的比重。

3. 总成本费用利润率 = 期内医院利润 ÷ 期内总成本费用 × 100%,为正向指标,反映医院每消耗 1 元的成本获得的收益,从总成本费用角度衡量医院的利润水平。

4. 万元业务收入卫生材料支出比例 = 卫生材料支出 ÷ 业务收入(万元),为负向指标,从卫生材料成本的角度考核医院的获利水平。

5. 药品收入或检查收入占业务收入的比例 = 药品收入或检查收入 ÷ 业务收入,均为限额指标,对于控制不必要药品和检查费用、减轻患者经济负担有重要意义。

(二)经济效益指标

1. 万元固定资产业务收入 = 业务收入 ÷ 平均占用固定资产净值(万元),为正向指标,说明医院平均每万元固定资产所产生的价值,反映了固定资产的利用效率,可综合考查医院固定资产的使用效益和效益的提高程度。

2. 经费自给率 = 业务收入 ÷ 业务支出,为正向指标,是业务收入与业务支出(不包括财政专项补助支出)的比率,表示医院经常性的经费平衡能力。经费自给率大于 1 说明医院经常性收支能够自给,小于 1 说明医院离开政府补助将无法生存。

3. 总资产收益率 = 全年业务收入总额 ÷(平均流动资产 + 平均固定资产),为正向指标,反映医院资产的利用水平,引导医院加强成本核算,控制成本支出。

4. 净资产收益率 =(医疗业务收支结余 ÷ 平均净资产)× 100%,为正向指标,能够较好地反映净资产所带来的获利能力,用以衡量医院运用自有资本的效率。

5. 人均利润率 = 期内利润总额 ÷ 同期职工总人数,为正向指标,侧重于从劳动力利用的角度来评价医院的经济效益。

(三)运营效率指标

1. 职工人均业务量 =(全年门急诊人次数 + 全年住院日 × 3)÷ 年均在职职工人数,为正向指标,反映劳动效率。医院业务量的多少,直接关系到医疗发展和经济收入,是管理者制订工作计划和策略的重要指标。在实际工作中,各医院门急诊和住院业务量的比重不尽相同,这是由其业务性质和当年工作量所决定的。

2. 职工人均业务收入 = 期内业务收入 ÷ 期内平均在职职工人数,为正向指标,是医院职工创造价值的体现,是衡量医疗服务工作效益和效率的一项重要指标。

3. 平均住院日 = 期内出院患者占用总床日数 ÷ 同期出院人数,反映医院工作效率的一项敏感指标,该指标不是越短越好,而是应该在保证医疗质量的前提下力求合理可行。

4. 病床使用率 = 期内实际占用总床日数 ÷ 期内实际开放总床日数 × 100%,一般为正向指标,反映病床的一般负荷情况,说明医院病床的利用效益。

(四)患者费用指标

患者费用指标既属于社会效益指标,又属于经济效益指标。这些指标均为负向指标,应控制在相对合理的水平上,以减轻患者的医药费用负担。其计算公式分别为以下内容。

1. 平均门诊人次费用 = 全年门诊医药收入 ÷ 全年门诊人次;

2. 平均门诊人次药费 = 全年门诊药品收入 ÷ 全年门诊人次;

3. 平均住院床日费用 = 全年住院医药费用 ÷ 全年出院患者住院床日;

4. 平均住院床日药费 = 全年住院药品费用 ÷ 全年出院患者住院床日。

（五）发展能力指标

1. 总资产增长率 =（期末总资产 − 期初总资产）÷ 期初总资产 × 100%，为正向指标，从资产总量方面反映医院的资本积累能力和发展潜力。

2. 净资产增长率 =（期末净资产 − 期初净资产）÷ 期初净资产 × 100%，为正向指标，反映医院抵抗风险、保值增值和持续发展的能力。若为负值，表明净资产受到侵蚀，应引起重视。

3. 固定资产增值率 = 全年净增固定资产值 ÷ 年初固定资产原值，为正向指标，反映固定资产保值、增值能力。

4. 收支结余增长率 =（本年收支节余 − 上年收支结余）÷ 上年收支结余，为正向指标，反映医院盈利发展情况。

5. 资产负债率 = 负债总额 ÷ 资产总额 × 100%，为限额指标。资产负债率过低，说明医院运用外部资金的能力差；而资产负债率过高，说明医院资金不足，依靠欠债维持，偿债风险太大。因此，资产负债率应保持在一定的水平上为佳。

6. 流动比率 = 流动资产 ÷ 流动负债 × 100%，为正向指标，反映医院的短期偿债能力。一般认为，流动比率为 2:1 较为合理，表明医院财务状况稳定可靠。

7. 速动比率 = 速动资产 ÷ 速动负债 × 100%，反映医院可在短期内转变为现金的流动资产偿还到期流动负债的能力。速动资产是扣除变现能力较差的药品、库存物资、待摊费用之后的流动资产，因此该指标相较于流动比率，更能直观地反映医院的短期偿债能力。通常认为，速动比率为 1:1 较恰当。

表 17-3 汇总了以上医院经济管理效益评价的一级指标和二级指标。在开展医院经济管理评价时，根据医院的性质、发展阶段和评价目标选择适宜的评价维度及相应指标后，还需采用层次分析法、相关系数法等方法赋予指标权重系数，从而计算综合评价得分，科学评价医院经济管理的效益。

表 17-3　医院经济管理效益评价指标

一级指标	二级指标
经营成本指标	管理费用占总费用比率
	人员经费占总支出的比率
	总成本费用利润率
	万元业务收入卫生材料支出
	药品收入占业务收入的比例
	检查收入占业务收入的比例
经济效益指标	万元固定资产业务收入
	经费自给率
	总资产收益率
	净资产收益率
	人均利润率
运营效率指标	职工人均业务量
	职工平均业务收入
	平均住院日
	病床使用率

续表

一级指标	二级指标
患者费用指标	平均门诊人次费用
	平均门诊人次药费
	平均住院床日费用
	平均住院床日药费
发展能力指标	总资产增长率
	净资产增长率
	固定资产增值率
	收支结余增长率
	资产负债率
	流动比率
	速动比率

本章小结

　　医院经济管理指医院运用经济手段,对医疗服务生产、交换、分配和利用全过程中的经济活动,进行计划、组织、领导和控制,即合理筹集和使用医院人力、物力、财力资源,使得医院消耗的成本最低而提供的医疗服务价值最大,取得社会效益和经济效益的最大化。有效地进行经济管理,对于增强医院竞争力、提高医院管理水平、创新医院管理理念、保障医院健康发展具有重要意义。本章主要介绍了医院经济管理的相关基本概念,常用管理方法和工具,以及医院经济管理效益评价的指标体系,重点探讨了医院成本管理和分析方法。

思考题

1. 简述本量利分析方法及其应用于医院成本的注意事项。
2. 请结合前文例 17-1、17-2 和 17-3,理解相关成本、增量成本、沉没成本、机会成本的含义和适用情形。
3. 2020 年某公立医院开展经济管理效益评价,部分评估结果如下:管理费用占总费用比率与人员经费占总支出比率呈现下降趋势、经费自给率为 1.20、平均门诊人次费用与平均住院床日费用呈现上升趋势、职工人均业务量与病床使用率呈现上升趋势、收支结余增长率呈现上升趋势、资金负债率为 45.32%。请根据上述结果,结合医院经济管理效益评价指标,分析该院的经济管理效益情况。

（王　欣）

第十八章 医院信息管理

医院信息系统(hospital information system,HIS)是医学信息学的重要组成部分,同时也是信息技术十分重要的应用领域。随着医疗信息化的发展,目前医院信息系统已不仅仅局限于医院管理信息系统和临床医疗信息系统,还包括患者服务、临床教学、临床科研、医院管理等众多系统。医院信息系统已成为支撑医院正常运行不可或缺的一部分。

第一节 医院信息化概述

一、概念与定义

美国著名教授 MorrisF.Collen 于 1988 年对医院信息系统的定义:利用电子计算机和通信设备,为医院所属各部门提供患者诊疗信息和行政管理信息的收集、存储、处理、提取和数据交换的能力,为医院所属各部门提供信息服务,并满足所有授权用户的功能需求。

临床信息系统(clinical information system,CIS)是支持医院医护人员的临床活动,收集和处理患者的临床医疗信息,丰富和积累临床医学知识,并提供临床咨询、辅助诊疗、辅助临床决策,提高医护人员的工作效率,为患者提供更多、更快、更好的服务。医嘱系统、医师工作站系统、实验室系统、药物咨询系统等属于临床信息系统范围。临床信息系统面向临床医疗管理的,是"以病人为中心",以基于医学知识的医疗过程处理为基本管理单元,以医院的医务人员为服务对象,以提高医疗质量、实现医院最大效益为目的。

医院信息管理(hospital information management,HIM)就是按照医院信息的特点,科学地处理信息,建立管理信息系统和数据处理中心,开发信息资源,通过信息为医院整体发展服务。信息管理是医院现代化建设的客观要求,医院信息管理部门必须掌握信息的内容和分类,及时、完整、有效地收集医院的有关信息,并进行科学的分析和处理。

二、医院信息化进程

我国的医院信息化建设最早起步于 20 世纪 70 年代,经过 40 余年的发展,从尝试探索阶段、流程再造阶段发展到现在深化拓展推动医院高质量发展的新阶段。20 世纪 70 年代后期,在卫生部的鼓励、引导下,我国开始了医院信息化建设的早期探索,个别医院引进小型机开展数据计算。20 世纪 80 年代随着微型计算机进入中国,开始了早期单点业务系统的研发,后期出现部门级业务系统。在发展之初,信息化架构主要为单体架构,单机应用使得医院开始步入计算机应用时代。

20 世纪 90 年代国家重点攻关项目"医院综合信息系统研究""军字一号工程"立项,开启医院信息化建设发展的热潮,全院医院管理信息系统开始研发推广,信息化建设逐步进入流程再造阶段。在该阶段随着网络化发展,系统架构逐步演变为客户机-服务器(client-server,C/S)垂直架构条块应用,条块应用推动医院业务流程和管理方法的信息化。信息化服务的模式主要为面向窗口的服务,信息共享仍然停留在院内的单一系统间。

进入 21 世纪，2000 年开始临床信息系统迅速发展，区域卫生信息平台开始探索，同时医保与医院信息系统开始融合，逐渐实现了医保实时结算，数据交互开启了院内外数据交互的探索。2009 年在新医改的强力冲击下，2010 年卫生部发布《电子病历基本规范（试行）》和《电子病历系统功能规范（试行）》，2011 年发布《电子病历系统功能应用水平分级评价方法及标准（试行）》，医院开始了以电子病历为核心、医嘱为驱动的临床信息系统建设阶段。系统架构也逐渐发展为客户机 / 服务器 / 服务器 /（client-server-sever，C/S/S）、浏览器 / 服务器（browser-server，B/S）混合应用模式，数据共享不再仅仅局限于单一系统，开启了多系统间点对点接口对接模式。混合应用模式有力支撑了医院向临床信息化演变。

2015 年以来，伴随着以平台做协同，以数据为导向的平台数据中心建设在全国医院快速推广，面向服务架构（service-oriented architecture，SOA）逐步成为医院信息化的主流架构，集成化应用模式助力医院向数字化转型。在院内集成平台数据中心建设基础之上以区域互联互通为核心的区域信息共享利用和以大数据分析、智能辅助决策、新一代信息技术为核心的智能化应用、智慧医院建设快速发展，医院信息化建设进入深化拓展推动医院高质量发展的新阶段。与此同时，伴随着业务组件化及服务化需求，微服务架构逐步被业界接受，融合云计算、大数据、物联网、移动应用、人工智能、5G 等新一代信息技术，有力推动了医院信息化向智慧化融合发展。新技术带动服务模式由面向窗口发展到自助服务、移动应用、"互联网 + 医疗健康"。新型冠状病毒感染疫情期间，互联网医疗充分发挥其优势，精准指导患者有序就诊，减少人员聚集，缓解医院救治压力，安抚群众的焦虑情绪，成为疫情期间线下医疗机构的强有力补充。信息共享开启了利用集成平台实现院内异构系统间的统一交互，通过多院区协同平台实现跨院区的协同交互数据共享，通过区域卫生信息平台实现跨机构、跨区域的信息融合的新阶段。

医院信息化的发展历程顺应国家整体信息化的发展趋势，见证了技术进步与医院业务模式的转型。从最初注重功能满足、系统建设逐渐发展到如今利用大数据支撑医、教、研、管、服的高质量发展、精细管理、智能决策。医院信息化逐渐向智慧化转变，已成为引领医院高质量发展的新趋势，为医院高质量发展注入了新动能。

三、政 策 法 规

医院信息化快速发展离不开政策支持，近年来国家相关部门在医院信息化建设整体要求、标准规范、功能指引、智慧医院建设、互联网医疗、大数据、便民惠民、信息安全等方面颁布了一系列政策法规推动医院信息化建设，引导医院信息化建设高质量发展（表 18-1）。

表 18-1　医院信息化建设相关政策法规

类别	文件名称	文号	时间	发文单位
标准	《关于印发全国公共卫生信息化建设标准与规范（试行）的通知》	国卫办规划发〔2020〕21 号	2020 年 12 月 1 日	国家卫生健康委办公厅、国家中医药局办公室
	《关于印发全国基层医疗卫生机构信息化建设标准与规范（试行）的通知》	国卫办规划函〔2019〕87 号	2019 年 4 月 12 日	国家卫生健康委、国家中医药管理局
	《关于印发全国医院信息化建设标准与规范（试行）的通知》	国卫办规划发〔2018〕4 号	2018 年 4 月 2 日	国家卫生健康委办公厅
	《国家卫生健康委办公厅关于印发医院智慧管理分级评估标准体系（试行）的通知》	国卫办医函〔2021〕86 号	2021 年 3 月 15 日	国家卫生健康委办公厅

续表

类别	文件名称	文号	时间	发文单位
标准	《医院智慧服务分级评估标准体系（试行）》	国卫办医函〔2019〕236号	2019年3月5日	国家卫生健康委办公厅
	《关于印发电子病历系统应用水平分级评价管理办法（试行）及评价标准（试行）的通知》	国卫办医函〔2018〕1079号	2018年12月3日	国家卫生健康委办公厅
发展规划	《国家卫生计生委关于印发"十三五"全国人口健康信息化发展规划的通知》	国卫规划发〔2017〕6号	2017年1月24日	国家卫生计生委
	《国务院办公厅关于印发贯彻实施〈深化标准化工作改革方案〉重点任务分工（2017—2018年）的通知》	国办发〔2017〕27号	2017年3月21日	国务院办公厅
	《国家卫生健康委办公厅关于进一步完善预约诊疗制度加强智慧医院建设的通知》	国卫办医函〔2020〕405号	2020年5月21日	国家卫生健康委办公厅
	《关于进一步推进以电子病历为核心的医疗机构信息化建设工作的通知》	国卫办医发〔2018〕20号	2018年8月22日	国家卫生健康委医政医管局
	《关于深入推进"互联网＋医疗健康""五个一"服务行动的通知》	国卫规划发〔2020〕22号	2020年12月4日	国家卫生健康委、国家医疗保障局、国家中医药管理局
	《国家卫生健康委办公厅关于进一步推进"互联网＋护理服务"试点工作的通知》	国卫办医函〔2020〕985号	2020年12月4日	国家卫生健康委办公厅
	《国家卫生健康委办公厅关于在疫情防控中做好互联网诊疗咨询服务工作的通知》	国卫办医函〔2020〕112号	2020年2月6日	国家卫生健康委办公厅
	《关于印发2019年深入落实进一步改善医疗服务行动计划重点工作方案的通知》	国卫办医函〔2019〕265号	2019年3月8日	国家卫生健康委办公厅、国家中医药局办公室
	《关于深入开展"互联网＋医疗健康"便民惠民活动的通知》	国卫规划发〔2018〕22号	2018年7月10日	国家卫生健康委员会、国家中医药管理局
	《关于印发进一步改善医疗服务行动计划（2018—2020年）的通知》	国卫医发〔2017〕73号	2017年12月29日	国家卫生计生委、国家中医药管理局
法律法规	《中华人民共和国个人信息保护法》	中华人民共和国主席令第91号	2021年11月1日	全国人民代表大会
	《中华人民共和国数据安全法》	中华人民共和国主席令第84号	2021年9月1日	全国人民代表大会
	《信息安全技术　个人信息安全规范》	GB/T 35273—2020	2020年3月6日	国家市场监督管理总局、国家标准化管理委员会
	《信息安全技术　网络安全等级保护基本要求》	GB/T 22239—2019	2019年5月10日	国家市场监督管理总局、国家标准化管理委员会
	《中华人民共和国网络安全法》	中华人民共和国主席令第53号	2017年6月1日	全国人民代表大会

续表

类别	文件名称	文号	时间	发文单位
管理办法	《关于印发国家健康医疗大数据标准、安全和服务管理办法（试行）的通知》	国卫规划发〔2018〕23 号	2018 年 7 月 12 日	国家卫生健康委员会
	《关于印发互联网诊疗管理办法（试行）等 3 个文件的通知》	国卫医发〔2018〕25 号	2018 年 7 月 17 日	国家卫生健康委、国家中医药管理局
技术指引	《国家卫生计生委办公厅关于印发医院信息化建设应用技术指引（2017 年版）的通知》	国卫办规划函〔2017〕1232 号	2017 年 12 月 13 日	国家卫生计生委办公厅
意见	《国务院办公厅关于推动公立医院高质量发展的意见》	国办发〔2021〕18 号	2021 年 5 月 14 日	国务院办公厅
	《关于加强全民健康信息标准化体系建设的意见》	国卫办规划发〔2020〕14 号	2020 年 9 月 27 日	国家卫生健康委办公厅、国家中医药局办公室
	《国务院办公厅关于促进和规范健康医疗大数据应用发展的指导意见》	国办发〔2016〕47 号	2016 年 6 月 21 日	国务院办公厅
	《国务院办公厅关于促进"互联网＋医疗健康"发展的意见》	国办发〔2018〕26 号	2018 年 4 月 25 日	国务院办公厅
	《国家医疗保障局关于积极推进"互联网＋"医疗服务医保支付工作的指导意见》	医保发〔2020〕45 号	2020 年 10 月 24 日	国家医疗保障局
	《关于印发加强医疗机构药事管理促进合理用药的意见的通知》	国卫医发〔2020〕2 号	2020 年 2 月 21 日	国家卫生健康委、教育部、财政部、人力资源社会保障部、国家医保局、国家药监局
	《关于加快推进电子健康卡普及应用工作的意见》	国卫办规划发〔2018〕34 号	2018 年 12 月 13 日	国家卫生健康委办公厅

四、部分国家发展现状

全球的医院信息化建设始自二十世纪六七十年代，其核心是围绕享受医疗服务的患者，将整个社会的医疗资源和服务整合，同时将医学影像系统和医疗信息系统等全部临床作业过程纳入数字化网络之中。在美国、欧洲和日本等发达国家，数字化医院建设也已进入实质性阶段，在立足自身需求基础上，蓬勃发展。

（一）英国

2002 年，英国卫生部启动国家医疗服务体系（national health system，NHS）计划。旨在实现择医、预约、电子处方服务等。2016 年英国卫生部提出"2020 年前实现全国医院无纸化"的目标，但两个项目的实施效果与预期仍存在一定差距。英国基层医疗信息化处于世界领先的地位，电子病历的应用率较高。同时自 2019 年起英国在全国范围内推广电子处方，全科医师和药房可通过电子处方快速访问患者处方。2021 年在英国政府"去中心化"经济政策之一的升级基金支持下，加大了对医疗信息的投入，未来电子病历系统的互操作性、集成整合和临床决策支持将是重中之重。同时网络安全也得到了政府每年的持续关注与投入。

（二）德国

德国的医疗市场占欧洲最大份额，2018 年以来医疗投入持续增加。2019 年修订了《德国药品法》，在常规医疗服务和远程医疗中，推广电子处方的无纸化应用。2020 年起在德国全国推广电子处方，电子处方作为电子病历的一部分，将医院、医师、患者、药店、药剂师绑定在一起。2020 年德国通过《数字医疗法》，加快数字医疗的发展，鼓励相关研究，更好地支持远程医疗服务，包括线上开具处方，德国的医疗信息化发展方向与我国也有很多相似之处。

（三）美国

美国是世界上最早使用医院信息系统的国家，20 世纪 60 年代初即开始 HIS 研究，70 年代即进入了 HIS 快速发展的时期。80 年代开始组织对卫生信息传输标准的技术开发与推广，陆续出台《卫生信息传输标准》（简称 HL7）、《个人可识别健康信息的隐私标准》等。近年来，主导以患者为中心的互操作服务是发展的核心。例如，某大型电子病历公司，增加电子病历地图定位导航等功能，便于预约患者快速就诊；以及蓝纽（blue button2.0）的标准化接口与保险报销的数据共享。新型冠状病毒感染疫情期间，美国也更加重视远程医疗，借助远程医疗在疫情期间改善患者就医体验。美国的发展方向与我国智慧医院建设规划与线上线下一体化的就诊服务方向基本一致。近年来随着网络安全形势愈加严峻，美国也越来越重视网络安全、数据安全与个人信息保护。

（四）加拿大

加拿大的医院信息化建设起步较晚，2001 年，加拿大联邦政府、各省和地区共同投资成立第三方管理机构——Infoway，加拿大卫生信息网。此后致力于电子健康记录解决方案（electronic health record solution，EHRS）蓝图计划。电子健康记录解决方案蓝图的宗旨是为所有参与方提供一个协作和共享的互操作电子病历（interoperable EHR，iEHR）视角。聚焦于医疗行业业务需要以及大范围内的临床信息共享措施需求。通过技术和管理，实现全国公民电子病历的安全存储和共享使用。按照医疗信息化规划，重点推动了电子健康档案系统、药品信息系统、实验室信息系统、影像系统、公共卫生信息系统和远程医疗系统。加拿大未来的发展趋势仍然是电子病历的应用及远程医疗。

（五）日本

日本早期的医院信息系统主要是以挂号、收费等事务管理为中心的系统，与医院服务无直接关联。20 世纪 90 年代中期开始，逐步发展以医疗服务为中心的医疗信息系统，应用范围逐步扩大到门急诊、住院及采购、财会等领域，并积极推进了各系统的整合。2015 年，日本制定了中长期信息技术发展战略，将重点放在了电子保健记录及远程医疗建设上。通过处方的电子交付以及配药信息的电子化，对处方信息或配药信息进行跟踪反馈。同时，日本推行区域性的医疗机构合作，通过远程医疗使偏远地区的患者在家里享受可及的医疗服务。另外，日本政府加大了医疗机构数字化基础设施建设。截至 2017 年，日本规模以上的医院的电子病历普及率已经达到了80%，不过缺点是不同医疗机构与组织的数据格式与相关医学标准没有统一，无法对各个领域的医疗数据进行联合分析。未来日本将积极应用人工智能来支持健康医疗的发展。

（六）新加坡

新加坡医疗信息化以推进全国健康档案互联互通为重点，遵从国家整体信息化方案。建设重点主要是通过对疾病、常用消耗品（药品、医用耗材、试剂等）进行编码，建设信息平台来跟踪医院的日常运营情况；通过健全电子药房、电子病历等系统，实现"网络化"流程，共享信息资源。

（七）泰国

泰国政府在"数字泰国"的整体规划下，注重智慧医院的建设，通过打造创新实验室开展 30 项基于 5G 的智慧医疗应用，包含大数据基础建设、国家信息平台、医疗健康服务应用网等建设。以期优化医院流程，减少医师负担，降低医疗风险，提高医疗效果和效力。

第二节　医院信息化基础

一、规　　划

（一）信息化建设规划定义

在国家政策指导下，结合医疗机构发展战略目标与业务规划的基础上，诊断、分析、评估医疗机构管理和信息化现状，优化业务流程，参考医疗行业相关标准和信息化实践经验、信息技术发展趋势，提出医院信息化建设的远景、目标和战略。

（二）信息化整体规划

现代化的医院是战略、组织、流程、信息技术的统一体。现代化的医院管理，必然需要信息系统的支持，需要实现业务过程化，过程流程化，流程信息化。医院信息系统的建设是一项复杂的信息工程，首先要进行总体规划。

哈佛商学院教授小詹姆斯·卡什指出："现在任何组织几乎都有购买任何 IT 的能力，但 IT 本身并不能够促成企业的任何优势，它只是企业运行的必要条件，关键是 IT 的应用如何与企业的战略、组织、流程和管理控制系统等结合起来。"这实际上也就指出了信息化建设需要从战略的角度出发进行规划和设计。医院战略与信息化规划关系，如图18-1所示。

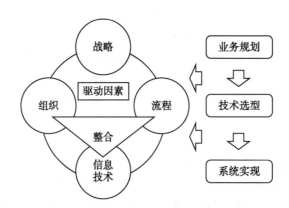

图18-1　医院战略与信息化规划关系示意图

（三）信息化四种主导模式

医院信息化投入的价值难以体现的首要原因在于运营战略与 IT 战略之间缺少策应关系，在进行医院信息化整体规划时，必须明确医院的信息化战略和主导模式，按照参与方式与程度，目前各机构主要采用了四种主导模式。

1. 战术执行型　纯粹的执行部门，没有话语权。

2. 战略执行型　业务与信息技术结合的设计，管理者必须具有 IT 思维，充分认识 IT 战略对医院运营战略的支持作用，制订出最具支持力度的 IT 战略。

3. 战略改造型　通过 IT 战略对原有运营战略进行改造，管理者要能够审视 IT 市场的哪些IT 技术、IT 功能够帮助改变现有的医院治理模式、改变和提升医院的运营战略。

4. 平台服务型　致力于在组织内部建立领先的 IT 系统，用以提高医院服务水准。管理者在这一模式中扮演的角色是优先排序员。他决定着在医院内部如何对稀缺资源进行有效配置。信息化战略一致性模型，如图18-2所示。

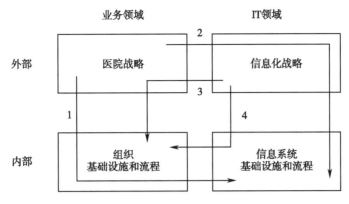

图18-2　信息化战略一致性模型图

（四）信息化建设模式

当前信息化建设主要有三种模式。

1.直接使用产品化的管理软件　优点是成本低、风险小、实施简便,缺点是不能完全满足医院的个性化需求。

2.完全根据自己的需求进行定制开发　优点是能够完全满足自己的个性化需求,缺点是风险高、周期长,难以控制开发过程和结果。

3.标准化软件+定制开发相结合　这种方式结合了前面两种方式的优点,缺点是系统功能边界难以确定,需要信息化建设负责人有极强的信息化素养和判断能力,否则会出现前两种模式的缺点。

（五）信息化规划过程

医疗机构的规划过程,一般包括:业务功能规划,保障了信息化按照战略进行;信息安全规划,保障了信息化安全运行;系统运维规划,保障了信息化运行的稳定;人才团队规划,保障了信息系统的可持续发展。

1.业务功能规划　在信息化规划中,首先要明确医疗机构业务与管理现状和信息化现状。对医院业务与管理活动的特征、医院各项业务活动的运作模式、业务活动对医院战略目标实现的作用进行分析,揭示现状与医院远景之间的差距,确定关键问题,探讨改进方法。信息化现状分析是诊断信息化的当前状况,包括基础网络、数据库、应用系统状况,分析信息系统对医院未来发展的适应能力,给出信息化能力评估。

在评估的基础上,按照数据规划、系统架构规划、系统规划、专项规划的顺序完成业务功能规划。业务功能规划顺序,如图18-3所示。

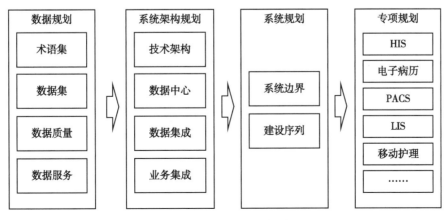

图18-3　业务功能规划顺序图

2．信息安全规划　信息管理使医院管理的效率大大提高，并成为医院管理的重要手段。医院通过信息技术统计并管理患者及用户的数据，因此实现信息系统的安全对保障患者切身利益，提高医院工作效率以及维护医患关系具有重要意义。信息安全规划是一个关系国家安全和主权、社会稳定、民族文化继承和发扬的重要问题。其重要性，正随着全球信息化步伐的加快越来越重要。信息安全规划需要做好以下两方面的规划工作。

（1）网络安全管理规划：有效保障信息化的有序开展，规范员工行为，提升网络安全保障能力。

（2）数据安全管理规划：建立多部门协作的联防联控机制，通过梳理上下游流程，明确各环节中的数据安全风险，进行协调处置，共同把好安全底线。

3．系统运维规划　运维体系是信息系统运维的基础和核心。通过运维体系的构建及完善，可以使运维做到稳定可靠，准确完备，规范科学，主要包括四大方面：人、事、物、流程标准。

（1）人：例如完善岗位职责与职业发展、提高团队技术水平、完善技能分享与培训、完善团队绩效考核、规范工作行为规范等。目的是要建成一个工作高效、技术水平高、团结稳定、有职业素养的运维团队。

（2）事：按照 ISO 20000 标准通过进行事件升级、问题追溯、研发变更、试用发布、安全策略变更等环节的管控，实现闭环管理，形成完整规范的管理流程。不断探索新的运维理念与技术，探索优化系统架构。目的是做事有章法，稳定高效能。

（3）物：主要是如何管理好系统运维涉及的各种资源。例如机房环境、办公设备、服务器、网络设备、操作系统、应用软件、工具等各种软硬件资源。目的要使各类资源配置管理妥当，清楚资源属性。

（4）流程标准：运用流程标准将上述要素（人、事、物）有机地结合，有序科学地流转、高效稳定地运行。例如资源规划与采购，各种标准规范、项目规范、软硬件配置部署规范。

4．人才团队规划　信息化人才队伍的建立对信息化工作的开展将起到非常重要的促进作用，必须根据医院发展战略制订信息化人才与团队建设规划，根据医院规模及信息化深入程度随时调整人才与团队的建设规划。人才规划主要包括下述三项工作。

（1）团队人员规划：信息系统人员需求应满足医院信息化战略和规划的整体要求，按照实际工作需求确认人员组成。信息化工作是一项复杂的系统性工作，需要管理、规划、安全等方面的人员，如果采用自行研发的模式，还需要配置对应的系统研发人员，典型的包括：系统分析师、系统规划师、系统架构师、项目管理师、信息系统管理员、维修工程师、安全工程师、机房管理员、系统管理员、网络管理员、程序员、数据库管理员、数据分析师等。

（2）人才培训体系规划：需要对于人员进行持续性的培养，从文化、专业、安全三方面开展培训。文化方面：从制度、业务、文化、意识等方面对员工进行体系化的培训，增强工作认同感、使命感；专业方面：医院信息化最重要的是理解医院业务流程，根据不同的岗位，进行针对性医疗业务流程的培训；安全方面：医疗机构工作中，信息安全意识尤为重要，通过典型案例为所有员工进行信息安全教育，提高员工信息安全意识，增强安全责任感，提升整体安全素质。

（3）人员考核体系规划：建立科学绩效评价计划，严格绩效实施，加强日常监督与沟通，定期考核，指导反馈，根据岗位特点，明确晋升要求。采用多种晋升方向，减少发展限制，激励快速进步。

二、系统与技术

（一）医院信息系统的基本特性

实用性是评价医院信息系统的主要标准。它应该符合现行医院体系结构、管理模式和运作程序，能满足医院一定时期内对信息的需求。它是现代医院管理工作中不可缺少的重要组成部分，并能提高医疗服务质量、工作效率、管理水平，为医院带来一定的经济效益和社会效益。医院信息系统与其他企业级信息系统相比,具备如下特点。

(1)一个核心:临床应用;

(2)两个基础:信息标准化、数据库技术;

(3)两个目标:医疗质量控制、提高工作效率;

(4)三个层次:业务层、管理层、决策层(金字塔结构);

(5)四个方面:人、财、物、业务;

(6)五个学科:计算机、网络通信、医药学、管理学、信息学;

(7)六个部分:临床诊疗、药品管理、经济管理、综合管理、统计分析、外部接口;

(8)七个过程:采集、存贮、处理、提取、传输、汇总、加工;

(9)八个准备:总体规划、人员培训、技术准备、基础数据、规章制度、危机预案、切换与试运行、教训与思考;

(10)九个文档:总体设计报告、需求分析说明书、概要设计说明书、详细设计说明书、数据字典、数据结构与流程、测试报告、操作使用说明书、系统维护手册;

(11)十个系统:门诊、住院、医技、药品、设备、耗材、经济、统计、影像、其他。

(二)新一代医院信息系统的特性

医疗信息化行业是一个要求比较高的行业,并且是一个政策导向性的行业。2020年新型冠状病毒感染疫情暴发以来,政策的制定发生了显著变化,即政府部门大力推进信息化建设,一系列政策对医疗信息化建设提出了更高的要求。

此外,智慧医院的信息化系统需要具备快速响应的能力,具备更强大的灵活性。同时要让患者参与整个诊疗过程,充分利用大数据和人工智能等技术和医院信息化高度融合,发挥智慧医院的优势,让整个诊疗过程更准确、更便捷和更高效,不断推动医院信息化向智能化的方向发展。

国家的政策导向已经从医疗服务向健康中国转变,大健康、"互联网+"的政策提出,使得信息化建设方向日益明朗,新一代的HIS需要重点围绕高质量发展、"三位一体"标准、资源下沉、服务便民等几个方面进行建设。

多方因素之下,需求方(患者/健康管理者)、供应方(医院/医师)、资源方(药企/器械商)、支付方(医保/商保)的需求都将发生变化。

新一代信息系统的建设主要有6个方面的特征。

1.系统一体化　信息系统功能全面整合、信息整合成体系,在国家卫生健康委员会关于电子病历、医院智慧服务、医院智慧管理等分级评价的考核中,要求信息系统的功能要全面整合。

2.设备网络化　大量医疗设备数字化,物联网应用将获取更多信息,如医疗废弃物管理、院内导航等,数据会大幅增加,而且越来越实时化。

3.架构平台化　体系架构要适合互联网、大规模云计算与云存储、移动设备的环境。

4.开发服务化　开发工具要满足跨平台、互联网应用需求。

5.信息标准化　信息共享注重遵循医疗信息标准。

6.数据中心化　建立大数据中心,数据分析与展现系统比例增加。

(三)体系架构

医院信息系统建设始于对医院信息系统体系结构的理解和选择,也是实现HIS的整体性、科学性和安全性的重要基础。

实现医院信息的计算机系统管理可以有不同的逻辑结构,称为HIS的体系结构;计算机系统的体系结构对于系统集散数据、通信以及所能提供的信息服务和系统自我的维护、扩充能力都有很大的关系。若只考虑HIS的系统逻辑结构时,可以把系统的子程序模块分为两大类,一类是面向用户部门的专用系统程序,另一类是面向HIS的公共子系统。体系结构的组成就是确定如何安排这些子系统,使系统的性能优化。HIS体系结构选择往往还取决于当时的计算机技术市场。

（四）医院信息系统有关技术

数据库技术和信息集成技术是医院信息系统的基础技术，本部分主要对这两个技术进行重点介绍。目前新兴的大数据、物联网、人工智能等新技术在医院信息系统的应用见后文介绍。

1. 数据库技术　数据库技术是医院信息系统的核心技术和基础，目前医院常用的有 ORACLE、SQLSERVER、DB2 和 CACHE 等关系型数据库，以及以 CACHE 为代表的非关系型数据库，随着大数据技术在医院的逐步应用，分布式文件系统 HADOOP 已得到了广泛的应用。数据库技术研究和管理的对象是数据，所以数据库技术所涉及的具体内容主要包括：通过对数据的统一组织和管理，按照指定的结构建立相应的数据库和数据仓库；利用数据库管理系统和数据挖掘系统设计出能够实现对数据库中的数据进行添加、修改、删除、处理、分析、理解、报表和打印等多种功能的数据管理和数据挖掘应用系统；并利用应用管理系统最终实现对数据的处理、分析和理解。

2. 信息集成技术　信息系统集成是根据应用的需求通过结构化的综合布线系统和计算机网络技术将各种网络设备服务器系统、终端设备、系统软件、工具软件和应用软件等相关软硬件和相关数据信息等集成到相互关联的、统一的、协调的系统之中，使资源达到充分共享，实现集中、高效、便利的管理。

医院信息系统建设存在持续周期长、分布分段建设的特点，因此在建设中经常出现分离独立、业务数据不连续的问题。信息集成技术代表性的技术有 XML（可扩展标记语言）、web 服务、中间件技术等。主要集成方式包括信息系统集成（业务集成）和数据集成。

三、基　础　设　施

信息技术（information technology, IT）基础设施是医院信息系统的建设基础，是医院信息化能力的承载平台，对外呈现的是承载信息系统稳定可靠运行的 IT 服务能力。

在 IT 基础设施建设中，从设备属性角度来看，选择的设备必须满足业务系统所需的高性能，同时还要具备高稳定性、高可靠性、高可扩展性。IT 基础设施硬件方面要体现出有竞争力的投资价值，确保医院信息系统稳定、可靠的运行，从而在医院业务信息化流转中，展现出重要作用。

在 IT 基础设施建设中，参考医疗卫生行业的相关规范和要求，通过功能分区、数据分级、业务网络、管理网络和存储网络独立建设的模式构建出医院信息系统物理部署架构。

基础设施包括客户端、服务器、存储及网络。

客户端：是直面终端用户的窗口，服务器、存储的性能，网络的好坏，最终都在客户端设备上体现给终端用户。

服务器：承载各种数据、应用、计算等服务，响应客户端的服务请求，并进行处理。

存储：将各种应用服务产生的有效数据通过采取合理、安全、有效的方式保存到介质并保证能有效被访问的一套解决方案。

网络：将服务器比作大脑，客户端比作手脚，网络就是神经，是保障大脑与手脚之间信息传递稳定、快捷、有效的基础。

（一）客户端

医院医师、护士、技师通过客户端使用信息系统，传统客户端设备包括台式计算机、笔记本电脑、平板电脑（portable Android device, PAD）、掌上电脑（personal digital assistant, PDA）等。

近年来，随着虚拟化技术的不断发展，桌面虚拟化在医院也开始逐步采用。桌面虚拟化市场上主流技术包含远程桌面服务、虚拟桌面架构、智能桌面虚拟化、虚拟操作系统基础架构等四种。

远程桌面服务（remote desktop services, RDS）基于多用户操作系统。首先根据用户数量配置服务器，然后在已安装了操作系统的服务器上安装共享云桌面的管理软件，再批量创建用户，通过云桌面传输协议分发到各个客户端上。用户之间彼此独立操作，互不影响。本地客户端仅相当于输入输出设备，不保存数据，不参与计算。

虚拟桌面架构（virtual desktop infrastructure，VDI）在服务器上安装虚拟化软件，虚拟化出不同的虚拟机，根据用户的需求安装不同的操作系统和软件，客户端通过虚拟桌面协议，远程访问自己账号对应的虚拟机。本地客户端仅相当于输入输出设备，不保存数据，不参与计算。

智能桌面虚拟化（intelligent desktop virtualization，IDV）采取分布式计算，并集中和简化管理、部署功能。IDV 采用"边缘计算"思路，从 IDV 服务器获取 IDV 启动的镜像文件加载到 IDV 终端上，充分利用 IDV 终端的硬件资源，每个终端都是虚拟桌面节点，桌面系统理论上可以无限扩张。当 IDV 终端启动后，即使与服务器连接断开也不影响正常使用，用户使用体验与传统 PC 效果相当。

虚拟操作系统基础架构（virtual operating system infrastructure，VOI）预先将服务器上的系统加载到任意客户端，然后安装软件，再上传到服务器作为模板。服务器通过镜像技术将模板下发到其他客户端，充分利用客户端的硬件资源。VOI 客户端和服务端配置虚拟磁盘来存储数据，相当于升级版的无盘工作站。当 VOI 启动后，即使与服务器连接断开也不影响正常使用，用户使用体验与传统 PC 效果相当。

目前，在医院信息系统建设中，部分医院已采用桌面虚拟化作为信息系统的客户端。当前的做法是培训、办公的工作场景使用 VDI 技术，在医院业务开展场景，因医师、护士、技师的客户端外接的设备（读卡器、扫描枪、打印机等）比较多，则使用 IDV 或 VOI 技术。

（二）服务器

服务器是计算机的一种，它比普通计算机运行更快、负载更高、价格更贵。服务器在网络中为其他客户机（如个人计算机、智能手机、ATM 等终端，以及各类型的业务应用系统）提供计算或者应用服务。服务器具有高速的 CPU 运算能力、长时间的可靠运行、强大的 I/O 外部数据吞吐能力以及更好的扩展性。服务器分为精简指令集（reduced instruction set computer，RISC）服务器和英特尔处理器服务器（intel architecture，IA）架构服务器。

1. RISC 架构服务器采用的是精简指令集 CPU 体系架构　精简指令集 CPU 的主要特点是采用定长指令，使用流水线执行指令。这种服务器虽然具备高性能、高稳定性、高可扩展性，但是价格昂贵、体系封闭，医院信息系统中，常使用 2 台小型机以集群方式作为全院核心业务的数据库使用。

2. IA 架构服务器采用的是复杂指令集（complex instruction set computing，CISC）**CPU 体系结构**　CISC 体系结构的特点是指令较长，指令的功能较强，IA 架构服务器也称为 X86 服务器。这种服务器价格便宜、兼容性好，但是稳定性和安全性相对小型机低。医院信息系统中，以前通常使用 X86 服务器作为应用服务器或科室业务的数据库服务器。

在医院信息系统 IT 基础设施建设中，对于大型或超大型三甲医院大部分采用 RISC 架构的服务器（小型机）作为全院核心业务系统的数据库服务器，采用 IA 架构（X86）的服务器作为科室业务系统的数据库服务器，以及各业务系统的应用服务器。随着 IA 架构服务器的稳定性和可靠性的不断提升，目前已有少部分的大型或超大型三甲医院采用 IA 架构（X86）的服务器作为全院核心业务的数据库服务器。

（三）存储系统

存储系统指计算机中由存放程序和数据的各种存储设备、控制部件及管理信息调度的设备（硬件）和算法（软件）所组成的系统。存储系统包含传统存储、分布式存储和云存储三种。

第一种：传统数据存储。传统数据存储一般以磁盘阵列等设备为外设，围绕服务器与存储的连接方式分为三种架构：直连式存储（direct-attached storage，DAS），网络附加存储（network-attached storage，NAS），存储区域网络（storage area network，SAN）。

第二种：分布式存储。分布式存储是将数据分散存储到多个存储服务器上，并将这些分散的存储资源构成一个虚拟的存储设备，统一对外提供数据存储服务。分布式存储多采用普通的硬件设备作为基础设施,因此建设成本有所降低。分布式存储包含分布式文件系统、分布式块存储、分布式对象存储以及分布式数据库和分布式缓存。在医院信息系统建设中,常使用分布式文件系统作为非结构化数据的存储设备。

第三种:云存储。云存储是由第三方运营商提供的在线存储系统,由第三方运营商负责云存储的部署、运营和维护等工作,将数据存储包装成为服务的形式提供给客户使用。如面向个人用户的在线网盘和面向企业的文件、块或对象存储系统等。云存储是云计算的延伸和重要组件之一,提供了"按需分配、按量计费"的数据存储服务。在医院信息系统实际建设中,如要使用云存储,则需要从网络链路距离、网络传输质量保障、第三方运营商服务等级协议(service level agreement,SLA)、单位存储容量租赁价格等因素来综合选择。

(四)网络系统

计算机网络技术是通信技术和计算机技术相结合的产物。计算机网络是按照网络协议,将地球上分散的、独立的计算机利用通信设备和通信线路相互连接通信,实现资源共享的计算机系统集合。

计算机网络按照覆盖范围从小到大分为局域网、城域网、广域网和互联网。

因本文主要介绍医院信息系统,从医院信息系统建设角度考虑,主要涉及医院局域网的建设。

局域网覆盖范围:几米至几千米;容量:几台至几千台计算机。医院内部网络就是局域网。

1. 医院用网组网模式 医院用网主要使用局域网及互联网,简称为内网和外网。组网模式从安全性划分可分为内外网的物理隔离和内外网的逻辑隔离。物理隔离即使用两套网络设施,内网数据和外网数据之间没有物理链路联通,优点是安全;逻辑隔离即内/外网数据使用一套网络设施,通过安全策略进行访问控制,优点是灵活。

2. 网络架构 网络架构是设计、构建和管理一个通信网络构架和技术基础的蓝图。网络架构是典型的分层结构,对于大中型医疗机构最常见的局域网网络架构为:核心层-汇聚层-接入层三层架构。三层网络架构可通过三种类型的物理交换设备(核心交换机、汇聚交换机、接入交换机)的互联实现。

3. 核心交换机 核心交换机并不是交换机的一种类型,而是指放在核心层(网络主干部分)的交换机。它位于三层网络的顶层,是医院网络的心脏部位。主要作用是快速转发来自汇聚层的数据,通过高速转发数据提供快速、可靠的网络架构。核心交换机要求端口数量多且带宽高,相对于接入交换机和汇聚交换机,核心交换机拥有更高的可靠性、冗余性、吞吐量,以及相对较低的时延。因此核心层交换机应该具备更高的可靠性、吞吐量和更丰富的功能。核心交换机一般建议部署2台组成集群,实现冗余,提升局域网网络稳定性和可靠性。

4. 汇聚交换机 汇聚交换机位于三层网络架构的中间层,起承上启下的作用,多数用于楼宇内各个接入层交换机节点的汇集。汇聚交换机需要负责管理来自接入层交换机的数据转发,同时还根据需要同核心层交换机通信。汇聚交换机具备源地址、目的地址过滤、实时策略、安全等多种功能的同时,还具备网络隔离、分段等功能。相对于接入交换机而言,汇聚交换机具备更佳的性能和更高的交换速度。汇聚层交换机一般建议部署两台组成集群,实现冗余,提升网络稳定性和可靠性。

5. 接入交换机 接入交换机位于三层网络的最下层,是网络边界,主要的作用是为终端用户提供有线、无线的网络连接。因此接入交换机通常具备低成本、高端口密度、即插即用的特性,同时接入交换机还负责用户信息收集和用户管理功能,如MAC地址、IP地址、地址认证、用户认证等。

为了减小单个楼宇网络故障对全院网络产生影响,同时也控制网络的广播域的范围,一般会将楼宇内各虚拟局域网(virtual local area network,VLAN)的网关配置在汇聚层交换机上,汇聚交换机与核心交换机之间通过动态路由进行互联,以实现路由的动态更新和快速收敛。

同时为了加强医院网络的健壮性和可靠性,在核心层、汇聚层一般会采用多台集群的方式进行建设,从而避免单点出现故障导致全网或整幢楼宇网络瘫痪。

四、信 息 安 全

（一）医院网络安全

医疗数据是医院医疗、管理等业务活动的记录,不仅是医院的资产,也是医院运营、管理不可或缺的资源,更是医院处理各种不良事件的法律依据。医院网络安全具有相关属性:机密性、完整性、可用性、可控制性、不可抵赖性、真实性、可审查性。

医院网络安全体系架构可以形象地比喻成一座城堡,它具有管理、值守、监视、报警以及驱敌于外、除害于内,同时又有保障整体正常的活动与通行等功能。医院网络安全防护体系架构主要分为安全管理体系、技术支撑体系和安全运营体系3个层面。在安全管理方面,应对安全管理制度、安全管理机构、安全管理人员、安全建设管理、安全运维管理5个方面进行管理;在技术支撑方面,分别在计算环境、区域边界、通信网络、物理环境4个层面进行综合防护;在安全运营方面,分为日常安全运营、重要时期保障、专家分析和培训4个方面。

（二）医院涉及的重要隐私内容及安全要求

在医疗卫生健康领域,个人医疗健康信息是最重要的隐私内容。随着医院信息化的发展,个人医疗健康信息逐渐形成了以电子病历、电子处方、电子健康档案为主的信息承载样式。在信息系统建设时,建立以身份认证、授权管理、责任认定为基础的安全保障机制尤为重要。

2021年8月20日,第十三届全国人民代表大会常务委员会第三十次会议表决通过《中华人民共和国个人信息保护法》。自2021年11月1日起施行,个人信息保护可以通过数据库安全技术手段实现,核心数据可通过加密存储,通过数据库防火墙实现批量数据防泄漏,也可以通过数据脱敏实现批量个人数据的匿名化,通过数字水印实现溯源处理。此外,国家对医疗卫生中关于个人隐私保护方面的问题也高度重视,在一系列法律法规,如《电子病历基本规范（试行）》《中华人民共和国医师法》《中华人民共和国护士管理办法》都体现了对医院涉及的隐私保护的具体要求。

（三）数据安全

医院数据是医院的重要保护对象,为确保医院数据的完整性、保密性和有效性,需要在数据收集、存储、传输、删除、备份与恢复的每个环节做好相应的安全防护措施。

1. 数据收集　在医院数据收集环节中,患者身份识别问题关系到是否能够真正实现患者在不同医疗机构就诊信息的共享,通过区域医疗平台的患者主索引建设,将区域内的患者身份信息统一整理,最大程度上确保身份信息收集的准确性,为有关数据统计分析提供支撑。

2. 数据存储　针对医疗卫生行业的数据增长快、数量大、读取速度要求高的特点,不同的应用有不同的要求。比如HIS对存储要求高并发、高可用,可以利用固态硬盘的读写速度带来高性能体验。而针对医学影像储存和传输系统(picture archiving and communication systems,PACS)数据增长量大、文件数量大的特点在选择存储时,不仅要考虑存储的性能、考虑高容量的要求,同时需要兼顾备份的便捷性,以及扩展式存储或分级存储方案。

3. 数据传输　为实现数据安全传输,医疗卫生行业除建设专网之外,一般通过以下措施对数据传输进行安全防护:部署虚拟专用网络(virtual private network,VPN)、采用安全套接层(secure socket layer,SSL)加密技术、数字证书等方式。

4. 数据删除　数据具有一定的生命周期,需要在完成它的使命后删除。目前在医疗卫生行业内主流的数据销毁技术主要有数据删除和物理销毁等。其中具体的数据销毁方式有覆写法、消磁法、剪碎法、焚毁法。

5. 数据备份与恢复　数据备份是容灾的基础,是为了防止系统出现失误或系统故障导致数据丢失,而将全部或部分数据集合从主机应用的硬盘或磁盘阵列复制到其他的存储介质的过程。

数据容灾是指建立一个异地的数据容灾备份系统,该系统是本地关键应用数据的一个可用复制。在本地数据及整个应用系统出现灾难时,系统至少在异地保存有一份可用的关键业务数据。从对系统的保护程度来分,可以将容灾系统分为:数据级容灾、应用级容灾和业务级容灾。

第三节　医院信息化管理应用

一、智 慧 医 院

信息化作为医院基本建设的优先领域,建设电子病历、智慧服务、智慧管理"三位一体"的智慧医院信息系统,完善智慧医院分级评估顶层设计,提高医疗服务的智慧化能力,推进医院信息化建设标准化水平,促进智慧医院高质量发展。

智慧医院的范围主要包括三大领域,第一个领域是面向医务人员的"智慧医疗",自2010年开始在全国推进,主要是指围绕临床业务,全方位全过程地加强医疗质量监管,全面提升医院的服务质量和诊疗水准,加强决策支持类应用为医师提供临床辅助决策建议。第二个领域是面向患者的"智慧服务",主要指医院利用互联网、物联网等信息化手段,为患者提供预约诊疗、候诊提醒、院内导航等服务。第三个领域是面向医院管理的"智慧管理",主要是指医院运用大数据技术进行内部管理,相当于配备了"智慧管家"。例如医院综合运营管理系统,可实现药品、试剂、耗材等全流程物流追溯,资产全生命周期管理。"三位一体"智慧医院示意图,如图18-4所示。

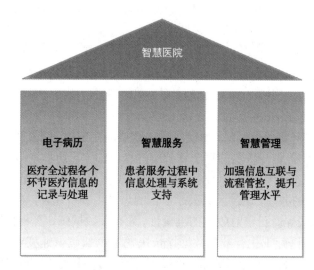

图18-4　"三位一体"智慧医院示意图

二、智 慧 医 疗

(一)智慧医疗定义

电子病历是智慧医疗的核心。2017年国家卫生计生委下发的《关于印发电子病历应用管理规范(试行)的通知》(国卫办医发〔2017〕8号)指出:电子病历是指医务人员在医疗活动过程中,使用医疗机构信息系统生成的文字、符号、图表、图形、数字、影像等数字化信息,并能实现存储、管理、传输和重现的医疗记录,是病历的一种记录形式。近年来,我国医院的信息化建设重点已经逐步转移到针对医疗信息的处理方面,以电子病历为核心的智慧医疗建设已经成为提高医院核心竞争力的重要内容。2018 年国家卫生健康委员会印发《电子病历系统应用水平分级评价管理办法(试行)及评价标准(试行)》，围绕着电子病历对临床业务进行全面建设，加强全方位全过程的医疗质量监管，全面提升医院的服务质量和诊疗水准，强化决策支持类应用基于影像数据和临床文本数据在临床的智能辅助应用，实现智慧医疗体系结构建设，推动医院高质量发展。

(二)电子病历(智慧医疗)系统应用水平分级评价体系

1. 电子病历应用分级体系介绍　中央和各级政府在卫生信息化政策和方向上，大力投入研究，持续指导智慧医疗数字化建设，围绕不同应用场景，制定功能、技术标准和评价机制。早在 2009 年，《中共中央　国务院关于深化医药卫生体制改革的意见》《国务院关于印发医药卫生体制改革近期重点实施方案(2009—2011 年)的通知》，要求建立和完善以电子病历为核心的医院信息系统，实现现代化医院管理目标。在随后的近 10 年时间中，国家政策密集出台，加快医院以电子病历为核心的智慧医疗信息化进程，于 2018 年 12 月，国家卫生健康委员会正式印发《电子病历系统应用水平分级评价管理办法(试行)及评价标准(试行)》，充分考虑我国电子病历系统发展的实际情况，建立了一套适用于我国医疗机构电子病历系统的分级评价体系。

以评促建已经成为卫生信息化政策落地的核心抓手，以"三位一体"智慧医院系列标准为代表的电子病历分级评价管理办法给医疗机构管理者提供了工作抓手和对标工具，指明了各级各类医院数字化建设的目标和方向。

2. 电子病历应用分级标准的目的和意义　制定电子病历的应用分级标准的主要目的是考察和度量各医疗机构的电子病历应用所达到的水平。通过应用本标准的评价，医疗机构能够明确地了解各阶段电子病历应当实现的功能，也能使医疗机构评估自己所处的位置。同时，给出电子病历系统建设的路线图或者发展指南，用于指导医疗机构沿着正确的发展路线建立电子病历系统，这对于引导电子病历相关系统的开发商更好地开发相应产品有积极作用。

电子病历系统所具有的功能是决定一个医疗机构电子病历能够应用到什么水平的基础。但仅仅系统有这些功能还不够，医疗机构还需要通过组织、管理、培训、保障等一系列措施，使电子病历系统所具有的这些功能能够在整个医疗机构内得到应用。

(三)智慧医疗的主要内容

1. 电子病历分级评估分级内容　以 2018 年《电子病历系统应用水平分级评价标准(试行)》为准，将电子病历系统功能应用水平划分为 0～8 共 9 个等级(表 18-2)，每一等级的标准包括电子病历系统局部功能状态评价和整体应用水平评价两大部分。分为三个层次：0～3 级是初级水平，主要目标是实现医疗数据的电子化采集和科室部门内部的数据共享；4～5 级是中级水平，主要目标是实现全院系统集成和统一数据管理；6～8 级是高级水平，主要目标是体现医院信息系统对医疗质量促进和健康医疗数据融合应用的大方向和大趋势。

表 18-2　电子病历系统功能应用水平等级

等级	内容
0 级	未形成电子病历系统
1 级	独立医疗信息系统建立
2 级	医疗信息部门内部交换
3 级	部门间数据交换
4 级	全院信息共享,初级医疗决策支持
5 级	统一数据管理,中级医疗决策支持
6 级	全流程医疗数据闭环管理,高级医疗决策支持
7 级	医疗安全质量管控,区域医疗信息共享
8 级	健康信息整合,医疗安全质量持续提升

2. 电子病历应用系统分类 综合考虑到电子病历对医疗安全、门诊和病房以及医技科室医疗工作质量、工作效率等多方面因素,2018年《电子病历系统应用水平分级评价标准(试行)》将医疗流程主要工作环节划分为10个角色39个项目,作为考察电子病历应用水平的考察项目,整体上反映医院总体电子病历系统建设和应用的情况。这些项目兼顾了临床医疗、医技诊疗、医疗保障、电子病历基础和信息利用等内容,每个项目评估的结果代表了项目所在医疗环节的信息化应用水平。电子病历角色和项目,如图18-5所示。

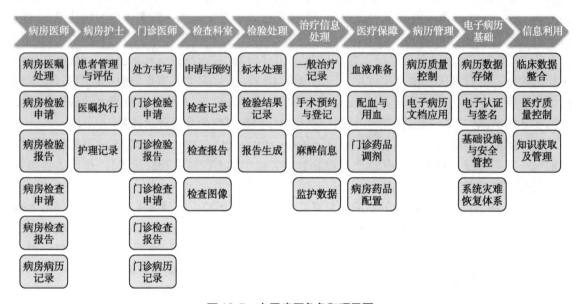

图18-5　电子病历角色和项目图

(四)智慧医疗的发展现状

以电子病历为核心的智慧医疗信息化建设,是"三位一体"智慧医院建设的核心,也是医院高质量发展的要求,从信息化到智慧化的建设过程中,将医疗流程和管理理念融入实际业务工作中,增强医疗行为综合监管,全面优化医疗服务品质,不断提升信息化、自动化、数字化、智能化能力,开创智慧医疗发展新局面。

电子病历系统应用水平分级评价工作自开展以来,医疗机构参与数量不断增加,平均评级也大体呈现上升趋势,截至2020年,全国共有高级别医疗机构172家,证明部分医院的电子病历水平已经达到"智能支持"阶段。

三、智 慧 服 务

(一)智慧服务定义

医院智慧服务是智慧医院建设的重要内容,指医院针对患者的医疗服务需要,应用信息技术改善患者就医体验,加强患者信息互联共享,提升医疗服务智慧化水平的新时代服务模式。通过患者服务过程中的信息处理与系统支持,打破医院壁垒,实现7×24小时不间断服务,实现患者诊疗合理安排,减少往返奔波,充分利用医疗资源。

(二)智慧服务分级评估体系

1. 智慧服务分级评估体系介绍 智慧服务依托互联网技术,拓展医疗服务的时间和空间,丰富医疗健康服务模式,为老百姓提供更加便捷的医疗与健康服务。最初的智慧服务源自院内诊疗服务借助互联网向院外延伸。2013年移动互联网快速发展,带动互联网医疗进入快速发展期。国家各部门针对互联网技术与医疗行业融合需求的增长，积极推动政策，推动互联网医院的发展。

2019年3月，国家卫生健康委员会正式印发《医院智慧服务分级评估标准体系（试行）》，旨在指导医院以问题和需求为导向持续加强信息化建设、提高智慧服务，为进一步建立智慧医院奠定基础。

2.智慧服务分级评估体系的目的和意义　制定智慧服务分级评估标准的主要目的是引导建立完善医院智慧服务现状评估和持续改进体系，评估医院开展的智慧服务水平。明确医院各级别智慧服务应当实现的功能，为医院建设智慧服务信息系统提供指南，指导医院科学、合理、有序地开发、应用智慧服务信息系统。引导医院沿着功能实用、信息共享、服务智能的方向，建设完善智慧服务信息系统，使之成为改善患者就医体验、开展全生命周期健康管理的有效工具。

（三）智慧服务的主要内容

1.智慧服务分级评估分级内容　《医院智慧服务分级评估标准体系》将智慧服务水平分为6个等级，总体级别要求如下（表18-3）。

表18-3　医院智慧服务水平等级

等级	内容
0级	医院没有或极少应用信息化手段为患者提供服务
1级	医院应用信息化手段为门急诊或住院患者提供部分服务
2级	医院内部的智慧服务初步建立
3级	联通医院内外的智慧服务初步建立
4级	医院智慧服务基本建立
5级	基于医院的智慧医疗健康服务基本建立

2.智慧服务系统分类　在智慧服务分级评估标准中按照患者诊前、诊中、诊后各环节应涵盖的基本服务内容，结合医院信息化建设和互联网环境，确定5个类别共17个评估项目，如图18-6所示。

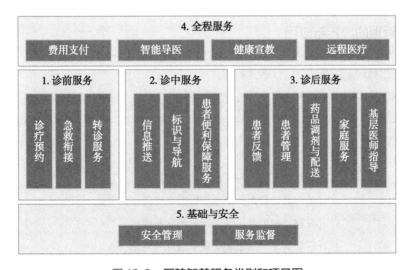

图18-6　医院智慧服务类别和项目图

（四）智慧服务发展现状

医院智慧服务是"三位一体"智慧医院建设的重要组成，也是与患者感受直接相关的部分。智慧服务是一个持续发展的过程，从全人工纸质操作到窗口的电脑应用，再升级到医院内部的联网、移动互联网的延伸、智能化的服务规划与安排,最终到多机构的协同。通过智慧服务患者在必要的时间到必要的地点以合适的方式获取必要的服务内容。在提高患者服务的同时医疗机构也实现了部门间、机构间充分共享服务提供信息,充分利用医疗资源提供低成本、高质量的服务。

智慧服务应用水平分级评估工作自 2020 年开展测评以来,全国共有 29 家医院通过 3 级及以上评审,全国医院智慧服务评级平均 0.33 级。2021 年 10 月 14 日,国家卫生健康委员会和国家中医药管理局联合印发《公立医院高质量发展促进行动(2021—2025 年)》,明确提出:到 2022 年,全国二级和三级公立医院智慧服务平均级别力争达到 2 级和 3 级,能够支撑线上线下一体化的医疗服务新模式。

四、智慧管理

(一)智慧管理的定义

医院智慧管理是"三位一体"智慧医院建设的重要组成部分,是医院实现高质量发展的重要支撑。医院精细化管理、提升医疗质量与运营效益,终极意义是为了实现协助管理人员及时掌握医院运行细节信息;人财物信息衔接一致、投入产出信息闭环;规范流程、智能调度资源。

(二)智慧管理分级评估体系

1. 智慧管理分级评估体系介绍 医院智慧管理是智慧医院建设的重要内容,指医院针对医疗质量控制、运营管理需要,应用信息技术加强信息互联共享与流程管控,提升医院管理智慧化水平的管理模式。2021 年 3 月,国家卫生健康委员会正式印发《医院智慧管理分级评估标准体系(试行)》,旨在指导医院以问题和需求为导向持续加强信息化建设、充分利用智慧管理工具,为进一步建立智慧医院奠定基础。智慧管理与电子病历、患者服务相互关联,三个分级评估标准相互呼应,形成智慧医院的信息系统功能与应用水平的评估框架。

2. 智慧管理分级评估体系的目的和意义 智慧管理评估目标,是建立完善医院智慧管理现状评估和持续改进体系,评估医院智慧管理的水平。明确医院各级别智慧管理应当实现的功能,为医院建设智慧管理信息系统提供指南,指导医院科学、合理、有序地开发、应用管理信息系统。引导医院沿着功能实用、信息共享、管理智能的方向进行管理信息系统的建设与持续完善,使之成为提升医院现代化管理水平的有效工具。

(三)智慧管理的内容与应用

1. 智慧服务分级评估分级内容 《医院智慧管理分级评估标准体系(试行)》将智慧管理水平分为 6 个等级,总体级别要求如下(表 18-4)。

表 18-4 医院智慧管理水平等级

等级	内容
0 级	无医院管理信息系统
1 级	开始运用信息化手段开展医院管理
2 级	初步建立具备数据共享功能的医院管理信息系统
3 级	依托医院管理信息系统实现初级业务联动
4 级	依托医院管理信息系统实现中级业务联动
5 级	初步建立医院智慧管理信息系统,实现高级业务联动与管理决策支持功能

2. 智慧管理角色的分类 由于医院管理涉及面广、内容较多,智慧管理分级评估标准针对医院管理的核心内容,确立了 10 个角色 33 个业务项目,从医疗护理、组织人力、设备设施、药品耗材、财务资产、运营等内容,从管理的功能和效果两方面进行综合评估(图 18-7)。

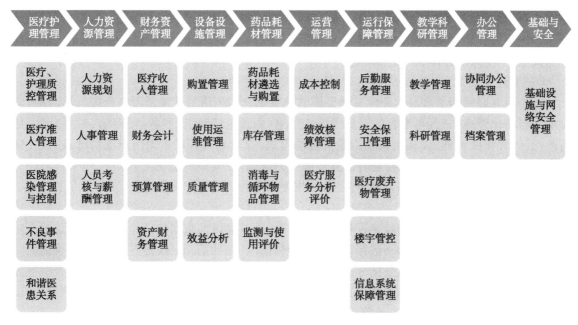

图18-7　医院智慧管理类别和项目图

（四）智慧管理发展现状

智慧管理应用水平分级评估工作于 2021 年开展首次测评。智慧管理是"三位一体"智慧医院建设的新的发力点，也是助力医院实现精细化管理的重中之重。通过建设智慧管理领域的数字化应用，实现对医院科学有效的精细化管理，提升医院内部工作效率，提高医院医疗服务质量，提高患者满意度。形成医疗 - 服务 - 管理全流程闭环管理，以数据支撑医院发展管理决策，全面提升医院现代化管理水平。

第四节　未来发展趋势

一、新技术：人工智能、区块链、云计算、大数据物联网、5G

（一）人工智能

人工智能已经非常广泛地应用于医疗领域，医疗行业长期存在优质医疗资源分配不均，医疗费用成本过高，放射科、病理科等科室医师培养周期长，医师资源供需缺口大等问题。随着深度学习技术的不断进步，人工智能逐步从前沿技术转变为现实应用。在医疗健康行业，人工智能的应用场景丰富，人工智能技术也逐渐成为影响医疗行业发展、提升医疗服务水平的重要因素。通过人工智能在医疗领域的应用，可以提高医疗诊断准确率与效率；辅助医师进行诊疗行为，实现疾病早期筛查；大幅提高新药研发效率，降低制药成本与时间。

（二）区块链

区块链（blockchain），本质上是一个共享数据库，存储于其中的数据或信息，具有"不可伪造""全程留痕""可以追溯""公开透明""集体维护"等特征。基于这些特征，区块链技术奠定了坚实的"信任"基础，创造了可靠的"合作"机制，具有广阔的应用前景。

在医疗健康领域，需要在通用联盟区块链的基础上，构建医疗健康区块链平台，帮助用户快速建设自己的可信医疗联盟链以及基于联盟区块链的医疗健康应用，比如，基于区块链的分布式电子病历服务：通过将患者临床信息上链，包括挂号、出入院、收费、处方、检验报告、检查报告、手术报告、病历文书、出院小结、病案首页等数据,数据标准基于卫生行业信息标准。提供基础的基于区块链安全机制,实现数据基础的加解密、认证、授权、访问及审计。实现基于区块链的分布式电子病历数据的访问和服务。

(三)云计算

"云"是互联网服务底层软硬件基础设施的抽象集合。把诸多计算资源整合在一起,通过软件实现自动化管理,成为可配置的计算资源共享池(资源包括网络、服务器、存储、应用软件、服务)。云计算在此基础上,采用按使用量付费的模式,在分布式环境下为用户提供可靠的、便捷的、按需的计算资源服务。也就是将计算资源作为商品,在互联网上流通,像水、电一样取用方便。用户根据实际需要购买和使用资源,并根据使用量为其使用的服务付费。

(四)大数据

随着高科技诊疗手段和智能化设备的大量使用,医疗领域的数据也呈几何式增长,这使医院信息系统可以在大数据的助力下进行数据挖掘和分析,并在此基础上找出内在规律,为辅助医院管理及决策提供技术支撑。大数据分析在医教科研、临床决策、患者碎片化信息挖掘以及医疗大数据方面的分析和应用发挥重要作用。同时,大数据分析还为医疗服务行业催生新的商业模式,例如患者个性化治疗、疾病预防预警、临床决策支持等。

(五)物联网

物联网技术可将医院的人与人、物与人、物与物进行连接,并通过物联网平台进行计算和应用。医疗物联网就是利用复杂的物联网技术,简化医疗流程,实现全过程标准化医疗流程,实现医疗对象自动化、可视化、数字化管理,全面提高医疗安全性和质量。应用先进的计算机技术和信息技术,能够实现射频识别技术、传感和定位技术等对各种医疗对象进行全方位的处理。

(六)5G

基于 5G 技术,能够覆盖新生儿院前急救全流程。①高危新生儿出生时复苏:建立视频为基础的远程诊疗;②转诊前病例评估、信息共享;③指导当地医院初始患儿管理及救治;④专业团队转诊过程。

借助 5G 生态,实现全流程。①信息采集:基于文字、照片、视频、物联网技术;②信息共享、互联互通:云平台,多点登录,多学科参与,实现医院间信息系统的互联互通,信息交接无纸化;③移动场景(转诊过程)中的视频通话、实时协作诊疗。

二、互联网医疗和互联网医院

(一)发展背景

2009 年《中共中央 国务院关于深化医药卫生体制改革的意见》指出"积极发展面向农村及边远地区的远程医疗",随着政策出台,国家远程医疗建设项目正式启动。

2013 年 9 月《国务院关于促进健康服务业发展的若干意见》再次提出以面向基层、偏远和欠发达地区的远程影像诊断、远程会诊、远程监护指导、远程手术指导、远程教育等为主要内容,发展远程医疗。但在此阶段,远程医疗服务仍被限制在医疗机构之间,应用场景限制较大,成本较高。

2014 年 8 月《国家卫生计生委关于推进医疗机构远程医疗服务的意见》首次提出"医疗机构运用信息化技术,向医疗机构外的患者直接提供的诊疗服务,属于远程医疗服务"。《国家卫生计生委关于推进医疗机构远程医疗服务的意见》的出台标志着 B2B 模式的突破,向 B2C 的转变,明确了在线医疗的重要性。

2018 年 4 月《国务院办公厅关于促进"互联网 + 医疗健康"发展的意见》提出允许依托医疗机构发展互联网医院。医疗机构可以使用互联网医院作为第二名称,在实体医院基础上,运用互联网技术提供安全适宜的医疗服务,允许在线开展部分常见病、慢性病复诊。医师掌握患者病历资料后,允许在线开具部分常见病、慢性病处方。

2018 年 7 月,国家卫生健康委员会和国家中医药管理局组织制定了《互联网诊疗管理办法(试行)》《互联网医院管理办法(试行)》《远程医疗服务管理规范(试行)》三个文件,根据使用的人员和服务方式将"互联网 + 医疗服务"分为远程医疗、互联网诊疗活动、互联网医院三类。明确互联网医院和互联网诊疗活动的准入程序和法律责任关系。

2019 年 8 月,《国家医疗保障局关于完善"互联网 +"医疗服务价格和医保支付政策的指导意见》,明确了线上线下医疗项目平等支付的政策,将互联网医疗服务用于医保支付关键环节打通。

2020 年初,新型冠状病毒感染疫情暴发,线上问诊配药极大地缓解了疫情期间的医疗痛点,此时的互联网医疗得到了国家进一步的政策支持。

2020 年 2 月,《国家医保局 国家卫生健康委关于推进新冠肺炎疫情防控期间开展"互联网 +"医保服务的指导意见》,将符合条件的"互联网 +"医疗服务费用纳入医保支付范围,鼓励定点医疗机构提供"不见面"购药服务。

2020 年 5 月《关于做好公立医疗机构"互联网 + 医疗服务"项目技术规范及财务管理工作的通知》提出要规范"互联网 + 医疗服务"项目相关管理工作,明确"互联网 + 医疗服务"会计核算及财务管理,统一医疗服务工作量统计口径。

2020 年 5 月,《国家卫生健康委办公厅关于进一步完善预约诊疗制度加强智慧医院建设的通知》指出要总结新型冠状病毒感染疫情期间开展互联网诊疗、建设互联网医院、运用远程医疗服务的有益经验,进一步推动互联网技术与医疗服务融合发展。

2020 年 7 月,国家发展改革委等 13 部门发布《关于支持新业态模式健康发展激活消费市场扩大就业的意见》对符合要求的互联网医疗机构为参保人提供的常见病、慢性病线上复诊服务,各地可依规纳入医保基金支付范围。

2020 年 10 月,《国家医疗保障局关于积极推进"互联网 +"医疗服务医保支付工作的指导意见》指出要做好"互联网 +"医疗服务协议管理,完善"互联网 +"医疗服务医保支付政策,包括根据地方医保政策和提供"互联网 +"医疗服务的定点医疗机构的服务内容确定支付范围、落实"互联网 +"医疗服务的价格和支付政策、支持"互联网 +"医疗复诊处方流转。

2021 年 5 月,《国务院办公厅关于推动公立医院高质量发展的意见》提出引领新趋势,要推动新一代信息技术与医疗服务深度融合,大力发展远程医疗和互联网诊疗,建设智慧医院。

2021 年 9 月,《公立医院高质量发展促进行动(2021—2025 年)》提出建设"三位一体"智慧医院,到 2022 年,全国二级和三级公立医院智慧服务平均级别达到 2 级和 3 级,2025 年,建成一批发挥示范引领作用的智慧医院,线上线下一体化医疗服务模式形成。

2022 年 1 月,《国务院关于印发"十四五"数字经济发展规划的通知》提出要加快互联网医院发展,推广健康咨询、在线问诊、远程会诊等互联网医疗服务,规范推广基于智能康养设备的家庭健康监护、慢病管理、养老护理等新模式。

2022 年 2 月,《医疗机构设置规划指导原则(2021—2025 年)》指出:大力发展互联网诊疗服务,将互联网医院纳入医疗机构设置规划,形成线上线下一体化服务模式,提高医疗服务体系整体效能。

(二)技术架构

互联网医院平台应具备优秀的技术架构,采用多层服务体系架构作为实体医院互联网医院平台的总体架构,以保证整个平台的稳定和高效。将互联网医院系统按照应用环境,划分为前台应用框架、中台服务框架以及后台数据框架三个部分。

1. 前台应用框架　因为互联网医院会面向不同的终端用户,同时需要满足上级主管部门对应用集成的要求,所以架构中设计有统一前台服务框架负责将跨平台的前台统一在同一框架体系内,保证互联网医院的用户能够在各个移动操作平台、超级 app 以及第三方 app 接入时操作体验、风格、安全性一致,以保证互联网医院能够提供更多灵活的应用场景,以及为未来更多上级主管部门的要求以及友邻渠道的接入拓展提供丰富的软件扩展环境。

互联网移动框架由应用层、开发组件层、移动基础层构成,使用时按照规定的 DSL 规范进行开发,通过调用框架库、组件库、应用程序界面(application program interface,API)库等开发组件进行编写业务,打包生成对应 web 端、app 端的代码。通过平台框架能力,对各类平台的前端进行统一封装,从而实现对不同操作系统、小程序、各种 app 的良好兼容。

前端框架组件库通过视图组件、基础内容组件、表单组件、媒体组件、地图组件等,覆盖各种应用场景下的开发和扩展能力。

前台框架 API 库,负责对各类手机操作系统的机器交互 API 进行封装,内容包括了各种操作系统下的网络、设备、文件系统、日志系统、事件系统、多媒体等硬件交互层的 API 封装,保障移动应用在各类操作系统下能够平顺,实现多操作系统的应用的快速迭代。

2. 中台服务框架 负责将业务逻辑进行封装,统一提供给前端框架使用,保证应用的高可用性以及高复用性。通过对中台服务的分布化部署,实现任意服务节点的非单一性,保证有 2 个及以上的服务同时在线,并可对高并发应用节点热加载,实现中台服务的弹性化。并在中台服务实现统一日志及管理服务,可通过中台控制器,实现对服务的上线及下线管理,并可对所有服务进行统一监管,降低互联网医院的运维成本。

中台服务框架采用 SOA 服务框架,负责对业务服务进行高并发可用性处理。中台服务分为业务中台以及技术中台,分别封装业务模型和各类公用技术。

微服务架构实体医院平台上各个业务模块微服务化,微服务化保障了平台的性能,提供了可靠的平台业务服务。每一个微服务是各自一个独立的单元,这样可以保证业务之间相互不影响,并且可以实现动态的负载均衡,可以面向应用单元做水平扩展。比如随着用户量的增长,预约挂号的服务量增大,原有的服务使用率很高的情况下可以实时新增一个预约挂号微服务,来分摊服务的压力,而不需要做任何代码上的改动。对于某些高并发的场景下,还可以集中服务资源保障关键业务,对非核心业务进行降级处理,从而提供平台的高性能和稳定运行。

微服务架构具有以下优点。

(1)每个服务足够内聚,足够小,代码容易理解,开发效率提高;

(2)服务之间可以独立部署,微服务架构让持续部署成为可能;

(3)每个服务可以各自进行 x 扩展和 z 扩展,而且,每个服务可以根据自己的需要部署到合适的硬件服务器上;

(4)容易扩大开发团队,可以针对每个服务(service)组建开发团队;

(5)提高容错性(fault isolation),一个服务的内存泄露并不会让整个系统瘫痪;

(6)系统不会被长期限制在某个技术栈上。

在统一的微服务开发框架基础上,各业务可以方便快速地开发自己的微服务,并且可以像本地方法调用一样,方便地调用其他业务模块的服务。通过业务领域划分,构建平台自己的业务中台微服务体系,并提供完整的服务治理与监控体系。

服务应用治理:通过技术收口以及相关的微服务架构的标准,统一进行整体服务应用框架的治理。其中主要包括:服务注册/发现,服务配置管理,服务应用网关,服务远程调用,服务健康检查,API 管理,应用/服务上下线等。

弹力容错设计:提供一套标准的分布式架构的容错设计开发方案,不但可以让整个服务更加稳定地运行,也有更好的手段进行管理。其中主要包括:熔断、限流、重试、降级等。

中间件集成:集成企业级常用的中间件,其中除了像服务发现、配置管理这样的中间件,还有像 Rocket MQ、Redis、Kafka 这样的通信类的中间件，保证平台和前端以及各服务间的高效通信。

服务运行数据收集：提供整体服务运行数据的收集，其中主要包括：服务调用链跟踪，服务健康检测，服务调用量、响应时间、错误率统计，以及 Java 虚拟机（Java virtual machine，JVM）指标和操作系统指标的收集。

线上灰度发布：结合互联网医院平台现状，构建了灰度发布体系，以降低版本上线风险。通过软负载以及框架灰度路由定制化，实现基于公众号、IP、用户、流量比等维度的灰度设置策略。版本上线至真实用户使用前，已经由内部测试用户以及小部分用户在线上环境中进行需求验证和回归测试，在初始灰度的时候就可以及时发现、调整问题，以保证其影响最小化。

3. 后台数据框架　对基础数据访问进行统一封装，所有数据访问及基础调用，统一为同一技术框架，通过数据后台统一调度，实现数据的加密和脱敏访问。由数据后台对热数据、冷数据、缓存数据进行调度，根据不同数据，不同热度，将数据调度至不同的存储介质（缓存区、文件数据库、结构化数据库、大数据数据库、高速静态文件、高速动态数据区等），在保证数据高效访问的同时，又能对数据安全进行保护，保证所有服务访问数据时是高效可控的，既保证了数据安全又保证了数据访问的高效性。

互联网医院后台数据框架包括文件系统、消息服务、数据服务以及私有电子病历中心系统等。后台数据框架负责对基础数据访问进行统一封装，所有数据访问及基础调用，统一为同一技术框架，通过数据后台统一调度，实现数据的加密和脱敏访问。

数据后台根据数据热度和数据大小，将数据调度至不同的存储介质（缓存区、文件数据库、结构化数据库、大数据数据库、高速静态文件、高速动态数据区等），保证有限设备投入时的经济性，在保证数据高效访问的同时，又能对数据安全进行保护，保证所有服务访问数据时是高效可控的。总之，后台数据框架既保证了数据安全又保证了数据访问的高效性，是互联网医院数据安全存储的根本。

文件系统服务为应用执行平台提供分布式文件系统的调用接口。分布式文件系统为用户提供大容量、安全快速的文件存储和访问功能。平台设有专门的文件安全分布服务，来保证文件的分布存储，避免文件被非法读取。

采用碎片化分布式离散存储技术，对每一份碎片化后的数据实体保存均遵循（不同机架）随机算法，对数据碎片的索引文件同样采用碎片化分布式离散存储技术保存，杜绝互联网数据中心（internet data center，IDC）环境下通过盗取物理磁盘所面临的数据丢失风险；通过 access ID 加 access key 实现存储请求加密、支持端到端链路加密和云端服务器熵编码、支持客户端加密数据存储、云端访问权限控制（private、public、完全公开）；支持安全策略定制（可组合源 IP 限制、访问时间段限制、user ID 控制、操作命令限制）。

数据服务与分布式数据库：数据服务为应用程序提供分布式数据库的调用接口。分布式数据库为应用提供大容量、安全、快速的数据存储和访问功能。数据访问服务的配置由运维管理人员掌握，程序员无法脱离框架对数据进行访问。在用户授权情况下实现对结构化查询语言（structured query language，SQL）注入攻击的监控和报警、支持数据库审计；采用 IP 白名单控制非授权用户；采用最大连接数控制、最大请求数控制、最大结果集控制实现异常连接控制。

消息服务与消息 API：消息服务为应用程序提供消息收发的调用接口。消息 API 对第三方通信平台（短信、邮件、消息）进行接口封装，形成统一的调用接口。数据签名和认证统一管理，防范非法调用。

私有电子病历中心：建设私有电子病历中心。互联网医院平台在存储时仅仅保存病历的索引信息，病历实体可以存储到实体医院指定的云中。

在读取病历时，平台根据索引信息，通过分布式文件数据存储架构从私有云中读取数据展现给用户,数据本身平台不做留存。互联网医院平台云服务和实体医院云之间进行授权限制访问,对用户病历私有云的访问可以只允许用户规定的特定服务进行,控制维护完全由病历私有云用户进行管理。

病历数据根据访问级别,可以设定为所有医师可见、会诊医师可见、就诊医师可见、签约医师可见、患者自己可见这五个级别,同时有医院可见、区域可见、科室可见、仅自身可见四个范围。可以根据隐私保护级别和范围对不同病历隐私进行限定,保护用户隐私不被泄露。

总之,互联网医院架构遵循前端支撑良好的跨平台性,中台服务保证高可用及高可维护,数据后台保证多种数据存储以及安全及隐私保护,才能保证互联网医院的长期稳定运行。

(三)应用趋势

近年来,国家密集发布了一系列的"互联网+医疗健康"的政策,包括综合性政策及针对某一细分领域制定的实施细则(细分领域包括面向医保支付和互联网诊疗定价、远程医疗、处方流转等),优化了互联网医院落地政策环境。可以说互联网医院成为公立医院标配,在这样的政策背景和技术背景下,如何去管理医疗机构、医师、合作第三方机构、支付方是互联网医院管理工作的重点。

未来随着智慧医疗和智慧服务的不断深入,线上线下统一的管理支付模式和监管要求都将进一步深化发展:

1. 互联网医院医保脱卡支付 随着全民医保建设、互联网医院业务需求的增长,全国医保联网和异地医保脱卡结算成为刚需。

2. 信息精准化与共享化 未来的互联网医院更注重于服务患者,互联网赋予的属性,除了服务本地患者,互联网医院辐射全球,如何基于云病历为患者提供全方位的医疗服务成为未来趋势,同时利用"大数据+互联网"技术,根据患者诊疗数据实现患者个性化精准服务。

3. 互联网+物联网 互联网医院提供的服务分为诊疗服务和健康服务,随着各类便携式、穿戴式监测设备的成熟,互联网和物联网监测设备将携手为患者提供全方位、全周期的健康服务,未来诊断级的可穿戴设备普及,必将继续加深互联网和物联网的融合。

4. 互联网医院的管理及运营 互联网医院经过几年发展,平台技术已经趋于成熟,未来的建设重点是如何通过管理和运营在众多互联网医院中脱颖而出,互联网医院管理除了线上服务之外,还需要兼顾线上线下的协同管理。互联网医院运营将从医院、科室、医师等多角色、线下物料、新媒体矩阵营销、活动策划等多维度进行运营。

5. 互联网医院价值延伸 三级及以上大型医院运营的互联网医院目标是下沉优质医疗资源及推进分级诊疗等,而基层医院建设运营的互联网医院则是把更多精力放在慢病患者管理及服务上。健康管理服务及慢病管理服务未来将成为互联网医院服务延续方向,通过拉伸用户的服务时间,创造更多的服务场景,提升用户黏度,充分发挥互联网医疗的优势。

6. 线上线下同质化 医疗服务的主体最终还是回归到医院,医疗服务的核心还是医师,对于互联网医院来说,更多的是要完成信息的流动和服务的串联,线上和线下数据要统一,各服务流程能无缝衔接,最终打造医院线上院区。

本章小结

医院信息管理是一项系统性工程实践,是现代智慧医院运行的基础。本章介绍了医院信息化定义、进程、政策法规、部分国家发展现状。重点阐述了医院信息化的基础、系统规划、系统与技术、基础设施、信息安全,并从智慧医疗、智慧服务、智慧管理等三个方面介绍了医院信息化应用。最后,对新技术和互联网医院的未来发展趋势进行了展望。

思考题

1. 请描述对"三位一体"的智慧医院信息系统的理解。
2. 请阐述医院信息系统的有关技术及其作用。
3. 请阐述对患者隐私内容及安全要求的理解。

（舒　婷）

第十九章　医疗器械管理

疾病的诊断与治疗不仅需要医务人员的技术水平，也有赖于先进的医疗器械。随着科学技术的快速发展，大量高、精、尖的医疗设备如质子重离子、PET-CT、伽马刀、达·芬奇手术机器人等相继应用于临床，极大地提高了医院的诊断、治疗水平。医疗器械，尤其是大型医疗设备是医院固定资产的重要组成部分。因此应用科学管理方法加强医疗器械管理，是医院开展医疗、教学、科研等工作的重要基础，也是提高医疗技术水平和促进医疗质量的必要条件。

第一节　医疗器械管理概述

一、医疗器械的概念与分类

（一）医疗器械概念

医疗器械（medical device）是指单独或者组合应用于人体的仪器、设备、器具、材料或者其他物品，包括所需要的软件。其用于人体体表及体内的作用不是用药理学、免疫学或者代谢的手段获得，但是可能有这些手段参与并起一定的辅助作用。其使用旨在达到下列预期目的：①对疾病的预防、诊断、治疗、监护和缓解；②对损伤或者残疾的诊断、治疗、监护、缓解；③对解剖或者生理过程的研究、替代和调节；④妊娠控制。

（二）医疗器械的分类

2017 年的《中国医疗器械分类目录》中，根据使用安全性将医疗器械分为 3 大类器械。第一类是指，通过常规管理足以保证其安全性、有效性的医疗器械。这是风险最低的一类。第二类是指，对其安全性、有效性应当加以控制的医疗器械。第三类是指，植入人体；用于支持、维持生命；对人体具有潜在危险，对其安全性、有效性必须严格控制的医疗器械。

医疗设备作为重要的一类医疗器械，可以按功能将其分为 4 大类。第一类为诊断设备类，包括 X 线诊断、功能检查、超声诊断、核医学诊断、内镜检查、实验室诊断、五官科检查、病理诊断等。第二类为治疗设备类，包括病房护理设备、手术设备、理疗设备、激光设备、低温冷冻治疗设备、透析治疗设备、急救设备及其他治疗设备。第三类为辅助设备类，包括高温高压消毒灭菌设备、中心吸引及供氧系统、空气调节设备、超声波洗涤装置、医用数据处理设备、医用摄影录像设备等。第四类为其他未归类的设备。

（三）医疗器械的生命周期

医疗器械的生命周期一般包括 3 个环节（图 19-1）。第一个环节是提供。这个环节里面包括需求评估、研发、制造、上市和分配。第二个环节是获得。一般医院在购买设备前，需要做技术评估、制订购买规划，然后是通过招标、询价、比选等方式进行购买，到院后安置。第三个环节是使用。使用环节一般包括设备使用前对相关技术人员的培训，设备的日常运行与维护、报废等，并进行经济学评价。

医院的医疗器械管理主要针对的是获得和使用 2 个环节。

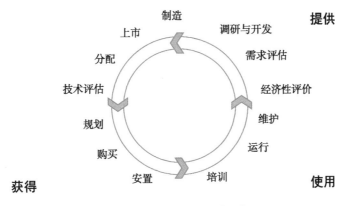

图 19-1 医疗器械的生命周期

事实上，医疗器械的全生命周期中，存在 2 种运动形态：一是设备的物质运行形态，包括设备的选择和采购、验收与安装、调试、使用、维修等。二是设备的价值运行形态，包括设备的资金来源、经费预算、财务管理、经济效益等。

二、医疗器械管理的概念与基本原则

医疗器械管理是围绕器械开展的一系列活动的总称，包括规划、计划、论证、选购、建档、安装、验收、使用、维修、报废的全生命过程。医疗器械管理既有技术管理，也包括经济管理，是技术和经济的结合，也就是物质运行形态与价值运行形态的结合。其内容既包括自然科学领域，又包括社会科学领域。科学、有效地加强器械管理，能最大程度发挥其作用，提高其投资效益，为现代化医院建设作出贡献。

医疗器械管理一般应遵循如下 4 个基本原则。

（一）动态管理原则

动态管理原则是指医院医疗器械的管理应该因地制宜、因人制宜、因事制宜，即应该根据实际情况，对不同类型、不同科室和不同性能的仪器设备采取不同的管理方法。有时甚至要对不同需要（如临床诊疗需要、研究工作需要或学科建设需要），制定不同的管理办法和政策。医院医疗器械的管理要有一个导向性，要根据医院发展的目标制定配置规划。

（二）系统管理原则

系统管理是指要把对仪器设备的管理作为医院系统下属的子系统来管理，要树立整体观念，克服部门所有的狭隘观念，要从整体功能的发挥和整体效益的大小，而不是局部功能和局部效益来考核仪器设备管理的成效。同时，在决定是否要购置配置某仪器设备时，也必须从整体资源条件、技术条件、管理条件和市场条件来考虑，并进行优势分析，以防止仪器设备的不合理配置。

（三）经济管理原则

经济管理原则是指必须按照经济规律办事，按照价值规律办事，做到在医院仪器设备管理中，包括购置、使用、保管、领取、维修、更新过程中，都应进行经济核算，讲究效率，发挥资源效果。

（四）开放协调原则

开放协调原则是指在器械管理中应坚持开放观念，充分提高资源利用率，重视仪器设备利用的信息交流和反馈，提倡资源共享。在仪器设备管理中，决不可采取"闭关自守"的落后政策和封闭措施，尤其要防止和扭转少数科室或人员把购置配置先进仪器设备作为谋取小集团利益或个人利益的工具。

三、医疗器械管理的组织结构

医院的医疗器械一般在医疗器械管理委员会指导下,采用院领导、器械管理职能科室、实际使用科室的3级分级管理模式(图19-2)。随着医院医疗仪器设备在数量和质量上的发展,绝大多数医院已建立了独立的器械管理的职能机构——医疗器械科(处),并设置其下属子部门,如维修科等。目前在我国医疗器械管理部门没有统一的称谓,有称器材、设备、配置、临床医学工程处(科、室)等。医疗器械科(处)在院长领导下,在副院长的具体分管下开展工作。同时,为保证医疗仪器设备购置的正确性和管理的有效性,医院应成立以专家为主体的医疗器械管理委员会。

管理组织的设置应根据效能和规范有机地结合。规模较大的医院应该更加专业和细化,相反,对于基层医院,能达到管理的要求即可。当前,由于医院医疗仪器设备的结构、工作原理与功能越来越复杂(尤其是大型医疗设备),较多的仪器设备维修已依赖于生产与销售的厂商,因此目前许多医院设备科(处)的维修功能已有所弱化。这符合实际工作的需求,也符合社会分工细化的趋势。当然在一定程度上,是可以降低医院的设备管理成本的。

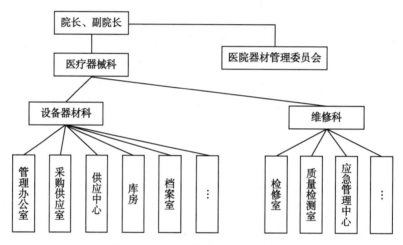

图19-2　医疗器械管理的组织结构图

1. 医疗器械管理委员会　由医院主管领导、职能部门、相关业务科室、医疗器械管理部门的专家和负责人,组成医院医疗器械管理委员会。医疗器械管理委员会办公室设于医疗器械管理部门,委员会的职责包括以下内容。

(1)对医疗器械引进的咨询、审议、决策及工程项目协调等管理工作,包括设备的规划、计划、论证、技术问题进行评价或咨询。

(2)负责确定并建立本院医疗器械管理体系,制订相关工作制度细则,对其进行审核和评价,监督纠正措施的执行。

(3)负责建立本院的计量管理体系,组成医院三级计量管理网络,督促开展对医院器械的定期计量监测工作。

(4)负责确定并建立医疗器械应用质量的监控体系,组织对医疗器械不良事件的调查和追踪。

(5)建立相关的管理工作奖励、处罚制度,并组织执行医疗器械使用效能分析评估。

2. 医疗器械管理部门　医疗器械管理部门的建立和发展是现代化医院的标志之一,是医院管理和临床医学技术的重要组成部分。医疗器械管理部门下属部门的设立,可以根据本医院实际情况进行增添、合并、减少,其工作范围也可进行相应调整。

医疗器械管理部门的主要职能如下。

（1）根据医院发展规划目标和医疗、教学、科研工作需要，制订医院仪器设备的配置规划和分阶段执行计划；

（2）根据各临床、医技科室请购计划和储备情况，编制年度采购计划，呈报院长批准后执行；

（3）制订医院仪器设备管理规章制度和具体管理办法、实施细则；

（4）具体组织实施医院仪器设备的配置规划，切实做好仪器设备管理过程中的采购、订货、验收入库、安装调试、领发使用、维修保养、调拨转让、更新改造、报损报废、计量检查、统计上报等一系列日常业务工作；

（5）组织医院仪器设备管理的有关信息资料的收集、整理、综合、分析、保存、检索等工作，为医院领导提供相关决策依据；

（6）组织和帮助医务人员掌握使用仪器设备的方法和要领，提高医务人员有关医学工程技术的知识；

（7）协同医务人员合作开展有关仪器设备的技术革新和科学研究工作，推动医院技术开发和新设备的研制工作；

（8）严格执行规章制度，遵守医院职业道德建设规范，防止仪器设备购置中的不正之风，努力提高经济效果。

四、医疗器械相关法律法规

自 1991 年国家医药管理局颁布《医疗器械管理暂行办法》后，经过二十多年的发展，中国医疗器械的相关法律有较大进展。2000 年，国务院令第 276 号颁布《医疗器械监督管理条例》，为医疗器械的监督管理奠定法律地位。在此基础上，相继出台一系列相关管理规定，到目前为止已基本形成了规范的医疗器械法规体系。

2010 年，卫生部颁布《医疗器械临床使用安全管理规范（试行）》，该规范从临床准入与评价管理、临床使用管理、临床保障管理、监督等几方面进一步强调了医疗器械的安全使用及风险管理，有效保障了医疗质量安全。2011 年卫生部颁布《医疗卫生机构医学装备管理办法》，是为了规范和加强医疗卫生机构医学装备管理，促进医学装备合理配置、安全与有效利用，充分发挥使用效益，保障医疗卫生事业健康发展。

2014 年，国家食品药品监督管理总局颁布《医疗器械注册管理办法》《医疗器械生产监督管理办法》和《医疗器械经营监督管理办法》等对医疗器械从注册、生产及经营管理的全流程作出规定，构建了医疗器械安全的质量保证体系。2017 年，为加强对医疗器械临床试验的管理，维护医疗器械临床试验过程中的受试者权益，国家食品药品监督管理总局和国家卫生计生委联合颁布了《医疗器械临床试验质量管理规范》。同年，对《医疗器械生产监督管理办法》和《医疗器械经营监督管理办法》进行了修订。2022 年，国家药监局和国家卫健委联合发布新版《医疗器械临床试验质量管理规范》。

2018 年，国家市场监督管理总局颁布了《医疗器械不良事件监测和再评价管理办法》，以及时、有效控制医疗器械上市后的风险，确保人体健康和生命安全。2021 年，国家市场监督管理总局颁布了《医疗器械注册与备案管理办法》。同时，为了保证体外诊断试剂的安全、有效和质量可控，国家市场监督管理总局颁布了《体外诊断试剂注册与备案管理办法》。而《医疗器械监督管理条例》修订版也于 2021 年正式发布。

医院医疗器械管理部门应根据国家的有关法律、法规和政策，建立健全适合本单位医疗器械管理的各项规章制度，明确各自的职责，使医疗器械的管理规范化，并在实践中不断修改和完善，更好地适应现代医疗技术的发展和对医疗质量管理工作的要求。

五、医疗器械管理的发展趋势

现代医疗器械管理应实现三个转变：由资产管理转为"以病人为中心、提高医疗质量、安全、效率和效益为核心"的管理；由单纯事务性工作管理扩展到技术管理（完善与提高医疗仪器设备管理水平重要环节）；由传统的工程技术支持（安装、调试、维修）转为以"预防"为主，开展应用分析，保障仪器设备处于完好与待用状态。

第二节　医疗器械的配置管理

医院医疗器械的配置管理是指从落实资金和预算，查明需要，经过综合平衡，编制计划，再选型订货，直到器械到货为止这个全过程的管理。尤其是针对大型设备的配置管理，必须充分进行调查研究，选取最优的配置方案并加以实施，才能合理使用资金，为临床医疗工作提供最恰当的技术配置。

一、配置的规划与计划

医疗器械的配置规划是在单位的发展目标、整体规划的基础上，结合实际情况所制订的不同年限的医疗器械配置的计划。

（一）中长期配置规划

从管理角度而言，每所医院都应有三年、五年的远景规划。其中，要考虑医院规模的改变，以及由此引发的相关人员的增加、科室的发展、业务的增长，以及器械配置的更新、改造、投入增加等一系列问题。实践表明，医疗配置的投入与医疗质量的提高和业务收入的增加有着密切的关系。因此医疗器械的中长期配置规划是医院决策者不容忽视的重大问题。

（二）年度购置计划

年度购置计划是下一年度医院的配置计划。它是医院领导根据当年度及下一年度医、教、研的总目标、业务发展计划、各科室的需求及资金情况，从全局出发，综合平衡后确定的计划。年度配置计划有利于既确保重点，又照顾到全局；有利于大型设备的更新、改造和再投入；有利于科室间的平衡；有利于资金的合理安排和利用；有利于领导集中精力抓大事。

（三）平时的临时申购

在年度计划执行过程中，由于形势任务的变化或有新的科研课题产生，必然要对年度计划做必要的修正和适当的补充。这就通过平时的临时申购工作来解决。

（四）常规器械与材料的计划管理

对使用量大、品种规格比较确定的常规医疗材料，如 X 线胶片、一次性输液器、注射器、敷料、试剂等，可由管理部门的经办人员根据上年度的使用情况并充分估计到医疗业务的发展后，按品种、规格、数量及估计金额等项目制订出月度及年度的购置计划，经设备管理部门审核并报医院领导批准后执行。

对不能确定计划的医疗器械或材料，在需要补充或增添时，可按临时申购的办法，按审批权限报批后执行。

二、医疗器械的配置原则

一般包括以下4条基本原则。

（一）有证的原则

所选购的医疗仪器设备必须具有医疗器械生产企业许可证、医疗器械经营许可证、准字号的医疗器械注册证（统称三证），即经医疗器械行政管理部门审核合格准入市场的产品。对无证产品不能购买。此外，从海外引进的医疗器械，需要具备入关的相关合法证明。

（二）经济的原则

所谓经济的原则，即按经济规律办事，讲究投资的经济效益和厉行节约，降低成本，减轻患者经济负担。

1.确定价位　购买仪器设备时，首先要确定好价位，即出多少钱去完成这项配置工作。在科技发达的今天，同类产品到处可见，国外有，国内也有，大公司有，小公司也有。到底买谁家的产品？首要的一条要考虑你拥有的资金。

2.首选国内产品　凡国内产品的性能、质量上能满足要求的就不必引进国外产品；凡只需进口关键主机的，其配套附属设备可在国内购买。这样做既达到目的又可节约大量资金。

3.追求高的性能价格比和低的成本消耗　在选购机型时，机器的性能同价格是一对矛盾，高性能必然要高价格。为了评估各厂商之间产品的优劣，性能价格比是一个重要的指标。我们希望在满足临床使用要求的前提下，使机器的价格尽量压低，即要追求高性价比。

另外，仪器设备投入使用后还需要考虑设备的维持成本问题，如水、电、气、人工、材料消耗等。特别要考虑消耗材料的来源与依赖性，引进国外设备，使用国内消耗性材料，是低成本消耗的选购原则。

4.优惠的付款方式　仪器设备的订购，必然涉及付款方式问题，是分期付款还是一次性付款？是预付定金还是付全额，或是待货到安装、调试、验收合格后付款？各种方式，我们应选择一种付款时间最晚的，使仪器设备投资资金的风险降到最低。

（三）实用原则

1.技术先进　技术先进是指该产品采用的原理、结构具有科学性、先进性，技术参数在同类产品中比较突出领先。要防止由于信息不对称而引进淘汰产品。

2.产品成熟　产品成熟是指该产品为非试制品，而是经过临床大量实践检验、有广大用户基础的。对厂商首次推出的试制品不要轻易采用，也不要轻信厂商的广告宣传。

3.质量上乘　质量上乘是指产品的可靠性、安全性及耐用性在同类产品中是领先的。

4.相信名牌　名牌产品是大家公认的优质产品。名牌产品是名牌厂商通过对其产品的性能、品质、工艺、可靠性的不断开发、改进、提高及对生产各环节的严格管理，经过激烈的市场竞争而获得的结果。所以买名牌就是相信厂家的内在质量。另外名牌厂商又比较注重售后服务，因此，又可以买到"放心"。当然名牌产品的价格会比普通产品贵一些，因此，仍需要结合经济原则、购买计划和实际需求进行权衡。

（四）功能适用的原则

功能适用就是物尽其用，充分利用和发挥仪器设备资源的作用，从临床实际工作出发选择比较实用的功能，过多地选择不常用的功能是不适用的。例如选购门诊一般检查用的仪器设备就应如此。但对用于研究、开发的各类临床实验室的仪器设备，除了选择当前工作需要的功能外，还需要考虑到学科发展中所需要增加的功能，也要选择比较齐全的功能。总之，根据临床工作的实际需要，实事求是地选择仪器设备的功能是功能适用的选购原则。

三、医疗器械的选择

器械选择是医院医疗器械管理的一个重要程序，无论对新医院的基本建设或者老医院的器械更新都很重要。在选择器械时，必须充分研究下列因素。

（一）需求评价

购置此项仪器设备是否合理？临床上为什么要购买？其需求的迫切性如何？有无其他可供选择的代替办法？譬如，内部有无潜力？能否将原有的仪器设备修复使用？目前，医院正在逐步推广设备购置的可行性论证。

（二）可行性

可能性主要指三方面。第一，资金来源，就是经费是否落实。我国医院购置设备的主要资金来源是医院的业务收入，必要时可采取租赁、分期付款等方式来弥补资金不足。第二，硬件条件，有足够的房屋空间来供设备使用，包括水、电、气等。第三，技术条件，即医院目前是否具备使用的技术力量？有无维护、维修的技术力量？若这些条件不具备，即没有足够的可行性，则不应急于选购。

（三）技术评价

该设备是否国内已生产？其质量如何？如需引进，国外哪些国家有生产。罗列国别、厂商、型号以及各型号的价格、性能、成本效益等，进行权衡，选择价廉物美的设备。

对于精度的选择，要从实际需要出发，不能盲目地追求高、大、精、尖，应讲求实效。对于引进设备，要注意不能引进国外已经或者将要淘汰的仪器设备。选型时应注意主机和标准附件的完整性。

（四）售后维修

售后维修主要指两方面。第一，应选择维修性好的设备，即指设备结构合理，零部件组合合理，易于拆卸修理，零部件互换性强。第二，应选择售后服务好的厂商或代理商，即当设备出现问题时，那些能及时上门提供高质量维修服务的厂商或代理商应成为首选。

四、医疗器械的购置

（一）医疗设备购置途径

1. 集中订货　国产医疗设备可通过全国性医院设备订货展销会来解决，一般大部分医疗设备均可落实。进口设备涉及外汇使用的管理和规定，只能在对口的国际医疗器械展览会上，在外贸公司的协助下集中订货。

2. 市场采购及零星订货　随着市场经济的发展，国产医疗设备的销售走向市场化，由商业部门或生产厂家自行推销。部分进口医疗设备及配件，也将由商业部门以大批量进口零星出售的方式，来满足医院的需要。

3. 协作调剂和转让　对于少量急需的医疗设备及配件，一时采购不到，无法满足医疗上的紧急需要，而有的单位暂时不一定使用或积压在库，可以通过协作调剂的中介机构和网络，以内部调剂或转让的方式及时解决。

（二）医疗设备的购置方式

主要包括3种方式。

1. 现货交易　这是市场零星采购中常用的一种方式，以商店标价为依据，用现金或支票等结算，当场验收及时提货的直接交易方式。

2. 合同订购　大型医疗设备订购及设备批量购置中，为维护双方的利益，常用签订经济合同的方式订购。订购合同应根据经济合同法的有关规定，经双方协商，对各项具体条款在取得一致的意见后，按规定的格式签订具有法律约束力的书面协议。合同应条款齐全，权利义务关系明确，一经法人或代理签字，双方都必须严格履行。

3．招标　招标采购是国际贸易中常用的先进方式。它能引起厂商的激烈竞争，使用户得到较多的优惠条件。招标适用于大型医疗设备或大批设备的一揽子订购。国际财团、组织或银行的资助项目，一般都要通过公开招标才能认定订购项目。所谓招投标，是指用户（招标人）通过有关机构和媒介事先发出通知，说明购置医疗设备的要求和条件，写好招标文本，邀请厂商按一定程序前来购买招标文件，做好投标准备。投标人根据招标文件中规定的时间和提出的要求、条件填好投标文本，提出具有竞争性的优惠条件，以争取中标达成交易。招标人根据回收的标书，通过公正、合法的专家评标，选择条件最优越的一个投标人，作为购置医疗设备的成交伙伴，这种方式虽然手续麻烦，然而是较先进的、科学的一种购置方式。

特别需指出，属于政府采购的医疗器械，应按政府采购相关要求执行。包括《中华人民共和国政府采购法》《中华人民共和国政府采购法实施条例》《政府采购货物和服务招标投标管理办法》等等。

第三节　医疗器械的使用管理

医疗器械的使用管理是指器械从到货起，经过验收入库、建卡立档、人员培训，运行与维护等一系列程序，直至器械报废为止这一全过程的管理。购置设备的目的是使用，仪器设备只有在使用过程中才能发挥其作用。而且，在设备全生命周期中，使用所占时间最长，所以使用管理是一个重要的环节。这个环节的任务，可以概括为两个方面：一是保证设备的安全，包括数量上的准确性和质量上的完好性，以便完整地保持其使用价值；二是提高设备的使用，充分发挥设备的医疗效果，追求更多的社会效益和经济效益。

一、医疗器械的常规管理

（一）制定和健全设备管理的各项规章制度

制度是管理的依据，是生产效益的保证。只有不断完善和健全医疗设备管理的各项规章制度，才能实现设备科学管理的目的。

根据上级主管部门对设备管理的有关文件精神，对照医院等级评定的具体要求，结合医院的实际情况，可制定设备管理的各项制度和规定。设备管理的规章制度应包括：医疗设备申请及审批的程序；采购、谈判、验收、仓储及供应制度；医疗设备技术档案管理规定；医疗设备使用、维修制度；医疗设备计量管理规定；医疗设备报损、报废及赔偿条例；中心实验室的管理制度；设备对外协作与服务的管理办法以及设备使用安全环保制度等。实现全过程的制度化管理。

（二）建立规范化的固定资产账务及卡片

固定资产（fixed asset）是指价值超过一定数额（如800元），同时不易消耗，可被重复使用一年以上并在使用过程中基本保持原有物质形态的资产。医疗机构的医疗设备凡列入固定资产范围的按财政部门固定资产管理办法管理，便于清产核资及管理。通常采用账、卡双重制。

设备管理部门的设备账务要与财务部门固定资产总账内的设备账务相符（账账相符）。设备管理部门对医疗设备可自立账务系统，设立总账、分类账和分户账三账。

为了便于使用科室对设备的清点和核对，每台设备在建账的同时，又设有内容相同的正副设备卡片二张。固定资产卡片的内容一般可以包含：名称、规格型号、单位、生产厂家、产地、价格、供货单位、设备编号、标准分类、使用科室、购入日期、购入途径、用途、出厂编号、合同号编号等，所有卡片内项目与合同相关内容一致。正卡保存在设备管理部门，副卡随设备的流动而转移，直至设备自然寿命终止而报废，正副卡片与账务同时注销。

每次清产核资，必须做到设备账务、卡片与实物三相符（账、卡、物相符）。目前，医院设备的账务管理都是利用计算机信息系统，实现计算机数据库代账，只要输入的数据正确，操作无误，设备的清产核资、对账、统计、报表和查询等都能做到实时处理，达到事半功倍的效果。

（三）库存管理

库存管理主要包括接货，验收，入库，保管，出库，盘点和报废这几个环节。那么库存管理的目的不只是为了保管设备，更重要的是为了保证设备在医院中的正常使用。

1. 入库管理 医疗设备入库是指医疗设备经过验收合格后，无论实物是否进入库房存放或直接进入使用科室，均需进行的入库相关处理。入库处理包括货品验收、单据审核、货品标识等。入库可以分为：采购入库、调拨入库、受赠入库、盘盈入库、增值入库等。办理医疗设备入库提交的文件单据包括：采购计划、发票、随货单据、收货记录、验收报告、交接记录等。

2. 出库管理 当医疗设备因需要离开库房时，账务处理上无论是否有实物运出仓库或直接送货至使用科室，均需办理出库手续。出库处理包括出库申请的审批与核对、出库医疗设备的清点复核交接。办理医疗设备出库时应提交的文件单据包括：领用单、调拨文件和调拨单、报损审批文件、退货单、盘存清单。

3. 盘存管理 库房保管员在每个月末对库房的物资进行一次盘点和清理，及时发现本月的业务差错以及不能再使用的物资。库房财务人员在每个会计期间末对库房的收支情况统计总结，及时发现本会计期间的业务差错。在业务正确的情况下，库房财务人员对本会计期间业务做期末结转。库房保管员每个月末需要向上级主管部门上报本月《库房库存清单》。库房财务人员每个会计期间末需要向上级主管部门上报库房《固定资产收支月报表》。

4. 报废与报损管理

（1）报废管理：凡符合下列条件之一的固定资产应按报废处理：严重损坏无法修复者；超过使用寿命，基础部件已严重损坏或性能低劣，虽经修理仍不能达到技术指标者；技术严重落后，耗能过高、效率甚低、经济效益差者；机型已淘汰，主要零部件无法补充而又年久失修者；原设计不合理，工艺不过关，质量极差又无法改装利用者；维修费用过高，继续使用在经济上不合算者；严重污染环境或不能安全运转可能危害人身安全与健康者；计量检测或应用质量检测不合格应强制报废者。

（2）报损管理：固定资产由于人为或自然灾害等原因造成毁损，丧失其使用功能的，按报损处理。需要报废报损的物资均由库房或使用科室提出，填写报损单，并由维修部门认定，再由设备管理部门审核，最后报主管院长同意，然后方可做报损业务，万元以上的固定资产的报损还须填写资产处置申报表，报具有资产管理权限的部门批准。报废报损时，库房保管员应该根据物资名称、规格型号、价格和数量报损，减少库存账或科室账。在库房管理员确认报废报损后，库房财务人员应该根据报损物资的数量、金额、日期、科室等信息建立报损流水明细账，进行账户调整处理。报损后，档案管理员应该对需要在用管理的物资修改其档案资料，登记报损记录。

（四）医疗器械技术档案的归口管理

医疗设备的技术档案是启动设备发挥功能的钥匙以及维修寻找故障的指南。一旦丢失，设备前期管理的文件将消失，使用会发生困难，维修更是无从着手。按照管理对象不同，档案管理主要分为医疗设备类、计量器具类和医用耗材类档案。

（1）医疗设备类档案：医疗设备需建档的内容主要包括购置申请报告、可行性论证报告、供应商投标书、大型医疗设备配置申请（甲、乙类设备）、大型医疗设备配置许可证、营业执照、生产企业许可证、经营企业许可证、海关证明和协议、购置/保修合同、产品说明书、维护保养记录、使用记录、报废申请单等。设备在用期间,其档案实行一机一档长期保存。

(2)医用耗材类档案:医用耗材建档的内容主要包括新进品种申请表、投标标书、三证(营业执照、注册证、许可证)、承诺书、使用说明书等。植入、介入类耗材还需保存患者和手术信息,以便对器械进行溯源管理。

(3)医疗计量器具类档案:医疗计量器具类建档的内容主要包括年度计量明细清单、计量器具合格证书、技术说明书、技术标准文件和检验方法、测试结果等。

在设备尚在使用阶段,设备技术档案原则上可由设备管理部门归口管理。

设备报废处理后,技术档案按序装订成册,交医院技术档案管理部门收藏管理。

二、医疗器械的技术管理

医疗器械使用的技术管理是使医疗设备完好运行、发挥效能的保障,是提高设备完好率的有力保证。设备的技术管理贯穿于设备的前、中、后三期的管理之中,从前期的可行性论证和谈判,中期的使用操作、功能开发和维修,以及后期报损、报废的技术鉴定都离不开技术管理。设备使用阶段的技术管理主要包括:技术验收、操作技术培训和维修等三个方面。

(一)医疗器械的技术验收

医疗器械直接用于临床医疗服务,时刻关系到患者的安危。医疗器械的验收意义在于可以有效地抵制假冒伪劣仪器设备流入医院;可以用技术参数、技术指标、科学严谨的态度来维护医院和患者的切身利益。一般的技术验收包括:数量验收与质量验收两个方面。

第一,数量验收,是指根据合同(发票)及装箱单上所列品名、数量,逐一对照实物,进行清点验收。清点的同时,须仔细检查设备及附件的外观,漆膜有无撞击性损伤和改变。清点中发现数量不足或有损坏之处,应一一记录在案,以便日后进行数量索赔。

第二,质量验收,是指在认真阅读设备技术资料及使用说明书后,弄懂所有技术指标的含义,测试条件、测试仪器和测试方法,按规定要求安装、调试设备,逐个测量技术参数并记录在案,对照设备出厂技术指标及允许误差范围,分析评估设备的质量状况,作出验收鉴定结论。若达不到原定技术指标的医疗设备,可作质量索赔处理。

大型医疗设备往往由厂商派技术人员来医院实地开箱、安装、调试及测定技术参数。医院必须及时提供安装场地,满足设备运行的环境条件,医技人员共同参加安装、调试及技术参数测定,以达到技术标准作为验收认可的依据。

(二)医疗器械操作的技术培训

仪器设备的使用操作、维护保养及管理应定点由专人负责。实行中心化管理的通用性医疗设备,可根据各科室的工作需要,由科室指定的医技人员自行上机操作。然而,不论是专人操作,还是多人操作,所有能上机操作的医技人员,都必须经过上机操作培训和考核,未经上机培训和考核不合格者,一律不准操作。

仪器操作的技术培训应包括:了解医疗设备的基本原理、结构及主要功能;使用操作的规程和方法;正常运行状态与非正常运行状态的鉴别和处理以及测试结果的正确分析等内容。考核合格者,可发给自行上机操作许可证。

(三)医疗器械的日常维护保养与修理

医疗器械的正确使用和坚持日常维护保养与修理,是延长器械自然寿命及提高设备完好率的关键。器械的日常维护保养与修理,都必须在器械维修记录本上做详细的记录,以备日后查考分析。

1.日常维护保养 器械的维护保养是指在日常运行过程中,必须经常(或定期)对影响设备功能和精度的某些不正常技术状态,如脏、松、漏、卡、堵的情况,进行擦洗、上油、疏通及调整等技术处理,使其恢复功能和精度的日常例行工作。一般性的技术维护保养工作应列入操作规程,由使用操作者自行解决。

2. 康复性维修管理　维修是医疗器械管理部门的一项重要日常工作内容。康复性维修管理(maintenance management)是指器械故障发生后,采取各种方式排除故障。这是一种消极的事后性被动式修理方式,它的特点是故障波及范围大,零件损坏多,修复时间长,费用也大。

康复性维修模式的选择包括,一是医疗设备在质保期内,通知承担保修的厂商,由厂商工程师负责维修;二是质保期外,与生产厂商签订维修服务合同的,由使用单位通知承担服务方派工程师负责维修;三是由于技术水平、配件供应等原因,本单位无法承担的维修,可由第三方维修服务公司承担维修服务,由第三方工程师负责维修;四是由使用单位工程技术人员自行维修。不论什么情况,维修人员都应将维修过程,包括故障原因、维修工作内容、维修材料消耗等记录下来,并填写完整规范化的维修报告。

3. 预防性维护管理　预防性维护(preventive maintenance, PM)是指按预定的时间间隔或规定的标准对医疗器械进行维护工作,确保仪器处于最佳工作状态,降低医疗器械使用风险。预防性维护意义在于:确保器械处于安全、最佳工作状态;减少故障次数,减少维修工作量,防患于未然;延长仪器使用寿命,降低维修成本;加强技术人员与医护人员的沟通,减少使用错误的发生;及时收集仪器使用的反馈信息,提高选购仪器的可靠性及实用性;作为临床工程师在职培训的方法之一,能够提高临床工程师的技术素质。

预防性维护的内容:预防性维护的内容即预防性维护时需检查、调整、校对的项目和步骤。医学仪器的种类很多,功能、原理、结构和电路不尽相同,要根据仪器的工作特点来确定检修的内容,一般的预防性维护的内容有:①外观检查;②清洁与保养;③更换维修;④功能检查;⑤性能测试校准;⑥安全检查;⑦机械检查。医院医疗设备预防性维护管理流程,如图19-3所示。

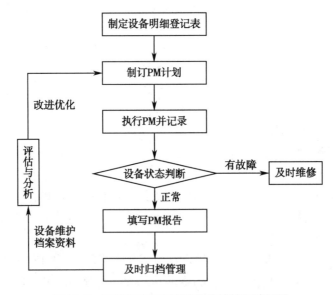

图19-3　医院医疗设备预防性维护管理流程图

三、医疗器械信息化管理

医疗器械(医疗设备、医用耗材)信息化管理是医院信息管理的重要组成部分,是医院提高效益、提高医疗水平的重要手段。

（一）医疗器械信息化管理的必要性和目标

如何保障医疗器械账、物相符，如何提高设备的开机使用率，降低医疗设备的运营成本，避免医疗资源的浪费，如何有效对植入性耗材进行追溯，这些问题已成为医疗器械管理部门面临的紧迫议题，而信息化成为其解决之道。

医疗器械的信息化管理，应涵盖医疗器械管理的各个环节，通过信息化规范和改善管理流程，监测医疗器械的全过程动态，以提高医疗器械管理人员的工作效率，为领导层提供决策依据，最终提高医院的经济效益和社会效益。因此，建立医疗器械信息化管理系统已成为医疗器械管理的必然趋势。

（二）医疗器械信息化管理内容

医疗机构可建设的医疗器械信息管理系统可包括：医疗设备信息管理系统，其功能模块通常包括：设备购置（申请采购、合同及应付款、资产入账等），运营管理（维修、预防性保养与巡检、定期检测、计量、培训、不良事件上报等），数据分析（工作量、效益分析、支出评估等）；医用耗材信息管理系统，其功能模块通常包括：基础数据（耗材物品字典、条形码、供应商档案证照）、购置（采购、出入库、二级库房、寄存）、财务（应收、应付、报表）、高值（植入介入类）耗材管理、溯源管理平台等。上述系统基本涵盖了医疗器械的管理业务范围，其他可建设的相关系统包括办公OA系统、人员考绩系统等。

（三）医疗器械信息化管理发展趋势

医疗器械信息化管理的发展趋势主要体现在：①新技术应用日趋成熟：随着数字化医院进程的推进，RFID、WiFi、移动网络等信息技术在医疗器械管理领域也得到逐步推广和应用，如基于RFID的供应室消毒器械管理和追踪，基于WiFi的医疗设备定位和通信，基于移动终端的医疗设备信息传输和共享等。这些新技术与医疗器械管理的结合应用，会随着医院数字化建设，不断得到重视并发展成熟，也将推动医疗器械管理模式的发展和创新。②医疗器械信息整合、挖掘、应用：医疗器械信息化建设所积累的业务、风险、召回、不良事件等管理信息，以及医疗设备自身的参数性能信息，将与全医院背景下的信息系统进行整合，如医疗器械管理信息融入医院综合运营平台，从更高层面为医院的医疗器械管理决策服务，再如医疗器械自身参数及使用信息融入电子病历系统，做到真正的医疗患者与医疗器械安全信息关联，有利于医疗器械信息的再开发应用。

四、医疗设备的寿命与更新

设备的磨损与设备的寿命是设备更新、改造的重要依据。

如图19-4所示，设备的磨损有两类：一是有形磨损（也叫物质磨损），其中主要是使用磨损与自然磨损。二是无形磨损，一般在两种情况下产生：①仪器设备的技术结构、性能没有变化，但由于设备制造厂劳动生产率的提高，因而使新设备的再生产费用下降了，随着新设备的推广使用，使原有同种设备发生贬值；②由于新的具有更高诊治能力和经济效益的设备出现与推广，使

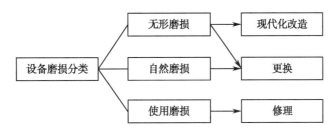

图19-4　设备磨损形式及其补偿方式的相互关系

原有设备的经济效能相对降低,同样使原有设备发生贬值。有形磨损造成设备的物质劣化,无形磨损造成设备的经济劣化。

设备存在着三种寿命。一是设备的物质寿命,这是由于物质磨损的原因决定的使用寿命,即设备从开始使用,由于物质磨损使设备老化、损坏、直到报废为止所经历的时间。一般说来,设备的物质寿命较长,延长设备物质寿命的措施是修理。二是设备的经济寿命,这是由设备的使用费用决定的设备使用寿命。设备的物质寿命后期,由于设备老化,借助高额的使用费用来维持设备的继续使用在经济上往往是不合理的。三是设备的技术寿命,这是指设备从开始使用直至因技术落后而被淘汰为止所经历的时间。由于科学技术的迅速发展,在设备使用过程中出现了技术上更先进、经济上更合理的新型设备,从而使现有设备在物质寿命尚未结束时被逐步淘汰。

第四节　医疗器械的经济管理

医疗器械的经济管理是医院管理的重要组成部分,是医院总体经济效益评估中的有机组成部分,是指运用经济规律及方法对设备寿命全过程实施管理,以合理的成本,取得器械的最佳使用效益。器械的经济管理贯穿了器械从购入到报废的整个过程,大体包括四部分:投资认证部分,即对医疗设备的购入前的认证;使用部分,即医疗设备使用过程中对设备维护、维修开支及运营收入;固定资产折旧部分,即医疗设备从开始使用直至报废过程中产生的价值转移;残值回收部分,即配置失去现有使用价值,但还可以产生新的使用价值部分的回收。

一、投资认证阶段的经济管理

(一)资金的估算与筹集
正确地估算需购置设备的金额数,有利于领导决策及财务部门合理安排、计划和调度资金。仪器设备按其规模大小、复杂、精密程度,投资估算的方法是不同的。一般中小型仪器设备配套设施简单,甚至没有,因此,仪器设备投资的数额主要决定于主机的价格。而大型设备,则配套设施多、要求高,资金占有量可观。例如要配置一台 MRI,则要配套房屋,要建造磁屏蔽室,要具备空气的冷暖及湿度调节,要保证电力的供应及稳压和不间断供电等等。因此对大型设备的总投资估算,除主机外,还应包括配套设施费、运费、安装费、人员上岗培训费等等。

资金的来源主要包括:医院大型设备的大修理更新基金、折旧基金及创收利润;政府方面的财政拨款,部分设备的免税指标等;国外的捐赠及国内厂家或有关人士的资助。

(二)投资回收时间的预测
投资回收时间,可用下列简单的公式来测算:

$$设备投资回收期(年)=\frac{设备投资总额}{每年工作日数×每日工作次数×每次收费数}$$

其中设备投资总额主要是设备购置的费用,同时也应考虑使用中的维持费用以及由于采用该设备所带来的提高劳动生产率和节约能源、原材料消耗等的年度开支节约额。当设备使用后产生的经济收益累计值达到自购入以来的投入总值时,这段使用时间,称为该设备的投资回收期。回收期的长短直接表示了医院购置医疗设备经济效益的高低。达到投资回收期的医疗设备,很可能正值它的"黄金时期",距设备的更新还有较长的一段时期,这样的医疗设备才是高效益的设备。对中小型设备而言,一般希望的投资回收期以 1~2 年为宜,对大型设备最好控制在5 年之内。

二、使用阶段的经济效益评估

器械使用产生的经济效益评估,原则上应以器械使用整个自然寿命周期中的总投入,减去总产出后的差值大小,作为衡量经济效益高低的依据。

(一)成本构成的分析

1. 固定成本与变动成本 固定成本是指那些不因诊疗例数变化而变化的磨损和消耗。如设备折旧、房屋折旧及其他固定资产折旧。但单位固定成本则随着诊疗例数的增加而减小。

变动成本是指随着诊疗例数变化而变化的消耗和支出,如材料费、劳务费、水电费、维修费和管理费,还包括某些按工作量法折旧的设备折旧费。单位变动成本则是固定不变的,不随诊疗例数的变化而变化。

通过对某些设备固定成本和变动成本比例关系的分析发现,可以把设备划分为两种类型:一类是以材料消耗为主(变动成本比例较高)的设备,其固定成本、主机折旧占总成本的比重较低;另一类是以磨损为主(固定成本比例较高)的设备,其主机的折旧占总成本的首位。为了降低成本,对前一类设备必须在增加检查例数和节约材料消耗上进行控制。对后一类设备必须加强维护、保养,在延长使用年限上努力。

2. 直接成本与间接成本 直接成本是指提供诊疗时直接消耗的部分,是设备直接占用或消耗的成本,如设备(包括主机、辅助设备、共用设备等)折旧、设备主机用房和辅助用房的房屋折旧、其他固定资产折旧、医用材料费、医务人员的劳务费、水电费、设备维修费等。价值越高的设备其直接成本占总成本的比重越大,而且直接成本对总成本具有决定性的影响。材料消耗则是影响直接成本的第二个因素。

间接成本是指行政、后勤管理部门的固定资产折旧和消耗分摊在设备上的成本,也就是间接为患者服务的消耗分摊在设备上的成本。间接成本需考虑行政、后勤管理部门的设备、房屋的折旧、劳务费、维持医院运行的公务费等。间接成本中的管理费用是影响间接成本的主要因素。

为了降低成本,对于直接成本高的大型设备,要加强管理,提高设备利用率、降低材料消耗;控制间接成本的主要目标是降低管理费用,这些管理费用的主要内容是行政管理、后勤人员的工资、全院离退休人员的费用和维持医院运转的公务费等。

3. 标准成本与实际成本 标准成本是在现有技术条件下,通过医院有效经营应该达到的平均社会成本,它考虑了正常的损耗和不可避免的损失。

标准成本管理是根据事先确定的标准成本,分析实际成本与标准成本之间的差异,其目的是通过对实际成本偏离标准成本的差异进行深入细致的分析,找出发生差异的原因,明确经济责任,为管理决策提供资料,从而实现对成本的有效控制。

在分析仪器设备的实际成本与标准成本的差异时发现,这个差异实质上转换了实际工作量与标准工作量之间的差异,造成固定成本分摊时的差异。所以我们的管理工作要抓住工作量这个要点,即提高设备利用率。

(二)经济效益的评估方法

1. 年平均费用法 年平均费用法是当设备的寿命周期费用不同时,通过计算和比较各设备的寿命周期内年平均费用的大小,以评价设备的一种方法。其计算公式为:

$$设备年平均费用=\frac{设备购置费+设备使用期内各年维持费之和}{设备的经济寿命(年)}$$

在费用法比较中,可以采用不同的测算节点。

(1)现值法:将每年使用费折算成设备购置后投入使用的第一年年初的价值——现值,加上设备投资额。据此进行不同设备寿命周期总费用的比较,从中选优。

（2）年值法：将设备购置时的最初投资换算成相当于使用期间每年支出的费用，再加上每年的平均使用费用，得出不同设备每年应分摊的费用，然后比较。

（3）终值法：将不同设备最初购置费和每年使用费的总和折合成最末一年的价值——终值，然后进行比较。

2. 小时投资分析法 小时投资分析法是根据设备每运转一小时所需要的投资额，来作为评价设备的依据。

其计算公式为：$设备小时投资额 = \dfrac{设备投资金（元）}{使用寿命（小时）}$

3. 最佳寿命周期费用 最佳寿命周期费用是指设备费用效率（或称费用效果）最高时的寿命周期费用。这时寿命周期费用最经济，其计算公式如下。

$$设备费用效率 = \dfrac{设备综合效率}{寿命周期费用}$$

寿命周期费用由设备的生产费和使用费组成。生产费是指从设备设计、制造、调试、运输直至安装为止所发生的全部费用，实际工作中称设备购置费；使用费包括维护费、能源消耗、环境保护、保险、教育培训、技术资料等所需费用。

设备综合效率包括生产效率和系统效率。其中系统效率是指设备的可靠度、维修度、时间可利用率、安全性等的综合效率。

此外，还有一些常用的评估效益的指标，如下。

（1）使用率：实际完成病例数 / 定额病例数 ×100%，定额病例数根据本院实际情况由院科两级共同制订；

（2）利润率：月实际利润 / 设备原值×100%；

（3）效益等级：综合经济效益和社会效益，利润率体系设备的经济效益，可根据利润率高低将经济效益分为数个等级，如利润率 8% 以上就为好，负值为亏损。有些教学设备不能用收入来衡量，需建立相关指标进行评估；

（4）成本效益：采用成本比较法（BCR），即 BCR＝B/C，其中 B 为所有效益现值和，C 为所有成本现值和，BCR＞1 表示赢利，反之则为亏本。

三、固定资产的折旧管理

设备在使用过程中不断磨损，价值逐渐减少，这种价值的减少叫作折旧。其损耗必须转移到产品的成本中去，构成产品成本中的一项生产费用，叫折旧费。当产品销售后，折旧费转化为货币资金，作为设备磨损的补偿。因此设备在生产过程中，其实物形态部分的拆余净值不断减少，转化为货币资金的部分不断增加。到设备报废时，其价值全部转化为货币资金。为了保证在设备报废以后，有重新购置设备的资金，必须把所转化的货币资金分期保存积累起来，称为设备的基本折旧基金。此外，为了保证设备的正常运行，尚需进行维护保养和大修理。其费用也需计入设备提供的服务成本中，并在服务收费中得到补偿，其分期提存积累的资金称为大修理基金。

折旧费的数值通常用折旧率的形式来算得。正确的折旧率既反映有形磨损，又反映无形磨损，从而有利于设备更新，促进医院发展。正确制定折旧率是正确计算成本的根据，因此要求尽量符合设备实际磨损情况。如规定得过低，则设备严重陈旧时还未把其价值全部转移到服务成本中去，这就意味着把老本当收入，虚假地扩大利润，使设备得不到及时更新、影响医院的发展。如折旧率规定过高，就人为地缩小利润，影响资金积累，妨碍再生产的进行。因此正确制定折旧率，对更新政策的正确推行、促进新技术的应用及保证医疗服务的正常提供有着重要的意义。

（一）折旧的年限

确定折旧年限的原则是：既要考虑仪器设备使用所引起的有形损耗，又要考虑技术进步而引起的无形损耗。《工业企业财务制度》规定了各类固定资产的使用年限，并提出了折旧年限的弹性区间。但在卫生系统还没有提出统一的折旧规定和折旧年限，各单位正在摸索试行。例如，若医院是按仪器设备原值的 10% 来提取设备折旧费，即折旧年限为 10 年。

（二）折旧的方法及计算

目前通行的折旧方法有：使用年限法、工作量法、双倍余额递减法及年限总和法四种，其中后两种属于加速折旧法。

1. 使用年限法　使用年限法是按照仪器设备的预计使用年限平均计提仪器设备折旧的一种方法。

$$仪器设备年折旧率 = \frac{1 - 预计净残值率}{折旧年限} \times 100\%$$

$$月折旧率 = 年折旧率 / 12$$

$$月折旧额 = 仪器设备原值 \times 月折旧率$$

其中：

$$仪器设备预计净残值率 = \frac{预计残值 - 预计清理费用}{仪器设备原值} \times 100\%$$

这种方法最大的优点是简单明了，计算容易，每年计提的折旧额相等，主要适用于有形损耗大，且这种损耗又是逐年发生的仪器设备，如贵重仪器设备及机械类设备。

2. 工作量法　工作量法是按仪器设备完成的工作时数、工作次数或行驶里程计算折旧的方法。其计算公式为：

$$每次（小时）折旧额 = \frac{仪器设备原值 \times (1 - 预计净残值率)}{预计工作总次数（或总工作小时数）}$$

$$月折旧额 = 每次（小时）折旧额 \times 当月工作次数（小时数）$$

此法适用于折旧额与工作量的负荷成正比的仪器设备，如纤维内镜、救护车等。

以上两种计算折旧的方法是按照仪器设备的使用年限、使用次数平均求得折旧额，通常称为直线法。它在各个年限和月份上的折旧额都是相等的，基本上反映仪器设备的平均损耗程度。但没有充分考虑这些设备的技术过时而引起的无形损耗。对于那些技术含量高的高科技仪器设备用直线折旧则有些不妥，应采用加速折旧法，一般采用双倍余额递减法和年数总和法。以实现在使用早期提取折旧费多一些，使用晚期提取折旧费少一些的目的。

3. 双倍余额递减法　双倍余额递减法是以使用年限法计算的折旧率的 2 倍，乘以逐年递减的仪器设备账面净值来计算折旧的方法。其计算公式为：

$$年折旧率 = \frac{2}{预计使用年限} \times 100\%$$

$$月折旧率 = 年折旧率 / 12$$

$$月或年折旧额 = 仪器设备账面净值 \times 月折旧率或年折旧额 / 12$$

双倍余额递减法的特点是各年折旧额从大到小呈递减趋势，仪器设备最初投入使用时，折旧额很大，而后年份增大，折旧变小，属于加速折旧法，主要用于无形损耗大的仪器设备，特别适用于高科技的电子医疗设备。

4. 年数总和法　年数总和法是将仪器设备的原值减去预计净残值的净额乘以一个逐年递减的分数，来计算每年的折旧额。这个分数的分子为该项仪器设备尚可使用的年限，分母为全部使用年数的逐年数字之和。例如有某项设备的使用年限为 5 年，则其分母为 $1+2+3+4+5=15$，其分子依序为 5、4、3、2、1,各年的折旧率即为 5/15、4/15、3/15、2/15、1/15。将此折旧率乘以该项设备应折旧的价值,即得各年的应折旧额。

四、提高设备经济效益的方法

(一)大型、通用医疗设备的中心化管理制

医疗设备结构精密、价格昂贵、技术管理复杂,不可能分散布局,特别是大型、通用的医疗设备,只有实行中心化管理制,集中配置,统一管理,实行内外开放性服务,才能产生较大的效益。

(二)专用特需设备的专管共用制

医院通过相关专项经费购置的科研、教学仪器设备,往往利用率不高,经济效益不大,完好率也难以保障。为了提高这些专项经费购买的仪器设备效益,在保证科研、教学特定任务的前提下,应大力提倡开放服务的专管共用制。

(三)特殊医疗设备施行有偿占用制

对于一些医疗上迫切需要,使用率较高,肯定有较大经济效益的特殊医疗设备,在购置前就应明确是属于医院直属管理的设备。使用科室应与医院签订有偿占用的协议,把设备使用的额定机时、折旧年限和折旧费、收费标准、成本核算、两个效益及奖罚措施等以量化的形式规定下来。充分调动医技人员积极性,挖掘设备使用的潜力,更好地为医疗服务,产生较大的效益。

(四)高效医疗设备可探索社会化租赁合同制

少数能高效率连续使用的医疗设备,只要医院的医疗特色享有一定的声誉和有足够的诊疗人数,由厂商提供最新医疗设备,以中外合作的形式或签订租赁合同的方法,定期从该设备的服务收益中提取一定比例的分成,作为补偿或租赁的费用。使用一定年限后,设备归属医院所有。这类办法对医院风险较小,不需事先投入就能产生一定效益。

第五节　医疗器械的安全管理

医疗器械直接关系到疾病诊断和治疗的可靠性、有效性,关系到患者的生命与健康,也关系到医院的医疗质量、服务信誉和经济效益。医疗器械安全管理(safety management)的目的是保证在用的医疗器械符合规定的标准和技术要求,处于安全、准确和有效的工作状态,满足临床、教学和科研工作的需要。医疗器械的安全与否,既涉及器械自身的质量,也与使用人员对医疗器械了解与熟悉的程度、操作的规范化、医疗器械的日常管理维护等有关,体现在医疗器械使用的整个生命周期中。因此,需要临床医师、技术人员、工程人员的共同配合和相应的规范与制度保证。

一、安全(风险)管理的内涵

(一)安全(风险)管理的基本概念

医疗器械的安全管理是临床医学工程学科全新的管理理念,为了更好地了解和学习安全管理,有必要介绍几个与风险管理相关的基本内容,如安全、风险、危害、损害等概念。

(1)安全和危险:安全和危险是一对互为存在前提的术语,安全是指不会发生损失或伤害的一种状态,安全的实质就是防止事故,消除导致死亡、伤害、职业危害及各种财产损失发生的条件。

(2)风险(risk):损害发生概率和损害严重程度的组合。医疗器械风险是由其本身(设计、材料、工艺和各种电磁辐射等)的危害,导致对人、环境、财产的损害,而成为风险。

（3）危害（hazard）：损害的潜在源。

（4）损害（harm）：身体创伤或对人体健康造成的伤害，或对财产或环境的损坏。

医疗器械的风险管理指通过对医疗器械的风险因素的识别、风险衡量、风险评估并最后作出风险决策管理，从而对医疗器械的风险实施进行有效的控制和妥善处理，防止患者或使用人员受到伤害。医疗器械临床应用风险涉及设备、器材、人员、信息、环境、管理、社会等众多领域，其评价工作是一项复杂的系统工程。因此必须采用系统工程的思想和方法，对医疗器械安全状况进行综合评价，才能得出科学的评价结果。我国于 2021 年颁布的《医疗器械临床使用管理办法》也可作为医疗器械风险管理的依据。

（二）安全（风险）管理的目的和意义

（1）目的：对医疗器械开展风险管理是为了查找、分析和预测系统存在的危险、有害因素及危险、危害程度，提出合理可行的安全对策措施，指导危险源监控和事故预防，以达到最低事故率、最少损失和最优的安全效益。

（2）意义：医疗器械管理引入风险管理的意义在于可有效预防医疗器械不良事件或事故的发生，减少财产损失和人员伤害，有助于提高医疗机构医疗器械安全管理水平。

（三）安全评价管理的内容和种类

安全评价有两种模式：①被动模式：研究和处理那些已经发生和必然发生的事件；②主动模式：研究和处理那些未发生，但有可能发生的事件，并把这种可能性具体化为指标，计算事故发生的概率，划分危险等级，制定安全标准和对策措施，并进行综合比较和评价，选择最佳方案，预防事故的发生。

（四）安全评价的程序

（1）准备阶段：明确被评价对象和范围，收集国内外相关法律法规、技术标准及工程、系统的技术资料。

（2）危险、有害因素识别与分析：根据被评价工程、系统的情况，识别和分析危险、有害因素，确定危险、有害因素存在的部位、存在的方式，事故发生的途径及其变化的规律。

（3）定性、定量评价：在对危险、有害因素识别和分析的基础上，划分评价单元，选择合理的评价方法，对工程、系统发生事故的可能性和严重程度进行定性、定量评价。

（4）安全对策措施：根据定性、定量评价结果，提出消除或减弱危险、有害因素的技术和管理措施及建议。

（5）评价结论及建议：简要地列出主要危险、有害因素，指出工程、系统应重点防范的重大危险因素，明确生产经营者应重视的重要安全措施。

（6）安全评价报告的编制：依据安全评价的结果编制相应的安全评价报告。

具体流程，见图 19-5。

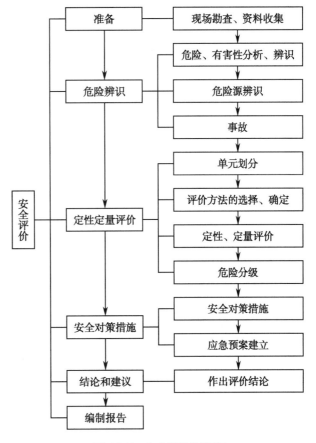

图 19-5 **安全评价的程序**

（五）安全评价的方法

安全评价的方法是进行定性和定量安全评价的工具，每种评价方法有其适应范围和条件，在进行安全评价时，应根据安全的对象和要求达到的评价目的选择适用的安全评价方法。根据安全评价方法的量化程度，可分为定性安全评价方法和定量安全评价方法。目前国内外应用到医疗器械的安全评价方法主要有：失效模式和效应分析（failure modes and effects analysis，FMEA）、故障树分析（fault tree analysis，FTA）、危害分析和关键控制点（hazard analysis and critical control point，HACCP）、危害和可操作性研究（hazard and operability study，HAZOP）等。

二、医疗器械不良事件

（一）医疗器械不良事件的定义

所谓的医疗器械不良事件，指获准注册或已备案、质量合格的医疗器械，在正常使用情况下发生的，导致或可能导致人体伤害的各种有害事件。伤害事件分一般伤害与严重伤害。严重伤害是指下列情况之一：危及生命；导致机体功能的永久性伤害或机体结构永久性损伤；必须采取医疗措施才能避免的永久性伤害或损伤。根据医疗器械不良事件的危害程度和发生的原因，医疗器械生产企业必要时应当采取警示、检查、修理、重新标签、修改说明书、软件升级、替换、收回、销毁等控制措施。

在医疗器械使用中，引发不良事件的原因多种多样，因此需要具体情况具体分析。下列几种情况可以不列入医疗器械不良事件，所产出的患者伤害与死亡应按《医疗事故处理条例》进行处理。①超过生产厂家规定的使用期限（有效质保期）或重复使用一次性器械引起的不良事件。②医疗器械生产厂家在技术文件中已标明的可能产生的副作用。③使用错误造成的不良事件。如：运用不符合生产厂家所规范的操作使用行为，运用厂家明文禁止或不建议采用的操作行为等。对于不合法生产厂家的产品、无证产品用于临床等行为，也可认为是错误使用。对于错误使用引发的不良事件，应注意保护现场、素材等证据，由专家进行调查、鉴定和判断。④由于患者自身原因、并发症或患者未按医嘱进行的活动造成的不良事件。

（二）监管机构和职能

医院应根据《医疗器械不良事件监测和再评价管理办法》（2018年），建立医疗器械不良事件管理机构。其职能是对医院所属范围内的"安全（不良）事件"建立科学、规范、高效的管理，并进行报告收集、评价、干预和控制等多个环节的实施；制订相应的岗位职责、工作制度和流程；承担和协助主管部门对所指定的"安全（不良）事件"监测、检测任务。由于医疗器械安全（不良）事件发生的原因复杂，需要监管人员既懂临床又懂医疗器械，在发生"事件"后能准确地把握是否上报的尺度，所以监测工作应主要由临床工程师承担。临床医学工程学科技术人员也可以通过"事件"监测，提高学科和工程技术人员在医院的地位，也有利于临床医学工程工作模式的转化，紧密与临床医学的联系，并达到提供医疗器械管理水平的目的。

同时，医疗机构应建立有医疗安全（不良）事件报告制度、流程，及其教育培训（包括报告时间、途径、培训计划、方案、实施、考核及效果评估的记录与证明）。

（三）可疑事件上报制度

目前，我国医疗器械不良事件监测按照"可疑即报"原则收集报告，即为可疑医疗器械不良事件报告。医疗卫生机构发现可疑的医疗器械不良事件应详细记录，按规定报告。可疑不良事件发生后，医疗机构应立即调查记录不良事件的有关资料，包括患者资料、发生情况与地点、设备信息、操作使用人员等信息；在事件发生后10个工作日内填写《可疑医疗器械不良事件报告表》报省级医疗器械不良事件监测中心。其中，死亡事件应在24小时内报告省级医疗器械不良事件监测中心和国家医疗器械不良事件监测机构，同时通知生产、经营单位，协助配合有关部门进行调查,提供有关相关资料。在可疑不良事件发生原因未明确前,医疗机构应主动采取措施,根据不良事件的严重程度,责令使用科室停用出现不良事件的同批号或型号的产品,库存医疗器械应暂缓放行。

三、医疗器械不良事件的现况与发展趋势

(一)医疗器械不良事件的总体报告情况

根据我国目前公布的《医疗器械不良事件监测年度报告》显示,近年来全国医疗器械不良事件报告数总体呈现增长趋势,由 2003 年的 366 例增至 2021 年的 650 695 例,复合年均增长率为51.55%(图 19-6)。2003—2011 年由于报告数量基数小,年增幅波动较为明显,8 年间的复合年均增长率达 106.62%。2011—2018 年,增长较为平稳,复合年均增长率为 18.84%。2018 年,报告数量 406 974 例。而 2019 年报告数量(396 345 例)小幅度下降后,2020 年与 2021 年报告数量(536 055 与 650 695 例)明显增加。

2010—2021 年全国每百万人口平均报告数与同年段的医疗器械不良事件报告数变化趋势类似,从 2010 年的每百万人口 52 例增至 2021 年的 461 例,11 年间的复合年均增长率为 21.94%。

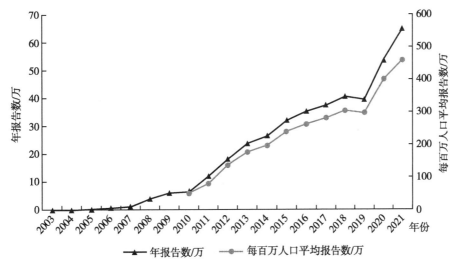

图 19-6 全国医疗器械不良事件报告数和每百万人口报告数

医疗器械死亡及严重伤害不良事件包括死亡可疑不良事件报告和严重伤害可疑不良事件报告。2011—2018 年,死亡及严重伤害可疑不良事件报告数呈现总体上升趋势,从 2011 年的20 610 例增至 2018 年的 68 945 例,7 年间的复合年均增长率为 18.83%(图 19-7)。而在 2019 年,报告数量(26 936 例)明显下降后,2020 年与 2021 年的报告数量又呈现小幅增长,在 2021 年达到 36 773 例。同时,死亡及严重伤害可疑不良事件报告占同年报告总数的比例,在 2011—2018年维持在 13%~17%,而在 2019—2021 年,降低至 6%~7%。

(二)医疗器械不良事件上报来源

医疗器械不良事件相关信息主要通过"全国医疗器械不良事件监测系统"上报。近年来,系统注册基层用户量总量从 2013 年的 148 585 家增至 2021 年的 377 072 家,复合年均增长率为 12.35%(表 19-1)。从 2021 年注册的基层用户构成来看,经营企业占 58.17%,使用单位次之(34.02%),生产企业占比最低(7.81%)(图 19-8)。就 2013—2021 年的构成比变化来看,生产企业占比稳定在 5%~8%,而经营企业和使用单位的占比变化明显,前者从 41.40% 升至 58.17%,后者从 52.90% 降至 34.02%。

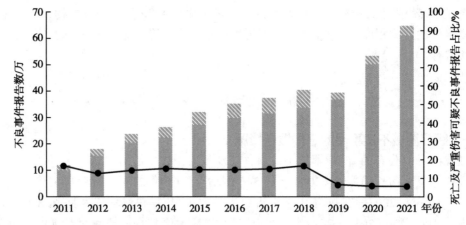

图 19-7　2011—2021 年全国医疗器械死亡及严重伤害可疑不良事件报告数和占比

表 19-1　2012—2021 年全国医疗器械不良事件上报来源及构成

年份	2012	2013	2014	2015	2016	2017	2018	2019	2020	2021	复合平均增长率 /%
"全国医疗器械不良事件监测系统"注册基层用户情况 / 家											
总量	—	148 585	174 372	198 536	231 872	253 250	275 715	318 986	350 973	377 072	12.35
生产企业	—	8 495	9 255	10 344	10 534	11 898	13 854	19 662	27 195	29 436	16.81
经营企业	—	61 498	75 002	91 322	115 622	128 625	143 535	178 295	198 833	219 340	17.23
使用单位	—	78 592	90 115	96 870	105 716	112 727	118 326	121 029	124 945	128 296	6.32
医疗器械不良事件报告来源 / 份											
生产企业	4 514	7 274	6 122	5 352	6 604	8 655	10 827	8 600	11 191	14 853	14.15
经营企业	27 867	52 736	50 348	56 315	48 002	40 754	38 340	29 833	68 902	72 567	11.22
使用单位	129 134	175 317	208 107	259 219	297 435	326 622	357 652	357 799	455 782	562 928	17.77
个人	6 056	3 323	666	364	190	120	148	113	180	347	-27.22
来源不详	—	—	3	4	9	6	7	0	0	0	—
引发不良事件的医疗器械管理类别 / 份											
Ⅲ类医疗器械	84 706	105 032	113 220	133 548	146 689	154 192	164 760	146 172	178 305	224 287	11.43
Ⅱ类医疗器械	56 918	80 394	97 337	126 284	148 945	181 175	209 043	168 864	242 457	305 645	20.53
Ⅰ类医疗器械	34 712	48 254	48 152	50 213	38 728	25 555	15 277	23 334	46 995	57 108	5.69
不详	4 930	4 970	6 537	11 209	18 878	15 235	17 894	57 975	68 298	63 655	32.87
医疗器械不良事件涉及实际使用场所 / 份											
医疗机构	—	161 871	187 766	232 641	278 561	311 860	341 553	360 166	459 553	569 693	17.03
家庭	—	37 855	34 439	39 632	37 343	33 460	31 927	28 092	64 109	67 369	7.47
其他	—	9 625	9 066	8 438	7 559	6 853	6 341	8 086	12 393	13 633	4.45
不详	—	29 299	33 975	40 543	29 777	23 984	27 153	0	0	0	—

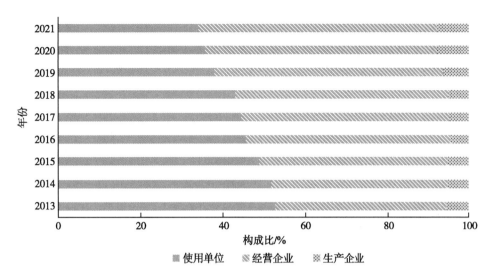

图 19-8　2013—2021 年"全国医疗器械不良事件监测系统"注册基层用户情况

从 2021 年医疗器械不良事件报告来源构成来看,使用单位占比最高(86.51%),经营企业次之(11.15%),生产企业和个人占比较低(分别为 2.28% 和 0.05%)(图 19-9)。2012—2021 年报告来源构成未发生明显改变,使用单位占比保持主导地位,经营企业、个人的构成比则呈现总体下降趋势,生产企业的构成比则稳定在 2%～3%。从 9 年间的数量变化来看,使用单位上报数量持续增长,复合年均增长率为 17.77%(表 19-1)。生产企业和经营企业的复合年均增长率分别为14.15% 和 11.22%。个人上报不良事件的数量呈现总体下降趋势,复合年均下降率为 27.22%。

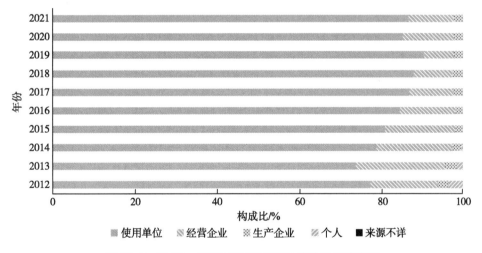

图 19-9　2012—2021 年医疗器械不良事件报告来源

(三)引发不良事件的医疗器械管理类别

从 2021 年引发不良事件的医疗器械管理类别来看,Ⅱ类医疗器械和Ⅲ类医疗器械占比均较高,分别为 46.97% 和 34.47%,Ⅰ类医疗器械仅占 8.78%(图 19-10)。从 2012—2021 年的构成比变化来看,4 种类别占比均有明显变化。其中,由Ⅱ类医疗器械所引发的不良事件数量上升幅度相对较为明显,复合年均增长率为 20.53%(表 19-1)。此外,不详类别也呈增长趋势,占比逐渐增高。Ⅲ类医疗器械在数量上有一定增长(复合年均增长率为 11.43%),但在构成比上有所下降。Ⅰ类医疗器械在 2012—2018 年的数量和构成比均呈下降趋势。但在 2019—2021 年,呈现一定上升趋势。其在 2012—2021 年呈现总体上升趋势(复合年均增长率为 5.69%)。

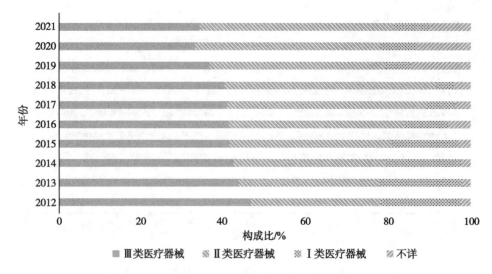

图 19-10　2012—2021 年引发不良事件的医疗器械管理类别

（四）医疗器械不良事件涉及实际使用场所

从 2021 年医疗器械不良事件涉及实际使用场所来看，医疗机构占比高达 87.55%，家庭和其他地点的构成比均较低（分别为 10.35% 和 2.10%）（图 19-11）。从不良事件涉及实际使用场所的数量变化来看，2013—2020 年涉及医疗机构的报告数量逐年递增，复合年均增长率为 17.03%（表 19-1）。但是，涉及家庭的报告数量在 2012—2019 年逐年下降，2019 年报告数量为 28 092 份，而在 2020 年（64 109 份）与 2021 年（67 369 份）显著增加。总的来说，2013—2021 年涉及家庭的报告数量呈现总体上升趋势（复合年均增长率为 7.47%）。同时，医疗器械不良事件涉及家庭、其他以及不详三者报告数量的总占比在被不断压缩，由 2013 年的 32.20% 降至 2021 年的 12.45%。

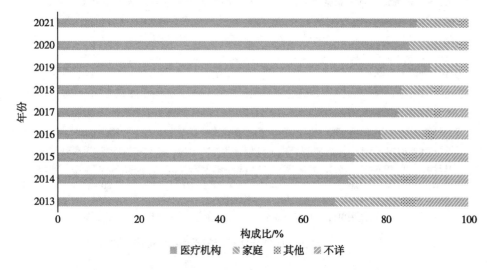

图 19-11　2013—2021 年医疗器械不良事件涉及实际使用场所

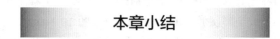

本章小结

医疗器械是保障现代化医院正常运行的基础，而医疗器械管理是一个系统工程，是现代医院一项必不可少的工作。本章介绍了医疗器械管理的定义及相关法规，重点阐述了医疗器械在医疗机构内的配置管理、使用管理，以及医疗器械的经济效益评估。同时，本章也重点介绍了医疗器械的安全管理。

思考题

1. 对医疗设备进行预防性维护的必要性是什么？
2. 医疗设备的技术评估是否有必要？如何开展？
3. 根据《医疗器械不良事件监测年度报告》显示，为什么医疗器械不良事件的报告数呈逐年上升的趋势？是医疗器械的质量越来越糟糕了吗？

（黄葭燕）

第二十章　医院后勤管理

后勤学起源于战争，在现代战争三大科学分支战略、后勤（logistics）、战术中，后勤排于第二位。现代战争打的就是后勤保障与科技。如果把医院的医疗服务比作一线，那么，能使一线工作顺利进行的支持保障就是后勤。医院后勤的管理质量是医院整体管理质量的重要构成要素。后勤运行的安全、优质、高效、低耗是医院高质量发展的客观需求，是医院安全运行的基础保障之一。因此了解后勤的管理内容，认识后勤管理规律，把握后勤发展方向是医院管理者应该关注的问题。

第一节　医院后勤管理概述

一、医院后勤工作基本属性

医院后勤管理（logistics management of hospital）是管理者运用一定的原理和方法，通过一系列特定的管理行为及全体后勤从业人员的努力工作，达到为医院中心工作服务保障的目标，暨全方位保障医院安全运行需求并提供 24 小时连续、不间断的服务保障的过程。

医院后勤管理是医院整体管理工作中的重要环节之一，是医院运行中重要的支撑和保障系统。不同医院后勤服务保障管理能力和水平，除受社会大环境下的生产力、生产关系影响以外，也受医院自身的管理体制、机制、模式，以及医院外在的经济、技术、文化、所处地域等多方面的影响。要认识医院后勤管理工作本质，必须深刻了解医院后勤工作的属性。

（一）医院后勤工作的社会性

后勤管理工作涉及面广且涉及的内外关系复杂。医院后勤既要与医疗、教学、科研的每个部门打交道，又要与财政、卫生、城建、公安、消防等政府部门联系，还要与自来水、电力、燃气等社会公共服务企业发生业务关系。可以说涉及人、财、物各个方面，具有广泛的社会性。

（二）医院后勤工作的时效性

医院的使命是治病救人，真正体现着"时间就是生命"。而医院后勤服务的对象是医院的所有员工、患者及其家属，对应服务也必须和医院特殊需求相适应。医疗诊治有着严格的程序流程及特殊的环境需求，因此后勤工作必须适应这些要求且必须在规定的时间内提供规定的服务保障。这决定了后勤工作具有很强的时效性。

（三）医院后勤工作的经济性

在社会主义市场经济条件下，医院后勤服务保障也属于经济活动范畴。后勤工作的实质是根据医院建设和发展需求，通过市场经济手段，对社会能提供的服务资源和医院的后勤资源进行有效配置。成本管控是医院运行中一项重要工作内容，对后勤服务保障过程中运行成本的核算和控制也是后勤工作的重要环节和内容，医院后勤工作要遵循经济运行规律。

（四）医院后勤工作的安全性

医院安全是医院生存和发展的基石，而医院运行安全是医院整体安全的前提和基础，是后勤管理的核心工作。空间环境的安全舒适、能源安全、人身及财产安全、食品安全、机电设备运行安全、物资保障安全等每个运行支撑系统的安全都直接或间接影响着医疗安全和医疗质量。

（五）医院后勤工作的专业性

医院后勤管理需要多学科、多专业相互交叉融合，因此要求医院后勤从业者具有较高的专业知识，后勤管理者也要了解相关专业的基本知识。随着医学技术的飞速发展，对医院建筑及其附属设备的智能化要求越来越高，后勤保障涉及的专业门类越来越多，后勤保障分工越来越细，对后勤管理的协同性要求也越来越高，对管理者复合型知识要求也越来越高。后勤工作应逐步走向专业化、标准化、精细化。

（六）医院后勤的管理架构

医院后勤的管理架构整体上要服从于医院的管理架构，但是随着新形势的变化，后勤社会化逐渐成为主流，"一站式服务（one-stop service）"新理念逐渐贯彻落实，医院后勤管理架构也面临创新和重组。

1.传统医院后勤管理架构　传统后勤的管理架构多是层级管理，医院设后勤处/科，科室下设木工、电工、水工等相应的专业班组，班组直接对接临床服务需求。医院通常设置一位主管副院长领导后勤。这样的层级管理对后勤科室内部管理是有利的，便于科室领导掌控。但是对后勤服务对象的临床科室来说，通常需要"多对多"地找后勤各个班组才能解决相关需求问题，经常遇到班组间扯皮、推诿等问题，且因为缺乏有效协同，解决问题效率低下。

2.以"社会化（socialization）""一站式服务"为核心的后勤管理架构　随着医院规模的不断扩大，医院现代化水平的日益提高，传统的后勤管理架构已经难以满足新形势的需求。后勤转变观念、强化服务职能并建立与之相适应的新型组织架构是医院现代化发展的需要。现代化医院管理要求医院后勤提高服务效率，提升服务质量，增强对一线医疗部门的支持，提供"一站式服务"，切实减少一线科室负担，真正实现"以医患为中心"的服务保障。所以后勤的管理架构改革应该是围绕"一站式服务"进行优化，建立统一的协调指挥中心。对临床服务对象设置统一的一个服务窗口和联系方式，服务对象提出问题和需求，后勤协调指挥中心整合并调动资源，对外统一接收、解决、反馈，对内协调各班组和社会服务单位解决问题，并持续跟踪、考核，实现"一站式服务"，提高效率和质量。新型后勤管理架构图，如图20-1所示。

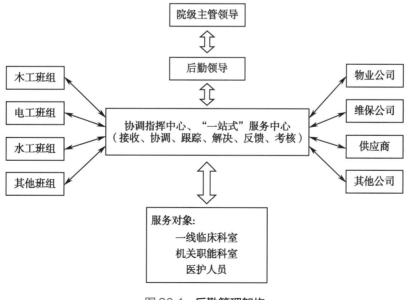

图20-1　后勤管理架构

二、医院后勤的主要工作范围

医院后勤工作形式杂、内容多、范围大。医院的核心业务是医疗工作,大学附属医院还承担教学和科研工作,除此之外的生产、生活运行及辅助服务工作绝大部分都是后勤工作范围。后勤管理是维系医院正常运行的支撑系统之一,任何一个局部或节点出现问题都可能影响整个医院的运行,所以后勤应该建立完备的管理体系。

后勤工作范围主要包含以下几个方面。

(一)医院建筑改、扩、新建的管理

新建医院的前期策划、规划设计、施工组织、验收与结算等管理,需要对建设安全、质量、成本、进程的全过程进行管理控制。医院的基本建设不是医院后勤的常态化工作,但是医院既有建筑的改造、升级、扩建是医院发展的常态化需求,也是后勤工作的一项重要内容。另外,医院的定期设备升级、大修、房屋重新装修、科室调整改造等工作,也是医院后勤需要参与的一项重要工作。

(二)建筑房产及机电设备运行维护与保养管理

医院的建筑空间环境及机电设备设施是开展医教研工作的硬件平台。对这些系统的维护工作包括:房屋修缮和日常维护管理;机电设备设施的维护保养;设备的改造升级等。设备定期维护、保养,是保持各系统安全高效运行的基础要求。各系统的故障处置、应急事故的处理等也是后勤的职责。医院建筑及配套设施系统繁杂,绝对数量多,专业化要求高,这也给后勤服务保障持续完善和提高提出了更高的要求。

(三)能源供应的平稳运行保障及其成本控制

能源供应安全可以说是医院平稳运行的前提。医院开展的医疗、教学、科研活动都需要水、电、气等能源供给的保障。能源保障的停滞或崩溃会直接造成医院运行的延滞、停顿甚至瘫痪。能源消耗的支出成本也是医院运行成本管控的重要内容之一,在后勤支出成本中也是占比最大的一项。医院能耗支出成本可以通过技术节能手段和管理节能手段进行管控,优化能源结构,使之更为合理,但是无法持续减低,这是医院运行状态决定的。在控制能耗成本的同时还要注意减少对环境的污染。节能降耗是后勤成本控制中可以挖掘潜力最大的部分,也是后勤工作的重要内容。

(四)后勤固定资产、物资保障管理

后勤管理的固定资产包括建筑、机电设备和家具等,固定资产的保值与增值是后勤管理的职责。后勤物资保障包括生活物资,办公家具物资,维修用的工具、设备、材料等物资的供应管理,房产与土地的使用管理及建筑物、构筑物技术资料的档案管理。

医院设备设施、家具物资、房产、机电设备等都是医院的固定资产范畴,延长建筑和设施的使用寿命,减少非必要折损,减少不必要浪费,对资产通过维护、盘活、再利用等使资产保值增值,是后勤工作的责任和义务。

还有医院的餐饮、衣物被服洗涤、车辆运输等生活服务,应急物资保障等也是后勤物资保障的内容。

(五)安全保障管理

广义地讲,医院安全保障是医院的整体安全保障,应包括医疗安全、教学安全、科研安全、建筑空间安全、设施设备安全、治安消防安全、食品卫生安全、财产物资安全、运行安全等等。狭义地讲,医院安全保障主要是指消防、治安、警卫、交通和后勤保障管理等。安全保障是医院运行安全的重要支撑,是医院运行安全的基础和前提,其中运行安全、消防安全和人身财产安全等是后勤主要工作职责范围。

安全保障要全院动员、预防为主、防治结合。需要上到主要领导下到普通员工全员参与和配合。安全保障不能狭义地理解为"防火、防盗、防医托"，它应该是医院整体安全的保障，是涉及医疗、教学、科研、文化的全方位、多层次的安全理念贯彻和安全行为管理。后勤部门主要侧重于建筑空间安全、设备设施安全、医疗环境安全、医患人身安全等保障工作。

（六）第三方服务单位管理

后勤管理还包括对第三方服务工作的监督、指导、协调，对服务外包项目的服务安全、质量、效率监管，服务外包风险管控等。后勤服务社会化是医院自身发展的需要，越来越多的社会专业化服务单位参与到医院后勤运行维护和生活辅助等服务工作中。后勤工作重心逐步转变为对社会化服务单位的监督、考核和评价反馈。对社会化服务的质量标准制定、评价是后勤工作的重要内容之一。

三、医院后勤管理现况与发展趋势

（一）医院后勤管理现况

目前，我国医院后勤管理还存在思想观念落后、服务效率低、主动服务意识差等问题。机构设置上也存在部门分散、缺乏整体协调等弊端。医院后勤信息化程度低，人员构成以工人为主，高层次管理人才短缺，既了解医学常识，又掌握工程技术、管理经验的复合型人才更是极度缺失。

医院后勤工作在医院整体工作中属于非主流工作，后勤管理长期不被重视。多种原因制约着医院后勤服务的快速发展和提高。近年来，医院后勤管理工作的重要性开始逐渐受到医院管理者重视。医院高质量发展的需要，特别是医院整体运行安全的需要，要求医院后勤必须与医院同步发展，上层次、提水平、求质量。因此，医院后勤必须建立同医疗、教学、科研相对应的现代化的管理标准、制度、体系。

（二）医院后勤管理发展趋势

医院后勤改革从 20 世纪 80 年代首轮医改开始就已经同步启动，历经几十年发展取得了较大成果。2017 年 7 月 14 日，国务院发布并实施《国务院办公厅关于建立现代医院管理制度的指导意见》，其中明确指出健全后勤管理制度，探索医院"后勤一站式"服务模式。国卫办密安发〔2019〕2 号文件《医疗和疾控机构后勤安全生产工作管理指南（试行）》对后勤管理工作中的电力、热源、给排水、医用气体等系统安全管理提出了更高的要求。国办发〔2019〕4 号文件《国务院办公厅关于加强三级公立医院绩效考核工作的意见》将万元收入能耗支出列入医院运营效率的重要考核指标之一，降低万元收入能耗支出将成为今后医院运营中的重要工作。2020 年 9 月，国务院国资委正式印发《关于加快推进国有企业数字化转型工作的通知》，开启了国有企业数字化转型的新篇章。2021 年 6 月，《国务院办公厅关于推动公立医院高质量发展的意见》要求力争通过 5 年努力，公立医院发展方式从规模扩张转向提质增效，运行模式从粗放管理转向精细化管理，资源配置从注重物质要素转向更加注重人才技术要素。

新时期的医院后勤发展要求与医院高质量发展相适应，转变思想，强调以服务医务人员和患者为中心，强化服务理念，加强资源优化整合，把传统的后勤职能部门、人员、工种进行优化、重组，使后勤各部门、工种之间有机融合，推行主动服务，实施现代化管理。

后勤人才建设是后勤管理现代化的基石，也是医院人才建设的重要组成部分，现代化的医院发展要求后勤要有高质量的专业化、复合型管理人才。后勤管理工作必须纳入医院总体发展和规划之中，重视后勤专业技术人员的引进和培养。随着智慧医院建设和医院后勤智能化的深入，由既懂专业技术又会管理的复合型人才构成的研究型团队建设是后勤人才建设的方向。

医院后勤服务社会化是医院后勤发展的重要变革，是医院管理体制和机制上的有益创新，将成为医院后勤发展的主要模式。对内整合后勤各系统的资源，对外建立集中调度指挥和服务中心,为服务对象提供"一对多""一站式"服务,减少资源内耗,方便临床一线。把"问题"留给自己,把时间还给医务人员,让医务人员有更多时间为患者服务。同时利用信息化技术建立后勤运行信息监管平台,与"一站式"指挥调度和服务中心结合,将有效提升后勤服务管理质量和效率。平台的监控数据信息与日常工作无缝隙对接,可以帮助后勤人员迅速发现问题、及时响应临床需求、自动反馈服务结果、优化服务流程,从而快速提高服务管理水平。以现代化的信息技术为助力,建立统一、闭环的后勤保障与服务一体化管理体系,实现后勤管理的专业化、标准化、精细化和智能化是医院后勤发展的主要目标。

从成本控制的角度出发,医院后勤管理应引入经营的观念。后勤服务管理中应进行全成本控制,一方面后勤服务、管理活动应进行内部全成本预算管理、绩效考核,另一方面在服务过程中对临床服务对象的需求要进行分析、论证、核算,提供最优性价比服务,不能一味简单满足。后勤应积极推动临床一线加强成本控制,促使临床科室将科室发展和医院的总体发展规划及战略目标保持一致。

管理方式专业化、管理质量标准化、管理内容精细化、管理手段智能化是医院后勤未来发展趋势。

第二节　医院后勤管理内容

一、医院空间环境全生命周期管理

今天的医院,是以诊疗疾病、照护患者为主要目的的医疗机构。医院诊疗和照护服务活动除了依靠医护和辅助医疗服务的人员施行外,也依托于医院有关的建筑、道路、庭院、绿化及设备设施等构成的空间环境。对医院空间环境的规划、建设、运行维护直至报废更新的全生命周期管理是医院后勤工作的主要内容。保证医院空间环境全生命周期的安全、优质、高效、低耗是后勤工作的主要任务和责任。

(一)医院的基本建设

医院的建设是医院空间环境全生命周期管理的一个重要组成部分,医院建设(hospital construction)的规律同样适用于医院运行过程中的改扩建。医院空间环境的运行维护也和医院前期建设规划、建设内容和质量有密切关系,因此了解医院建筑特点和建设规律是十分必要的。

医院的基本建设(capital construction)是医院后勤工作的主要内容之一,有的医院把建设和后勤日常管理分成基建、总务等几个部门,有的医院则设置统一的后勤保障部,整合基建和后勤进行统一管理,医院应根据自身情况选择管理架构方式。除了新建医院之外,既有医院的改扩建实际也是医院建设的另一种形式。医院的新建和改扩建除了要满足医院医疗功能需求外,也要遵循建设工程的基本规律。

医院空间环境中的一个主要构成就是医院建筑(hospital architecture),而医院单体建筑之外的道路、庭院、绿化、围墙、液氧站等附属设施,广义上都可以纳入医院建筑的范畴。医院建设既要符合经济效益原则,又要与先进的医院管理模式和先进的医疗技术相匹配。现代医院建筑工程是一门应用性很强、涉及范围十分广泛的综合学科。医院建筑工程有"城市生命线工程"之称,其重要性不言而喻。这也说明医院建筑规划设计与建设工程管理的重要性和困难性。

我们生活中熟悉的建筑类型,按使用性质可以划分为工业建筑、民用建筑和农业建筑等。医院建筑是属于民用建筑中的公共建筑类别中的一种。

1. 医院建筑的特殊性　医院建筑是公共建筑中较为复杂的一种建筑形式,其复杂性体现在建筑使用者是"医护人员""病患"这一特殊群体,还体现在其建设内容广泛、建设周期长、系统构成复杂、建设造价高等方面。

从建筑工程系统构成上来说，医院建筑工程除了包含我们较为熟悉的类似住宅建筑中的结构工程、机电安装工程、装饰装修工程等基本内容外，还有医院特有的消毒供应系统工程、医用气体工程、医学实验室工程、净化手术部工程、放射防护工程、医用信息化工程、医院物流工程、医用垃圾处理工程、医用污水处理工程等等。同时医院建筑还要考虑医疗行业特殊需求，比如医院感染控制、诊疗流程控制，以及大型医疗设备的配套设施需求等等。因此，医院管理者对医院建筑的特殊性和复杂性应该有基本认识。

2. 医院建设项目的阶段划分 医院建设项目要遵循基本建设程序，它是指在总体发展建设规划的基础上，对某一具体项目从决策、准备、施工安装到竣工验收、交付使用及后评估全过程中各项工作依次进行的次序，是工程建设的客观规律和内在要求，如图20-2所示。

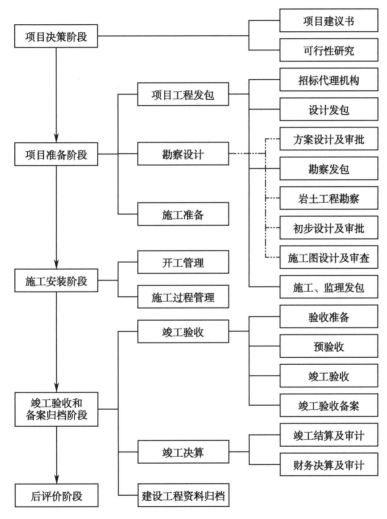

图20-2 基本建设程序及相关工作图

各阶段所涉及的主要工作如下。

（1）项目决策阶段：项目决策阶段的主要任务是取得建设项目的立项批复许可。该阶段需要根据国家、本地域、本医院的卫生发展需求和规划，制定战略性的发展定位，明确医院建设的必要性、医院选址、功能定位、建设阶段、建设规模、投资造价估算等主要内容。

（2）项目准备阶段：项目准备阶段包括项目工程发包、勘察设计和施工准备三个部分。由于医院建设项目内容多、周期长、投资大，牵一发而动全身，一个改动可能就牵扯成千上万的资金和宝贵的时间。所以该阶段医院建设者应该慎之又慎，牢记责任，尤其应该重视前期准备工作，充分论证，反复优化，在施工前的设计阶段考虑好可能出现的各种问题，提前解决，避免在后期的施工过程中返工、大拆大改。

（3）施工安装阶段：本阶段是项目的主要实施阶段，建设单位要对施工现场安全、质量、进度、造价等进行过程管理以及对中间过程、部位的隐蔽验收。

这一阶段的专业性较强，作为建设单位应该充分尊重建设规律，统筹考虑各个要素，不要片面强调施工进度，一味抢工期，而忽视建筑质量和安全，浪费造价。同时也要防止参建商弄虚作假，以次充好，造出"豆腐渣"工程。

（4）竣工验收和备案归档阶段：项目主要内容完成后，建设单位要进行项目验收准备、预验收、竣工验收、工程竣工结算及审计、竣工财务决算及审计、竣工验收备案、建设工程资料归档等工作。

这一阶段，医院应该充分调动各相关部门共同参与，分工协作，及时对项目存在问题进行查漏补缺。验收结算不仅仅是基建一个部门的工作，医疗等使用科室应该积极检查建筑功能性是否与需求一致，检验建筑功能是否符合医疗需求，配套设施是否完善适合；后勤部门应该提前熟悉建筑构成及设备性能是否完备，设备档案是否完整，为后期运维工作打好基础；审计和财务部门也应该一同参与建设过程，为工程结算和整个项目决算打好基础。

（5）后评价阶段：后评价阶段不是建设项目的必要阶段，它需要项目使用一段时间以后才能完成。这个阶段包括对项目的效益后评价和过程后评价，对项目建设是否达到建设目的，完成度如何，使用综合效益是否达到预期目标等进行总结和评价，以总结经验。目前主要是在财政性投资的医院项目里进行，还没有完全推广，但其意义和重要性是肯定的，有利于总结经验和教训，持续提高医院建设管理水平。

3．医院建设与"绿色医院" "绿色医院（green hospital）"是指在医院的全寿命周期内对周围环境的有害影响较小，对资源的需求相对较少，但是在节省资源的情况下并不减少医院内部使用人员的良好体验，能够达到这样的目标的医院可以称之为"绿色医院"。其核心是节地、节水、节材、节能，延长医院建筑的使用寿命。

最大的"绿色"是有效延长医院建筑的使用寿命。一味追求"标志性"建筑，追求"大空间"，造成巨大能耗浪费，或者建筑未到使用年限就轻易推倒重建，这些都是破坏"绿色"的行为。医院建筑的设计和建造，应合理考虑医院功能定位和发展需求，适当前瞻，合理控制建设成本；应充分进行前期论证，减少后期拆改；应加强设备的运行维护，尽可能地延长设备设施的使用年限，这是医院建设者和管理者共同的责任。

医院建筑的设计首先要满足医院特殊功能需要，符合预防感染控制要求和运行安全要求，同时也要考虑患者人性关怀需要和空间舒适度需求，更要考虑后期运行成本。其宗旨是以员工和患者为中心，使空间环境与医疗功能有机融合，充分体现人文关怀。具体体现在诸如建筑选址、整体布局、医疗流程、设计风格、装饰色调、环境照明、噪音控制、空气洁净度、通信、交通、车辆、环境绿化、医疗设备和设施配置等各个方面。

医学技术发展日新月异，医疗设备更新周期很短，导致医院经常需要对空间环境、设备运行环境进行改造升级。因此，在医院建设时就应充分做好规划，为未来发展做好预留，还应充分考虑水、电、气（汽）、污水处理等医院保障系统的扩容问题。同时倡导优先采用"模块化设计"，优化建筑空间的标准配置和拓展功能，尽量采用通用尺寸，使医院建筑能够满足医疗学科未来发展的需求。

（二）医院空间环境的改扩建

随着经济的飞速发展，人民群众生活水平的不断提高，对健康保障和疾病治疗的需求以及诊疗环境要求也不断提升，加之医学理念、技术、设备的快速迭代更新，医院老旧建筑的局限日益凸显,大多数医院均面临着既有建筑的改造更新、功能与形象提升等原址改扩建问题。

从建设规律上讲,医院建筑改扩建(reorganization and expansion)与新建医院在规划、实施、验收使用方面的管理规律基本一致,因此在建设特点、法规适用、管理方法、阶段划分等方面也符合前述内容,在改扩建实施过程中可以以新建建筑管理为模板,根据实际情况实施。

1. 医院改扩建的主要形式和内容　医院原址改扩建应符合医院的中长期规划。应根据医疗功能需求,对医院现有资源和空间进行综合评估分析,在此基础上根据发展需要对医院既有的建筑、设备、设施进行改造、升级、扩充等。

医院改扩建的形式包括改建、扩建。

改建是指为了改造医疗流程、完善医疗功能等,在原有建筑上进行整体或局部改造。改建通常不涉及建筑主体的改动,一般是指对建筑的附属配套设施如电气、空调通风、上下水等系统进行拆除、改造、升级,以及对建筑重新装修等。一旦涉及对建筑主体进行改动,应对建筑整体结构安全进行重新评估和复核,并依据评估结果对建筑主体进行加固、补强等处理。

扩建是指在原有建筑空间基础上进行扩展空间或增加新的独立单体建筑或设施。因为扩建基本都要牵涉到原有建筑的主体改动或者新建独立单体建筑,因此其建设过程基本和新建建筑的过程一致,而且由于需要考虑对既有建筑影响,甚至比新建建筑管理起来更为复杂。

2. 改扩建实施的可操作性　医院原址改扩建,一般为了确保医院正常运营,通常进行分步实施。应对拆建的顺序进行周密安排,确保医疗功能过渡用房的合理性、可实施性。在拆建过程中应有效利用旧建筑过渡某些功能,通过新建筑的建造与旧建筑的拆除交错进行,尽可能减少对医院正常业务工作的影响。

因为涉及功能改变,在实施过程中还应对医院既有建筑的配套设备、设施进行充分评估,对设备的总容量、管道线路的流量、承载能力、运输距离、接口预留及对接等进行统筹考虑。

对医院改扩建的管理,院方可以充分参考新建建筑的管理方式,引入专业的咨询、规划设计、监理、建筑承建商等进行专业化、规范化服务。

3. 最终功能的完整性和流程的合理性　医院改扩建的根本目的是完善医疗服务功能。应保证改扩建各阶段均有满足医疗业务工作需要的门急诊、医技、住院等医疗基本业务用房和可靠的后勤支撑保障条件,并应确保医院改扩建完成后最终功能体系的完整性和医疗流程的合理性,不能单纯追求空间的扩大、装修的舒适。即便改造的行为发生在非医疗服务区,如机关用房、后勤设备用房等,因为医院运行的整体性,也要充分论证、严密设计、谨慎实施,保证医院设备设施的持续性正常使用。

(三)医院空间环境的运行维护

维护空间环境、机电设备的正常运行是后勤整体服务保障与管理工作的重要内容,主要应关注以下几个方面问题。

1. 运行安全管理　运行环境的安全是后勤工作的首要职责。建筑结构安全、空间温湿度、空气质量、机电设备安全等,都是运行安全的主要内容。根据保障项目的不同特点,后勤应制定相应的安全管理策略,成立安全机构,对操作流程、技术重点难点、重大风险点、重点部位、重要空间、关键设备等建立安全管理台账、准备应急处理预案等。应该建立安全有效风险评估机制,针对保障环节、部位,特别是对大中型机电设备、压力容器设备等进行风险预测,分析潜在影响安全保障的风险因素,实施相应保障措施。运行安全意识应贯穿在后勤技术、服务和管理的全过程之中。

2. 运行质量管理　建立健全以设备使用、维修、保养为核心的管理制度,尤其是对大型机电设备的管理制度,实施设备违规使用追究责任制,制定设备应急处置预案等是保障运行质量的重点。运行质量管理包括运行工况是否正常,运行参数是否与环境相适应,是否满足设计要求,是否满足使用对象需求等。后勤应制定相应的运行质量保证措施,包括设备引进前进行可行性调研,设备使用过程中进行技术评估和效益评估;设备定期的维护保养,零配件维修,做好设备使用和维保记录;设备的运行档案管理及按时计量标定和认证等等。

3. 运行成本管理 成本管理在后勤管理工作中占有越来越大的比重。运行成本管理主要包括人员成本、设备成本和耗材成本几部分。人员成本管控的目的是要使服务品质与服务价格保持合理比例;设备成本主要是对水、电、气等机电设备的购置及系统日常能耗管理,合理确定能源消耗与舒适度比例关系,使机电设备的运行能耗与所做的功保持最经济比例,避免"大马拉小车"或者"小马拉大车"。耗材的控制要注意选购合理品牌和价格,使其价格、质量与需求三者协调统一,并注意避免浪费。

4. 运行人员管理 人员管理是后勤综合管理的基础,后勤管理工作的核心要素还是人。目前条件下,首先要强化人员合理配置,根据现有人员的能力、水平、素质来分配相应工作岗位。未来发展趋势要求有更多复合型人才走上后勤管理岗位。除了靠引进人才外,后勤要通过培训、锻炼、再学习来提高人员素质和能力,培养自己的专业人才。对第三方服务公司人员也要严格要求,对设备使用人员、维保人员、管理人员进行岗前培训和定期轮训,使之了解设备原理、构造、基本性能、安全要求等,掌握日常维护技能。

(四)医院建筑设备的报废管理

医院建筑及机电设备因价值高、使用寿命长,通常是医院固定资产的重要组成部分。设备达到使用年限或者因升级换代而淘汰报废的管理,也是建筑全生命周期管理中的一个重要环节,是医院固定资产管理的重要内容。作为使用和维护部门,后勤应配合医院的资产管理部门及财务部门制定和执行完备的资产报废流程和相应制度,避免固定资产流失。

二、医院能耗管理

医院后勤的主要成本支出中,除了医院建设成本外,日常支出中的一项重要构成就是能源消耗支出。因此,医院的能耗管理(energy management)也是后勤的重要工作内容之一。合理控制单个系统的最经济能耗、控制多系统能耗合理比例是能耗管理的基本目标。

我国的医院尤其是大中城市中心区域的综合医院,建筑单体体量大,就诊人数、住院人数、手术台数、陪护人员数多是显著特征。医院的特殊性需求又使得医院建筑和机电设备要保持365天24小时不间断运行,提供运行支撑。而医院配套设备管线配置复杂,安全要求又很高,这些都是造成医院建筑能耗大的原因。医院建设规模、服务规模、人员组成都将对能源消耗带来影响。医院建筑的平均能耗高于一般公共建筑。

相比医院巨大的能源消耗,其管理水平还比较落后。医院普遍节能意识不强,缺少系统性能源计量,缺少能源数据积累。运行管理基本还处于只关注安全,不关注成本的状态。随着医院的发展,人民群众对就医环境的舒适度要求越来越高,医院的单位能耗还有逐年增加的趋势。

医院的能耗构成中以电力消耗为主;其次是用水量,包括生活用水和设备用水;再有就是煤和天然气等燃料消耗等。近年来,新建或改扩建的建筑,大部分采用了中央空调系统,因此在设备能耗排名中,空调通风系统用能占比逐渐增大至首位,其次是医疗设备、照明设备、用水设备等。再有一些耗能较多的设备包括电梯、电锅炉、消防设备和安保设备等。

医院的能耗管理应该注重建筑空间全生命周期的能源配置和管控,即从建设之初的医院规划、建筑方案选择、建设实施,到日常空间环境运行维护,再到空间的更新、再改造,直到空间废止的全周期、全过程来控制。

(一)合理确定医院规模

医院的建设规划应该坚持满足基本功能需要,并适当考虑未来发展,合理布局、节约用地。建筑内部空间应注意明确功能分区,合理组织人流和物流,减少交叉感染。根据不同地区的自然条件,尽量通过调整建筑物的间距、朝向,充分利用自然通风、采光、增加绿植等绿色方式来达到相关标准要求,提供良好空间环境,减少能源消耗。

医院规模不宜太大,建筑单体体量也应适度控制。综合医院的日门(急)诊量与编制床位数的比值宜为3:1,也可按本地区相同规模医院前三年日门(急)诊量统计的平均数确定。综合医院建设项目,应由急诊部、门诊部、住院部、医技科室、保障系统、业务管理和院内生活用房等七项设施构成。承担医学科研和教学任务的综合医院,尚应包括相应的科研和教学设施及用房。综合医院建设应参考床均建筑面积等指标合理控制规模。

《综合医院建设标准》给出了床均建筑面积指标,详见表20-1的规定。

表20-1 综合医院七项用房床均建筑面积指标 单位: m²/床

床位规模	200床以下	200~499床	500~799床	800~1 199床	1 200~1 500床
床均建筑面积指标	110	113	116	114	112

注:1 500床以上的医院,参照1 200~1 500床床位规模的建筑面积标准执行。

(二)建筑设计中的资源配置

综合医院建筑的资源配置,主要是指满足基本需要和运行安全的前提下,使医院的水、电、暖等能源消耗系统的配置能得到最佳的能效比效果。

医院作为城市的基础保障之一,是"城市生命线",承担着城市在日常运行,以及在"大灾大难"中的人员生命基础保障的职责。因此医院建筑设计基本原则是"多备份""大储备"的"冗余设计",以保证医院运行的持续性安全。在设备配置上,也需要进行冗余备份配置,以保证医院运行的不间断性或遭到损毁后能迅速恢复。安全要求的冗余配置和节能要求的简化配置是矛盾的,需要设计者和建设者共同努力,采取优化措施,在合理配置的基础上尽可能减少非必要设计和无效设计,以节约资源,找到安全和节能的最佳结合点。

(三)运行中的能耗管理

医院宜建立能源计量监控系统,在了解能源消耗情况的基础上,可从技术节能和管理节能等方面管控能耗。

技术节能是指根据用能情况、能源类型等分析能耗现状,找出能源浪费的节能空间,然后依此采取对应的技术手段,通过对能耗设备进行优化、升级、采用节能器具等措施,提升设备运行效率,减少能源浪费,降低能耗水平。

管理节能主要是规范人的用能行为,制定规范的制度标准,督促用能者形成良好的用能习惯,更加合理有效地利用能源,杜绝浪费。

三、医院后勤物力资源管理

医院后勤物力资源管理的内容包括后勤相关应用耗材物资;衣物、被服等生活保障物资;办公物资;应急保障类物资几大类。

(一)医院物资采购管理

办公、生活物资虽然不像医疗物资那样对医院运行有显著的支撑效应,但同样和医疗活动紧密相关,尤其当今医院越来越重视服务质量的前提下,给患者提供舒适的生活服务,给医护人员提供高质量的生活、办公环境也和医院的运行质量息息相关。应急物资更是医院必不可少的应急保障基础。

1.医院采购管理的任务 医院采购管理的任务就是按国家法律法规的要求,对医院战略目标和与之相适应的部门或科室目标进行广泛的、无间隙的协调和沟通,以学科发展方向、社会效益评估为导向，高效完成物资采购的需求论证评估、年度预算工作，并保证所采购产品合法、合规、安全有效。

2. 物资采购的评估论证

（1）了解临床科室需求，结合后勤物资储备、配送方式的实际，进行充分评估，制订科学合理的采购预算和计划。对大额物资、重大投资改造、重要改造项目等还要进行充分论证和民主决策后才能提出采购。

（2）将现有物资、设备的使用情况与效益评估相结合：采购前应做好以下工作，包括：①需求调研；②在用产品效率效果调研；③市场价格分析；④运行综合效益分析。

3. 医院物资采购管理的原则

（1）采购规模化、系列化：整合医院各科室需求，实现重要设备、重要物资规模化、系列化采购是医院采购管理的重要原则。该原则以建立标准化设备操作为基础，通过统一品牌、统一方法、统一质控来提高运行安全和服务质量。

（2）采购分类化：生活、办公物资应考虑与医院环境、医患实际需求为主，同时要兼顾成本管控。应急物资的采购要提前做好预算和采购计划。后勤物资比较琐碎繁杂，为降低采购成本，应根据采购需求和市场供应情况尽量分类化采购。

（3）管理集约化：根据医院的战略目标、发展方向及方式，医院设置集中的采购管理部门，进行统一集约化采购，有利于降低采购成本，减少采购风险。对后勤物资的采购采用集约化的管理有利于提高效率，保证质量。同时要考虑医院的持续发展需求和当前需求的平衡，在造价和发展中找到最佳效益平衡点。

（二）医院应急物资储备

应急物资储备（emergency supplies reserve）是指为应对严重自然灾害、突发性公共卫生事件、公共安全事件等突发公共事件应急处置过程中所必需的保障性物资的储备。医疗救援是突发性公共事件救援的重要组成部分，应急物资储备管理则是医疗救援中重要的后勤保障。

我国对应急救灾医疗物资采取"统一规划、分类储备、总量适度、动态更新"原则，由国家主管部门进行统一部署，各级单位根据部署执行。

1. 统一规划　建立高效的管理体系：建立应急物资管理领导小组，对应急物资管理实行统一规划；明确应急物资储备管理人员，落实应急物资管理的权限；制订应急事件启动时的应急物资调配程序。

建立统一的储备体系：建立和完善物资储备体系，是一项调动社会力量和资源服务于应急工作的系统工程。由于不同地区发生突发事件的类型和担负的任务不同，在进行物资储备时，要根据区域化特点，分层分级科学确定物资储备结构，以满足不同方向、不同任务的需要。

2. 分类储备　卫生应急物资包括十二类，根据各类物资的特点，依托市场建立开放型、流通型的物资储备机制，将实物储备、能力储备、抵押储备等多种方式结合，减少库存，加快周转，降低损耗，精简管理层次，压减消耗性开支，努力提高物资储备效益。

十二类卫生应急物资：个人防护、医用器材、医疗急救装备、后勤保障装备、现场采样设备、现场检测试剂和设备、消毒器械和药品、中毒救治药品、核辐射抢救药品、重大事件发生后抢救药品、传染病救治药品、疫苗和血清。

3. 总量适度　应急物资储备量要把握适度原则。储存过量导致物资浪费，储存不足产生缺货损失。管理者需要构建合理高效的应急物资储备系统，根据应急物资需求情况，确定合理的应急物资储备量。合理的储备量能够在保障突发事件应对能力的基础上，提高资源利用效率，降低应急物资储备成本。

4. 动态更新　大部分的储备物资都存在一个时限问题，过了时限，物资的使用价值就会降低甚至失效。建立应急物资储备数据库，并根据情况变化及时更新，其内容包括突发公共事件应急所需的医疗器械、医用耗材、医疗防护用品的种类、数量、存放地点、有效期，以及被指定作为预备供应商、生产商的档案资料，提高统一协调能力，加快储备物资的轮换，尽量避免不必要的损失。

（三）医院物资供应与信息化管理

随着信息技术的飞速发展，医院信息化的建设也是日新月异。智慧后勤、智慧医院建设已成为医院发展的重要任务和目标。与之相适应的物资供应的信息化应用也应该引起管理者的重视。

信息化管理首先应该关注信息的互联互通问题，应该与医院整体的信息化发展保持同步规划，协调发展，避免成为信息孤岛。受制于资金和技术的限制，后勤信息化、物资管理的信息化可能无法和医疗信息化同步实施，但是在整体规划、整体架构设计、整体网络支撑等方面应该同步规划并做好接口预留，为后勤的互联互通打好基础。

信息化管理还应从初始阶段就注重信息安全问题，在制度建设、规划设计上就预先设置好信息安全防线。医院未来的信息化应用将成为医院的标准配置，数据的互联互通既是医院发展的助力，同时也是医院的软肋，信息畅联的同时意味着风险的提高。信息安全也是医疗安全的重要风险点，后勤、物资的信息化应融合到医院整体信息化平台之中，不能成为医院信息化管理的"盲点"和"后门"。

四、医院安全保障管理

医院安全管理（safety management）是指通过对医院有效和科学的管理，保证医务人员在提供医疗服务和患者及其家属在接受服务的过程中，不受医院内在不良因素的伤害。

医院通常单独设立安全保卫部门，核心工作主要是消防、治安、警卫、交通四大系统的管理，也属于后勤管理的工作范畴。医院的安全工作需要医院各部门、各科室都参与到安全保障管理工作中来，建立起全方位、多层次、广覆盖的医院安全管理体系，维护医院正常的秩序和安全。执行部门应总结各方面经验教训，拓宽思路，不断改进工作流程，加强科室之间的协调与互动。

（一）医院安全保卫工作特点

复杂性：影响医院安全的因素较多，其主体是人，而人的思想、活动是最复杂的。医院是人流密集场所，安全问题的表现形式是随机的和多样的。

重要性：安全保卫工作是医院建设、发展及各项中心工作正常进行的基础保障，人身和财产安全是医院运行最基本的需要。

群众性：只有充分将医院职工、病员及其家属动员起来，人人参与到安全工作中来，才能够建立起全方位、无死角的防范网络。

（二）医院安全保卫工作措施

医院安全管理工作应进行系统化管理，实行高层统筹、部门执行、分工协作、逐级负责的全方位强化机制。医院应建立全院性的医院安全管理委员会，制订安全计划、部署安全措施、检查和考核实施效果，形成一体化防治体系。

后勤保障应重点强化安全技术保障、安全服务管理。在医院统筹安排下完善安全管理机制，进行安全有效的风险评估，制订并完善后勤保障应急管理措施及事故处置预案等。同时要主动深入一线和临床部门进行安全工作交流，建立长期有效的、以保障医疗安全为主体的行政查房制度、巡视制度。安全保卫工作要注意人防、物防与技防有机结合。人防是指专业队伍与群众队伍相结合；物防是指对重点要害部位建筑和设施加强防控物资保障；技防是指充分发挥技术安防设施的优势。通过人防、物防、技防有机结合，不断完善安全保卫工作流程和措施，形成综合管控力，保障医院安全。

具体工作措施包括以下内容。

在医院党政领导和公安机关业务指导下从安全角度建立医院安全保卫组织,落实并实施对全院的人身和财产安全管理、培训和监督检查,以维护医院正常的秩序。

认真贯彻治安消防法律法规,建立健全医院安全管理制度,与各部门、科室签订治安防火安全责任书,层层落实各级岗位的安全责任。制订涉及医院的各类安全应急处置预案,并定期组织演练,以不断提高医院的应急处置能力。

利用多种形式组织和开展安全宣传和培训,提高全院职工、患者及其家属的安全意识和技能,共同做好医院安全工作。同时,按要求定期对各部门、各部位进行安全监督检查,以保障医院安全保卫工作的落实。

加强医院内部和周边交通秩序管理,管控和疏导人流、车流,不断整治交通秩序和停车安全问题,以维护医院正常的交通秩序和停车安全。

五、医院医疗辅助服务管理

(一)医疗辅助服务的内容

除了前述后勤工作内容外,后勤还有很多医疗辅助服务工作内容。比如物业维修、保洁、导诊导乘、陪诊、餐饮服务、衣物洗涤等等。这些工作占用时间多,琐碎繁杂,需要直接和医护及患者打交道,对服务人员的素质和专项技能要求较高。

随着我国经济发展水平的提高,服务需求的标准要求也越来越高,医院原有后勤人员已很难满足要求。医疗辅助服务逐渐向社会化转变,更多的物业服务公司成为医院医疗辅助服务的主力,而监督、指导、协调、考核这些社会化公司成为后勤管理的主要内容。

(二)强化后勤的服务职能

1. 强化服务理念　后勤服务首先要强化服务理念,既要看服务过程又要看服务结果。后勤要转变思想观念,从"管理"走向"服务和保障",从"被动"走向"主动",服务满意度是考核后勤服务成果的重要指标。

2. 注重质量标准制定　在强化服务管理过程中,重点在于对服务质量标准的制定和完善。对第三方服务保障过程中的每一项服务都要有质量控制制度,明确服务标准和考核指标,并把服务标准和考核指标作为招投标文件、服务合同的重要组成部分。

3. 加强职业教育和培训　后勤管理人员应该积极和服务对象及涉及的管理部门保持良好沟通,加强对服务人员的教育和培训。同时在服务保障过程中,坚持走出去、请进来的指导思想,不断完善和持续提升服务质量。比如主动请专业服务机构进行安全评估咨询、安全方案设计、开展安全培训等综合服务,并与之建立长期的"合作伙伴"关系;主动请上级主管部门指导营养中心的食品卫生法规执行,指导开展医院供水质量监测、污水水质处理监测、医疗废物处理监测等工作等。

总之,后勤管理中安全与质量管理是医院后勤工作的核心;做好机电设备运行与维护及日常零星维修是后勤保障的基础;制定科学、系统、专业的外包服务质量标准并建立有效的考核与监督机制是全面提升后勤服务质量和安全的最有效方法和手段;做好改扩新建项目的评价,从改扩新建项目的论证、规划、设计为切入点,实施全过程成本管控,把成本控制与管理前移是降低医院项目投资成本的有效方法;强化节能降耗、使后勤运行成本更经济合理是后勤工作未来的工作重点。

第三节　医院后勤社会化改革

一、医院后勤社会化改革的实施路径

医院后勤的社会化（socialization）打破了医院自身封闭的藩篱，利用市场竞争规则，选择最有利于自身要求的、最符合质量标准的服务品种，从而提高后勤服务质量，是后勤社会化的初衷，最终目的是使医院可以集中优势资源来提高核心竞争力和创新能力。

医院利用社会资源为医院发展服务，需要建立配套的服务监管体系，使医院可以更好地整合社会资源，为可持续发展提供支持，最终达到社会效益和经济效益的最大化。

后勤社会化要通过核算成本、计算效率，使医院后勤财力、物力加快流转，产生效益。

（一）社会化服务目标的确定和成本核算

确定后勤社会化的总体目标、实施步骤，对后勤社会化服务保障模式、运行成本进行经济学的测算、分析、评估，是确保后勤社会化顺利实施的关键。

制订后勤社会化的目标一定要结合医院自身发展的需求，量化任务、明确计划、切实可行。医院后勤社会化可以从保障工作薄弱环节为切入点，把社会化服务项目分解为若干分项，比如机电系统维保、房产修缮、家具维修、室内外保洁、安全保卫、分诊导诊、陪检送检、患者生活护理、衣物洗涤、餐饮服务等。

在确定社会化服务项目后，应对社会化服务项目实施成本核算。其基本内容为以下几点。

确定社会化服务项目的基本核算单位，如面积、人员指数。机电设备可以台（件）计算，保洁与房产维修可以按建筑面积计算，简单医疗服务相关项目可按实际需求以项计算等。

市场调研，了解项目相关岗位人员工资标准、材料价格等，带着问题、疑问考察学习。根据调研结论查找前期策划准备工作中存在的不足，修订社会化方案与计划。

摸清家底，即服务项目的原始情况和基本需求。比如人员底数、设备底数、耗材底数、服务对象需求、管理需求、成本需求等。

核算成本，对近几年所消耗的人员、材料等费用进行统计分析，提出服务项目的年费用和今后几年费用增减预测的调查报告。

根据上述数据结果进行统计、分析，形成社会化服务项目的成本基准值，作为院方选择和考核社会化服务单位的重要指标。基准值的科学性、准确性决定并影响服务模式选择和服务质量的优劣。要充分注意，后勤服务社会化成本控制目标不应简单地理解为降低后勤保障成本，而应重点强调社会化服务的效率、效果的综合效益提升。

（二）加强对第三方服务公司合同约束

实施后勤服务社会化后，医院与第三方服务公司间的关系是平等法人之间的契约关系，医院对后勤社会化服务质量的监管已经突破了传统的医院内部管理范畴。这种关系下的后勤服务监管是按市场经济运行规则，以契约方式明确双方的责权利，以合同为准则进行服务质量和服务流程的监督与管理。

后勤社会化过程中，医院必须把各项服务项目的任务、要求、考核标准、责权利以及违约责任等内容逐一在合同条款中明确。

双方约定内容应确定社会化服务项目范围及相关的明细。比如：大、中型机电设备维保费，应根据设备台（件）数和使用频率、故障率、主要零配件的价格以及维保人员的数量作为维保费依据；应明确正常维修项目以外的小型水电改造项目费用结算方法，防止事前有意回避，事中以合同没有此项内容说明而拒不完成，导致医院保障成本增加进而影响后勤保障工作。再比如分诊、导诊、导梯、导检、护理员、安保人员等,应根据院方岗位实际需求确定服务人员数量,房产维修等应参考过去几年维修记录明确所用原材料费用和用以维护正常运转所需人力费用等。

医院后勤保障工作注重效率、效果,人员数量在某种程度上决定了服务效果,特别是一些诸如安保和公共区域保洁等工作直接决定了医院环境与秩序的优劣。因此,参与公共区域服务与管理人员的数量多少尤为关键,应该定岗定编。院方还应认真研究外包企业所提供服务项目中各类人员的配比明细,一旦认定,须以合同形式确认。应关注编制和人员配备,关注人均承担的任务量,确保人员配备与工作量成正比。

如果上述问题不能准确认定,将会在日后管理中产生纠纷,影响工作效果。

(三)社会化服务项目的管理

医院对后勤工作从直接领导关系转为向社会购买服务的关系,因而,对第三方公司考核和质控工作就成为医院后勤管理的重要工作内容。强化考核工作力度,完善质控体系是提升后勤服务质量的关键。医院应该成立对后勤服务质量进行考核和质控的专门机构,制订考核质控方案,使对第三方公司考核和质控工作成为医院后勤日常管理工作中的一个组成部分;其次应该制订切实可行、可操作性强的考核标准,考核标准应根据合同的要求,以及医院各个时期的工作重点进行修订并得到第三方公司的认可;医院要通过宣传引导和制度建设使医院职工全员参与对第三方公司的监督和考核;医院应该建立与第三方服务公司的协调沟通和反馈机制,考核结果必须按合同条款对第三方公司实施奖惩并与服务费的支付挂钩。

通过建立监控网络、建立统一调度和监管平台、成立对口管理机构、制定服务质量标准和考核标准等,将第三方服务公司纳入后勤的统一管理体系。提供相互交流与学习的平台,使合作双方形成紧密型的服务保障组织。社会化服务项目合作单位是"外人",如何能让"外人"和医院融为一体,携手共进是后勤社会化成功与否的关键。医院还应考虑如何整合这些工作中相互交叉的"外来企业",使得"外来企业"之间的相互配合更加顺畅。除了医院后勤内部管理必须顺畅外,还应建立服务保障工作协调机制,解决在保障工作中交叉环节的问题。同时,把参与保障服务的各公司主要负责人纳入后勤保障相关管理组织机构中,使他们成为组织机构中的一员,并承担相应的责、权、利,共同承担后勤保障工作中保障质量管理、保障安全管理、应急管理等项工作。将参与社会化服务保障的各单位有机地融合为一个整体,对整体提高后勤保障质量、保障安全和规避各单位间矛盾冲突将起到积极推动作用。

除了完成医院的应急保障工作之外,对后勤职责内的建筑机电系统应急处置也是考验后勤社会化服务工作能力的重要指标。运维公司要对应急停水、停电、停气等意外事件做好应急预案;做好专门应急处置人员准备和物资准备;对雨季、汛期、台风、冬雪季等要做好专项准备;在重要节假日期间加强巡视、检查,安排专人值守;对重点医疗单位,如急诊部、重症室、手术室、计算机中心、重点实验室等做好专项保障方案。

总之,实施后勤服务社会化,选择优质企业参与医院后勤服务,科学确定服务项目、范围、标准,准确评估服务费用,制订科学、准确、完整的合同,构建质量监管体系,理顺后勤内部管理体制,持续不断地提高社会化保障服务质量,规避社会化保障项目所带来的风险,实现后勤社会化进程中的安全稳定,是新时期后勤保障工作的重点。社会化项目内在的服务与管理理念、院方对社会化项目服务质量深层次了解、服务合同精细化程度、院方管理模式、理念及监督考核力度等,是决定社会化服务质量优劣的关键因素。

二、医院后勤运维服务的社会化

医院建筑空间、机电设备运维的主要任务是通过现场值守、巡查,定期维护保养等工作保障医院建筑机电系统的运行安全和质量。

（一）运维服务单位的选择

建筑机电系统主要包括电气照明及动力系统、上下水系统、空调通风系统、消防系统、弱电系统（网络、电话、有线电视、应急广播等）、电梯系统、医用气体系统及物流系统等。医院可根据自身情况选择一家公司对各系统进行统一维保，也可以选择不同公司分别对各系统进行维保。

机电运维单位应该首选有规模、有实力、有机电安装资质的机电安装企业。也可以在医院建设阶段一并考虑由安装公司延续后期维保工作，这可以节省安装和运维成本，并能保证工作延续性。

选择维保单位前，应首先制订维保工作的任务清单，明确需要的耗材、机械和人工工作量，明确维保质量标准和考核标准，并要充分考虑医院建筑机电系统的特殊性及医疗的特殊需要。运维工作可以按年度与维保公司签订维保合同，也可采用长期约定（一般不超过三年），每年根据考核情况重新签订维保合同的形式。

（二）运维服务单位的日常管理

选定维保单位后，应该与维保公司签订详细的维保合同，明确双方的责权利。

建筑机电维保工作的重点是机电设备日常的运行安全、质量，应做到有计划、有质量保障措施、有安全保障措施。运维单位应对各系统进行定期主动巡查，重点机房应派驻专业人员现场值守，或者有统一专业人员在医院指定地点集中远程监控。对突发维修任务、应急事件等，维保单位应有充足的人员准备和材料设备准备，做好维修流程和应急预案。维保单位还应按规定定期对重要设备仪表进行检验和标定、定期对系统做好零件更换和系统保养，同时建立完备的运行档案，对运行记录、保养记录、检测记录、大修记录等整理成册，有条件时做好电子记录。

医院应组建统一调度指挥中心和服务中心，统筹管理，对临床、机关等使用单位提供"一站式服务""主动式服务"，实现"发现 - 处置 - 反馈 - 改进"闭环管理。

随着医院信息化发展，医院的机电运维工作也应该向自动化、数字化、信息化方向努力，提升信息化水平，建立运行监控网络、电子运维数据库和信息管理平台，不断提升运维安全质量及效率。

三、医院物业服务的社会化

除了建筑机电设备运行维护外，还有很多为医患生活和工作服务的辅助工作也是后勤的工作职责，比如保洁、安保、被服洗涤等。医院一般采用引进专业物业服务公司（property service company）的方式购买服务。由于物业公司人员成本低，管理相对正规完善，可以有效解决医院后勤服务的顽疾。但是也存在物业人员流动性大，服务标准不统一，对医疗工作不熟悉等问题。所以需要医院慎重选择辅助服务外包公司，并在日常工作中制定完善管理制度和考核标准，加强对物业等服务公司的监督和考核。

（一）物业服务单位的选择

以物业服务为例，市场上的物业公司良莠不齐，专业从事公共医疗机构物业服务的优质企业目前还是少数，更多的企业是由住宅物业公司和其他公共机构物业公司拓展业务而来。因此在医院物业服务公司选择上应该慎之又慎。

医院物业服务公司的选择应该从以下几个方面考虑。首先是物业公司的规模，不论是从事公共机构服务还是住宅物业服务，一定的规模意味着公司的人力资源和物料资源储备相对充足，有利于应对物业人员流动性大的问题。其次应该注意该公司以往物业服务的业绩和评价。物业服务是现代服务业的典型业务，满意度和服务对象的认可度是重要的参考指标。另外对企业的服务标准、管理制度、应急处置经验、信息化程度等都应该全面考虑。

目前对物业服务的量化衡量指标还是主要依赖于人员编制和数量，在招标选择过程中，可以将医院的辅助服务的种类、预期工作量、材料设备消耗需求等统一折合成劳动力工日的综合单价，以便于比较和后期的量化考核，同时对重要岗位要定岗定编，对岗位的具体职责要明确。随着行业发展的逐步成熟，未来对物业服务的工作量定额、材料消耗定额和服务能力指标体系会逐渐形成统一标准，会更便于医院通过量化指标，更准确地选择服务企业。

（二）物业服务单位的日常管理

目前对医院物业服务的质量标准还没有建立统一的国家标准或行业标准，更多的是各医疗机构根据自身经验和教训形成的质量管理制度和考核制度。所以对物业公司的日常管理首先要根据医院自身的实际情况和需求制定服务质量标准，同时因医院特殊的医院感染控制、医疗流程要求，尤其对诊疗区域内物业服务的工作流程、操作流程、服务数量和时间限制，甚至着装、个人防护等都应该制定完善的标准和检查考核措施。

医院对物业公司管理应成立专门机构，及时了解临床部门的动态需求和服务质量反馈，对物业公司进行实时监管、指导和考核。管理机构可以归属到后勤统一领导和协调，日常指挥调度也可以统一融入后勤指挥调度中心，强化后勤的服务功能。

对物业公司的考核和评价应该遵循多部门、多渠道、多层次评价原则。对物业服务可以开展自评价和自我整改，也可以请服务对象如临床部门对物业服务进行满意度评价，同时物业管理部门也要对物业质量、进程、结果、成本等多角度进行考评，还可以聘请专业的第三方调查公司进行考评。综合各系统考评、各部门考评、各阶段考评形成考评结果，得出最终的评价结论，这样可以较为真实地反映物业服务质量。

针对物业服务管理，要实行全过程、全方位的服务监管。监管不仅应该体现在质量监督上，还应该体现在医院作为特殊环境的感染防控、服务流程管控、成本管控等各方面，对服务效果、响应和完成时间、服务对象满意度等都应该列为服务监督的主要内容。

（三）物业服务的信息化应用

物业服务管理也要与时俱进，积极应用信息化工具进行提升。一方面和医院整体信息化、后勤信息化同步规划、同步实施，有利于充分积累和补充完善医院运行数据，实现信息互联互通和数据整合利用。另一方面也可以提高物业服务标准和质量，降低服务成本，强化服务效果。

需要注意的是医院后勤和物业公司分属不同法人单位，在信息化行业标准没有统一前，往往各自的信息平台难以融合，会出现重复建设、信息冲突、管理利益诉求不一致等矛盾。同时，不同平台信息融合更需要注意信息安全问题。

第四节　医院后勤信息化应用

一、医院后勤信息化的发展

（一）后勤信息化的必要性

随着医疗制度的不断完善和福利政策持续出台，医保报销幅度和范围逐年扩大，群众健康保障需求越来越大，对医疗保健的服务需求也越来越大。大幅度增加的门诊量和住院量，给医院管理带来了前所未有的压力，同样对医院后勤支撑的要求也越来越高。靠人力维持的后勤管理模式已无法满足新时代的医院发展要求，只有信息化（informationize）才是后勤发展的出路。

（二）现代医院后勤

概括地讲，现代医院后勤发展经历了自动化、信息化（专指以信息技术为核心手段的阶段）和数字化等过程，并将最终步入智能化。

自动化阶段是现代医院后勤的初级阶段，其特点是大量设备系统的自动化控制、运行和监测,典型特征是可编程逻辑控制器(programmable logic controller,PLC)控制技术的应用和单一设备系统的自我监控。但设备大都相互隔离,没有形成完整系统,而且数据类型单一,没有或只有少量数据存储,完全不具备自动分析功能,依然需要手动记录部分信息。

随着互联网和物联网技术的兴起,医院后勤发展进入了信息化阶段。该阶段的主要标志是PC端软件技术的广泛应用,大量常规且重复性高的工作逐渐由计算机代替,软件起到了记录信息、规范流程、控制节点等基础作用,并基于初级物联网技术实现部分业务数据的自动获取和存储,简单地说就是实现了"电子化、无纸化"办公。但软件系统大都只具备单一模块化功能,不同软件之间相互隔离;实时性和稳定性欠佳,不支持移动办公;缺少全局视野的系统性规划;数据量也相对较小,数据格式以关系型数据库为主,只提供简单的增删改查等初级功能,基本不具备分析和挖掘功能。

紧接着,移动互联网、5G技术的面世及物联网技术的进一步发展,将医院后勤带入了数字化阶段,标志性特征是移动办公和海量数据沉淀。先进的物联网和无线传输技术大大拓展了设备设施监控检测的范畴,不仅使原本自带的关键信息实现了高速实时获取,同时也让第三方人员方便根据不同需求快速获取其他关键数据,数据类型丰富,数据体量大是其主要特征。软件系统逐渐向系统化、全局化方向发展,平台化思维兴起,初步实现数据建模。面对海量数据,基于大数据架构的处理系统逐渐占据主导地位。移动互联网技术和5G技术实现了移动办公,将大量原本需要在PC端才能完成的工作转移到了以手机为主的移动端,也让多人线上协同办公变为可能。

智能化阶段,可以说是所有行业的最终归宿,医院后勤也不例外。当前还只是处于智能化的初级阶段。智能化的前提是全面有效的数据、智能化算法和强大的硬件系统,三者缺一不可,而其中智能算法又是关键核心。机器学习,特别是深度学习的快速发展为智能化落地带来了曙光。强化学习是未来发展的一个重要方向,它使机器具备自我模拟、自我训练、自我测试能力,在大幅减少人工干预的情况下快速达到最优状态,具备自动判断、决策和执行能力。这些技术将在医院后勤领域发挥重要作用,是智能化阶段的关键核心技术。当前智能化现状可以概括为,以信息技术和无线传输技术为基础,同时融入最先进的物联网技术,实现全业务打通的运行、监控、管理和数据收集工作,在此基础上引入大数据分析及人工智能(artificial intelligence,AI)技术,对各类数据实现多维度智能分析,输出有效决策并执行,使整个系统不断迭代更新,真正实现感知、决策与执行的统一。

前述发展过程总结而言就是利用高科技手段、先进的管理理念、科学的管理方式、专业的管理团队,重新打造后勤系统;就是汇聚信息技术、大数据、物联网、人工智能、管理学等众多领域的优秀人才,以医院后勤运营管理为靶心,以安全、稳定、高效、科技、创新为目标,为医院后勤提供最先进的智能化管理解决方案。

二、医院后勤信息化应用

(一)后勤信息化系统

前已述及,广义的后勤信息化系统会经历自动化、信息化、数字化和智能化等四个阶段,当前正处于数字化暴发和智能化起步的阶段。该阶段要求系统具备丰富的数据、强大的算法和高效的硬件,这必然要求后勤信息化系统也是一个具备全局视野和整体规划的完整系统,基础夯实、流程精练、业务协同、数据丰富、分析全面、高并发、高容错、快速传输、协同工作等是其基本特征。具备这些能力的系统非"平台化系统"莫属。因此,一个全面的后勤信息化系统基本上等同于一个平台化系统。

从目标层面讲,后勤信息化系统的核心目的是更好地满足前端医疗需求,提升患者满意度。归纳起来,后勤业务主要从人、财、物、安全、质量、服务等六大范畴为医患提供服务。

从功能层面讲，后勤信息化系统首先必须具备业务闭环能力，后勤人员、医务人员、管理人员、患者及家属、第三方人员等可以通过系统完成基本工作。其次，系统具备基本的数据分析和挖掘功能，特别是在大数据业务场景下，简单的统计分析将很难满足要求，必须采用先进的算法深挖潜在知识。最后，系统具备归纳总结、输出结论和决策的能力，而且是根据不同角色有针对性输出，比如对于院长级角色，应该输出整体运行状况，而对于业务级管理人员，更多的是关于业务的详细分析和报告。

从架构层面讲，最底层是物联网和网络传输层，负责海量数据的收集和下发；再往上是技术平台，主要负责提供关键核心公共技术，避免重复工作，主要包括数据分析引擎、可视化引擎、人工智能引擎、知识图谱引擎等；第三层是基础配置功能，包括角色配置、基础参数确定、各类流程引擎工具等，确保系统以最佳状态启动运行；第四层是后勤业务应用层，该层直接面对各类使用人群，包括物资管理系统、能源管理系统、设备管理系统、财务管系统、人员管理系统等；第五层是分析运营层，主要利用各类数据分析方法针对各个子业务系统和全局状况进行深度分析，并输出各类结论、决策和报告；第六层是针对各类管理人员的专门入口，例如管理决策中心等。

（二）后勤信息化成效

经过长时间发展，医院后勤信息化在全国范围内已经初具成效，基本告别了依靠人力的传统模式，尤其是大型三甲医院，后勤信息化发展已取得显著效果。

就软硬件条件而言，几乎所有医院都覆盖了高速通信网络，配备了高性能服务器，引进了后勤信息化软件系统，绝大部分业务实现了信息化，比如人员管理系统、能源管理系统、设备管理系统、保洁系统、运送系统、医废系统等。在这些系统的协助下，工作人员能快速完成相应任务，工作效率、安全性、准确性、及时性得到了明显提高，有效保障了前端医疗工作的稳步进行。

随着时代的发展，云计算、物联网、大数据、人工智能等先进技术也逐渐在医院后勤领域得到有效落地，比如基于物联网和大数据技术的大型设备综合运维系统，可以对设备系统进行24小时、高密度实时监控，系统可以通过大数据挖掘和建模技术对实时数据进行快速分析，最终得出设备的运行状态、维保建议、经济寿命等关键信息，方便工作人员采取精准应对措施。更先进的系统甚至具备高精度预测功能，可提前预判故障情况。

考虑到后勤业务之间、后勤与临床医疗之间的联系，单一业务系统的局限性逐渐显现。为弥补其缺陷，考虑全局的平台化系统开始流行。这类系统具有更完善的顶层设计、更庞大的数据基础、更稳固的架构体系，不仅具备业务开展能力、实时监控能力、数据分析能力、第三方系统对接能力、报告报表能力，还可以将分散的后勤业务凝聚成一个高效运行的完整系统。平台化系统对现场的要求更高，前期建设所需的投入也更大。

（三）存在的不足

目前，我国医院后勤的信息化水平整体还比较落后，主要表现在以下几个方面。

1. 传统思维定式阻碍信息化发展　虽然有很多医院已经开展后勤信息化建设多年，但是受到传统模式的影响，惯性思维难以打破，工作依然按照老旧方式开展，导致信息化手段得不到足够的效力机会，成了一种满足门面的摆设，工作效率没有得到提升，信息化的优势没有充分展现。此外，医院后勤还没有充分市场化，不对财务盈亏负责，只要保证一切平稳运行，能支撑临床医疗就算完成工作。这种模式容易导致后勤管理不计成本地盲目投入，而不去考虑成本和收益，对信息化的重视程度自然就会偏低，甚至冷落。

2. 对后勤信息化的重视程度不够　相比于 HIS、实验室信息系统（laboratory information system，LIS）、PACS 等医疗信息系统，管理层对医院后勤信息化的重视程度相对较低。大部分人对于后勤的理解依然停留在打杂、跑腿等粗浅印象上，与主打科技的信息化没有太大联系，感觉即使上了信息化工具也产生不了什么效果。对后勤信息化的不重视还表现在人员素质层面，后勤人员文化素质普遍不高，使用信息化工具存在一定难度。如果对人员进行专业培训会带来额外成本,还无法保证有效果,毕竟这部分人已经过了接受深度教育的最佳年龄。

3. 后勤缺乏专业信息化人才 这一状况和整个后勤行业缺乏专业人才如出一辙。究其原因无外乎两点。一方面,是整个医院后勤领域的综合影响力、行业地位、工作形象都比较低,而掌握信息化技术的人才又普遍接受过良好的教育,本身能力比较强,整个社会对这部分人才的需求又处于紧迫状态,因此一般不会主动选择从事后勤行业。另一方面,目前我国的医院后勤信息化市场发展不充分、不透明、不专业、缺乏体系,专业从事后勤信息化建设的企业相对较少,已有的信息化产品也比较初级,纵使高薪引入人才也没有供其施展拳脚的空间。

4. 后勤信息化系统不成熟 首先,后勤业务复杂、专业多、工作量大,再加上缺乏顶层设计和全局规划,市场上还缺少可以将整个后勤系统全方位盘活的信息化系统,更多的是针对单一业务的简单应用软件。虽然近些年国家也在陆续出台一些专门针对后勤信息化建设的相关政策,但依然缺乏自上而下的系统性标准。其次,后勤信息化系统专业程度低、业务深度浅,更多的是将线下业务信息化,没有提炼后勤业务的本质,导致功能繁杂、数据冗余、效率低下。再次,数据挖掘、数字建模、人工智能等先进技术的应用不足或直接缺失,与前述"智能化阶段"相去甚远。最后,后勤系统与其他医疗系统没有打通,缺乏多业务联动和数据共享机制,难以真正成为智慧医院建设的重要组成部分。

三、医院后勤信息化与智慧医院建设

(一)医院后勤信息化助力智慧医院建设

新形势下,医院后勤管理水平直接影响医院的医疗质量和综合效益。医院后勤服务正在向社会化、信息化方向发展,这是现代医院发展的必然趋势。医院管理者应注重提高运营效率,降低运营成本,提高专业服务水平,提高物流管理信息化水平,实现后勤管理向专业化、精细化、数字化、智能化发展。

医院后勤信息化的目标是在医院日常后勤管理、服务的各个层面,采用先进的信息化技术和产品,充分整合、广泛利用一切信息资源,为后勤管理工作提供及时、高效的服务,提升后勤管理、服务水平和效率,医院后勤信息化已成为医院现代化管理的标志之一。

医院后勤信息化是智慧医院建设中的重要组成部分与实现途径。"智慧医院"的范围主要包括面向医务人员的"智慧医疗"(如电子病历和影像、检验等其他系统的互联互通),面向医院的"智慧管理"以及面向患者的"智慧服务"(如一体机、自助机,包括手机结算,预约挂号、预约诊疗、信息提醒等)。其中,"智慧管理"包括"智慧后勤",即通过信息化手段实现医院后勤业务网络化(数据共享)、数字化(量化)以及智能化(自动预警),管理者用手机,或在办公室的电脑上就可以看到全院后勤各业务运行状态,量化指标与重要告警。

值得注意的是,后勤信息化不是孤立的,信息化是基础和手段,而"智慧医院"更多体现了以人为本、以人的健康为中心、以人的需求为导向。设计医院信息化的流程,需要突出人的概念。信息技术只有与先进的管理理念、管理制度相结合,才能取得预期的效果。计算机网络和应用软件的引入可以实现后勤信息管理的网络化、数字化与智能化,这固然非常重要,但打破传统后勤管理模式的束缚,建立新的标准化信息管理模式是根本。当前医院后勤信息化管理的首要任务就是改变陈旧的管理模式,不断创新完善当前信息技术下的管理流程,并对管理队伍进行优化整合,调动工作人员的积极性和责任感,将各项工作任务落实到每个人。在信息化管理体系的建设中,后勤岗位需要突出三维结构特点:服务对象、保障内容、经济特质。在管理内容上更要注重对患者和医疗服务的关联度,如与患者密切相关的治疗性物资保障,如各种药品、消毒器械、实验标本等;与患者非医疗需求相关的保障,如被服管理、食宿服务等;与临床支持相关的水电供应、环保卫生、废弃医疗物资回收处理等。

同时，医院管理层还需要客观认识后勤信息化管理建设与整个智慧医院的管理战略有着密不可分的关系。后勤部门在医院起基础支撑作用，后勤信息化建设也是"智慧医院"建设的重要组成部分。由于之前没有得到足够重视，后勤信息化建设成了"智慧医院"建设的重点和难点，需要协调各部门相互配合并完成对接工作，以实现后勤信息化建设的全面推进。将后勤信息化建设与绩效考核相挂钩，以此调动工作人员的积极性和参与主动性，通过后勤信息化建设为绩效考核提供更真实完整的数据依据，从而明确考核指标，推进考核工作精准化、可量化发展。根据后勤信息化建设需求制定与之相适应的制度规范，通过制度化管理规范信息化建设流程，保障其规范有序进行。

新的医院后勤信息管理模式不是简单的数据信息收集和处理工具，而是一套完整的数据信息分析和智能决策系统，可以与医院信息系统紧密结合形成一个整体，从而实现数据信息共享。如果不进行信息化建设，管理就无法实现跨越式发展，而信息系统不体现先进的管理思想，系统建设就失去了方向。

医院后勤信息化建设是一项可持续发展的长期性项目，需要医院管理层给予足够的支持。结合医院特色设计发展目标，健全并完善医院后勤管理机制，引进、培养现代化管理人才队伍，促进医院的管理改革，为医院后勤管理提供更具时效性、准确性的决策方案，助力"智慧医院"建设。

（二）后勤信息化的发展趋势

1. 后勤信息化发展以提高服务水平为目标　医疗行业的最终目的是为人民健康提供服务和保障，因此所有工作都应该为这个根本目的服务，后勤领域更是如此。因此，后勤信息化未来的发展一定是基于服务水平提高而开展的。后勤系统与医院其他系统的隔离状态逐渐消失，联系更加紧密，数据共享更加便捷，医疗系统和后勤系统需要密切配合才能更好地规划和开展工作，更好地为医患服务。后勤系统将逐渐摆脱简单、低级的固有印象，从幕后走向前端，被更多人接受和认可。

2. 后勤信息化从"运维"向"运营"转变　"运维"考虑更多的是如何安全、高效、稳定地完成固有工作。而"运营"是集计划、目标、手段、工具、结果、分析等多个维度的系统性工程，运维只是运营的一个部分。运营不仅要确保所有常规工作正常开展，同时还需要对成本、效率、效益负责。运营需要高级人才，其必须具备业务、技术、管理、运筹等各项知识。后勤支出在医院总支出中比例较小，但全国所有医院的后勤支出总量依然是一个庞大的数字，任何管理、技术、业务上的微小波动都可能给结果带来巨大影响，以科学的方式开展后勤运营有望在提高后勤服务品质的基础上降低成本。此外，随着后勤市场化的不断推进，以及国家"双碳"计划的开展，后勤运营的需求将更加迫切，如何将提高服务质量、降低综合成本、降低碳排放是后勤管理需要解决的问题。

3. 后勤信息化从应用软件向平台化服务转变　医院后勤业务繁杂是公认的事实，这给基于全局的信息化系统建设带来了挑战。考虑到成本及工程难度问题，市场上鲜有针对整个后勤业务打造综合性运营管理系统的企业，更多的是在单一业务上发力的产品和服务，比如人员管理系统、资产管理系统、设备管理系统等，这些子业务系统彼此孤立，缺乏系统性格局，很难满足运营需求。平台化思维是解决这一问题的有力武器。所谓平台，简单的理解就是将后勤各业务以科学合理的方式汇聚在一起，以一种更高效的方式协同运作，最终比分裂模式在安全、效率、效益、品质上有更好的表现。

4. 后勤信息化向智能化方向转变　要实现科学、安全、高效后勤运营，必须要有足够丰富的数据作为支撑，其中包括设备类数据、业务执行类数据、管理类数据等等。随着运营时间的积累、业务量的增加，系统将积累海量数据，如何从这些数据中挖掘真正有用的信息将成为决定运营效率的核心关键。显然采用人工处理的方法是行不通，唯一的办法就是借助智能化算法。当前机器学习、人工智能方法发展迅速，已经在诸多领域取得了很大成功，这些方法在后勤领域大显身手只是时间问题。届时，系统一方面不断积累数据，一方面利用智能算法进行挖掘处理，输出关键策略和结论并进一步控制系统迭代运行，以期得到更合理的结果，经过一定时间，后勤系统将以最优状态持续运行。

本章小结

医院后勤管理是医院管理的重要组成部分，本章对后勤的主要工作内容和管理方法进行了简单介绍，目的是使更多医院管理人员了解医院后勤的职能及重要作用，了解医院建设、运行的基本规律和管理方式，了解医院后勤发展的未来方向。希望读者能够认识医院空间环境、物资供应、辅助服务等对医院发展的支撑作用，认识后勤运行的成本构成，认识后勤信息化建设的重要作用及发展趋势。

思考题

1. 医院后勤管理基本属性有哪些？
2. 医院后勤的主要工作范围有哪些？
3. 医院运行中能耗管控有哪些方法？
4. 医院后勤运维服务单位的日常管理主要有哪些内容？

（刘学勇）

第二十一章　医院公共卫生管理

随着医学模式的转变、预防概念的更新以及人类对健康需求的变化，医院由传统的医疗模式逐步转变为医疗、预防、康复、健康教育一体化的新型医疗模式，医院公共卫生管理的重要性也日渐凸显。本章阐述了医院公共卫生管理相关概念，医院公共卫生管理体系及内容，医院公共卫生管理现状与发展趋势等。

第一节　医院公共卫生管理概述

一、公共卫生

（一）公共卫生的概念

公共卫生（public health）是运用医学、工程学和社会科学的各种成就，用以改善和保障人群健康、预防疾病的一门科学。早期经典的公共卫生概念是 1920 年耶鲁大学 Winslow 教授提出的："公共卫生是防治疾病、延长寿命、改善身体健康和功能的科学和实践。公共卫生通过有组织的社会努力改善环境卫生、控制地区性的疾病、教育人们关于个人卫生的知识、组织医护力量对疾病作出早期诊断和预防治疗，并建立一套社会体制，保障社会中的每一位成员都享有能够维持身体健康的生活水准。"世界卫生组织于 1952 年采纳这一定义并沿用至今。1953 年美国医学会的公共卫生定义：公共卫生就是履行社会责任，以确保提供给居民维护健康的条件，这些条件包括：生产、生活环境，生活行为方式和医疗卫生服务。1986 年《渥太华宪章》被西方认为是新公共卫生正式建立的标志，其中把新公共卫生（new public health）定义为：在政府的领导下，在社会的水平上，保护人民远离疾病和促进人民健康的所有活动。健康的基本条件是和平、住房、教育、食品、收入、稳定的生态环境、可持续的资源、社会的公正与平等。从这个定义我们可以看到新公共卫生核心内容是强调政府在卫生事业中的核心地位，同时更为重视社会科学对促进人们健康的作用。

（二）公共卫生服务内容

公共卫生服务是一项以预防为基本策略，投资小、社会效益大的公益事业，其意义不仅仅局限于保障公众健康，更重要的在于它是保护人力资源、提高生产力水平、促进经济发展和社会进步的重要源泉和动力。在传统的公共卫生领域，传染病防治是最重要的内容。传统的公共卫生的职能主要是由卫生部门负责的三大任务：健康教育、预防医学措施（免疫接种、疾病筛查和治疗）以及卫生执法。

随着社会经济发展，人们认识到影响健康的因素除物质环境外，社会因素起着很大作用。而要改变这些环境和行为因素，单靠卫生部门已难以胜任，公共卫生的范围和职能也变得越来越广泛，如以不合理的饮食结构、不良生活方式和不良行为的增加引发的慢性非传染性疾病，空气、水源、噪声、化学性污染等环境危害引发的健康问题，甚至以自杀、交通事故等为主的伤害也正上升为公共卫生问题。

现代公共卫生服务的主要内容包括以下几个方面。

1. 疾病预防与控制　传染病的预防与控制,如计划免疫、传染病防治等;慢性非传染病的预防与控制;公共环境卫生,如爱国卫生运动、农村改水改厕、环境卫生综合整治、环境保护等;四是心理卫生,精神卫生;五是烟草控制。

2. 妇幼保健　如孕产妇保健和儿童保健。

3. 健康教育与健康促进　健康教育是指通过卫生知识宣传教育,逐渐改变危害健康的不良行为;健康促进主要指政府运用行政手段,动员和协调社会有关单位和个人履行各自对健康和环境的责任,培育促进健康的因素,消除不健康的因素,以促进人人健康。

4. 卫生监督　卫生监督是指政府卫生行政部门依据公共卫生服务法规的授权,对违反公共卫生法规的行为追究法律责任的一种公共卫生管理活动。包括对传染病管理、消毒杀虫除害、食品卫生、劳动卫生、环境卫生、学校卫生、放射卫生,以及与健康相关产品如食品、药品、化妆品等的监督。

当然,公共卫生服务的内容不是一成不变的,只要是社会需要,公众健康需要,而又不能完全依靠市场机制调节的医疗卫生服务都可以纳入公共卫生服务的范畴,并随着社会经济的发展和医学进步而不断变化和调整。

(三) 公共卫生体系

公共卫生体系指为全体民众健康提供公共卫生服务的各种组织机构的总称,主体是政府公共卫生机构和卫生保健服务的提供者。

20 世纪 50 年代,我国开始实施大规模的公共卫生计划,重点在于预防和消除传染病,尤其是在农村地区。新中国成立至 20 世纪 70 年代末,我国初步建立了覆盖县、乡、村三级医疗预防保健网的公共卫生服务体系,坚持预防为主,开展爱国卫生运动,控制、消灭了多种传染病,保障了人民健康,提升了人均预期寿命,保证了我国经济建设的顺利进行。改革开放后,公共卫生体系受到国家发展重心转移的影响,也进入不断改革、整顿、调整的曲折发展期。2003 年,严重急性呼吸综合征(severe acute respiratory syndrome, SARS),即"非典"之后,公共卫生体系的建设显著增强,建立并完善了疾病预防控制体系和卫生监督体系。2009 年,《中共中央　国务院关于深化医药卫生体制改革的意见》提出全面加强公共卫生服务体系建设,国家对公共卫生体系的构成、功能定位以及发展方向提出了具体要求。2016 年中共中央、国务院出台的《"健康中国 2030"规划纲要》中,明确提出了"坚持预防为主、防治结合"的思路。2017 年 10 月,中国共产党第十九次全国代表大会报告明确提出,实施健康中国战略,要完善国民健康政策,为人民群众提供全方位全周期健康服务,对我国公共卫生工作也提出了更高要求。"十四五"规划和 2035 年远景目标纲要提出构建强大的公共卫生体系,落实医疗机构公共卫生责任,创新医防协同机制,推进重大疫情救治体系建设,进一步提高应对突发公共卫生事件能力。

二、医院公共卫生服务

(一) 医院公共卫生服务定位

当前,全国范围内开展的公共卫生服务中,近一半是由医疗机构提供。医院作为公共卫生体系的重要组成部分和公共卫生战略的重要环节,是落实公共卫生三级预防理念的重要场所,是传染病报告与监测的前沿阵地,是处理突发性公共卫生事件的诊疗基地,也是慢性非传染性疾病干预管理的关键地点,在促进和保障全民健康工作中占有显要地位,医院公共卫生服务的开展对整个公共卫生体系的质量和效益具有重要意义。

(二) 医院公共卫生服务职责

1. 履行相关法律、法规规定的卫生防病工作责任和义务。加强对各级各类医务员工相关法律法规所规定的责任、义务的教育与技能培训。按照法律法规要求,认真组织、实施、评估、管理院内疾病预防控制工作。

2．完成各级卫生行政部门下达的重大疾病预防控制的指令性任务。结合实施辖区相关疾病预防控制规划、方案和免疫规划方案与计划,制订、实施相关疾病预防控制工作方案。

3．组建公共卫生突发事件医疗救治处理队伍,及时收集。报告突发公共卫生事件信息,参与辖区重大突发公共卫生事件调查与处置。

4．承担传染病疫情和疾病监测以及责任区域内的疾病预防控制工作;收集、报告相关信息;协助疾病预防控制机构开展流行病学调查和参与重大免疫接种异常反应及事故处置。

5．承担医疗活动中与医院感染有关的危险因素监测和相关信息的报告、安全防护、消毒、隔离和医疗废物处置工作,加强医源性感染和医院内感染的管理。

6．接受疾病预防控制机构的业务指导和考核,监测和管理本院内工作人员的工作环境、劳动条件、卫生防护设施等。

7．健全相关组织机构,落实经费,明确人员分工和职责;建立健全疫情报告、传染病专用门诊、性病门诊、生物安全等疾病预防控制管理相关规章制度。

8．开展健康教育与健康促进工作,参与指导辖区疾病预防控制服务工作。

9．承担卫生行政部门临时交付的有关疾病预防控制各项工作。

（三）医院公共卫生服务意义

1．贯彻预防为主的方针　做好预防保健工作,认真执行医院隔离消毒制度,防止交叉感染,搞好医院内的污水处理,可以防止医院在诊断、治疗过程中的生物、物理、化学、放射等一切有害因素对环境的污染和对人群的危害,同时防止医院工作人员中各种职业性危害。

2．控制卫生费用　面对有限的卫生资源与人民群众日益增长的卫生需求之间的矛盾,开展公共卫生服务是解决途径之一。要降低疾病发病率和死亡率,减少医疗费用,有效措施就是开展健康教育,提高自我保健意识,同时实行早期监测,早发现与早治疗,这些工作都是公共卫生服务的基本内容。

3．适应医学模式的转变　生物 - 心理 - 社会医学模式要求人们从多方面、多层次积极地防治疾病,以促进健康,提高生活质量,使卫生服务从治疗服务扩大到预防服务。从生理服务扩大到心理服务,从医院内服务扩大到医院外服务,从技术服务扩大到社区服务。医院应正确认识和利用医学模式这一理论武器,扩展医院的社会功能,多层次、全方位地防治疾病,重视对严重危害人民健康的地方病、职业病和传染病的防治,实行优质服务,促进人类的健康。

4．适应人口结构和疾病谱的变化的要求　慢性非传染性疾病成为危害人类健康的主要疾病,公共卫生服务是解决和适应这种变化的重要形式。随着平均期望寿命的延长和老龄化社会进程的加快,医疗机构必然要承担更多健康教育、慢性病监测、老年人生活照顾和卫生保健的责任。

5．有利于医院提高社会效益　开展公共卫生服务既有利于做到无病早防、有病早治、主动地为患者和健康人服务,又有利于防治急性病的慢性化转变,有效地降低发病率,提高治愈率,减少死亡率,达到保障和增进人群健康的目的。

6．有利于初级卫生保健的实施　医院扩大预防、开展综合性的社区卫生服务、面向基层、城乡协作、指导地方的卫生工作,可以充分利用医院卫生资源的巨大优势,不断提高基层医疗单位的防治水平,使大量常见病、多发病在基层得以解决,逐步实现人人享有初级卫生保健的目标。

三、医院公共卫生管理

（一）公共卫生管理的概念

公共卫生管理（public health management）是指相关医疗机构或卫生行政部门为防止疾病的产生、传染或恶化,保护易感人群,提高人群健康水平而采取的系统、科学的管理措施与制度,对于控制疾病传播、突发公共卫生事件危机处理、提高人群整体的健康水平有着重要的意义。医院在重点做好突发公共卫生事件应急处理、传染病医疗救治、传染病疫情报告、慢性非传染性疾病监测和妇幼保健等公共卫生工作方面的同时,还要将医院感染控制、医疗废物处理、实验室生物安全等纳入医院必不可少的公共卫生工作内容。

（二）医院卫生应急管理概念

卫生应急是指为了预防和处置突发公共事件与突发公共卫生事件所采取的一切活动的总称。也有学者认为卫生应急是指为了预防和处置突发公共卫生事件的发生,控制、减轻和消除各类突发公共事件引起的健康危害所采取的一切活动的总称。目前,我国卫生应急的主要工作领域有突发公共卫生事件的预防与控制、各类公共事件的紧急医学救援、重大活动的卫生保障和国际卫生救援,后两者都和医院密不可分。

医院卫生应急管理是指在突发公共事件或者突发公共卫生事件可能发生前后,以医院为主要的工作场所通过监测、预判、预警、现场处置等一系列措施,对可能产生的危险因素进行及时、有效的预防和对已出现的危害进行科学、高效的控制和处置。同时,利用医疗卫生专业特点实施的紧急医学救援,可有效减少突发事件对社会政治、经济、人民群众生命安全造成的危害。

第二节　医院公共卫生管理体系及内容

一、医院公共卫生管理体系

（一）机构设立与职责

医院公共卫生组织是医院开展公共卫生工作的重要组织保证。医院建立相应的组织机构如公共卫生科、卫生应急办、感染科等来负责这一工作的组织和实施,从事相应的院内、外公共卫生工作,医院的医务科、门诊部、护理部等职能科室应积极配合和参与。其中,二、三级公立综合医院、中医医院、传染病医院、妇幼保健院、儿童医院、精神病医院、肿瘤医院等应结合医院实际,通过整合资源、调整科室职能,独立设置公共卫生科,并至少配备3~5名专职人员。医院可根据自身的人力、物力、设备等优势,建立慢性病防治科、社区保健科、全科医疗站、卫生应急办等新型的公共卫生服务组织,开展突发公共卫生事件预防和处置、传染病发现与报告管理、慢性非传染病。

1. 主管公共卫生工作的领导职责

（1）要熟悉与公共卫生工作相关的卫生法规,熟悉当地卫生行政部门的公共卫生工作的要点及重点项目等,了解公共卫生工作运行规范。

（2）结合医院实际,部署医院内公共卫生工作的开展,审核医院实施公共卫生工作方案、公共卫生相关工作制度,必要时组织相关专家或院领导商讨决定,充当好医院公共卫生工作的决策者。

（3）监督公共卫生科落实公共卫生工作的内容,了解本院公共卫生工作指标,督促公共卫生科和医院感染管理科加强质控,提高医院内公共卫生工作质量。

（4）经公共卫生科努力尚不能解决的涉及公共卫生质量的问题,要调查、指导,必要时组织相关部门协调或提交院办公会讨论决定。

2. 公共卫生科工作职责

（1）负责医院内突发公共卫生事件及相关信息的监测和预警:对可能或已经发生的重大传染病疫情、群体不明原因疾病、重大食物中毒和职业中毒、不明原因肺炎及脑（膜）炎或出血病例、不明原因死亡病例等严重影响公众健康的事件开展监测预警工作,早发现、早报告、早处置。

（2）负责传染病防治和管理：负责医院内传染病预防控制工作；建立健全传染病诊断、登记、报告、培训、质量管理和自查等制度，开展传染病信息报告的日常管理、审核检查、网络报告和质量控制。

（3）负责慢性病防治管理：落实人口出生和死因监测，承担高血压、糖尿病、心脑血管病、肿瘤等慢性病病例登记报告及防治管理工作。

（4）负责食源性疾病的信息报告管理。

（5）负责职业卫生管理工作：落实职业病危害项目申报、防护设施"三同时"、职业卫生培训、定期检测、职业健康监护等工作；在诊疗活动中发现劳动者的健康损害可能与其从事的职业有关时，应及时告知劳动者到职业病诊断机构进行职业病诊断。

（6）负责严重精神障碍患者发现报告等精神卫生管理工作。

（7）负责预防接种管理：从事预防接种的医疗机构开展预防接种异常反应监测和处置、疫苗针对传染病监测，保证疫苗质量及接种效果，完成上级业务主管部门分配的强化免疫接种、突击接种任务。

（8）负责妇幼健康服务管理：主要包括孕产妇系统管理、0～6岁儿童系统管理、体弱儿童管理，收集、整理、汇总、统计相关科室和管辖社区开展的妇幼保健工作，督促管辖社区在完成妇幼保健各项任务的基础上开展妇女病普查普治、妇女保健宣传工作。

（9）负责医院内爱国卫生的组织管理工作：组织开展健康促进和教育工作，为患者、家属、社区居民及公众提供各类健康科普服务；开展医院内环境卫生整治和病媒生物防治，推进无烟医疗卫生机构和健康促进医院建设。

（10）负责放射防护管理：制定并督促相关科室落实放射防护管理规章制度和放射防护责任制，配合开展医用辐射防护监测工作。

（11）协助医院感染管理部门做好医院感染控制管理工作。

（12）协助疾病预防控制机构做好地方病的预防、管理等工作。协助疾病预防控制机构、精神卫生防治技术管理机构等公共卫生专业机构对本单位公共卫生工作进行指导与考核。

（13）协助卫生健康行政主管部门指导基层医疗卫生机构实施基本公共卫生服务项目和健康管理工作，指导基层医疗机构做好高血压、糖尿病患者的全程健康管理工作。

（14）完成卫生健康行政部门交付的其他公共卫生工作任务。

3. 医院卫生应急办公室（以下简称"应急办"）工作职责 有条件的医院可独立设立卫生应急办公室，或指派院办或党办（党政办）承担本单位卫生应急办公室的职责，并负责日常卫生应急工作。其主要职责如下。

（1）在本单位应急领导小组的直接指挥下，负责日常卫生应急工作，建议和贯彻落实领导小组作出的各项决策和指令。在卫生应急响应期间，可直接指挥和调用其他职能部门及医疗救治资源。

（2）负责编制和定期修订本单位各类突发事件卫生应急预案，制定各类卫生应急工作制度。

（3）根据本单位医疗救治能力确定卫生应急队伍类别，制订院内卫生应急队员选拔标准，组织开展队员选拔工作，定期更新队员信息，组织队员定期轮换。对本单位卫生应急队伍实行动态管理。

（4）协调本单位后勤保障部门，落实卫生应急所需的药品、耗材、器械、设备等物资的储备及管理工作。协调本单位信息主管部门落实卫生应急信息报送、通信沟通等系统设立和储备工作。协调本单位新闻宣传主管部门落实新闻稿件编写、新闻发言人设定、应急处置内容发布等工作。

（5）负责编制和确定本单位各类突发事件卫生应急培训和演练方案。定期组织本单位相关部门和卫生应急队伍开展各类卫生应急培训和演练，并对培训和演练效果进行考核评估和总结反馈。

（6）负责卫生应急响应启动后本单位开展的现场处置指挥工作、与相关部门的协调联络工作、相关信息的收集汇总和上报工作以及卫生应急响应结束后的总结评估工作。承担本单位应急领导小组和上级卫生计生行政主管部门交办的其他工作。

（二）资源配置

1. 人员配置及分工 合理的人员配置及分工对于医院工作卫生工作开展至关重要，应按照国家政策并结合本机构实际情况进行规划。人员配备必须保证正常工作需要，在此基础上可根据区域工作任务量、交通状况等因素可适当增减，具备执业资格的执业医师、执业助理医师、执业护士等卫生专业技术人员占人员总数的80%以上，且人员应保持相对稳定，不得随意更换和调整。

2. 公共卫生专项经费支持 医院公共卫生服务的开展需经费配置，才能保障各项公共卫生服务工作正常运行。医疗机构应根据每年工作计划，设置院内公共卫生工作资金预算计划并具体落实；国家下拨公共卫生专项资金应专款专用。自有资金和国家下拨资金必须用于医疗机构公共卫生管理和学科发展的建设。

3. 办公场所和设施设备要求 医院开展公共卫生服务，要保证相应基本设施的完善，合理规划设置临床医技与公共卫生服务相结合的设施，如开展公共卫生服务所需要的通信设备、计算机、互联网、监测仪器、防护用品、药品储备、检测等，设置隔离传染患者的临时隔离区（紧急时能调配成隔离功能的区域），感染性疾病抢救室、手术室、产房等（配备急救设备及药品），交通工具保障系统，以及感染性疾病科的设置等。独立设置医院公共卫生科（处），具有独立工作区域，标识清晰，科（处）室办公设施配备齐全，管理制度健全，职责分工明确，工作流程清晰。

二、医院公共卫生管理主要内容

（一）传染病管理

为了及时掌握并分析传染病疫情，有效地进行防疫工作，医院要切实做好传染病的疫情报告。公共卫生科应组织有关单位，定期检查医院内有关传染病疫情报告情况，并要定期进行统计和分析。主要任务是：迅速掌握和报告疫情，及时处理疫源地，有效切断传播途径，保护易感人群，预防和控制传染病的发生和蔓延。为了完成这些任务，医院应做好以下几项工作。

1. 疫情报告 医院的疫情报告是我国疫情信息的主要来源，疫情报告工作是各级医疗卫生单位的法定责任，当各级医疗卫生机构的医务人员发现传染患者或疑似传染患者、病原携带者时，应填写传染病报告卡，按国家规定时限，向当地防疫机构报告疫情，同时做好疫情登记。医院则要定期检查院内有关传染病疫情报告情况，定期进行统计分析，防止漏报情况发生。

2. 传染病管理，做到早发现、早治疗、早隔离 要对我国规定管理的甲、乙类传染病，按不同传染病访视常规进行家庭访视。并要根据不同传染病特点，做好传染源的隔离、消毒、护理等指导，以及做好接触者的检疫工作。

3. 制订相应的措施，根据不同传染病的传播途径，指导基层做好饮食、水源、粪便等卫生管理和消毒、杀虫、灭鼠等工作。

4. 易感人群的保护工作，提高人群的非特异性和特异性防病能力。

5. 开展各种预防接种和预防服药等工作，并要加强卫生防病知识的宣传教育，培养人们良好的卫生行为和生活习惯，提高群众防病知识水平。

（二）疾病普查普治和健康检查

1. 疾病普查普治 是指对社会某一人群有关疾病，专门组织的医学检查，并对检查出的疾病给予相应的治疗。通过疾病的普查可以找到危害人群的主要疾病，同时结合流行病学调查找出致病的危险因素，发现和证实病因，从而能早期诊断、治疗和采取预防措施。

（1）普查普治的目的：早期发现、诊断与治疗疾病；找出人群的主要致病危险因素，发现证实病因，了解疾病的分布，并因地制宜地采取必要的预防措施；了解健康水平，建立生理标准；收集全部病例；为科研工作提供线索和依据；为卫生管理提供决策依据。

（2）普查普治的工作方法：明确普查的目的、任务、范围，制订普查普治的计划；拟定普查普治的项目和表格，培训普查普治人员。统一诊断标准、检查操作常规；做好各种物质准备：准备各种仪器、器械、药品等；对普查普治的人群做好宣传教育工作，提高受检受治率；普查普治在基层或社区集中进行，也可在医院门诊进行；做好总结和随访工作，以研究发病原因、验证诊断、追踪病情、观察疗效、探索疾病的规律，提高普查普治的效果。

2．健康检查与健康咨询

（1）健康检查：可以及早发现疾病及造成疾病的原因，以调节、完善有关社会因素，并实施健康咨询，从而增进广大人群的健康。健康检查可按检查目的与对象的不同，分为预防性检查、定期检查、集体检查和个人检查。

（2）健康咨询：是医院适应人们医疗保健需求变化的一种新的服务方式，有利于医学卫生知识的普及，有助于人们掌握预防疾病的各种措施。①健康咨询的组织机构：医院可设立咨询门诊或门诊设立咨询服务台来开展各种类型的健康咨询，也可设在各临床科室门诊内，结合门诊诊疗业务活动开展咨询服务，如遗传咨询、晚婚晚育、优生优育与科学育儿咨询等，还可开展院外的书信、电话、预约等咨询服务。②健康咨询的类型：主要有着眼于专科疾病的咨询门诊，如心血管病咨询门诊、肿瘤咨询门诊、近视咨询门诊等；以年龄、性别为特征的咨询门诊，如妇女更年期咨询门诊、性医学咨询门诊等；以精神心理障碍为主的咨询门诊，如精神心理咨询门诊等。

（三）预防接种

预防接种是指将人工制备的某些生物制品接种于易感人群，使机体产生某种传染病的特异性免疫，达到预防该传染病的目的。预防接种的作用，主要是针对传染病流行的第三环节，即降低人群易感性的防疫措施。预防接种是重要的一级预防措施，常常由基层医疗单位具体实施。其工作的形式可以是医院中的预防保健人员深入社区设立接种点，或上门接种服务，也可以是在医院设立预防接种门诊，建立儿童计划免疫接种卡，按计划开展预防接种，医院开展预防接种工作的主要内容有：①做好管区内散居和集体儿童机构以及重点人群的预防接种工作；②及时处理好预防接种反应和异常反应，做好生物制品的运输和保管，努力提高各种预防接种的接种率和合格率，并开展免疫效果观察和接种后资料统计及总结工作。

（四）医疗救治

按照"中央指导、地方负责、统筹兼顾、平战结合、因地制宜、合理布局"的原则，在全国范围内建成包括急救机构、传染病救治机构和化学中毒与核辐射救治基地在内的，符合国情、覆盖城乡、功能完善、反应灵敏、运转协调、持续发展的医疗救治体系。

《中华人民共和国传染病防治法》规定：县级以上人民政府应当加强和完善传染病医疗救治服务网络的建设，指定具备传染病救治条件和能力的医疗机构承担传染病救治任务，或者根据传染病救治需要设置传染病医院。对传染病患者施行医疗救治是传染病防治工作不可或缺的组成部分，在传染病暴发、流行时，显得尤其重要。因此，各级人民政府应当将本行政区域内的传染病医疗救治服务网络作为本级政府的一项重点工程加以建设，使之完善。

（五）家庭病床与自我保健

1．家庭病床　是指医务人员为更好地进行医疗保健服务而在患者家庭中建立的病床，它能够较好地把预防、治疗、康复结合起来。

（1）家庭病床的意义：开展家庭病床增添了医院活力，有利于改变医院的传统观念。家庭病床作为医院床位的补充，可进一步满足社会需要，缓解医疗需求矛盾；符合医学模式的转变，有利于心理、社会治疗的实施。

（2）家庭病床的服务对象：主要对象为老年患者、残疾人、康复期患者、精神病患者、晚期肿瘤患者及各种慢性病患者。

（3）家庭病床的服务内容：建立家庭病床病历、制订具体治疗和护理方案；定时巡诊、查房、送医送药，提供必要的检查、治疗；指导患者建立合理的营养、行为等生活方式；指导有关隔离、消毒等措施：宣传卫生防病知识。

2.自我保健　是人们为了自身健康所进行的一种科学的保健活动。它所起的作用是医疗卫生服务体系难以完全达到的。它既是一个国家卫生保健水平的标志，又是社会文明进步的表现。自我保健方法主要有以下几点。个人自我保健：主要是自我管理，包括体格锻炼、平衡营养、睡眠与休息；控制情绪、预防心理刺激、健康心理训练；行为训练、改变不良行为等；家庭自我保健：家庭卫生知识的传播、健康观的树立，自我监督与相互监督，自我评价与相互评价等；社区自我保健：建立自发性群众性自我保健小组、自我保健登记与建卡、提供适当的医疗器械等；社会自我保健：宣传自我保健知识，开展自我保健教育。

（六）慢性非传染病防治

随着医学模式和疾病谱的改变，危害人类健康的头号杀手传染病已逐渐被慢性非传染病代替，特别是高血压、冠心病、脑血管病、恶性肿瘤、糖尿病已成为对居民身体健康危害最严重的疾病。因此，加强对这些慢性非传染病的防治，已成为医院预防保健工作的重要任务。在实际工作中应注意抓好以下几个方面的工作。

1.建立健全慢性非传染病防治组织。

2.开展健康指导、行为干预。

3.开展重点慢性非传染性疾病的高危人群监测。

4.对重点慢性非传染性疾病的患者实施规范化管理。

5.积极开展慢性非传染病的群防群治。

（七）老年保健

老年保健是指针对60岁以上老人采取的各种医疗预防保健措施。目前我国人口中老龄人口增长迅速，城市老龄化趋势发展很快，提前进入了老龄化社会，使老年保健成为卫生保健的重要课题。

1.了解社区老年人的基本情况和健康状况。

2.加强除老年人常见病、多发病（如高血压、冠心病、脑血管病等）之外，呼吸道感染、肺气肿、糖尿病、肿瘤等疾病的防治，并需重视慢性病的康复。

3.指导老年人进行疾病预防和自我保健。

4.建立健全老年医疗保健机构，有条件的医院应设立老年病科、老年病门诊等专门从事老年医疗保健的科室，各级医院都应积极开设家庭病床，为老年患者提供便捷、连续的医疗保健康复服务。

（八）优生学服务

优生学是指利用科学知识和技术，使出生的后代成为优秀个体和健康儿童。1983年，英国科学家高尔顿首先提出和创立了优生学，其目的在于探索影响后代的各种因素，从体力和智力各方面改善遗传素质，提高人口质量。他认为："优生学不但考虑现存人类健康，还注意后代人、整个民族素质的改善，从而达到改善人类健康的目的。"

开展的内容主要是预防性优生学，即如何防止和减少智力障碍、畸形胎儿等的出生。目前我国医院优生服务主要有遗传咨询、产前诊断、选择性流产和妇幼保健等。

1.遗传咨询　咨询内容一般包括该疾病的病因、遗传方式、严重程度、诊断、治疗、预后以及今后该疾病再发生的危险率等。对已查明的各种遗传病患者和不良基因携带者严格限制其生育。

2.产前诊断　是指在胎儿出生前，通过一些生物化学、生物物理或遗传学等方式来诊断胎儿是否患有遗传性疾病或先天性畸形,以达到早期采取防治措施的目的。

3．防止有遗传病的个体出生　通过婚前检查,防止有遗传病的患者结婚,对产前诊断确认有染色体畸形或生化代谢缺陷者引产。

4．开展优生宣教　使广大妇女认识怀孕期吸烟、饮酒与滥用药物的严重危害性,防止妊娠初期的各种病毒、细菌感染和某些营养素的缺乏,避免接触各种有害的化学物质、放射线以及滥用药物等,都是做好优生的有效措施。

(九)妇女儿童保健

医院妇幼保健工作一般由基层医院的妇幼卫生科或预防保健科中的妇保组、儿保组等相应的机构承担。不具体承担妇幼保健工作的城市大医院应加强对基层医疗单位的妇幼保健业务指导和妇幼保健专业队伍的业务培训。

1．妇女保健

(1)孕产期保健是指妇女从怀孕到产褥期这一段特殊生理过程中所采取的保健措施,是妇幼保健工作的中心内容。孕产期保健应着重抓好普及科学接生、建立孕产期系统保健和开展围生期保健,并根据社区的具体情况,针对危害孕产妇最突出的问题决定工作的重点,做好母婴保健。①早期发现孕妇,定期进行产前检查、孕产妇的家庭访视;及时处理和治疗孕妇的异常现象与合并症。②搞好遗传咨询和产前诊断,及早发现与处理遗传性疾病和先天性异常。③预防感染和产伤以及产时、产后出血的发生,处理产妇合并症。

(2)青春期保健:针对成长迅速且易受环境因素影响的特点,采取以下保健措施:指导个人卫生;培养良好的卫生习惯;指导体格锻炼;普及生殖系统的解剖生理知识;指导月经期卫生,加强经期劳动保护;开展性教育。

(3)婚前期保健:包括婚前健康检查和婚前指导两方面。

(4)哺乳期保健:宣传母乳喂养的重要意义;帮助婴儿母亲掌握正确喂哺方法和促进乳汁分泌的知识;做好乳头和乳房的护理,防治乳腺感染,指导哺乳期用药、避孕和劳动保护等。

(5)更年期保健:提供有关生理和心理卫生知识的宣传、教育与咨询;指导更年期妇女合理就医、饮食、锻炼和用药。

(6)配合上级医疗保健机构开展妇科疾病的筛查。

2．儿童保健工作　以7岁以下儿童为重点,实行儿童保健系统管理,增强儿童体质。①新生儿期保健:新生儿访视及护理指导;母乳喂养咨询及指导。②婴幼儿期保健:早期教育;辅食添加及营养指导;成长发育评价。③学龄前期保健:心理发育指导及咨询;生长发育监测;托幼机构卫生保健的指导。④学龄期保健:与家长配合开展性启蒙教育和性心理咨询等。⑤儿童各期常见病、多发病及意外伤害的预防指导。

(十)健康教育

医院的健康教育包括院内患者健康教育和院外的社区健康保健。医院的健康教育要有计划、有领导地进行,一般由公共卫生科会同有关职能科室负责计划和组织。

1．院内健康教育　旨在劝告患者及其家属改变不良的个人行为和生活方式,以降低疾病的危害因素,并介绍当前常见病、多发病的防治方法。院内健康教育可利用广播、黑板报、宣传栏、宣传资料、健康处方、讲座、咨询门诊、电视或电子荧屏等多种形式,开展门诊、候诊健康教育、住院健康教育等内容。

2．院外健康教育　是要协同当地卫生主管部门和社区政府,有组织地承担社区人群健康教育工作,有计划地在人群中进行生活方式的干预和控制(如戒烟、低盐、低脂肪、运动、精神平衡等的干预),改变不卫生行为,使公民参与维护有益于健康的环境(心理、自然、社会方面),最终使平均期望寿命、婴儿死亡率、主要疾病的发病率与死亡率达到预期指标。根据当前我国人群的疾病谱,要特别重视心脑血管病、肿瘤等危险因素的宣教。医院卫生宣传教育工作的要点:

（1）普及性：宣传各项卫生工作方针政策，宣传先进的医学理论和方法，宣传普及医药卫生科学技术知识，介绍行之有效的各种卫生工作方法和群众创造的先进经验等。

（2）针对性：根据不同的宣传对象，如不同年龄、性别、职业人群、文化程度等，不同时间、季节、地点等，宣传群众最为关心的卫生问题。

（3）科学性：宣传的内容要有科学根据，实事求是地反映客观现象，对所要说明的问题最好能引用自己调查或国内调查已证实的资料和数字。

（4）艺术性和趣味性：根据宣传对象的特点，使用群众喜闻乐见的方式，进行生动活泼、形式多样的宣传。可利用讲演、座谈、广播、黑板报、墙报、书刊、画册、照片、模型、标本、电视、电影等多种形式进行，开展门诊候诊宣传教育、住院宣传教育或根据需要走向社会进行卫生宣传教育等。

（十一）医疗保健咨询

随着医学的发展和社会的进步，人们对医疗保健的要求也日益提高，不仅希望对有关疾病的病因、诊断、治疗、护理、预后、防治措施等方面的知识有所了解，而且对如何保证机体正常功能、增进健康、延长寿命等保健问题更是日益关心。所以医疗咨询也是人们为了健康需要而实行的一种卫生服务方式。

医院可根据条件设立咨询门诊，对群众关心的医疗保健问题予以解答和进行指导。由于不同的年龄、性别、职业的人群存在着特殊的疾病和保健问题。因此医疗咨询比健康教育更需要有针对性。医院的各有关临床科室可在门诊内选派有丰富临床经验的医务人员担任本科范围的医疗咨询，有条件的医院可以单独开设遗传、心理、儿童保健、妊娠保健、性保健、老年保健等方面的咨询门诊，或设立咨询电话、信函咨询等服务，负责解答各种医疗和保健方面的问题。

（十二）应急管理

在应急管理上要求医院做到以下几点。

（1）遵守国家法律、法规，严格执行各级政府制定的应急预案。服从指挥，承担突发公共事件的紧急医疗救援任务和配合突发公共卫生事件防控工作。

（2）加强领导，成立医院应急工作领导小组，落实责任，建立并不断完善医院应急管理的机制。

（3）明确医院需要应对的主要突发事件策略，建立医院的应急指挥系统，制订和完善各类应急预案。

（4）开展应急培训和演练，提高各级、各类人员的应急素质和医院的整体应急能力。

（5）合理进行应急物资和设备的储备。

（6）建立医院应急管理的评估与持续改进机制。

第三节　医院公共卫生管理现状及发展趋势

一、医院公共卫生管理工作开展历程

在中国公共卫生的发展史上，传统的公共卫生工作很大程度上依赖于医院医务人员的参与。新中国成立后，公共卫生工作取得长足的进步和发展，技术条件与人力资源有了一定的基础，但同时也和临床医学产生了一定的距离，无形中形成了临床医学与公共卫生工作相脱离的不利局面。2003 年"非典"暴发后，医疗机构疾病预防控制工作被削弱所带来的弊病暴露无遗。为了坚持公共卫生工作"预防关口下移、社会全覆盖"的原则，建立"横向到边，纵向到底"的全方位疾控工作体系，实现将医院和社区都纳入疾病预防控制体系范畴的目标，我国从 21 世纪初开始建设以基层公共卫生为基础的公共卫生预防控制体系。新医改以来，国家出台相关政策对于医院在传染病监测控制、突发公共卫生事件的应急处置、妇幼保健与计划生育、精神卫生以及慢性病防治等公共卫生工作作出了指导和要求。

新型冠状病毒感染疫情暴露了我国公立医院应急救治能力不足，各级医院都或多或少地出现了防疫物资短缺，医疗设施不足等问题，医院公共卫生工作的重要性再一次凸显。因此，各级医院均强化应急物资和设备的储备，加快组织新型冠状病毒感染疫情防控培训和演练，以提高疫情应急准备能力。同时规范发热门诊建设，设立常态化核酸检测服务点，以加强新型冠状病毒感染疫情的早期监测和预警能力，设置新冠疫苗临时接种点，组建新冠疫苗流动接种队伍，以提高疫苗覆盖率，构建全民免疫屏障。许多公立医院还成为新冠肺炎防治定点医院，以强化疫情应急救治能力。后疫情时代，我国重点加强医院公共卫生应急能力建设、信息化建设以及医防协同能力建设，国务院办公厅印发《深化医药卫生体制改革 2021 年重点工作任务》，督促各级医疗机构落实疾病预防控制职责，推动疾控机构与医疗机构在慢性病综合防治方面业务融合，强化县级医院公共卫生服务职能。

二、医院公共卫生管理存在问题

在现有的医院工作程序中，由于医疗机构中相关的公共卫生工作运作机制不够健全，措施落实不到位，使得现有的公共卫生服务体系未能充分发挥应有的作用，主要表现如下。

（一）及时检出传染病患者的运作机制不健全

目前，大部分医疗机构中的传染病患者的检出，仅仅只是依靠医师个人的意识和技能，传染病患者的发现尚处于偶然状态，还未建立规范的工作机制，须把它变成必然。

（二）医务人员的重点传染病防控知识全员培训还未落实

医务人员缺乏知识、技能，培训面不广，自然会导致检出率低和出现漏诊的可能。

（三）医疗机构内的急性传染病现场控制措施不落实

许多传染病的扩散是由于患者的密切接触者未被及时控制所引起的。而现在许多医疗机构仍只注意管理隔离患者，而对患者的密切接触者不采取控制措施。

（四）对疾病防控知识宣传不够

许多医师只注重疾病的诊疗知识，而不重视防控知识，甚至对自身的生活习惯和行为也不注意。调查资料表明，我国男性医师的吸烟比例仍很高，约为 56.8%。这些都与医疗机构的管理和培训教育不足有很大关系。

三、医院公共卫生管理发展趋势

要解决这些瓶颈问题，关键之一是应该及时有效地开展公共卫生工作，将公共卫生的理念、方法和临床研究的方法有机融合，使得两者都能发挥相应的作用，充分起到互补的作用和事半功倍的效果。目前需要做的工作包括以下几个方面。

（一）全面认识与科学定位医疗机构的作用

医疗机构是疾病预防控制体系的重要组成部分，但在卫生系统特别是在卫生行政部门的工作人员头脑中尚不明确，其公共卫生管理的水平以及内容直接影响着我国公共卫生体系的建设。在具体工作中，由于一些行政管理人员对医疗机构在疾病控制工作中的重要地位和作用认识不清，因而工作不力，工作缺乏主动性。

（二）制定医院公共卫生工作的政策和规范

明确医疗机构的公共卫生责任，医疗机构的公共卫生管理问题是一个长期存在并被忽视或轻视的问题，政府需要不断地发挥行政职能，通过政策、法规、规范标准等方式，明确医疗机构的公共卫生责任，规范机构和个人的行为，以提高公共卫生的整体水平。应尽快将医疗机构纳入公共卫生工作体系进行管理，充分发挥其在公共卫生工作中的重要作用。

（三）加强学术交流，提高理论水平

目前我国医疗机构的公共卫生管理还缺乏完整的知识体系，需要在实践的过程中，不断对各类医疗机构开展公共卫生管理的经验进行总结。定期开展公共卫生及相关专题的学术讲座和学术交流活动，学习和借鉴国外医疗机构公共卫生管理的成功经验，逐步建立和形成我国医疗机构公共卫生管理的理论体系。

（四）在医院开展公共卫生知识培训，提高医务人员的公共卫生知识水平

对卫生行政部门和医疗机构的领导、管理工作人员开展公共卫生知识培训，对临床一线的医务人员要开展重点传染病防控知识的全员培训。在医疗机构中传播公共卫生的政策法规和专业知识、技能，树立医务人员的公共卫生观念，提高他们的预防医学知识水平，为医务人员主动承担公共卫生责任打下基础。

（五）构建医疗机构与疾病控制机构间信息沟通的桥梁，促进交流与合作

医疗机构和疾病控制机构要建立起密切的协调和沟通机制，促进双方的信息交流，制订出双方密切合作的疾病控制工作计划、运行机制和应对突发公共卫生事件相关预案，定期检查工作进展情况并开展演练。

四、医院公共卫生管理国际经验借鉴

（一）美国

美国公共卫生体系由联邦政府、各州，以及地方性公共卫生机构三级行政机构组成，包括医疗提供商（医院）、公共卫生机构、保险商、大学与医学院以及健康维护组织（Health Maintenance Organization，MHO）五类卫生机构。公立医院承担的公共卫生职能包括为特殊人群提供免费或廉价的基本医疗服务、预防保健服务、应急救援服务。社区诊所是美国居民患病后接触的首要场所，承担的公共卫生活动通常包括监测社区健康状况、调查社区居民的健康问题和风险、开展健康教育、慢性病管理、危重患者转诊、出院后长期护理等工作。

（二）英国

英国实行国家医疗卫生服务体系（National Health Service，NHS），始建于1948年，其经费全部来源于国家税收，医疗服务主要以国有的形式向公众免费提供。医院在英国公共卫生体系中占据重要地位，公立医院实施"国家基本公共卫生服务项目"，包括临床项目、公共卫生项目以及公共卫生服务附加服务所形成的公共卫生服务项目包。

（三）国际经验总结

在医疗卫生事业发展的各个环节，一是都应发挥政府的主导作用，充分认识到医疗卫生的特殊性，全面强化政府在规划、投入、监管等各个环节的责任；二是坚持医疗卫生机构的公益属性，明确医院在公共卫生体系中的地位和作用，强化医院公共卫生职责和作用；三是充分发挥社区医师、全科医师在公共卫生工作中的重要作用。

本章小结

公共卫生是以保障和促进公众健康为宗旨的公共事业，通过国家与社会的共同努力，防控疾病与伤残，改善与健康相关的自然和社会环境，提供基本医疗卫生服务，培养公众健康素养，实现全社会的健康促进，创建人人享有的健康的社会。本章重点介绍了公共卫生的概念，医院公共

卫生服务的任务和职责、我国公共卫生服务体系、医院公共卫生管理体系、医院公共卫生资源配置等内容。

思考题

1. 根据所学的有关卫生法律法规和政策知识,你认为医院应该承担哪些公共卫生服务?
2. 试述公共卫生和医院公共卫生管理的概念。
3. 试述医院承担公共卫生服务的主要职责。
4. 试述开展医院公共卫生服务工作的意义。

(李士雪)

推荐阅读

[1] 张鹭鹭,王羽. 医院管理学. 2 版. 北京:人民卫生出版社,2014.

[2] 曹建文,刘越泽. 医院管理学. 3 版. 上海:复旦大学出版社,2010.

[3] 周子君. 医院管理学. 2 版. 北京:北京大学出版社,2003.

[4] 陈劲,焦豪. 战略管理:打造组织动态能力. 北京:北京大学出版社,2021.

[5] 邵一明,钱敏. 战略管理. 3 版. 北京:中国人民大学出版社,2020:197-253.

[6] 张鹭鹭. 卫生资源配置论. 北京:科学出版社,2013.

[7] 毛军权. 领导科学理论与实践. 上海:复旦大学出版社,2020.

[8] 付永刚,郭文臣,乔坤. 组织行为学. 北京:清华大学出版社,2017.

[9] 刘宇. 美国医院管理从文化、组织、工具三维视角看美国人如何管医院. 北京:光明日报出版社,2016.

[10] 张英. 医院人力资源管理. 2 版. 北京:清华大学出版社,2020.

[11] 董克用,李超平. 人力资源管理概论. 5 版. 北京:中国人民大学出版社,2019.

[12] 乔杰,金昌晓. 医务讲堂. 第一辑 2020. 北京:北京大学医学出版社,2020.

[13] 北京大学医学部. 北京大学医院医疗管理制度. 北京:北京大学医学出版社,2019.

[14] 邓小明,姚尚龙,于布为,等. 现代麻醉学. 5 版. 北京:人民卫生出版社,2021.

[15] 周娟,黄琼辉,余正香. 医院消毒供应中心工作标准流程图表. 湖南:湖南科学技术出版社,2021.

[16] 吴欣娟,王艳梅. 护理管理学. 4 版. 北京:人民卫生出版社,2017.

[17] 陈云芳. 静脉治疗护理风险防范与安全管理案例分析. 中国护理管理,2017,17(2):160-163.

[18] 刘庭芳,刘勇. 中国医院品管圈操作手册. 北京:人民卫生出版社,2012.

[19] 许玉华. 医院医疗质量标准化建设与管理. 2 版. 北京:人民卫生出版社,2021.

[20] 张彬,付春生. 医疗质量与安全管理. 北京:人民军医出版社,2005.

[21] 罗伯特·M. 瓦赫特,基兰·古普塔. 患者安全:构建医院高质量发展的患者安全体系. 北京:科学技术文献出版社,2021.

[22] 钱庆文,邹新春. 医疗质量与患者安全. 北京:光明日报出版社,2019.

[23] 郭启勇. 现代医院管理新论. 北京:人民卫生出版社,2018.

[24] 孟锐. 药事管理学. 4 版. 北京:科学出版社,2020.

[25] 杨世民. 医院药事管理. 北京:人民卫生出版社,2006.

[26] 李泽平. 现代医院文化管理. 北京:人民军医出版社,2004.

[27] 王志伟. 医院管理学(新世纪第三版). 北京:中国中医药出版社,2017.

[28] 刘国荣. 医院文化论. 北京:知识产权出版社,2008.

[29] 乐虹. 当代医患关系及纠纷防控新思维. 北京:科学出版社,2011.

[30] 贾秀萍. 医疗服务管理. 长春:长春出版社,2013.

[31] 庄一强. 医患关系思考与对策. 北京:中国协和医科大学出版社,2007.

[32] 乔杰,高炜. 教学医院师资培训实践指导. 北京:北京大学医学出版社,2020.

[33] 程永忠. 从垂直管理到合纵连横 -- 华西医院高效运营管理实务. 北京:人民卫生出版社,2013.

[34] Sanjeev Bordoloi,James Fitzsimmons,Mona Fitzsimmons. 服务管理:运作、战略与信息技术(原书第 9 版). 张金成,范秀成,杨坤译,译. 北京:机械工业出版社,2020.

[35] 王春晓. 三明医改:政策试验与卫生治理. 北京:社会科学文献出版社,2018.

[36] 重庆市第九人民医院医院成本控制研究室编. 点值法在中国公立医院运用创新的理论与实践. 重庆:西南师范大学出版社,2020.

[37] 邓小虹. 北京 DRGs 系统的研究与应用. 北京：北京大学医学出版社，2015.

[38] 张鹭鹭，栗美娜. 高级医院管理学. 3 版. 上海：复旦大学出版社，2020.

[39] 国家卫生计生委财务司. 医院经济管理创新. 北京：人民卫生出版社，2016.

[40] 宋晓宇. 数据集成与应用集成. 北京：中国水利水电出版社，2008.

[41] 张学高. 人工智能＋医疗健康：应用现状及未来发展概论. 北京：机械工业出版社，2019.

[42] 董恒进. 医院管理学. 上海：上海医科大学出版社，2000.

[43] 朱思，黄葭燕. 我国医疗器械不良事件监测现状分析. 中国卫生资源，2019.7，22（4）：306-311.

中英文名词对照索引